U0115650

《内经》脾胃理论新运用

NEIJING
PIWEI
LILUN
XINYUNYONG

何晓晖 编著

杨文园 协编

全国百佳图书出版单位

中国中医药出版社

·北 京·

图书在版编目（CIP）数据

《内经》脾胃理论新运用 / 何晓晖编著 . -- 北京：
中国中医药出版社，2024.4
ISBN 978-7-5132-8659-6

Ⅰ . ①内… Ⅱ . ①何… Ⅲ . ①《内经》—研究 Ⅳ .
① R221

中国国家版本馆 CIP 数据核字 (2024) 第 047973 号

中国中医药出版社出版

北京经济技术开发区科创十三街 31 号院二区 8 号楼
邮政编码　100176
传真　010-64405721
山东临沂新华印刷物流集团有限责任公司印刷
各地新华书店经销

开本 787×1092　1/16　印张 21.5　字数 404 千字
2024 年 4 月第 1 版　2024 年 4 月第 1 次印刷
书号　ISBN 978 – 7 – 5132 – 8659 – 6

定价　128.00 元
网址　www.cptcm.com

服 务 热 线　010-64405510
购 书 热 线　010-89535836
维 权 打 假　010-64405753

微信服务号　zgzyycbs
微商城网址　https://kdt.im/LIdUGr
官 方 微 博　http://e.weibo.com/cptcm
天猫旗舰店网址　https://zgzyycbs.tmall.com

如有印装质量问题请与本社出版部联系（010-64405510）

内容提要

《内经》是中医药学的学术渊薮，也是中医脾胃学说形成和发展的理论源泉。全国名中医何晓晖教授坚持几十年学《内经》，悟《内经》，用《内经》，逐渐形成了独特的脾胃病学术思想与治疗经验。他深入挖掘《内经》脾胃理论，并加以研究、诠释、发挥和运用，形成了"胃质学说""肠质学说""脾主运化八环节""脾藏营""胃主五窍"等新学说。他依据《内经》"以平为期""顺而已""一曰治神""以时治之"等治疗思想，创立了"脾胃病治疗衡法""顺性而治脾胃病""治胃先治神""脾胃病辨时论治"等治则治法，积累了丰富的治疗经验。本书系统介绍了何晓晖教授对《内经》脾胃理论的新学习、新感悟、新应用，具有较高的学术研究价值和临床参考意义。

❋ 序

    《黄帝内经》（以下简称《内经》），是中医药学的传承经典之作，撷取和积累了中医药学理论及临床大量的智慧与精华，也是中医药学各学科的知识宝库源泉！

    作者以《内经》为本，深究其要，以"学、悟、用"研究，诠释并发挥《内经》之脾胃相关理论，形成自己独特的脾胃学术思想及丰富的临床经验。学术上，立"胃质学说""肠质学说""脾运化八环节""脾藏营""胃主五窍"等新知鲜见；临床上，循《内经》"以平为期""顺而已""一曰治神""以时治之"的治疗思路，创"衡法""顺性""治神""辨时"等治则以论治脾胃病证，积累了十分可贵的实践心得，彰显了作者在脾胃病证理论和临床研究中有很深的造诣，其得可敬可佩！

    粗读本书，诚觉既是作者学术思想、实践经验及其丰富学识和专业底蕴的总结，也是作者50年来学习、感悟、应用《内经》对脾胃理论学说发展的推动！让"后天之本"厚积薄发，引领学术和临床前行！为中医之脾胃学说理论高质量发展注入更加丰满及灵动的生机与活力！

    书中集仲景、东垣、天士等前贤乃至赣鄱旴江医学对"脾胃学说理论"的传承和发挥进行了评述，颇具同仁借鉴、来者可学的指导意义！

    感慨之余，应邀以五言诗句为序：

晓岐黄医经，发杏林春晖，

书临证心悟，传为医诚精，

论脾胃诸证，解中焦疾苦，

言一丝不苟，话句句真言！

皮持衡

2023 年 12 月 26 日

    注：皮持衡，江西南康人，中医药专家，中国中医科学院学部委员，国医大师，江西中医药大学附属医院教授、博士生导师、主任中医师。

作者简介

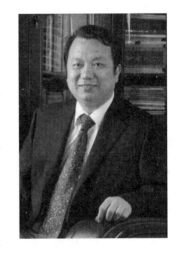

何晓晖，男，1952 年生，江西省抚州市东乡区人，上海中医学院（现上海中医药大学）毕业。江西中医药大学教授，主任中医师，博士研究生导师。第二届"全国名中医"，国家中医药管理局首批"全国中医药传承博士后合作导师"，首批"江西省名中医"，首批"江西省国医名师"。曾任中华中医药学会脾胃病专业委员会副主任委员，中国中西医结合学会消化专业委员会常务理事。2006 年获全国"五一"劳动奖章、江西省先进工作者。从医 50 年，擅长中医内科，精于脾胃病诊治，对消化系统难治性疾病治疗经验丰富，年门诊量逾万人次。发表论文 146 篇。主编著作、教材 17 部，400 余万字，获奖 4 部。主编的《何晓晖论治脾胃病》（56.8 万字）获 2021 年中华中医药学会"科学技术奖学术著作"三等奖。主持省部级科研课题 7 项，获奖 3 项。获发明专利 2 项。为第三、四、五批全国老中医药专家学术经验继承工作指导导师，授徒五批共 9 人，其中 3 人被评为"江西省名中医"，1 人担任江西省中医院副院长，3 人担任江西省中医院科主任，2 人被评为"青年岐黄学者"。

前 言

中国医药学是中华民族优秀传统文化中的瑰宝，凝聚着深邃的哲学智慧和中国人民几千年的健康理念及其治疗经验。《黄帝内经》（简称《内经》）是现存最早的一部中医经典著作，奠定了中医药学的理论基础。此书不仅是中医基本理论和治疗技术的渊薮，也是中医永不枯竭的哲学智慧源泉。《内经》包藏着丰富的古代解剖学、生理学、病因学、病理学、预防学、治疗学、养生学、体质医学、心理医学、气象医学、地理医学、时间医学、社会医学的内容，又汲取了秦汉以前天文、历法、气象、数学、兵法、农学、生物、地理等多种自然学科的重要成果，尤其是汇集了古代儒家、道家、兵家、农家、阴阳家等各家优秀的哲学思想之精华，从而建立起以哲学思维为主要特色的中医学理论体系。一部历史悠久、波澜壮阔的中国医学史，无不由《内经》光芒而照耀；历代浩如烟海、异彩纷呈的中医学流派，无不以《内经》理论为根源；古今学术卓越、医术超群的中医药大家，无不以精研《内经》为立基之本。中医的生命在于临床疗效，要想疗效好，科学思维是法宝。中医的优势是临证哲学思维，高明的中医就是掌握了科学的思辨方法，具有高超的临证哲学智慧。《内经》是中医哲学智慧之源泉，其包含的整体思维、变易思维、平衡思维、相成思维等丰富哲理，充分彰显了中医深邃的哲学智慧。如天人相应、三才合一、万物同源、以人为贵的自然观；阴阳匀平、气血正平、五脏一体、形神一体、精为身本、胃气为本的健康观，正气为本、两虚相得、病生过用、失和为邪、病发无常、百病生于气的疾病观；整体思辨、法天则地、治病求本、以平为期、执中致和、因人制宜、顺而已、因势利导、从容人事、一曰治神、未病先防、既病防变的治疗观；道法自然、形神兼养、调神为先、贵为中和、顾护脾胃、保元惜精的养生观等。这些都是我们取之不尽、用之不竭的智慧宝藏。

中医治疗方法丰富多彩，各具特色，疗效确切。《内经》是中医药治疗思想和治疗方法的巨大宝库，是当代中医诸多治疗方法的起源。《内经》提出了"君臣佐使"的组方原则，记载的小金丹、生铁落饮、左角发酒、泽泻饮、鸡矢醴、四乌贼骨一藘茹丸、兰草汤、豕膏、菱翘饮、半夏秫米汤、汤液醪醴、寒痹熨法、马膏膏法等十三方，包括了丸、丹、酒、膏、熨等剂型，奠定了中医方剂学基础。《内经》记述了大量外治方法，其中以针灸疗法最为突出，包括了镵针、员针、锋针、铍针、员利针、毫针、长针、大针、小针等九种针法，"九针之宜，各有所宜，长短大小，各有所施"，为临床针刺治疗各种病症提供了宽广的选择。"针所不为，灸之所宜。"艾灸疗法内容也非常丰富，为后世隔姜灸、瘢痕灸、隔盐灸、温针灸、热敏灸奠定了基础。外治法还有按摩导引疗法、汤浴疗法、熨贴疗法、熏蒸疗法、物理降温法等。《内经》还记载了手术治疗方法，如切开排脓、脱疽截指截肢、穿刺放腹水等，这是外科手术的起始。《内经》记载了不少精神疗法的内容，如劝说开导法、移精变气法、情志相胜法、解惑释疑法、心理暗示法等。饮食疗法内容也十分丰富，如饮食养生保健、饮食助药疗病、饮食禁忌等。《内经》还记录了不少的特殊治疗方法，如通过限制或禁止饮食来治疗狂证的饥饿疗法，治疗呃逆的取嚏疗法、恐吓疗法，治疗尸厥的吹耳疗法，治疗疟疾的束指疗法等，可谓内容丰富多彩，各具特色，蕴藏着我们当代中医技术创新的宝贵资源。

中医学术源远流长，百家争鸣，繁荣昌盛，从而促进了学术不断进步与发展。异彩纷呈的医学流派，无不以《内经》为其学术的源头。如伤寒学派创始人张仲景根据《素问·热论》六经分证的基本理论，创造性地把外感疾病错综复杂的证候及其演变加以总结，提出了完整的六经辨证论治体系。寒凉学派创始人刘河间根据《素问·至真要大论》病机十九条中的"火热居其九"，力倡"六气皆能化火"之说，创立"火热论"。又如王叔和传承《内经》《难经》脉学理论，采撷各家之说，并结合自己的临床脉诊经验，著成《脉经》十卷；皇甫谧吸取《素问》《针经》中有关针灸的重要内容，总结了秦汉三国之前的针灸成就及自己的临证经验，写成了《针灸甲乙经》。当代的学术创新也是如此，其理论基础均是源于《内经》。如王琦院士收集整理《内经》关于体质的论述，并加以总结与发挥，创立了一门系统性新学科——中医体质学，推进了中医理论的向前发展。仝小林院士依据《内经》"脾瘅""膏脂"理论，创立"脾瘅学说"，用于糖尿病和代谢综合征的治疗取得突出的成效。风靡一时的卢氏扶阳学派，是根据《素问·生气通天论》中"凡阴阳之要，阳密乃固""阳气者，若天与日，失其所，则折寿而不彰"的论述，提出了"阳主阴从"的学术观点，强调治病立法当以扶阳为要诀，善用大剂量的附子等辛温之药。我们江西陈日新教授根据《灵枢·九针十二原》中"刺之要，气至而有效"的论述，用艾灸激发腧穴的传导作用，提高艾灸的治疗效果，首创热敏灸新疗法，传播至国内外。"传承精华，守正创新"，《内经》就是中医的精华之根、创新之本。

《内经》中蕴藏着丰富的脾胃理论，是脾胃学说的学术之源，书中有大量关于脾胃的论述，脾胃的生理、病理、病因、病机、诊法、治则、治法、调养等理论悉蕴其中。《内经》十分强调脾胃的生理作用，如"脾胃者，仓廪之官""胃者，五脏之本""人以水谷为本""人以胃气为本"。脾胃生理，如"脾气散精""以灌四傍""脾藏营"；脾胃病因，如"人饮食劳倦即伤脾""饮食自倍，肠胃乃伤""思伤脾""土湿受邪脾病生焉"；脾胃病理，如"脾恶湿""诸湿肿满皆属于脾""人无胃气者死"；脾胃治则，如"谨守病机""以平为期""一曰治神""脾欲缓，急食甘以缓之"；脾胃调养，如"谨和五味""五谷为养""以时调之"等。这些精辟的论述，至今仍有重大的学术意义和临床指导作用。中医脾胃学说扎根于《内经》肥田沃土之中，代代相传，已树大根深，学术繁荣。张仲景的"四季脾旺不受邪论"，孙思邈的"脾胃养性论"，张景岳的"调五脏以治脾胃论"，李中梓的"脾后天之本论"，龚廷贤的"调理脾胃为医中王道论"，喻嘉言的"燥湿相宜论"，叶天士的"脾胃分治论"等学术成就，无不源于《内经》。李东垣尊"《内经》之旨，皎如日星"，全面传承《内经》脾胃理论并加以发挥，创立了脾胃内伤学说，善用温补脾胃之法，开"补土学派"之先河。历代医家传承创新，使《内经》脾胃理论得以不断地充实与发展。所以，熟悉掌握《内经》的脾胃理论，如登泰山之巅俯览群峰，为学习与研究后世脾胃学说的传承和进展把握了主线，拓宽了视野，为继承与发扬脾胃理论和创新脾胃病治疗方法打下坚实基础。

《内经》成书于两千多年前之古代，却孕育着许多当代医学和生物科学新理论、新学说的胚胎与萌芽，其中的整体医学特征、重视大生态的"天人合一"思想、以患者为本、治未病、个体化诊疗和应用自然疗法、自然药物等特点，正是当今医学发展的方向。由于历史条件和科技水平的限制，古老的《内经》并不是完美无缺，书中也存在缺陷与不足，我们必须与时俱进，传承发展，不断创新，才能让《内经》永远放射出灿烂的学术光芒。

我从事中医工作50余年了，《内经》伴随并指引着我的学业进步与成长。我学习《内经》曾经历了畏学、爱学、精学、弘学四个阶段，由于能持之以恒，不断深化学习，理论学习与临床实践相联系，经文研读与学术创新相结合，"功夫不负有心人"，终于学有思想，学有感悟，学有收获。我在学习《内经》中，理论水平逐渐提升，哲学思辨不断增强，临床疗效明显提高，已成长为一名受到广大患者信任和爱戴的好中医，也成为一名薪火相传、桃李满园的好老师。年逾古稀之年，集毕生学习《内经》之心得，不避愚钝，编著《〈内经〉脾胃理论新运用》一书以陈管见，冀与同道和后学交流分享。由于本人古汉语基础欠实，学术见识局限，书中观点有许多不足，或顾此失彼，或以偏概全，敬请同道批评指正。

衷心感谢皮特衡国医大师的指导与赐序，感谢李丛教授、徐春娟教授为本书编写给予的热忱帮助，感谢学生杨文园为本书的编写和校对所做的辛勤劳动，感谢花梁、徐文强、夏华琰、曾学玲、姚思琦、邱义勇、肖莉、王慧敏等研究生为本书编写提供的资料与支持。书中引用了国内诸多中西医专家的研究成果，特铭谢忱。

何晓晖

2023 年 7 月 1 日

目录

上篇 《内经》脾胃理论的新学习

一、《内经》脾胃论述精选

《内经》是中医理论的渊薮，也是脾胃学说的学术源头，书中有大量关于脾胃的论述，脾胃的生理、病理、病因、病机、诊法、治则、治法、调养等理论悉蕴其中。现将《内经》中关于脾胃（含大小肠）的主要论述摘录如下。

（一）脾胃与阴阳五行

言人身之脏腑中阴阳，则脏者为阴，腑者为阳。肝、心、脾、肺、肾五脏皆为阴，胆、胃、大肠、小肠、膀胱、三焦六腑皆为阳。（《素问·金匮真言论》）

腹为阴，阴中之至阴，脾也。（《素问·金匮真言论》）

脾足太阴之脉……入腹属脾络胃。（《灵枢·经脉》）

胃足阳明之脉……下膈属胃络脾。（《灵枢·经脉》）

脾、胃、大肠、小肠、三焦、膀胱者，仓廪之本，营之居也……此至阴之类，通于土气。（《素问·六节藏象论》）

脾为牝脏，其色黄，其时长夏，其日戊己，其音宫，其味甘。（《灵枢·顺气一日分为四时》）

脾为孤脏，中央土以灌四傍。（《素问·玉机真脏论》）

脾脉者，土也，孤脏以灌四傍者也。（《素问·玉机真脏论》）

脾主长夏，足太阴阳明主治。（《素问·脏气法时论》）

脾者土也，治中央。常以四时长四脏，各十八日寄治，不得独主于时也。脾脏者，常著胃土之精也。土者，生万物而法天地，故上下至头足，不得主时也。（《素问·太阴阳明论》）

中央生湿，湿生土，土生甘，甘生脾，脾生肉，肉生肺，脾主口。其在天为湿，在地为土，在体为肉，在脏为脾，在色为黄，在音为宫，在声为歌，在变动为哕，在窍为口，在味为甘，在志为思。思伤脾，怒胜思；湿伤肉，风胜湿；甘伤肉，酸胜甘。（《素问·阴阳应象大论》）

中央黄色，入通于脾，开窍于口，藏精于脾，故病在舌本。其味甘，其类土，其畜牛，其谷稷。其应四时，上为镇星，是以知病之在肉也。其音宫，其数五，其臭香。（《素问·金匮真言论》）

太阴司天，其化以湿……阳明司天，其化以燥。（《素问·至真要大论》）

心恶热、肺恶寒、肝恶风、脾恶湿、肾恶燥。（《素问·宣明五气》）

五味各走其所喜。谷味酸，先走肝；谷味苦，先走心；谷味甘，先走脾。（《灵

枢·五味》)

（二）脾胃的解剖形态

夫八尺之士，皮肉在此，外可度量切循而得之。其死可解剖而视之，其脏之坚脆，腑之大小，谷之多少，脉之长短，血之清浊……皆有大数。（《灵枢·经水》）

中央为土，病在脾，俞在脊。（《素问·金匮真言论》）

脾与胃以膜相连耳。（《素问·太阴阳明论》）

唇至齿长九分，口广二寸半。齿以后至会厌，深三寸半，大容五合。舌重十两，长七寸，广二寸半。咽门重十两，广一寸半，至胃长一尺六寸。胃纡曲屈，伸之，长二尺六寸，大一尺五寸，径五寸，大容三斗五升。小肠后附脊，左环回周迭积，其注于回肠者，外附于脐上，回运环十六曲，大二寸半，径八分分之少半，长三丈三尺。回肠当脐，右环回周叶积而下，回运环反十六曲，大四寸，径一寸寸之少半，长二丈一尺。广肠传脊，以受回肠，左环叶积上下，辟大八寸，径二寸寸之大半，长二尺八寸。肠胃所入至所出，长六丈四寸四分，回曲环反，三十二曲也。（《灵枢·肠胃》）

胃大一尺五寸，径五寸，长二尺六寸，横屈受水谷三斗五升，其中之谷，常留二斗，水一斗五升而满。上焦泄气，出其精微，慓悍滑疾，下焦下溉诸肠。小肠大二寸半，径八分分之少半，长三丈二尺，受谷二斗四升，水六升三合合之大半。回肠大四寸，径一寸寸之少半，长二丈一尺，受谷一斗，水七升半。广肠大八寸，径二寸寸之大半，长二尺八寸，受谷九升三合八分合之一。肠胃之长，凡五丈八尺四寸，受水谷九斗二升一合合之大半，此肠胃所受水谷之数也。（《灵枢·平人绝谷》）

咽喉者，水谷之道也。（《灵枢·忧恚无言》）

筋骨之强壮，肌肉之坚脆，皮肤之厚薄，腠理之疏密各不同……肠胃之厚薄坚脆亦不等。（《灵枢·论痛》）

（三）脾胃的生理功能

1. 人以脾胃为本

五脏者皆禀气于胃。胃者，五脏之本也。（《素问·玉机真脏论》）

胃者，五脏六腑之海也。水谷皆入于胃，五脏六腑皆禀气于胃。（《灵枢·五味》）

足阳明，五脏六腑之海也。（《灵枢·经水》）

胃为仓廪之官，五味出焉。（《素问·刺法论》）

夏以胃气为本……秋以胃气为本……春以胃气为本……长夏以胃气为本……冬以胃气为本。（《素问·平人气象论》）

胃者，水谷之海，六腑之大源也。（《素问·五脏别论》）

胃者，六腑之海。（《素问·逆调论》）

脾胃者，仓廪之官，五味出焉。大肠者，传导之官，变化出焉。小肠者，受盛之官，化物出焉。（《素问·灵兰秘典论》）

脾、胃、大肠、小肠、三焦、膀胱者，仓廪之本，营之居也。名曰器，能化糟粕，转味而出入者也。其华在唇四白，其充在肌，其味甘，其色黄，此至阴之类，通于土气。（《素问·六节藏象论》）

平人之常，气禀于胃，胃者平人之常气也。人无胃气曰逆，逆者死。（《素问·平人气象论》）

人以水谷为本，故人绝水谷则死。（《素问·平人气象论》）

六气者，各有部主也。其贵贱善恶，可为常主，然五谷与胃为大海也。（《灵枢·决气》）

阳明者，十二经脉之长也。（《素问·热论》）

六经为川，肠胃为海。（《素问·阴阳应象大论》）

2.脾胃主水谷纳运

脾合胃，胃者，五谷之腑。（《灵枢·本输》）

夫五味入口，藏于胃，脾为之行其精气。（《素问·奇病论》）

谷气通于脾……六经为川，肠胃为海，九窍为水注之气。（《素问·阴阳应象大论》）

胃主受纳水谷。（《素问·灵兰秘典论》）

胃者，五谷之腑。（《灵枢·本输》）

胃者，太仓也。（《灵枢·胀论》）

人之所受气者，谷也。谷之所注者，胃也。胃者，水谷气血之海也。（《灵枢·玉版》）

食气入胃，散精于肝，淫气于筋。食气入胃，浊气归心，淫精于脉。脉气流经，经气归于肺，肺朝百脉，输精于皮毛。毛脉合精，行气于府，府精神明，留于四藏，气归于权衡。（《素问·经脉别论》）

饮入于胃，游溢精气，上输于脾，脾气散精；上归于肺，通调水道；下输膀胱，水精四布，五经并行。（《素问·经脉别论》）

上焦出于胃上口，并咽以上，贯膈而布胸中……中焦亦并胃中，出上焦之后，此所受气者，泌糟粕，蒸津液，化其精微，上注于肺脉，乃化而为血，以奉生身，莫贵于此，故独得行于经隧，命曰营气……下焦者，别回肠，注于膀胱而渗入焉。故水谷者，常并居于胃中，成糟粕而俱下于大肠，而成下焦，渗而俱下，济泌别汁，循下焦而渗入膀胱焉……上焦如雾，中焦如沤，下焦如渎。（《灵枢·营卫生会》）

五谷入于胃也，其糟粕、津液、宗气分为三隧。故宗气积于胸中，出于喉咙，以贯心脉，而行呼吸焉。营气者，泌其津液，注之于脉，化以为血，以荣四末，内注五脏六腑，以应刻数焉。卫气者，出其悍气之慓疾，而先行于四末分肉皮肤之间，而不休者也。(《灵枢·邪客》)

谷始入于胃，其精微者，先出于胃之两焦，以溉五脏，别出两行，营卫之道。其大气之抟而不行者，积于胸中，命曰气海，出于肺，循喉咽，故呼则出，吸则入。天地之精气，其大数常出三入一，故谷不入，半日则气衰，一日则气少矣。(《灵枢·五味》)

胃者，五脏六腑之海也。水谷皆入于胃，五脏六腑皆禀气于胃。五味各走其所喜，谷味酸，先走肝；谷味苦，先走心；谷味甘，先走脾；谷味辛，先走肺；谷味咸，先走肾。谷气津液已行，营卫大通，乃化糟粕，以次传下。(《灵枢·五味》)

胃者水谷之海，六腑之大源也。五味入口，藏于胃，以养五脏气。气口亦太阴也，是以五脏六腑之气味皆出于胃。(《素问·五脏别论》)

六腑者，传化物而不藏，故实而不能满也。所以然者，水谷入口则胃实而肠虚，食下则肠实而胃虚。故曰实而不满，满而不实也。(《素问·五脏别论》)

胃者，太仓也。咽喉、小肠者，传送也。胃之五窍者，闾里门户也。(《灵枢·胀论》)

胃者，水谷之海。其腧上在气街，下至三里……水谷之海有余，则腹满；水谷之海不足，则饥不受谷食。(《灵枢·海论》)

谷始入于胃，其精微者，先出于胃之两焦，以溉五脏；别出两行，营卫之道。(《灵枢·五味》)

胃、大肠、小肠、三焦、膀胱，此五者，天气之所生也。其气象天，故泻而不藏。此受五脏浊气，名曰传化之府，此不能久留输泻者也。魄门亦为五脏使，水谷不得久藏。(《素问·五脏别论》)

水谷入口，则胃实而肠虚；食下，肠实而胃虚。(《素问·五脏别论》)

营气之道，内谷为宝。谷入于胃，乃传之肺，流溢于中，布散于外，精专者行于经隧，常营无已，终而复始，是谓天地之纪。(《灵枢·营气》)

浊气在中者，言水谷皆入于胃，其精气上注于肺，浊溜于肠胃。(《灵枢·小针解》)

3.脾胃主化生气血津神

（1）脾胃生气

人受气于谷。(《灵枢·营卫生会》)

真气者，所受于天，与谷气并而充身者也。（《灵枢·刺节真邪论》）

五味入口，藏于胃，以养五脏气……五脏六腑之气味，皆出于胃。（《素问·五脏别论》）

人之所受气者，谷也。谷之所注者，胃也。胃者，水谷气血之海也。海之所行云气者，天下也；胃之所出气血者，经隧也。（《灵枢·玉版》）

气之大别，清者上注于肺，浊者下走于胃。胃之清气，上出于口；肺之浊气，下注于经，内积于海。（《灵枢·阴阳清浊》）

五味入口，藏于肠胃，味有所藏，以养五气。（《素问·六节藏象论》）

故平人不食饮七日而死者，水谷精气津液皆尽故也。（《灵枢·平人绝谷》）

（2）脾胃生血

中焦受气取汁，变化而赤，是谓血。（《灵枢·决气》）

肠胃受谷，上焦出气，以温分肉而养骨节，通腠理。中焦出气如露，上注溪谷而渗孙脉，津液和调，变化而赤为血。血和则孙脉先满溢，乃注于络脉，络脉皆盈，仍注于经脉。（《灵枢·痈疽》）

中焦亦并胃中，出上焦之后，此所受气者，泌糟粕，蒸津液，化其精微，上注于肺脉，乃化而为血，以奉生身。（《灵枢·营卫生会》）

血脉者，中焦之道也。（《灵枢·五味论》）

（3）脾生营卫

人受气于谷，谷气入胃，以传与肺，五脏六腑，皆以受气。其清者为营，浊者为卫，营在脉中，卫在脉外，营周不休，五十而复大会。阴阳相贯，如环无端。（《灵枢·营卫生会》）

荣者，水谷之精气也。和调于五脏，洒陈于六腑，乃能入于脉也，故循脉上下，贯五脏，络六腑也。卫者，水谷之悍气也，其气慓疾滑利，不能入于脉也，故循皮肤之中，分肉之间，熏于肓膜，散于胸腹。（《素问·痹论》）

中焦亦并胃中，出上焦之后，此所受气者，泌糟粕，蒸津液，化其精微，上注于肺脉，乃化而为血，以奉生身，莫贵于此，故独得行于经隧，命曰营气。（《灵枢·营卫生会》）

营卫者，精气也。（《灵枢·营卫生会》）

营气之道，内谷为宝。（《灵枢·营气》）

脾者主为卫，使之迎粮。（《灵枢·师传》）

（4）脾生津液

天食人以五气，地食人以五味……五味入口，藏于肠胃，味有所藏，养五气。气

和而生，津液相成，神乃自生。(《素问·六节藏象论》)

水谷入于口，输于肠胃，其液别为五。天寒衣薄则为溺与气，天热衣厚则为汗，悲哀气并则为泣，中热胃缓则为唾。(《灵枢·五癃津液别》)

脾主为胃行其津液者也。(《素问·厥论》)

肠胃受谷，上焦出气，以温分肉，而养骨节，通腠理。中焦出气如露，上注溪谷，而渗孙脉，津液和调，变化而赤为血。(《灵枢·痈疽》)

水谷皆入口，其味有五，各注其海，津液各走其道。故上焦出气，以温肌肉，充皮肤，为津；其留而不行者为液。天暑衣薄则腠理开，故汗出；寒留分肉之间，聚沫则为痛。天寒则腠理闭，气湿不行，水下流于膀胱，则为溺与气。(《灵枢·五癃津液别》)

中焦亦并胃中，出上焦之后，此所受气者，泌糟粕，蒸津液，化其精微，上注于肺脉，乃化而为血。(《灵枢·营卫生会》)

心为汗、肺为涕、肝为泪、脾为涎、肾为唾，是为五液。(《素问·宣明五气》)

廉泉、玉英者，津液之道也。(《灵枢·胀论》)

（5）脾生神

五味入口，藏于肠胃，味有所藏，以养五气；气和而生，津液相成，神乃自生。(《素问·六节藏象论》)

胃满则肠虚，肠满则胃虚，更虚更满。故气得上下，五脏安定，血脉和利，精神乃居。故神者，水谷之精气也。(《灵枢·平人绝谷》)

血气者，人之神。(《素问·八正神明论》)

脾藏营，营舍意。(《灵枢·本神》)

在志为思。(《素问·阴阳应象大论》)

脾为谏议之官，智周出焉。(《素问·刺法论》)

4. 主肌肉四肢

心主脉、肺主皮、肝主筋、脾主肉、肾主骨，是谓五主。(《素问·宣明五气》)

脾合胃，胃者，肉其应。(《灵枢·本脏》)

脾主身之肌肉。(《素问·痿论》)

阳明者，五脏六腑之海，主润宗筋，宗筋主束骨而利机关也。(《素问·痿论》)

四肢皆禀气于胃，而不得至经，必因于脾，乃得禀也。今脾病不能为胃行其津液，四肢不得禀水谷气，气日以衰，脉道不利，筋骨肌肉，皆无气以生，故不用焉。(《素问·太阴阳明论》)

胃不和则精气竭，精气竭则不营其四肢也。(《素问·厥论》)

5. 开窍于口，其华在唇

脾开窍于口。(《素问·五常政大论》)

脾气通于口，脾和则口能知五谷矣。(《灵枢·脉度》)

口唇者，脾之官也。(《灵枢·五阅五使》)

唇舌者，肌肉之本也。(《灵枢·经脉》)

中央黄色入通于脾，开窍于口，藏精于脾，故病在舌本。(《素问·金匮真言论》)

脾之合肉也，其荣唇也。(《素问·五脏生成》)

脾……其华在唇四白。(《素问·六节藏象论》)

6. 脾胃与其他脏腑关系

五脏者，皆禀气于胃。胃者，五脏之本也。(《素问·玉机真脏论》)

胃者，六腑之海。(《素问·逆调论》)

心生血，血生脾。(《素问·阴阳应象大论》)

脾生肉，肉生肺。(《素问·阴阳应象大论》)

土得木而达。(《素问·宝命全形论》)

肾者，胃之关也，关门不利，故聚水而从其类也。(《素问·水热穴论》)

大肠、小肠皆属于胃，是足阳明经也。(《灵枢·本输》)

胃之五窍者，闾里门户也。(《灵枢·胀论》)

（四）脾胃病病因

1. 饮食所伤

（1）伤食

1）饱饥失常

人饮食劳倦即伤脾。(《素问·本病论》)

饮食自倍，肠胃乃伤。(《素问·痹论》)

百病之所始生者，必起于燥湿寒暑风雨，阴阳喜怒，饮食居处。(《灵枢·顺气一日分四时》)

食饮不节，起居不时者，阴受之。阴受之则入五脏，入五脏则䐜满闭塞，下为飧泄，久为肠澼。(《素问·太阴阳明论》)

因而饱食，筋脉横解，肠澼为痔。(《素问·生气通天论》)

2）饮食寒热失调

寒温不适，饮食不节，而病生于肠胃。(《灵枢·小针解》)

水谷之寒热，感则害于六腑。(《素问·阴阳应象大论》)

形寒寒饮则伤肺。(《灵枢·邪气脏腑病形》)

其寒饮食入胃，从肺脉上至于肺则肺寒。(《素问·咳论》)

3）伤于肥甘

肥者令人内热，甘者令人中满。(《素问·奇病论》)

高粱之变，足生大丁。(《素问·生气通天论》)

凡治消瘅、仆击、偏枯、痿厥、气满、发逆，肥贵人则膏粱之疾也。(《素问·通评虚实论》)

夫五味入口，藏于胃，脾为之行其精气，津液在脾，故令人口甘也，此肥美之所发也；此人必数食甘美而多肥也。(《素问·奇病论》)

4）伤于五味

阴之所生，本于五味；阴之五宫，伤在五味。是故味过于酸，肝气以津，脾气乃绝；味过于咸，大骨气劳，短肌，心气抑；味过于甘，心气喘满，色黑，肾气不衡；味过于苦，脾气不濡，胃气乃厚；味过于辛，筋脉沮弛，精神乃央。(《素问·生气通天论》)

夫五味入胃，各归所喜，故酸先入肝，苦先入心，甘先入脾，辛先入肺，咸先入肾。久而增气，物化之常也。气增而久，夭之由也。(《素问·至真要大论》)

酸走筋，多食之令人癃；咸走血，多食之令人渴；辛走气，多食之令人洞心；苦走骨，多食之令人变呕；甘走肉，多食之令人悗心。(《灵枢·五味》)

多食咸，则脉凝泣而变色；多食苦，则皮槁而毛拔；多食辛，则筋急而爪枯；多食酸，则肉胝䐴而唇揭；多食甘，则骨痛而发落，此五味之所伤也。(《素问·五脏生成论》)

（2）伤饮

酒者水谷之精，熟谷之液也。其气慓悍，其入于胃中则胃胀，气上逆，逆满于胸中，肝浮而胆横。(《灵枢·论勇》)

若醉入房，汗出当风，则伤脾。(《灵枢·邪气脏腑病形》)

因而大饮，则气逆。(《素问·生气通天论》)

脉小血多者，饮中热也。(《素问·刺志论》)

酒入于胃，则络脉满而经脉虚，脾主为胃行其津液者也，阴气虚则阳气入，阳气入则胃不和，胃不和则精气竭，精气竭则不营其四肢也。(《素问·厥论》)

若饱以入房，气聚于脾中不得散，酒气与谷气相薄，热盛于中，故热遍于身，内热而溺赤也。夫酒气盛而慓悍，肾气有衰，阳气独胜，故手足为之热也。(《素问·厥论》)

《内经》脾胃理论新运用

2. 情志所伤

思伤脾，怒胜思。（《素问·阴阳应象大论》）

有所堕恐，喘出于肝，淫气害脾。（《素问·经脉别论》）

怒则气逆，甚则呕血及飧泄。（《素问·举痛论》）

脾，愁忧而不解则伤意，意伤则悗乱，四肢不举，毛悴色夭，死于春。（《灵枢·本神》）

形乐志乐，病生于肉。（《素问·血气形志》）

3. 外邪所伤

土湿受邪，脾病生焉。（《素问·至真要大论》）

春夏秋冬，四时阴阳，生病起于过用。（《素问·经脉别论》）

春伤于风，夏生飧泄。（《素问·阴阳应象大论》）

春伤于风，邪气留连，乃为洞泄。（《素问·生气通天论》）

岁土太过，雨湿流行，肾水受邪，民病腹痛，清厥意不乐，体重烦冤……甚则肌肉痿，足痿不收，行善瘛，脚下痛，饮发中满食减，四肢不举……病腹满溏泄肠鸣。（《素问·气交变大论》）

岁土不及，风乃大行……民病飧泄霍乱，体重腹痛，筋骨繇复，肌肉瞤酸，善怒。（《素问·气交变大论》）

厥阴司天，风淫所胜……民病胃脘当心而痛。（《素问·至真要大论》）

4. 劳倦所伤

有所劳倦，形气衰少，谷气不盛，上焦不行，下脘不通，胃气热，热气熏胸中，故内热。（《素问·调经论》）

人饮食劳倦即伤脾，又或遇太阴司天，天数不及，即少阳作接间至，即谓之虚也，此即人气虚而天气虚也。又遇饮食饱甚，汗出于胃；醉饱行房，汗出于脾。因而三虚，脾神失守。（《素问·本病论》）

久坐伤肉。（《素问·宣明五气》）

（五）脾胃病病机

诸湿肿满，皆属于脾。（《素问·至真要大论》）

脾病者，身重，善饥肉痿，足不收，行善瘛，脚下痛。虚则腹满肠鸣，飧泄食不化。（《素问·脏气法时论》）

胃病者，腹䐜胀，胃脘当心而痛，上肢两胁，膈咽不通，饮食不下。（《灵枢·邪气脏腑病形》）

清气在下，则生飧泄；浊气在上，则生䐜胀。（《素问·阴阳应象大论》）

阴精所奉其人寿，阳精所降其人夭。(《素问·五常政大论》)

太阴之厥，则腹满䐜胀……不欲食，食则呕，不得卧。(《素问·厥论》)

脾胀者，善哕，四肢烦悗，体重不能胜衣，卧不安。(《灵枢·胀论》)

脾病身痛体重，一日而胀，二日少腹腰脊痛、胫酸，三日背䏖筋痛，小便闭，十日不已死。《素问·标本病传论》

气盛身寒，气虚身热，此谓反也。(《素问·刺志论》)

脾有邪，其气留于两髀。(《灵枢·邪客》)

邪在脾胃，则病肌肉痛。(《灵枢·五邪》)

胃不和则精气竭，精气竭则不营其四肢也。(《素问·厥论》)

中气不足，溲便为之变，肠为之苦鸣。(《灵枢·口问》)

脾病者，日昳慧，日出甚，下晡静。(《素问·脏气法时论》)

脾小则脏安，难伤于邪也。脾大则苦凑䏛而痛，不能疾行。脾高则䏛引季胁而痛；脾下则下加于大肠，下加于大肠则脏苦受邪。脾坚则脏安难伤，脾脆则善病消瘅易伤。脾端正则和利难伤，脾偏倾则善满善胀也。(《灵枢·本脏》)

人生……七十岁，脾气虚，皮肤枯。(《灵枢·天年》)

头痛耳鸣，九窍不利，肠胃之所生也。(《素问·通评虚实论》)

脾气盛则梦歌乐，身体重不举。(《灵枢·淫邪发梦》)

脾气虚，则梦饮食不足。(《素问·方盛衰论》)

诸遗者，热甚而强食之，故有所遗也……病热少愈，食肉则复，多食则遗，此其禁也。(《素问·热论》)

（六）脾胃病诊法

1. 望诊

脾病者，唇黄。(《灵枢·五阅五使》)

脾者主为卫，使之迎粮，视唇舌好恶，以知吉凶。(《灵枢·师传》)

足太阴气绝者，则脉不荣肌肉。唇舌者，肌肉之本也。脉不荣则肌肉软，肌肉软则舌萎人中满，人中满则唇反。唇反者，肉先死。(《灵枢·经脉》)

黄色小理者脾小，粗理者脾大。揭唇者脾高，唇下纵者脾下。唇坚者脾坚，唇大而不坚者脾脆。唇上下好者脾端正，唇偏举者脾偏倾也。(《灵枢·本脏》)

胃之大络，名曰虚里，贯鬲络肺，出于左乳下，其动应衣，脉宗气也。(《素问·平人气象论》)

面热者，足阳明病；鱼络血者，手阳明病。(《灵枢·邪气脏腑病形》)

凡诊络脉，脉色青则寒且痛，赤则有热。胃中寒，手鱼之络多青矣；胃中有热，

鱼际络赤，其暴黑者，留久痹也；其有赤有黑有青者，寒热气也。其青短者，少气也。(《灵枢·经脉》)

鱼上白肉有青血脉者，胃中有寒。(《灵枢·论疾诊尺》)

脾应肉，肉䐃坚大者，胃厚；肉䐃么者，胃薄；肉䐃小而么者，胃不坚；肉䐃不称身者，胃下。胃下者，下管约不利。肉䐃不坚者，胃缓。肉䐃无小里累者，胃急；肉䐃多少里累者，胃结。胃结者，上管约不利也。(《灵枢·本脏》)

足阳明之上，血气盛则髯美长，血少气多则髯短，故气少血多则髯少，血气皆少则无髯，两吻多画。足阳明之下，血气盛则下毛美长至胸，血多气少则下毛美短至脐。(《灵枢·阴阳二十五人》)

六腑者，胃为之海，广骸大颈张胸，五谷乃容。鼻隧以长，以候大肠。唇厚人中长，以候小肠。(《灵枢·师传》)

胃厚色黑，大骨及肥者，皆胜毒；故其瘦而胃薄者，皆不胜毒也。(《灵枢·论痛》)

粗理而肉不坚者，善病痹。(《灵枢·五变》)

唇青，舌卷，卵缩，则筋先死。(《灵枢·经脉》)

不能正偃者，胃中不和也。(《素问·评热病论》)

2. 闻诊

胃胀者，腹满，胃脘痛，鼻闻焦臭，妨于食，大便难。大肠胀者，肠鸣而痛濯濯；冬日重感于寒，则飧泄不化。(《灵枢·胀论》)

腹中鸣者，病本于胃也。(《素问·评热病论》)

3. 问诊

凡欲诊病者，必问饮食居处，暴乐暴苦。(《素问·疏五过论》)

诊病不问其始，忧患饮食之失节，起居之过度，或伤于毒，不先言此，卒持寸口，何病能中，妄言作名，为粗所穷，此治之四失也。(《素问·征四失论》)

4. 脉诊

五味入口，藏于胃，以养五脏气，气口亦太阴也。是以五脏六腑之气味，皆出于胃，变见于气口。(《素问·五脏别论》)

人以水谷为本，故人绝水谷则死，脉无胃气亦死。(《素问·平人气象论》)

右外以候胃，内以候脾。(《素问·脉要精微论》)

平脾脉来，和柔相离，如鸡践地，曰脾平；长夏以胃气为本；病脾脉来，实而盈数，如鸡举足，曰脾病；死脾脉来，锐坚如鸟之喙，如鸟之距，如屋之漏，如水之流，曰脾死。(《素问·平人气象论》)

所谓无胃气者，但得真藏脉，不得胃气也。所谓脉不得胃气者，肝不弦，肾不石也。(《素问·平人气象论》)

真脾脉至，弱而乍数乍疏，色黄表不泽，毛折，乃死。(《素问·玉机真脏论》)

人病胃脘痈者，诊当如何……诊此者，当候胃脉，其脉当沉细，沉细者气逆，逆者人迎甚盛，甚盛则热。人迎者胃脉也，逆而盛，则热聚于胃口而不行，故胃脘为痈也。(《素问·病能论》)

太阴有余病肉痹寒中，不足病脾痹，滑则病脾风疝，涩则病积心腹时满。(《素问·四时刺逆从论》)

脾脉急甚为瘛疭；微急为膈中，食饮入而还出，后沃沫。缓甚为痿厥；微缓为风痿，四肢不用，心慧然若无病。大甚为击仆；微大为疝气，腹裹大脓血，在肠胃之外。小甚为寒热，微小为消瘅；滑甚为癀癃，微滑为虫毒蚘蝎腹热；涩甚为肠溃；微涩为内溃，多下脓血。(《灵枢·邪气脏腑病形》)

（七）脾胃病证

1. 胃脘痛

胃病者，腹䐜胀，胃脘当心而痛。(《灵枢·邪气脏腑病形》)

木郁之发……民病胃脘当心而痛，上支两胁，膈咽不通，食饮不下。(《素问·六元正纪大论》)

厥阴司天，风淫气胜……民病胃脘当心而痛。(《素问·至真要大论》)

太阳之胜，凝溧且至……寒厥入胃，则内生心痛。(《素问·至真要大论》)

寒气客于肠胃，厥逆上出，故痛而呕也。(《素问·举痛论》)

寒气客于肠胃之间，膜原之下，血不得散，小络急引故痛。(《素问·举痛论》)

2. 胃痞

心胃生寒，胸膈不利，心痛痞满。(《素问·至真要大论》)

浊气在上，则生䐜胀。(《素问·阴阳应象大论》)

胃气逆上，则胃脘塞，故不嗜食也。(《灵枢·大惑论》)

脾痹者，四肢解惰，发咳呕汁，上为大塞。(《素问·痹论》)

太阴之复，湿变乃举，体重中满，食饮不化。(《素问·至真要大论》)

脏寒生满病。(《素问·异法方宜论》)

3. 呕吐

诸呕吐酸，暴注下迫，皆属于热。(《素问·至真要大论》)

寒气客于肠胃，厥逆上出，故痛而呕也。(《素问·举痛论》)

邪在胆，逆在胃，胆液泄则口苦，胃气逆则呕苦。(《灵枢·四时气》)

少阳之胜，热客于胃，烦心心痛，目赤欲呕，呕酸善饥。(《素问·至真要大论》)

所谓食则呕者，物盛满而溢，故呕也。(《素问·脉解》)

肠胃充郭故胃缓，胃缓则气逆，故唾出。(《灵枢·五癃津液别》)

4. 哕（呃逆）

胃为气逆为哕。(《素问·宣明五气》)

谷入于胃，胃气上注于肺，今有故寒气与新谷气俱还入于胃，新故相乱，真邪相攻，气并相逆，复出于胃，故为哕。(《灵枢·口问》)

哕，以草刺鼻嚏，嚏而已；无息而疾迎引之，立已；大惊之，亦可已。(《灵枢·杂病》)

5. 噫（嗳气）

寒气客于胃，厥逆从下上散，复出于胃，故为噫。(《灵枢·口问》)

五气所病，心为噫。(《素问·宣明五气》)

阳明络属心，故曰上走心为噫也。(《素问·脉解》)

6. 噎膈

食不下者，胃脘隔也。(《素问·评热病论》)

饮食不下，隔塞不通，邪在胃脘。(《灵枢·四时气》)

一阳发病……其传为膈。(《素问·阴阳别论》)

三阳结，谓之膈。(《素问·阴阳别论》)

隔塞闭绝，上下不通，则暴忧之病也。(《素问·通评虚实论》)

7. 厌食

所谓恶闻食臭者，胃无气，故恶闻食臭也。(《素问·脉解》)

8. 泄泻

湿胜则濡泻。(《素问·阴阳应象大论》)

脾病者……虚则腹满肠鸣，飧泄食不化。(《素问·脏气法时论》)

清气在下，则生飧泄。(《素问·阴阳应象大论》)

大肠胀者，肠鸣而痛濯濯；冬日重感于寒，则飧泄不化。(《灵枢·胀论》)

寒入下焦，传为濡泻。(《素问·至真要大论》)

肠中寒，则肠鸣飧泄。胃中寒，肠中热，则胀而且泄。(《灵枢·师传》)

寒气客于小肠，小肠不得成聚，故后泄腹痛矣。(《素问·举痛论》)

肠中热，则出黄如糜，脐以下皮寒。(《灵枢·师传》)

肠痹者，数饮而出不得，中气喘争，时发飧泄。(《素问·痹论》)

久风入中，则为肠风飧泄。(《素问·风论》)

春伤于风，夏生飧泄。（《素问·阴阳应象大论》）

春伤于风，邪气留连，乃为洞泄。（《素问·生气通天论》）

9. 便秘

热气留于小肠，肠中痛，瘅热焦渴，则坚干不得出，故痛而闭不通矣。（《素问·举痛论》）

太阴之厥，则腹满䐜胀，后不利。（《素问·厥论》）

太阴司天，湿淫所胜……大便难。（《素问·至真要大论》）

10. 腹胀

胃中寒，则腹胀……胃中热，肠中寒，则疾饥，小腹痛胀。（《灵枢·师传》）

水谷之海有余，则腹满；水谷之海不足，则饥不受谷食。（《灵枢·海论》）

11. 中消

帝曰：有病口甘者，病名为何？何以得之？岐伯曰：此五气之溢也，名曰脾瘅。夫五味入口，藏于胃，脾为之行其精气，津液在脾，故令人口甘也，此肥美之所发也；此人必数食甘美而多肥也，肥者令人内热，甘者令人中满，故其气上溢，转为消渴。治之以兰，除陈气也。（《素问·奇病论》）

脾脆则善病消瘅易伤。（《灵枢·本脏》）

五脏皆柔弱者，善病消瘅。（《灵枢·五变》）

精气并于脾，热气留于胃，胃热则消谷，谷消故善饥。（《灵枢·大惑论》）

胃中热，则消谷，令人悬心善饥，脐以上皮热。（《灵枢·师传》）

已食如饥者，胃瘅。（《素问·平人气象论》）

夫热中消中者，皆富贵人也。今禁高粱是不合其心，禁芳草石药是病不愈。（《素问·腹中论》）

大肠移热于胃，善食而瘦，谓之食亦。胃移热于胆，亦曰食亦。（《素问·气厥论》）

二阳结，谓之消。（《素问·阴阳别论》）

中热则胃中消谷。（《灵枢·五癃津液别》）

12. 肥胖

此肥美之所发也；此人必数食甘美而多肥也。（《素问·奇病论》）

肥贵人，则高粱之疾也。（《素问·通评虚实论》）

膏人者，纵腹垂腴；肉人者，上下容大；脂人者，虽脂不能大。（《灵枢·卫气失常》）

人有脂、有膏、有肉……䐃肉坚，皮满者脂。䐃肉不坚，皮缓者膏。皮肉不相离

者肉。(《灵枢·卫气失常》)

膏者多气，多气者热，热者耐寒。肉者多血，则充形，充形则平。脂者其血清，气滑少，故不能大。(《灵枢·卫气失常》)

13. 肉痿

脾气热，则胃干而渴，肌肉不仁，发为肉痿。(《素问·痿论》)

有渐于湿，以水为事，若有所留，居处相湿，肌肉濡渍，痹而不仁，发为肉痿。(《素问·痿论》)

肉痿者，得之湿地也。(《素问·痿论》)

阳明者，五脏六腑之海，主润宗筋，宗筋主束骨而利机关也。冲脉者，经脉之海也，主渗灌溪谷，与阳明合于宗筋，阳明总宗筋之会，会于气街，而阳明为之长，皆属于带脉，而络于督脉。故阳明虚，则宗筋纵；带脉不引，故足痿不用也。(《素问·痿论》)

治痿者，独取阳明。(《素问·痿论》)

14. 口疮

岁金不及，炎火乃行……民病口疮。(《素问·气交变大论》)

膀胱移热于小肠，膈肠不便，上为口糜。(《素问·气厥论》)

15. 胃脘痛

人迎者，胃脉也。逆而盛，则热聚于胃口而不行，故胃脘为痈也。(《素问·病能论》)

16. 鼓胀

黄帝问曰：有病心腹满，旦食则不能暮食，此为何病？岐伯对曰：名为鼓胀。帝曰：治之奈何？岐伯曰：治之以鸡矢醴，一剂知，二剂已。帝曰：其时有复发者，何也？岐伯曰：此饮食不节，故时有病也。虽然其病且已，时故当病，气聚于腹也。(《素问·腹中论》)

鼓胀何如？岐伯曰：腹胀，身皆大，大与肤胀等也，色苍黄，腹筋起，此其候也。(《灵枢·水胀》)

17. 其他病证

胃不和则卧不安。(《素问·逆调论》)

不能正偃者，胃中不和也。(《素问·评热病论》)

脾咳之状，咳则右胁下痛，阴阴引肩背，甚则不可以动，动则咳剧。(《素问·咳论》)

胃咳之状，咳而呕，呕甚则长虫出。(《素问·咳论》)

肠覃何如？岐伯曰：寒气客于肠外，与卫气相搏，气不得荣，因有所系，癖而内著，恶气乃起，息肉乃生。(《灵枢·水胀》)

皮肤薄而不泽，肉不坚而淖泽。如此则肠胃恶，恶则邪气留止，积聚乃伤，脾胃之间，寒温不次，邪气稍至。蓄积留止，大聚乃起。(《灵枢·五变》)

脾痹者，四支解惰，发咳呕汁，上为大塞。(《素问·痹论》)

弗治，肝传之脾，病名曰脾风，发瘅，腹中热，烦心，出黄。当此之时，可按、可药、可浴。(《素问·玉机真脏论》)

脾风之状，多汗恶风，身体怠惰，四肢不欲动，色薄微黄，不嗜食，诊在鼻上，其色黄。(《素问·风论》)

胃风之状，颈多汗，恶风，食饮不下，膈塞不通，腹善满，失衣则䐜胀，食寒则泄，诊形瘦而腹大。(《素问·风论》)

肠痹者，数饮而出不得，中气喘争，时发飧泄。(《素问·痹论》)

太阴之厥，则腹满䐜胀……后不利，不欲食，食则呕，不得卧。(《素问·厥论》)

（八）脾胃病治则

1. 药物疗法

谨察阴阳所在而调之，以平为期。正者正治，反者反治。(《素问·至真要大论》)

谨守病机，各司其属，有者求之，无者求之，盛者责之，虚者责之，必先五脏，疏其血气，令其调达，而致和平。(《素问·至真要大论》)

辛甘发散为阳，酸苦涌泄为阴，咸味涌泄为阴，淡味渗泄为阳。六者或收或散，或缓或急，或燥或润，或软或坚，以所利而行之，调其气使其平也。(《素问·至真要大论》)

调气之方，必别阴阳，定其中外，各守其乡。内者内治，外者外治，微者调之，其次平之，盛者夺之，汗之下之，寒热温凉，衰之以属，随其攸利。谨道如法，万举万全，气血正平，长有天命。(《素问·至真要大论》)

以平为期，而不可过。(《素问·六元正纪大论》)

故生而勿杀，长而勿罚，化而勿制，收而勿害，藏而勿抑，是谓平气。(《素问·五常政大论》)

黄帝曰：余闻先师，有所心藏，弗著于方。余愿闻而藏之，则而行之，上以治民，下以治身，使百姓无病，上下和亲，德泽下流，子孙无忧，传于后世，无有终时，可得闻乎？岐伯曰：远乎哉问也。夫治民与自治，治彼与治此，治大与治小，治国与治家，未有逆而能治之也。夫惟顺而已矣。顺者，非独阴阳脉论气之逆顺也，百姓人民，皆欲顺其志也。(《灵枢·师传》)

故治病者，必明天道地理，阴阳更胜，气之先后，人之寿夭，生化之期，乃可以知人之形气也。（《素问·五常政大论》）

逆者正治，从者反治，从少从多，观其事也。（《素问·至真要大论》）

诸寒之而热者取之阴，热之而寒者取之阳，所谓求其属也。（《素问·至真要大论》）

热因寒用，寒因热用，塞因塞用，通因通用。必伏其所主，而先其所因。（《素问·至真要大论》）

病有久新，方有大小，有毒无毒，固宜常制矣。大毒治病，十去其六；常毒治病，十去其七；小毒治病，十去其八；无毒治病，十去其九，谷肉果菜，食养尽之，无使过之，伤其正也。（《素问·五常政大论》）

能毒者以厚药，不胜毒者以薄药。（《素问·五常政大论》）

有故无殒，亦无殒也。（《素问·六元正纪大论》）

大积大聚，其可犯也，衰其大半而止，过者死。（《素问·六元正纪大论》）

若夫法天则地，随应而动，和之者若响，随之者若影，道无鬼神，独来独往。（《素问·宝命全形论》）

四时者，所以分春秋冬夏之气所在，以时调之也。（《素问·八正神明论》）

用凉远凉，用热远热，用寒远寒，用温远温，食宜同法。（《素问·六元正纪大论》）

发表不远热，攻里不远寒。（《素问·六元正纪大论》）

热无犯热，寒无犯寒，从者和，逆者病，不可不敬畏而远之。（《素问·六元正纪大论》）

小大不利，治其标；小大利，治其本。（《素问·标本病传论》）

病在上，取之下；病在下，取之上；病在中，傍取之。（《素问·五常政大论》）

形不足者，温之以气；精不足者，补之以味。（《素问·阴阳应象大论》）

脾苦湿，急食苦以燥之。（《素问·脏气法时论》）

脾欲缓，急食甘以缓之，用苦泻之，甘补之。（《素问·脏气法时论》）

2. 饮食疗法

谨和五味，骨正筋柔，气血以流，腠理以密。如是则骨气以精，谨道如法，长有天命。（《素问·生气通天论》）

毒药攻邪，五谷为养，五果为助，五畜为益，五菜为充，气味合而服之，以补精益气。（《素问·脏气法时论》）

夫五味入胃，各归所喜，故酸先入肝，苦先入心，甘先入脾，辛先入肺，咸先入

肾，久而增气，物化之常也。气增而久，夭之由也。（《素问·至真要大论》）

肝病禁辛，心病禁咸，脾病禁酸，肾病禁甘，肺病禁苦。（《灵枢·五味》）

病在筋无食酸，病在气无食辛，病在骨无食咸，病在血无食苦，病在肉无食甘。口嗜而欲食之，不可多也，必自裁也，命曰五裁。（《灵枢·九针》）

食饮者，热无灼灼，寒无沧沧，寒温中适，故气将持，乃不致邪僻也。（《灵枢·师传》）

病在肉，无食甘。（《灵枢·九针》）

3. 情志疗法

一曰治神，二曰知养身，三曰知毒药为真，四曰制砭石小大，五曰知脏腑血气之诊。（《素问·宝命全形论》）

凡刺之真，必先治神。（《素问·宝命全形论》）

精神不进，志意不治，故病不可愈。（《素问·汤液醪醴论》）

嗜欲无穷，而忧患不止，精气弛坏，营泣卫除，故神去之而病不愈也。（《素问·汤液醪醴论》）

人之情，莫不恶死而乐生，告之以其败，语之以其善，导之以其所便，开之以其所苦，虽有无道之人，恶有不听者乎？（《灵枢·师传》）

二、张仲景对《内经》脾胃理论的传承与发挥

《内经》是中医药学的理论渊源，也是《伤寒杂病论》的学术源头。张仲景在《伤寒杂病论序》中说："感往昔之沦丧，伤横夭之莫救，乃勤求古训，博采众方，撰用《素问》《九卷》《八十一难》《阴阳大论》《胎胪药录》，并平脉辨证，为《伤寒杂病论》，合十六卷。"仲景传承发扬《素问》《灵枢》《难经》等前代医学理论，深入研究外感热病，创立了六经辨证方法，构建了理法方药体系，奠定了辨证论治基础，迄今仍指导着临床医疗实践，故后世尊《伤寒杂病论》为"方书之祖"，尊张仲景为"医圣"。

《内经》中蕴藏着丰富的脾胃生理、病因、病机、治则、治法理论，张仲景继承了《内经》"胃气为本""治未病""六腑实而不满""内外调和""平治权衡"等治疗思想，并广泛地应用于临床医疗实践之中，其六经辨证及内伤杂病治疗中无不体现其对脾胃的重视，他总结的各种脾胃病的脉证辨别，制定的脾胃病的治则治法，创制的脾胃病的经典方剂，为后世脾胃病学的发展产生了极为重要的学术影响。

（一）树重胃气护脾胃典范

"胃气"即脾胃之气，是脾胃在人体生命活动中各种生理功能总概括。《灵枢·五味》云："胃者，五脏六腑之海也，水谷皆入于胃，五脏六腑皆禀气于胃。"《内经》十分重视胃气在生命中的作用，认为人有胃气则昌，无胃气则亡，如《素问·平人气象论》云："平人之常气禀于胃，胃者平人之常气也。人无胃气曰逆，逆者死。"又说："人以水谷为本，故人绝水谷则死，脉无胃气亦死。"《伤寒论》继承《内经》"人以胃气为本"的理念，全书始终贯穿顾护脾胃思想，在六经证治中既重视脾胃阳气，又重视脾胃阴液，时刻注意顾护胃气。张仲景治病用药把"保胃气"作为重要的治疗原则，反复强调"当和胃气""胃和则愈""胃气和则愈""胃气尚在必愈""欲得食其病为愈"。他从理、法到方、药，处处以脾胃为本，时刻兼顾祛邪与扶正两端，常攻中寓护，以防止胃气耗伤、胃津损伤。常用调和脾胃的甘草、大枣、生姜、粳米为佐使，以顾护胃气。据初步统计，《伤寒论》的113首方剂中，使用了甘草的有70首，使用了大枣的有40首，使用了生姜（干姜）的有63首，使用了粳米的有4首。

1. 六经病证，顾护脾胃

（1）三阳病证

太阳病：太阳病中，仲景立发汗解表之法，在发汗过程中重视资养汗源。如太阳中风证"阳浮而阴弱，阳浮者热自发，阴弱者汗自出，啬啬恶寒，淅淅恶风，翕翕发热，鼻鸣干呕者，桂枝汤主之。"风寒外袭肌表，导致营卫不和，卫阳疏张汗出，导致营阴外泄，治疗选用了解肌祛风、调和营卫的桂枝汤。方中桂枝芍药一散一收，发汗之中寓有敛汗；生姜辛散和胃，助桂枝发散风寒；配伍大枣、炙甘草，酸甘化阴，助芍药益阴和营。草、姜、枣三味调补中州以护胃气，脾胃为营卫生化之本，脾胃安则营卫和。

少阳病：少阳病为寒邪犯少阳胆经，病在半表半里，邪正相争，正胜欲拒邪外出于表，邪胜欲入里并于阴，故寒热往来。因邪不在表，亦不在里，而在表里之间，治非汗非下所宜，惟宜和解之法，当用小柴胡汤治之。方中柴胡主升散，黄芩主清泄，两药相配伍而达和解少阳之功。胆气犯胃，胃失和降，致胸胁苦满、纳呆喜呕，故佐以半夏、生姜和胃降逆止呕；再以人参、大枣、甘草益气健脾扶正祛邪。全方以正气为本，以脾胃为本，用人参、大枣、生姜、甘草等益脾气，和胃气，使脾胃调和，正气得复，邪气得解，枢机得利，则诸症自解。

阳明病：阳明病包括经证和腑证。阳明经证用白虎汤方，以石膏、知母寒凉清热，佐以粳米、甘草益气调中，做到清而不伤胃气，寒而不致留邪，清热则可保津，使胃中津液得以恢复。阳明腑证以攻邪不伤正为原则，处处顾护脾胃之气。如阳明腑实以大承气汤攻下燥结，釜底抽薪，仲景时时告诫"得下，余勿服"，示人中病即止，不可过伐。在大结胸证中，仲景以大陷胸汤泻热逐水，因其泻下峻猛，易损及脾胃之气，仲景叮嘱"得快利，止后服"，提示后世中病即止，不可过量，以防损伤胃气。太阳余热未尽，热扰胸膈，阳明气分热证非辛凉大寒之药难却其热势，仲景立寒凉清热之法，以栀子豉汤清宣郁热，以白虎汤辛寒清热，在《伤寒论》第81条云："凡用栀子汤，患者旧微溏者，不可与服之。"指出临证遇中焦虚寒，变现为脾虚便溏等症时，当慎用栀子豉汤类苦寒之药，以防苦寒伤胃。

（2）三阴病证

三阴病证，阳气虚弱，仲景以温阳法治疗三阴虚寒证。温阳时，总以补益中焦为重心。太阴病，以脾阳虚弱、寒湿阻滞为主要病机，仲景提出"当温之"的治疗大法，以理中汤、四逆汤为主方。在温中补虚方中，仲景立小建中汤，合甘温、辛甘、酸甘为一方，具有温养脾胃、健运脾胃、调和营卫之功。少阴病，心肾阴阳气血俱虚，在治疗上仲景以四逆汤扶正回阳救逆为要，以健脾肾之阳。厥阴为病，因肝失条达，木火上炎，脾虚不运，而形成上热下寒、寒热错杂的病机变化。在乌梅丸中，温热药甚多，其功用在温暖中焦脾胃，以蜜作丸资助胃气，以防药重伤及脾胃。仲景对三阴病的证治方法，均致力于恢复中焦脾胃之气。

2. 内伤杂病，顾护脾胃

《金匮要略》为我国现存最早的治疗内伤杂病的经典著作，仲景在内伤杂病的用药用方中无不顾护脾胃。《金匮要略》正文方剂共181首（不含附方及杂疗等三篇方剂），所列方剂立法高深，选药精巧，皆可誉为经方之祖。据笔者不完全统计，其中治脾法之方剂有56首，约占31%；56首方中，温阳健脾方有37首，占66%。《金匮要略》用药共156种，上述56首方中，归经和主治在脾胃者达43种，占总用药数的27.5%。在181方中，"脾胃病"常用药有甘草、芍药、茯苓、人参、白术、大黄、厚朴、半夏、桂枝、生姜、附子、大枣、黄芪、吴茱萸、陈皮、麦冬、薏苡仁、枳实、山药、乌梅、柴胡、百合、当归、茵陈、瓜蒌、粳米、山楂等，从用药中可窥见仲景对调治脾胃的重视。其方剂的药物配伍，特别注意护顾胃气，力避损伤中焦脾胃。对气味甘寒燥烈、性能峻猛之方药，仲景则佐配甘味以调之。如十枣汤以肥大枣缓急解毒而护中；皂荚丸用蜜调佐枣膏；附子粳米汤以粳米、甘草、大枣健胃和中；赤丸以蜜制为丸，瓜蒂散配豆豉汁，以防伤胃之弊。又如大乌头煎、乌头汤、乌头桂枝汤、青龙汤等也都佐以甘味，以发挥甘可矫味、甘可缓急、甘可护中的作用。

3. 煎药服药，顾护脾胃

仲景在药物的煎法、服法及药后调护中，仍处处体现养护胃气。如桂枝汤服法中明确提出服药后"啜热稀粥一升余以助药力"，同时"禁生冷、黏滑、肉面、五辛、酒酪、臭恶等物"，药后啜粥不仅助汗源，而且包含着温养脾胃之气以防汗后伤正之意，而生冷、黏滑、肉面、五辛、酒酪、臭恶等物能够增加脾胃的负担，阻碍胃气运行。服用大黄黄连泻心汤，仲景云"麻沸汤二升渍之，渍之须臾，绞去滓，分温再服"。这里用沸水冲泡而不煎煮，既是取药之气而达到治疗目的，又是免苦寒伤中的弊端。在治疗寒实结胸证时，仲景以三物白散温下寒实，涤痰破结。方中巴豆药性峻猛，易伤胃气，仲景在方后注明"以白饮和服，强人半钱匙，羸者减之……不利，进热粥一杯，利过不止，进冷粥一杯"。白饮即米汤，用以缓和药之偏性，保全患者胃气，用热粥或冷粥调节，其目的是借水谷以保胃气、存津液。使用十枣汤，仲景亦是时刻顾护脾胃，用大枣 10 枚煎汤，取汁送服，大枣之甘补脾胃、扶助正气，并缓和诸药毒性；药后"得快下后，糜粥自养"，强调了中病即止，并借糜粥以养正气，使邪去而正不伤。

（二）立脾胃病证治则治法

《内经》提出了不少脾胃病的治疗原则，如"脾欲甘""脾苦湿，急食苦以燥之""脾欲缓，急食甘以缓之，用苦泻之，甘补之"。张仲景继承并发挥了《内经》的治疗法则，在《伤寒杂病论》中详细论述了脾胃损伤的诸多病症，并创立了脾胃病的诸多治则治法，至今仍有重要的临床指导意义。

1. 调理脾胃，贵在升降

脾主升清，胃主降浊，人体气机的升降始于中焦。《素问·阴阳应象大论》曰："清气在下则生飧泄；浊气在上则生膜胀。"若中焦脾胃气机升降失调，则运化失司，寒热失调，脾易寒而胃易热，病证寒热错杂，表现为脘腹痞满、肠鸣下利、呕吐、便秘等，仲景将《内经》脾胃升降理论运用于脾胃病的治疗中，以辛开苦降、寒热互用、和中降逆为法，恢复脾胃升降的生理功能。

仲景在《伤寒论》中创立了以半夏泻心汤为首的诸泻心汤。方中半夏化痰和胃，降逆消痞；合生姜之辛温，温中散寒消痞。黄芩、黄连苦寒泄热，清热和胃。人参、大枣、炙甘草甘温补益，补脾胃之虚以复其升降之职。综合全方，寒热互用以和其阴阳，辛开苦降以调其升降，补泻兼施以顾其虚实，主要用于治疗中焦脾胃寒热虚实错杂而出现心下痞满、呕吐、下利、肠鸣等症，开创了以辛开苦降法治疗脾胃病寒热交错、气机痞塞之先河。在治疗脾虚气滞证时，仲景以厚朴生姜半夏甘草人参汤为主方，也是辛开苦降法的具体运用。方中以厚朴之苦，以泄腹满；人参、甘草之甘，补益脾胃；半夏、生姜之辛，以散滞气。以辛开苦降法治疗中焦脾胃气机失常被后世医家继承和推崇，成了治疗脾胃病的主要方法之一。

又如，《伤寒论》162条曰："伤寒发汗，若吐若下，解后心下痞硬，噫气不除者，旋覆代赭汤主之。"此证病机为脾胃受损，运化失职，痰饮内阻，气机不畅导致胃气上逆，仲景立方旋覆代赭汤。方中旋覆花能升能降，既能疏肝理气，又能祛痰消痞；代赭石甘寒质重，降逆下气。二药相伍，既能降上逆之气，又可消蓄结之痰，具镇肝和胃、降逆化浊之功。半夏与大剂量的生姜配伍，辛温而散、涤痰散饮，解心下痞结；人参、甘草、大枣甘温以补脾胃之虚。诸药合用，使脾胃调和，气机通畅，清阳能升，浊阴可降，痰浊得消，噫呕自除。

2. 补脾实土，主用甘温

《素问·生气通天论》曰："阳气者，若天与日，失其所，则折寿而不彰。"仲景尊《内经》之旨，认为人体虚证源于人体阳气不足。六经辨证中，三阴病多虚，如太阴病以"其脏有寒"为本。若寒邪伤脾胃，则易出现腹满痛、呕吐、泄泻、出血等一系列脾胃病症，仲景予《内经》治寒之法"寒淫所胜，平以辛热"。若内伤久病或情志所伤，久虚阳气内耗，寒从中生所出现的一系列脾胃病症，仲景认为虽有阴阳互损，若见阴虚，不可过于滋腻而折其阳气，当以辛热散寒配以甘补脾阳之法。故仲景补脾胃之法，主用甘温，随证辅以酸收、苦燥、淡渗之法。

脾胃虚寒证，仲景创立了理中汤、小建中汤、黄芪建中汤、大建中汤等温中补虚之剂，采用大辛大热的干姜、桂枝、蜀椒等温中抑寒，同时配以甘缓的人参、黄芪、胶饴、大枣、甘草等培土益气温复脾阳。四首方剂各有所长，各有所宜，但总以"甘温补中"为大法。

脾胃阳虚，运化不利，水停饮聚，出现痰饮、水肿等症，仲景以苓桂术甘汤辛甘通阳、苦燥淡渗治之。苓桂术甘汤方中桂枝配伍甘草辛甘合化，温通心阳。因脾为湿土，中虚不运，必生寒湿，佐以苦燥的白术燥湿健脾，搭配大剂量的茯苓淡渗而祛除水湿，以温通心阳达到调和脾胃的目的。

仲景在《金匮要略》中以薯蓣丸健脾温阳，以资生化之源，扶正以祛邪。方中干姜、人参、茯苓、白术、山药、大枣皆振脾胃之阳，补中益气。在胃肠出血症中，仲景以黄土汤温中摄血，方中炒黄土、附子、白术与甘草相伍，亦是治以甘温。此外，若肝脾不和，肝木犯脾土，当泻肝实脾，仲景创吴茱萸汤专治肝寒犯胃、浊阴上逆之证。方中吴茱萸大辛大热温胃暖肝，降逆止呕，大剂量生姜散寒止呕，人参、大枣补虚和中。全方具有温中补虚、散寒降逆的功效，脾胃虚寒、肝胃虚寒、浊阴上逆等证皆可使用。

3. 胃肠治理，以通为用

胃腑在六经辨证中，一般代指阳明。《素问·血气形志》说："阳明多气多血。"因阳明多气多血，阳气昌盛，所以一旦受邪发病，邪正相争激烈，多表现为大实大热之象。故仲景以"阳明之为病，胃家实是也"为阳明病提纲。阳明以实证为主，邪热与肠中糟粕积聚胃肠或邪热与湿邪相结或脾约津液内竭而出现腹满痛、绕脐痛、发黄、便秘等胃肠病症。仲景以祛邪为要，用清、下二法以通为用。

若胃肠内有郁热，伤津化燥出现心烦、蒸蒸发热、腹胀满、不大便，甚至出现谵语潮热、腹满痛等症时，仲景立承气汤清阳明实热，消腹中胀满，通腑燥结。其中调胃承气汤泻热和胃；小承气汤通腑泄热，消滞除满；大承气汤峻下燥结，荡涤实热。其在《金匮要略》中亦有体现，如因胃肠壅滞，浊气上冲，症见"食已即吐"者，用大黄甘草汤治疗取大黄泄热通腑以降逆；若胀重于积，症见"痛而闭"者，治以厚朴三物汤，重用厚朴行气除满。此外，仲景以麻子仁丸润肠通便，治疗脾约证；以大黄牡丹汤泄热逐瘀法，治疗肠痈；以白头翁汤解毒清肠，治疗疫毒痢疾；以大黄附子汤，治疗寒积腹痛。上述诸多证治，均是"以通为用"大法的灵活运用。

4. 肝脾同治，胆胃同调

《素问·宝命全形论》有云"土得木而达"。王冰认为"达"就是"通"，即疏通的意思。肝木起到疏达脾土的作用，肝的疏泄功能是促进脾胃正常运化水谷的重要保证。仲景临证时非常重视肝脾二脏的关系，《金匮要略》首条即开宗明义提出："夫治未病者，见肝之病，知肝传脾，当先实脾，四季脾旺不受邪，即勿补之。中工不晓相传，见肝之病，不解实脾，惟治肝也。"仲景认为，肝实可及脾，肝虚亦可及脾，在治疗上无论肝脾一脏病或两脏皆病，均需注意肝脾同调，多采取泻肝实脾或培土荣木之法。正如仲景所云："夫肝之病，补用酸，助用焦苦，宜用甘味之药调之。酸入肝，焦苦入心，甘入脾……此治肝补脾之要妙也。"

如在小柴胡汤证中，由于胆热犯胃，见"嘿嘿不欲饮食，心烦喜呕"等胃气上逆之症，仲景以治肝胆为主而兼顾脾胃。小柴胡汤方中柴胡气质轻清，味苦微寒，疏解少阳郁滞；黄芩苦寒味重，清少阳郁热。柴芩二药合用，疏解少阳半表半里之邪。半夏、生姜调和胃气，降逆止呕。人参、炙甘草、大枣益气和中，扶正祛邪，使中土健旺以御木克。全方肝郁得疏，外邪得解，中脾得实。少阴病，四逆散证亦是如此。由于肝失疏泄，木横侮土，出现腹痛、泄利后重，以柴胡疏肝解郁、行气散结，芍药调和肝脾，则肝气得疏，脾气得运。

（三）开脾胃病证辨治先声

《内经》记载了300多个内外妇儿及五官科病症，是中医临床各科的学术源头。张仲景传承了《内经》学术思想，在《金匮要略》中详尽论述了60余个病的脉证并治，其中脾胃病证有胃痛、腹满、寒疝、宿食、呕吐、哕、下利、下血、黄疸、鼓胀、积聚、消渴等。他创立的脾胃病证辨证论治、理法方药法则，至今仍对临床有着重要的指导作用。

1. 呕吐

呕吐的证治源于《内经》。《素问·至真要大论》曰："诸呕吐酸……皆属于热""诸逆冲上，皆属于火"。火邪有炎上的特性，若其上逆为患，可致呕吐。《素问·举痛论》云："寒气客于肠胃，厥逆上出，故痛而呕也。"说明寒邪内扰，阳气不宣，也可引起痛呕交作。胃主纳脾主化，若脾失运化亦可导致呕吐，如《素问·阳明脉解》所言："太阴所谓食则呕者，物盛满而上溢，故呕也。"肝气不疏，胆火犯胃也可导致呕吐，如《灵枢·四时气》云："邪在胆，逆在胃，胆液泄则口苦，胃气逆则呕苦。"

张仲景继承《内经》之旨，不仅对呕吐的病因病机有不少新的认识，而且对呕吐的辨证论治更有创见。如在《伤寒论》中有治疗太阳中风之"干呕"，用桂枝汤调和营卫以散风邪；治疗少阳病之"心烦喜呕"，用小柴胡汤和解少阳；治疗厥阴病之"吐蚘"，用乌梅丸苦辛酸并用以安蛔止呕。至于内伤杂病的呕吐，在《金匮要略·呕吐哕下利病脉证并治》中的论述尤为详尽，如治"干呕，吐涎沫，头痛"者，用吴茱萸汤温胃降冲；治"干呕吐逆，吐涎沫"者，用半夏干姜汤温中止呕；治"呕而肠鸣，心下痞"者，用半夏泻心汤辛开苦降以调中和胃；治"食已即吐"者，用大黄甘草汤泻火降逆；治"诸呕吐，谷不得下"者，用小半夏汤降逆安胃止呕；治"胃反，吐而渴欲饮水"者，用茯苓泽泻汤化饮止呕等。张仲景精于呕吐的辨证论治，明辨证候的寒热虚实，或寒热兼杂，或食滞胃肠，或饮邪内停等种种不同，因证立法，方药相宜，至今对治疗呕吐仍有重要的指导意义。

2. 胃痛

胃痛又称"胃脘痛"，是指以胃脘部疼痛为主要症状的病证。胃痛的记载始于《内经》。《素问·六元正纪大论》说："木郁之发，民病胃脘当心而痛，上支两胁，膈咽不通，饮食不下。"《灵枢·经脉》曰："脾足太阴之脉……是动则病舌本强，食则呕，胃脘痛，腹胀善噫。"《内经》对胃痛的病因病机有较为详细的论述。寒邪入侵，可引发胃痛，如《素问·举痛论》曰："寒气客于胃肠之间，膜原之下，血不得散，小络引急，故痛。"肝木偏胜，肝胃不和，亦可引发胃痛，如《素问·至真要大论》说："厥阴司天，风淫所胜，民病胃脘当心而痛。"在《素问·痹论》中还指出饮食不慎也是引发胃痛的重要原因，其曰："饮食自倍，肠胃乃伤。"

张仲景在《内经》理论的基础上，对胃痛的辨治作详细论述，在《伤寒论》与《金匮要略》中有多处论及。《伤寒论》中虽无"胃脘痛"一词，但原文中多处论及

"心下痛""心下急""胸下结硬""心中疼热"等，并随证治之。如28条治经投桂枝汤或下法后，病仍不解且未生变，机体气化失利，水饮内停，里气闭阻，胃气壅滞，而成胃痛，仲景治以健脾益阴利水法，投桂枝去桂加茯苓白术汤。103条云："呕不止，心下急，郁郁微烦者，为未解也，与大柴胡汤，下之则愈。"其中"心下急"即胃脘部拘急不舒或疼痛的感觉，治以和解通下法，投大柴胡汤。厥阴病提纲中之"心中疼热"即自觉胃脘部疼痛，伴有灼热感，以乌梅丸寒热同调。在《金匮要略·腹满寒疝宿食病脉证治》中列出的大建中汤、附子粳米汤、芍药甘草汤、吴茱萸汤、小建中汤及黄芪建中汤，皆为后世治疗胃痛的常用方剂。

3. 呃逆

呃逆是指气逆上冲，出于喉间，呃呃连声，声短而频，不能自止的病证，俗称"打嗝"。《内经》中就有呃逆的记载，称之为"哕"。其病机属于胃失和降，浊气上逆。《素问·宣明五气》云："胃为气逆，为哕、为恐。"《灵枢·口问》云："谷入于胃，胃气上注于肺，今有故寒气与新谷气俱还入于胃，新故相乱，真邪相攻，气并相悖，复出于胃，故为哕。"指出呃逆的发病是中焦先有寒气，与新入的谷气相乱，凝聚不行，逆而上出所致。在《灵枢·杂病》中记录了三种治疗呃逆的简单方法，其曰："哕，以草刺鼻嚏，嚏而已；无息而疾迎引之，立已；大惊之，亦可已。"

张仲景在《金匮要略·呕吐哕下利病脉证治》对呃逆的临床证治作详细论述，认为治疗呃逆要区分其寒热虚实。仲景指出"干呕、哕，若手足厥者"属胃寒气闭，用橘皮汤通阳和胃；如呃逆属于胃虚有热者，用橘皮竹茹汤清热补虚，降逆和胃；对于"哕而腹满"的实证，则提出"视其前后，知何部不利，利之即愈"的治疗大法。

4. 泄泻

泄泻，古有将大便溏薄者称为"泄"，大便如水样者称为"泻"。泄泻病名首载于《内经》，《素问·气交变大论》中记有"鹜溏""飧泄""濡泄""注下"等病名。《内经》对泄泻的病因有多方面的论述，涵盖风、湿、寒、热等方面，如《素问·生气通天论》曰："春伤于风，邪气留连，乃为洞泄。"《素问·金匮真言论》曰："长夏善病，洞泄寒中。"《素问·阴阳应象大论》曰："清气在下，则生飧泄。"

张仲景在《内经》有关泄泻论述的基础上，确立泄泻病的辨证论治方法。在《金匮要略》中，仲景立"呕吐哕下利病脉证治"篇，将痢疾与泄泻统称为下利，并分为虚寒、实滞、气利3种类型。文中说："下利清谷，不可攻其表，汗出必胀满。""下利清谷，里寒外热，汗出而厥者，通脉四逆汤主之。"指出虚寒下利的症状与治法。又说："下利，三部脉皆平，按之心下坚者，急下之，宜大承气汤。""下利谵语者，有燥屎也，小承气汤主之。"提出实滞下利采用"通因通用"法。

5. 便秘

便秘是指以大便秘结不通为主症的病证。在古代，便秘有很多名称，如"大便难""后不利""脾约""大便燥结""大便秘"等。《内经》认为"后不利""大便难"与脾受寒湿侵袭相关。如《素问·厥论》云："太阴之厥，则腹胀后不利。"《素问·至真要大论》云："太阴司天，湿淫所胜……大便难。"

张仲景在《内经》的基础上，对便秘有了进一步的认识。张仲景将便秘描述为"宿食""腹满""不大便""大便难""大便坚""脾约"等，认为便秘与积食、内热、气滞、水停、津亏、阳虚寒凝、阴血亏虚等因素有关，治疗随证施以不同方药。《伤寒论》对便秘的论述较多，太阳、阳明、少阳、太阴、少阴、厥阴六经病变皆可致秘。《伤寒论》治疗便秘的方剂有 21 首，包括桂枝汤、五苓散、大陷胸汤、半夏泻心汤、白术附子汤、桂枝麻黄各半汤、小承气汤、大承气汤、调胃承气汤、蜜煎方、茵陈蒿汤、麻子仁丸、抵当汤、小柴胡汤、大柴胡汤、理中汤、桂枝加芍药汤、桂枝加大黄汤、真武汤、四逆散、乌梅丸等。《金匮要略》与便秘有关条文散见于《痉湿暍病脉证治》《腹满寒疝宿食病脉证治》《五脏风寒积聚病脉证并治》《痰饮咳嗽病脉证并治》《消渴小便不利淋病脉证并治》《黄疸病脉证并治》《呕吐哕下利病脉证治》《妇人产后病脉证治》《妇人杂病脉证并治》等篇，张仲景基于"脾主为胃行其津液者也""肺与大肠相表里""肾主二便"等中医基本理论，针对腑实内热、湿热内阻、气滞不行、水热互结、脾约证、阴血亏虚、寒实内结等病因病机，创立了清热、利湿、行气、宣肺、利水、化瘀、和解、润肠、温阳等治法和方药。

6. 黄疸

《内经》首先提出了黄疸的病名，同时强调了目黄对黄疸诊断的重要意义，如《素问·平人气象论》云："溺黄赤，安卧者，黄疸……目黄者曰黄疸。"其次，描述了黄疸的常见临床表现，如《灵枢·论疾诊尺》云："面色微黄，齿垢黄，爪甲上黄，黄疸也。安卧，小便黄赤，脉小而涩者，不嗜食。"关于黄疸的病因病机，《内经》中也有不少的论述，如《素问·六元正纪大论》云："溽暑湿热相薄，争于左之上，民病黄疸而为胕肿。"提出炎暑湿热之邪为黄疸的病因。《素问·玉机真脏论》云："病入舍于肺……弗治，肺即传而行之肝……弗治，肝传之脾，病名曰脾风，发瘅，腹中热，烦心，出黄。"阐述了外邪侵入人体后，如不及时治疗，经过脏腑传变而发黄的机制。同时《内经》中还明确了黄疸的脏腑病位与肝脾肾有关。

张仲景在《内经》基础上对黄疸有进一步的认识。张仲景认为，脾胃运化不健、脾湿郁遏为黄疸发病的基本因素；热邪内蕴，不得外越，熏灼津液是形成黄疸的关键；邪伤血分，出现"血气流溢"，从而形成黄疸。《金匮要略》中专篇论述黄疸病，明确指出："黄家所得，从湿得之……脾色必黄，瘀热以行。"在黄疸的病因认识上，不仅强调湿邪内郁是发黄的关键，而且提出了有瘀热发黄、寒湿发黄，指出黄疸为湿家病证的主要症状。同时仲景还观察到热病发黄，往往并非一开始就出现，而是在发热几日后才出现的。对于黄疸分类，《金匮要略·黄疸病脉证治》中据其病因分为黄疸、谷疸、酒疸、女劳疸、黑疸。在治疗上强调"诸病黄家，但利其小便；假令脉浮，当以汗解之""热在里，当下之""在寒湿中求之"，以及攻逐瘀热、解表清里、和解枢机、健脾益肾等治疗大法，并创制了茵陈蒿汤、栀子柏皮汤、栀子大黄汤、大黄硝石汤、茵陈五苓散、麻黄连轺赤小豆汤、柴胡汤、小建中汤等方剂，至今仍在临床上被广泛应用。

7. 鼓胀

鼓胀因腹部胀大如鼓而命名，首见于《内经》。《灵枢·水胀》云："鼓胀何如？岐伯曰：腹胀身皆大，大与肤胀等也。色苍黄，腹筋起，此其候也。"《素问·腹中论》曰："有病心腹满，旦食则不能暮食，此为何病？岐伯对曰：名为鼓胀……治之以鸡矢醴，一剂知，二剂已……其时有复发者何也？此饮食不节，故时有病也。"这是对鼓胀病因、临床表现及其治疗方法的最早记载。《灵枢·四时气》中还记载了用铍针放腹水的方法。

张仲景将鼓胀列入水气病，其中肝水、脾水、肾水三病与《内经》所论述鼓胀相近。《金匮要略·水气病脉证治》中对肝水的症状描述是："其腹大，不能自转侧，胁下腹痛，时时津液微生，小便续通。"脾水的症状是："其腹大，四肢苦重，津液不生，但苦少气，小便难。"肾水的症状是："其腹大，脐肿腰痛，不得溺，阴下湿如牛鼻上汗，其足逆冷，面反瘦。"在病机上，仲景明确指出鼓胀与肝脾肾三脏的功能障碍密切相关。此外，在《金匮要略·黄疸病脉证治》中也认识到黄疸病日久导致脾肾衰败，可出现"其腹胀如水状"，从而转变为鼓胀。

（四）创脾胃病证经典名方

1. 调理胃肠方

（1）半夏泻心汤

本方首载于《伤寒论》第149条，实由小柴胡汤去柴胡、生姜，加黄连、干姜而成。在主治方面《伤寒论》谓："伤寒五六日，呕而发热，柴胡证具，而以他药下之，心下但满而不痛者，此为痞。"《金匮要略》也说："呕而肠鸣，心下痞者。"主要用于治疗中气虚弱，寒热错杂，升降失常，而致肠胃不和者。以心下痞满，呕吐泻利，苔腻微黄为证治要点。现代常用于治疗急慢性胃炎、反流性食管炎、胃及十二指肠溃疡、慢性肠炎等属寒热错杂，肠胃不和者。

《伤寒论》在本方的基础上，有数首衍化方。第157条的生姜泻心汤，是该方减干姜量加生姜以散水气，用于"伤寒汗出解后，胃中不和，心下痞硬，干噫食臭，胁下有水气，腹中雷鸣下利者"。第158条的甘草泻心汤，为本方重用甘草，增强益气之力，又能缓中，主治"伤寒中风，医反下之，其人下利日数十行，谷不化，腹中雷鸣，心下痞硬而满，干呕，心烦不得安"。173条的黄连汤，即本方去黄芩加桂枝，减清热之功，增加温散作用，主治"伤寒，胸中有热，胃中有邪气，腹中痛，欲呕吐者"。半夏、生姜、甘草三泻心汤皆能散结消痞，和胃益气，用于胃气不和之心下痞满、呕逆下利等症。

（2）大承气汤

本方始见于《伤寒论》及《金匮要略》，用于治疗阳明腑实证，少阴病津液伤里实及阳明刚痉等病证。由于本方具有峻下热结，承顺胃气下行，使塞者通，闭者畅，故方以"承气"名之。历代医家多沿用于各种热性病的治疗过程中所出现大便秘结、腹部胀满等阳明腑实证，并对其适应证归纳为"痞、满、燥、实"。本方由大黄、厚朴、枳实、芒硝四药组成，寒性的大黄、芒硝与行气消积药枳实、厚朴相配伍，使胃肠气机通畅，具有清热泻下通便之功。现代常用本方治疗急性单纯型肠梗阻、粘连性肠梗阻、蛔虫性肠梗阻、急性胆囊炎、急性胰腺炎、急性阑尾炎所见便秘、苔黄、脉实者；也被用于某些热性病过程中出现高热、神昏谵语、惊厥、发狂等阳明腑实证。

仲景根据阳明腑实证的程度，还创制了小承气汤和调胃承气汤。小承气汤即大承气汤去芒硝，减枳实、厚朴的用量，三药合用，共奏泻热通便、消胀除满之功，是轻下热结之剂。调胃承气汤是大承气汤去枳实、厚朴加甘草，三药合用，泻下燥实，调和胃气，是缓下热结之剂。大承气、小承气、调胃承气合称"三承气汤"，是寒下法中的代表方剂，为后世运用攻下法树立了典范。

（3）理中丸

理中丸是仲景为治疗"霍乱，头痛发热，身疼痛，寒多不用水者"，以及"大病瘥后，喜唾，久不了了，胸上有寒"之证而设。本方由人参、干姜、白术、甘草组成，为温中祛寒、补气健脾的代表方剂，主治中焦虚寒所致诸症，并见肢体不温，舌淡苔白，脉沉细无力。其配伍特点是以温为主，辅以补养，温与补相辅相成，使阳气复，脾胃健，寒凝化，则中焦虚寒诸症自解。本方立法温中补虚，健脾助运，体现了治疗中焦虚寒证的基本原则，被后世医家加减用于多种脾胃虚寒证的治疗。在现代临床上，本方常用于治疗胃及十二指肠溃疡、浅表性胃炎、胃窦炎、胃下垂、慢性结肠炎、痢疾、泄泻等中焦虚寒的脾胃病证。

（4）半夏厚朴汤

半夏厚朴汤出自《金匮要略》，其云："妇人咽中如有炙脔，半夏厚朴汤主之。"后世医家将这种咽喉部的异物感称为"梅核气"，本方为治疗梅核气的主方，具有行气散结、降逆化痰的功用，全方由半夏、厚朴、茯苓、生姜、苏叶组成。方中半夏、生姜、茯苓重在化痰，厚朴、苏叶重在理气，两组药相辅相成，痰化则气行郁开，气顺则痰消结散。现代常用于治疗咽异感症、慢性咽喉炎、慢性胃炎、反流性食管炎、食管痉挛等胃肠病证。

（5）小建中汤

小建中汤由桂枝汤倍芍药加饴糖组成，两方虽然仅一药之差，但因君药的变化而使解肌发表之剂一变而成温中补虚、和里缓急之方。本方为中焦脾胃虚弱之证而设，重用饴糖为君，旨在温中补虚、缓急止痛；芍药之酸与饴糖、甘草之甘相伍，酸甘化阴，有化生阴液之功；桂枝、生姜之辛与饴糖、甘草之甘相合，有化生阳气之效。两者配伍使用，体现了甘润温补、调和阴阳之法。临床上以腹痛喜按，面色无华，舌淡红，脉沉细或虚弦为辨证要点。在此基础上，仲景对中气不足、脾胃虚弱较甚者加黄芪，方名黄芪建中汤，以增益气建中之功，现代常用于治疗胃及十二指肠溃疡、慢性胃炎等脾胃虚寒的脾胃疾病。

（6）旋覆代赭汤

旋覆代赭汤出自《伤寒论》第161条，用于"伤寒发汗，若吐，若下，解后，心下痞鞕，噫气不除者"。该方主治胃虚痰阻，气逆不降之证。临床以心下痞硬，噫气频作，呕呃，苔白滑，脉弦虚为证治要点。方中集旋覆花、代赭石、半夏、生姜等降逆和胃之品于一方，降逆下气之功显著。配伍人参、甘草、大枣等益气补虚之品，共成标本兼治，治实顾虚。本方现代常用于治疗胃神经官能症、慢性胃炎、胃及十二指肠球部溃疡、幽门梗阻、神经性嗳气等胃肠疾病。

（7）葛根芩连汤

葛根芩连汤出自《伤寒论》，是治疗伤寒表证未解，邪陷阳明，以致肠热下利的方剂。原文谓："太阳病，桂枝证，医反下之，利遂不止，脉促者，表未解也。喘而汗出者，葛根黄芩黄连汤主之。"后世根据本方之意，用其主要药物所创治痢方剂层出不穷。本方外解肌表之邪，内清胃肠之热。方中重用葛根，既能解肌发表以散热，又可升发脾胃清阳之气而止利；黄芩、黄连清热燥湿，厚肠止利；甘草甘缓和中，调和诸药。四药合用，外疏内清，表里同治。现代常用于治疗急性肠炎、细菌性痢疾、肠伤寒、小儿秋季腹泻、胃肠型感冒等属表证未解，里热又甚的病证。

（8）麻子仁丸

麻子仁丸始见于《伤寒论》，是由小承气汤加麻子仁、杏仁、芍药、蜂蜜而成，实属承气汤类方。具有润肠泻热，行气通便的功效。主治脾约便秘证，《伤寒论》说："跌阳脉浮而涩，浮则胃气强，涩则小便数。浮涩相搏，大便则硬，其脾为约，麻子仁丸主之。"此类大便硬实因为脾受胃热制约，不能为胃行津液，津液不得输布，燥热伤津，肠失濡润，故大便硬。方用小承气汤消痞除满，泄热通便，以荡涤胃肠燥热积滞；以麻子仁、杏仁、芍药、蜂蜜滋阴润肠，使腑气得通，津液四布，则便秘自除。全方润肠药与泻下药同用，具有润而不腻、泻而不峻、下不伤正的特点，现代常用于病后便秘、习惯性便秘、老年人便秘、手术后便秘等。

（9）乌梅丸

在《伤寒论》与《金匮要略》中均有乌梅丸的记载，治疗蛔厥及久痢，病机为寒热错杂，上热下寒。该方的创制对后世颇有影响。自汉以后，名为"乌梅丸"的方剂多达55首，其中组成和主治与仲景乌梅丸相关的即有16首，而源于该方的亦有5首。本方立法源于《内经》"寒者热之""热者寒之""虚者补之""其实者，散而泻之"等理论，仲景选药配伍采取寒热并用，正邪兼顾，将温清补泻数法有机地融为一体，以分消寒热，扶正祛邪。现代临床常用于胆道蛔虫症、慢性细菌性痢疾、慢性肠炎等病证。

（10）白头翁汤

白头翁汤出自《伤寒论》，用来治疗"热痢下重"，有清热解毒、凉血止痢的功效，被公认为是治疗热痢见赤多白少的主方。方中白头翁为君，归大肠与肝经，味苦性寒，能入血分，清热凉血止痢；黄连清热解毒，燥湿厚肠；黄柏泻下焦湿热；秦皮为佐，归大肠经，苦寒性涩，主热痢下重。四药合用，清热解毒，凉血止痢。现代不仅用本方治疗热毒痢，而且对湿热型溃疡性结肠炎亦有佳效。

（11）桃花汤

《伤寒论·辨少阴病脉证并治》载："少阴病，下利，便脓血者，桃花汤主之。"桃花汤由赤石脂、干姜、粳米组成。方中所用君药赤石脂又称"桃花石"，其颜色红似桃花，且具有春和之义，故名"桃花汤"。重用赤石脂涩肠固脱，配伍干姜温中祛寒，粳米养胃和中，涩温并用，以涩为主，具温中涩肠、止血止痢之功，主治虚寒血痢。临床以久痢不愈，便脓血，色黯不鲜，腹痛喜温喜按，舌淡苔白，脉迟弱为主要辨证要点，后世医家奉本方为收涩止痢的代表方。

（12）黄土汤

黄土汤出自《金匮要略》，主治"下血，先便后血""亦主吐血、衄血"，为阳虚便血的代表方。本方由灶心土、白术、附子、生地黄、阿胶、黄芩、甘草组成，全方寒热并用、刚柔相济，以刚药温阳而寓健脾助运，以柔药补血亦寓止血清肝，温阳而不伤阴，滋阴而不碍阳。黄土汤以黄土配附子、阿胶、黄芩，这种止血与温里药、养血药及清热药相配的用药思路，对后世治疗阳虚出血证和温阳止血法的运用有较大的影响。现代常用于治疗脾阳不足、脾不统血所致的胃肠道出血及慢性功能性子宫出血等。

2.调理肝胆脾胃方

（1）小柴胡汤

小柴胡汤是仲景所创名方之一，善治少阳病。由于本方选药精当，配伍严谨，疗效确凿，因此深得后世医家赞誉及推广。本方的适应证和治疗范围非常广，仲景在《伤寒论》和《金匮要略》的记载达 20 条。主治伤寒少阳证、热入血室证、疟疾、黄疸等见少阳证者。方中柴胡，性味苦辛微寒，入肝胆经，具有轻清升散、宣透疏解的特点，既能透达少阳之邪从外而解，又能疏泄气机郁滞。全方以祛邪为主兼顾正气，以和解少阳为主兼和胃气，使邪气得解，枢机得利，胆胃调和。现代常用本方治疗消化系统疾病，如慢性肝炎、肝硬化、急慢性胆囊炎、反流性食管炎、胆汁反流性胃炎、功能性消化不良、消化性溃疡等病证。

（2）大柴胡汤

《伤寒论》与《金匮要略》中均有应用大柴胡汤的记载。《伤寒论》云："太阳病，过经十余日，反二三下之，后四五日，柴胡证仍在者，先与小柴胡汤；呕不止，心下急，郁郁微烦者，为未解也，与大柴胡汤下之愈。"《金匮要略》云："按之心下满痛者，此为实也。当下之，宜大柴胡汤。"大柴胡汤的主治证候是既有少阳证的往来寒热、烦、呕，又有阳明里实之心下痞硬、心下满痛。本方组成是由小柴胡汤去人参、甘草，加大黄、枳实、芍药而成，亦可看出是小柴胡汤合小承气汤加减变化而来，是和解与泻下并用之剂。现代临床应用广泛，多用于急性胆道感染、胆石症、急性胰腺炎等急腹症。

（3）四逆散

四逆散源于《伤寒论》，由于组方选药精当，故久用不衰，一直被列为调和肝脾的基础方。后人无论在其应用还是组方等方面，均有补充和发挥。有关本方的主治证，原书记载："少阴病，四逆，其人或咳，或悸，或小便不利，或腹中痛，或泄利下重。"所谓四逆，即四肢厥冷的简称，与厥、厥逆含义相近。方中柴胡配芍药一散一收，配枳实一升一降；柴胡、芍药、枳实、甘草亦肝亦脾，亦气亦血，四药合用，散而不过，疏而无伤，肝脾同治，气血兼顾，致使邪祛郁解，阳伸肢温。现今四逆散的应用范围日益扩大，常用于治疗慢性肝炎、胆囊炎、胆道蛔虫、反流性食管炎、肠易激综合征等属于肝胆气郁、肝胃不和者。

（4）茵陈蒿汤

茵陈蒿汤出自《伤寒论》："阳明病，发热汗出者，此为热越，不能发黄也。但头汗出，身无汗，剂颈而还，小便不利，渴引水浆者，此为瘀热在里，身必发黄，茵陈蒿汤主之。"本方为张仲景治疗阳明病发黄证的代表方，而在《金匮要略》中又作为治疗谷疸的主方。"谷疸之为病，寒热不食，食即头眩，心胸不安，久久发黄，为谷疸，茵陈蒿汤主之。"其病缘于湿热交蒸。方中重用茵陈为君药，清热利湿而退黄；臣以栀子清热降火，通利三焦，引湿热自小便而出；佐以大黄泻热逐瘀，通利大便，导瘀热由大便而下。三药合用，使二便通利，前后分消，湿热得清，瘀热得下，则黄疸自退。仲景制此方，为后世治疗湿热黄疸奠定了基础。

总之，张仲景传承了《内经》脾胃理论，并加以发扬与创新，创立了脾胃病辨证论治原则和方法，创制了一系列治疗脾胃病的经典名方，为后世脾胃学说的形成与发展作出不可磨灭的贡献。

三、李东垣对《内经》脾胃理论的传承与发挥

李杲，字明之，自号东垣老人，为金代著名医家，首创脾胃内伤学说，善用温补方法调理脾胃，后世将他为代表的学术流派称之为补土派。他的学术思想对后世产生了重大影响，赞誉"东垣先生之方，医门之王道也""外感遵仲景，内伤遵东垣。"

李东垣的主要著作有《脾胃论》《内外伤辨惑论》《兰室秘藏》《医学发明》等。《脾胃论》为其代表作，全书共三卷，载医论37篇，方论63篇。全书宗《内经》之旨，强调胃气的重要性，阐发了"内伤脾胃，百病由生"的发病机理，诠释了内伤发热的病因病机，为甘温除热法确定了理论基础。创制的以益气升阳为主体、苦寒降火为辅助的一系列升阳降火之方，为后世治疗各类气虚病证的有效方剂。

李东垣在《脾胃论》中云"《内经》之旨，皎如日星"，《内经》是其脾胃学说立说的理论根源。《脾胃论》以《内经》理论为主线并贯穿始终，全书引用《内经》原文共有100多处，开篇《脾胃虚实传变论》就引用了《内经》经文24条，奠定了他的脾胃学说理论基础。他全面传承了《内经》脾胃理论，并加以发挥，加以创新，创立了较为系统、完整的脾胃学说，为中医学的发展作出杰出的贡献。

（一）传承《内经》重视脾胃生理作用

《内经》十分重视脾胃的生理作用，称之为"仓廪之官""水谷之海""五脏之

本"，李东垣在此基础上进一步强调脾胃在人体生命中的作用。

1. 人以胃土为本

《素问·灵兰秘典论》云："脾胃者，仓廪之官，五味出焉。"胃主受纳，为水谷之海；脾主运化，为消化之器。人体生命活动依赖于脾胃化生的水谷精气滋养，故《素问·平人气象论》说："人以水谷为本，故人绝水谷则死。"人要维持健康，必须以保养脾胃为先，所以《素问·平人气象论》说："夏以胃气为本……秋以胃气为本……春以胃气为本……长夏以胃气为本……冬以胃气为本。"李东垣全面继承《内经》重视胃气的学术思想，并在《脾胃论》第一篇《脾胃虚实传变论》中指出"人以胃土为本""若胃气之本弱，饮食自倍，则脾胃之气伤，而元气亦不能充，而诸病之所由生也。"他强调的"有胃气则生，无胃气则死"正是对脾胃重要性的高度概括。

2. 脾胃为气血阴阳之根蒂

《灵枢·营卫生会》云："人受气于谷。"《灵枢·刺节真邪论》云："真气者，所受于天，与谷气并而充身者也。"《灵枢·决气》云："中焦受气取汁，变化而赤，是谓血。"由此可见，脾胃为气血生化之源。李东垣更加重视脾胃在阴阳气血生化中的作用，他认为"脾胃为气血阴阳之根蒂也""脾者，诸阴之首也"；并进一步指出："水谷之精气也，气海也，七神也，元气也，父也。""元气、谷气、营气、清气、卫气、生发清阳之气，此六者皆由饮食入胃，谷气上行，胃气之异名，其实一也。"反复强调了脾胃化生阴阳气血的作用。

3. 脾胃为滋养元气之源

元气又称为"真气"，是维持人体生命活动的原动力，也是维持生命活动的最基本物质。真气一词首见于《内经》，《灵枢·刺节真邪》云："真气者，所受于天，与谷气并而充身也。"元气一词首见于《难经》，认为"命门为元气之所系"。李东垣综合《内经》《难经》之说，在《脾胃论》中反复强调脾胃是滋养元气之源，"真气又名元气，乃先身生之精气也，非胃气不能滋之""元气之充足，皆由脾胃之气无所伤，而后能滋养元气"。以此指出后天脾胃之气对先天真元之气的充养作用，为"脾为后天之本"理论奠定了基础。反之，"胃虚元气不足诸病所生""若胃气本弱，饮食自倍，则脾胃之气既伤，而元气亦未能充，而诸病之由生也"。据此，他提出"养生当实元气；欲实元气，当调脾胃"的著名论点，至今仍有重要的临床指导意义。

4. 脾主五脏之气

《内经》称脾胃为"脏腑之本"，如《素问·玉机真脏论》云："五脏者，皆禀气于胃。胃者，五脏之本也。"《灵枢·五味》云："胃者，五脏六腑之海也，水谷皆入于胃，五脏六腑皆禀气于胃。"《脾胃论》传承此学术观点，指出"地气者，人之脾胃也，脾主五脏之气。""五脏六腑之精气皆禀受于脾。""五脏皆得胃气，乃能通利。"胃气强则五脏强壮，胃气弱则五脏虚弱，"胃气下溜，五脏气皆乱""大肠小肠五脏皆属于胃，胃虚则俱病"。

5. 无胃气则死

《素问·平人气象论》说："人以水谷为本，故人绝水谷则死，脉无胃气亦死。"又云："平人之常气禀于胃，胃者平人之常气也。人无胃气曰逆，逆者死。"《脾胃论》更是认为"有胃气则生，无胃气则死"，并说："脾受胃禀，乃能熏蒸腐熟五谷者也。胃者，十二经之源，水谷之海也，平则万物化，病则万化危。"脾胃康健，生化有源，脏腑得养，百病不生，"况脾全籍胃土平和，则有所受而生荣，周身四脏皆旺，十二神守职，皮毛固密，筋骨柔和，九窍通利，外邪不能侮也"。反之，胃气虚弱，脏腑失于滋养，则脏气衰竭，病起且危，"胃既受病，不能滋养，故六腑之气已绝，致阳道不行，阴火上行。五脏之气，各受一腑之化，乃能滋养皮肤、血脉、筋骨，故言五脏之气已绝于外，是六腑之气先绝，五脏无所禀受，而气后绝矣"。李东垣反复强调脾胃生理作用的重要性，为他的脾胃病机学说和治疗学说打下了坚实的基础。

（二）传承《内经》阐发脾胃生理机制

1. 脾禀气于胃

胃主受纳，脾主运化，《素问·经脉别论》中对脾胃纳运功能做了比较详细的论述："饮入于胃，游溢精气，上输于脾，脾气散精，上归于肺。"又说："食气入胃，浊气归心，淫精于脉。脉气流经，经气归于肺，肺朝百脉，输精于皮毛。"《脾胃论》在此基础上加以阐发："夫脾者，行胃津液，磨胃中之谷，主五味也。""夫饮食入胃，阳气上行，津液与气，入于心，贯于肺，充实皮毛，散于百脉。脾禀气于胃，而浇灌四旁，营养气血者也。"李东垣尤其重视阳气升浮在水谷输布中的作用，"饮食入胃，先行阳道，而阳气升浮也。浮者，阳气散满皮毛；升者，充塞头顶，则九窍通利也。"《素问·奇病论》云："夫五味入口，藏于胃，脾为之行其精气。"李东垣在此基础上更精辟提出"脾禀气于胃"的论点。水谷的消化、吸收和输布，是胃、脾、小肠、肺、心多个脏腑共同作用的结果。胃受纳水谷，脾主消化，小肠分清别浊，脾通过升清作用将水谷精气上输于肺，再通过肺气的宣发和心气的推动作用而分布至全身，所以脾在水谷精微的输布中起着主导作用。

2. 气机升降之枢

《素问·六微旨大论》云："气之升降，天地之更用也。"升降浮沉是自然界一切事物运动的主要形式，春夏阳气升浮，秋冬阳气沉降，一年之气的升降，惟长夏土气居于中央，为升降浮沉变化的枢纽。人与自然界相应，人身之气亦有升降浮沉的运动。肝主升发，肺主肃降，协调气机；肾水上奉，心火下降，水火既济；脾胃居于中焦，脾升胃降，是人体气机升降运动的枢轴。《脾胃论》说："盖胃为水谷之海，饮食入胃，而精气先输脾归肺，上行春夏之令，以滋养全身，乃清气为天者也。升已而下输膀胱，行秋冬之令，为传化糟粕转味而出，乃浊阴为地者也。"脾为阴土，喜燥恶湿，主司运化和升清，将其运化的水谷精微向上输至心肺，通过心肺的作用化生气血而营养全身。胃为阳土，喜润恶燥，主司受纳与降浊，将其腐熟的水谷向下传输于小肠，经过小肠的分清泌浊，将水谷精微吸收，把食物残渣输送至大肠而排出体外。脾升胃降，脾胃在人体物质代谢和气机调节过程中起着枢纽的作用，正如清代《四圣心源》中所云："中气者，和济水火之机，升降金木之轴。"

3. 浇灌四旁

《素问·玉机真脏论》云："脾为孤脏，中央土以灌四傍。""脾脉者，土也，孤脏以灌四傍者也。"《素问·太阴阳明论》强调："土者，生万物而法天地。"土生万物，是自然界万物生长的条件；脾胃为土，是五脏六腑之根本。李东垣认为，脾为土脏，灌溉四傍，四傍是指心、肺、肝、肾四脏。他说："地气者，人之脾胃也，脾主五脏之气。""脾禀气于胃，而浇灌四旁，营养气血者也。""五脏六腑之精气皆禀受于脾。"脾胃为仓廪之官、后天之本、气血生化之源，是五脏六腑、四肢百骸动力源泉。脾胃健运，则五脏安定，身体康健。若脾胃损伤，常易殃及四脏；如脾不生血，心失血养，心神无依；脾气不足，土不生金，肺气虚弱；脾阴亏虚，阴不养肝，肝火上亢；脾阳不足，土不制水，肾水泛滥等。所以四脏病可从脾来论治，即"补脾胃所以安五脏"。

（三）传承《内经》创立脾胃内伤学说

1. 内伤脾胃，百病由生

疾病的发生主要是邪气对机体的损害和正气抗损害两个方面的矛盾斗争。《素问·刺热论》云："正气存内，邪不可干。"《素问·评热病论》云："邪之所凑，其气必虚。"这些都说明正气不足是疾病发生的内在根据。人的正气与五脏强弱及卫气盛衰关系最为密切，中焦脾胃是五脏和卫气的生化之源。《灵枢·五味》云："胃者，五脏六腑之海也，水谷皆入于胃，五脏六腑皆禀气于胃。"脾胃强则五脏强，五脏强则抗邪有力，外感能逐邪外出，内伤能自我修复。《素问·痹论》又云："卫者，水谷之悍气也。其气慓疾滑利，不能入于脉也，故循皮肤之中，分肉之间，熏于肓膜，散于胸腹。"卫气能温养肌肤、腠理，护卫肌表，从而构成一道防御外邪入侵的防线。"卫气滋生于中焦"，脾胃强则卫气盛，卫气盛则肌表固，不易感受外邪。

李东垣在《内经》发病学的基础上，创立了"脾胃内伤"学说，在《脾胃论》首先提出"内伤脾胃，百病由生"著名的学术论断。他说："推其百病之源，皆因饮食劳倦。""形体劳役则伤脾。"饮食劳倦损伤脾胃，脾胃一伤，疾病丛生，即"百病皆由脾胃虚衰而生"。他以"脾胃之气既伤，而元气亦不能充，而百病之所由生"为其立论依据，论述了"内伤脾胃，百病由生"的机理。他认为人之元气，虽禀受于先天，实赖于后天脾胃水谷精气的不断充养，方得以盛而不衰，循三焦运行周身脏腑经络，成为激发人体生命活动的根本动力。脾胃之气虚弱，元气得不到水谷精微的充养，随之亦虚。元气亏虚则五脏六腑、四肢百骸、五官九窍、十二经脉皆失于滋养，他在《脾胃论》中说："胃气一虚，无所禀受，则四脏经络皆病。""胃虚则五脏、六腑、十二经、十五络、四肢，皆不得营运之气，而百病生焉。"又说："胃之一腑病，则十二经元气皆不足也。气少津液不行，津液不行则血亏，故筋、骨、皮、肉、血、脉皆弱，是气血俱羸弱矣。"《脾胃论》下卷中首论"大肠小肠五脏皆属于胃，胃虚则俱病"，二论"脾胃虚则九窍不通"，三论"胃虚则脏腑经络皆无以受气而俱病"，四论"胃虚无气不足诸病所生"，条分缕析，突出表明"胃虚""脾胃虚"是五脏、六腑、经络、九窍发生疾病的根本原因。综上所述，饮食失宜—脾胃损伤—元气失充—脏腑失养—百病丛生，是李东垣"内伤脾胃，百病由生"的病理机制。

2. 饮食失节，脾胃乃伤

《素问·六节藏象论》云："天食人以五气，地食人以五味。"饮食是人类生存不可缺少的物质，是人体摄取食物，化生水谷精微，生成气血津液，维持生命活动的最基本条件。但是，饮食饥饱失常、饮食不洁和饮食偏嗜又常常成为致病因素。导致疾病发生的因素有内因、外因和不内外因，如《灵枢·顺气一日分四时》中所云："百病之所始生者，必起于燥湿寒暑风雨，阴阳喜怒，饮食居处。"《内经》认为饮食不节是导致脾胃损伤的主要原因，如《素问·痹论》云："饮食自倍，肠胃乃伤。""寒热不适，饮食不节，而病生于胃肠。"《素问·太阴阳明论》说："食饮不节，起居不时者，阴受之。阴受之，则入五脏。入五脏，则䐜满闭塞，下为飧泄，久为肠澼。"饮食失宜，首先伤及脾胃，脾胃损伤则百病由生。李东垣继承了《内经》的病因学说，更加重视饮食对脾胃的伤害作用，他在《脾胃论》中说："推其百病之源，皆因饮食劳倦。""饮食失节，寒温不适，脾胃仍伤。"胃主受纳，脾主消化，饮食不节，首先伤胃，再伤于脾，导致脾胃俱伤。"夫饮食不节则胃病""饮食不节，则胃先病，脾无所禀而后病""胃既伤，则饮食不化，口不知味，四肢倦困，心腹痞满，兀兀欲吐而恶食，或为飧泄，或为肠澼，此胃伤脾亦伤明矣"。脾胃损伤后，脏腑生化无源，五脏俱病，"大肠小肠五脏皆属于胃，胃虚则俱病""脾胃一伤，五乱互作"，五脏俱病则百病由生。因此，饮食有节，顾护脾胃，是养生防病的重要原则。

3. 胃气下溜，五脏皆乱

"胃气下溜"，指脾失升清而下陷，李东垣也称之为"谷气下流"。他在《脾胃论》中引用《素问·五常政大论》"阴精所奉其人寿，阳精所降其人夭"之论，指出所谓"阴精"乃"地之伏阴，其精遇春而变动，升腾于上，既曰生发之气"，在人体中则为脾之清气。脾主升清，脾气升浮将饮食水谷精微上奉于心肺，化生气血以维持人体的生命活动。脾胃中焦为气机升降之枢纽，脾主升胃主降，升降有序，动而不息。脾的升清功能失常，一方面形成"胃气下溜""谷气下流"的病理变化，像自然界天行"收敛殒杀之气"，甚则导致生命的夭、杀。另一方面导致胃之浊阴上逆，而引起"清气在阴，浊气在阳""清浊相干，乱于胸中"，导致"胃气下溜，五脏皆乱"。《灵枢·五乱》说："气乱于心，则烦心密嘿，俯首静伏。乱于肺，则俯仰喘喝，接手以呼。乱于胃肠，则为霍乱。乱于臂胫，则为四厥。乱于头，则为厥逆，头重眩仆。"《脾胃论》收载此段经文，并指出五乱之源在于"胃气下溜"，李东垣创立的脾胃内伤学说，赋予《灵枢·五乱》中的病理机制解释以新的内容。

（四）传承《内经》发挥气机升降理论

《素问·六微旨大论》云："出入废则神机化灭，升降息则气立孤危。故非出入则无以生长壮老已，非升降无以生长化收藏，是以升降出入，无器不有。"李东垣在《脾胃论》中进一步强调："升已而降，降已而升，如环无端，运化万物，其实一也。"他认为升降浮沉是自然界一切事物运动的主要形式，即为"天地阴阳生杀之理"。春夏秋冬四时气候有升浮降沉之别，"岁半以前，天气主之，在乎升浮也。……岁半以后，地气主之，在乎沉降也"。春夏阳气升浮，万物由萌芽而繁茂；秋冬阳气沉降，万物凋零而潜藏。人与自然界相应，人身精气亦有升降浮沉的运动，《脾胃论》六："盖胃为水谷之海，饮食入胃，而精气先输脾归肺，上行春夏之令，以滋养全身，乃清气为天者也。升已而下输膀胱，行秋冬之令，为传化糟粕，转味而出，乃浊阴为地者也。"脾居于中焦，是人体气机升降运动的枢纽。脾主升清，将水谷精微之气上输于心肺，布散于周身；胃主降浊，使食物糟粕从下而出。只有脾胃健运，升降正常，才能维持人体正常的生理功能。如脾胃受损，升降浮沉运动就会发生障碍，可出现"或下泻而久不能升，是有秋冬而无春夏，乃生长之用，陷于殒杀之气，而百病皆起；或久升而不降，亦病焉"。

《素问·五常政大论》中根据地域气候差异与人寿命的关系，提出"阴精所奉其人寿，阳精所降其人夭"观点。阴精所奉，即西北方和崇高之处，阴气常在，其民阳气密固，腠理致密，阴阳精气不泄，因而高寿。阳精所降，即东南方和低下之处，阳气常在，其民阳气发泄，腠理不固，体内阴精阳气外泄，因而早夭。李东垣从春夏秋冬气候阴阳变化对此经文加以发挥："夫阴精所奉者，上奉于阳，谓春夏生长之气也；阳精所降者，下降于阴，谓秋冬收藏之气也。且如地之伏阴，其精遇春而变动，升腾于上，即曰生发之气；升极而浮，即曰蕃秀之气，此六气右迁于天，乃天之清气也。阳主生，故寿。天之元阳，其精遇秋冬而退，降坠于下，乃为收敛殒杀之气；降极为沉，是为闭藏之气，此五运左迁入地，乃地之浊阴也。阴主杀，故夭。"他又引申此经文阐释脾胃升降的生理病理，《脾胃虚实传变论》说："阴精所奉，谓脾胃既和，谷气上升，春夏令行，故其人寿。阳精所降，谓脾胃不和，谷气下流，收藏令行，病从脾胃生。"即脾胃升降有序，则纳运相助，生化有源，五脏得养，身体康健。反之，脾胃失和，升降无序，则纳运失司，生化无源，五脏失养，百病由生。李东垣治疗脾胃病，十分重视升降浮沉原理，立法用药，强调升降，他在《脾胃论》中设专篇《治法用药不明升降浮沉差互反损论》，告诫："夫圣人之法，可以类推，举一而知百病者，若不达升降浮沉之理，而一概施治，其愈者幸也。"

《素问·六节藏象论》云："凡十二脏皆取决于胆。"李东垣对胆的升发作用也做了精辟的诠释："胆者，少阳春升之气，春气升则万物安。故胆气春升，则余脏从之；胆气不升，则飧泄肠澼，不一而起矣。"春气主升，万物生长，人与天地相参，胆气升发，可助肝之疏泄，犹如春天生发之气，春天生气一来，则万物生长茂盛，人体则气机调畅，脏腑协调，经络通利，身体安康。反之，胆气不升，肝失疏泄，木郁土壅，脾胃升降失和，则诸病蜂起。李氏"胆气升发"论述至今仍有重要的临床意义。

（五）传承《内经》首创脾胃阴火学说

《素问·阴阳应象大论》说："壮火之气衰，少火之气壮。壮火食气，气食少火；壮火散气，少火生气。"提出了"壮火""少火"的概念及气与火的关系。李东垣以此立论，创立了阴火学说，在其《脾胃论·饮食劳倦所伤始为热中论》中说："若饮食失节，寒温不适，则脾胃乃伤；喜怒忧思，损耗元气。既脾胃气衰，元气不足，而心火独盛。心火者，阴火也，其系于心，心不主令，相火代之。相火，下焦包络之火，元气之贼也。元气与火不两立，一胜则一负。脾胃气虚，则下流于肾，阴火得以乘其土位。"李氏在《内经》中的气火理论基础上加以发挥和运用，形成了著名的流传后世的阴火学说。

阴火发生的机理，《内经》已经有了初步论述，如《素问·刺志论》云："气盛身寒，气虚身热，此谓反也。"《素问·调经论》云："有所劳倦，形气衰少，谷气不盛，上焦不行，下脘不通，胃气热，热气熏胸中，故内热。"指出劳倦损伤脾胃，导致气虚生内热，而出现一种假热。李东垣在此基础上，从阴阳升降的角度观察火与元气的对立制约关系。《脾胃论》和《兰室秘藏》云"脾胃气虚，则下流于肾，阴火得以乘土""火与元气不两立，火胜则乘其土位""气衰则火旺，火旺则乘其脾土""壮火食气，故脾胃虚而火旺"。若脾胃损伤，中气虚衰，升降失司，则清阳不升而下流于肾，占位逼迫下焦相火离位外越，生为病理之阴火。阴火内燎，既助心火亢乘，又损脾胃元气，阴火越升，元气越衰，中气越陷，如此"壮火食气""气衰火旺"，形成恶性循环。所以李东垣认为这种"食气"的"壮火"是"元气之贼"，从而创立"火与元气不两立"之千古论断。他在传承《内经》"劳者温之"的基础上，创立"甘温除热"治法，研制了一系列补中益气、升阳散火方剂，至今仍在临床上被广泛使用。李氏的气火学说富有创造性，是对《内经》阴阳学说的丰富和发展。

（六）传承《内经》发扬气象时间医学

《内经》蕴藏着丰富的气象医学和时间医学内容，其"因时制宜"的治疗思想，对后世中医学的发展产生了重大的影响。《素问·宝命全形论》云："人以天地之气生，四时之法成。"《素问·六微旨大论》云："上下之位，气交之中，人之居也。"人类生活在自然界中，天人合一，自然界存在着人类赖以生存的必要条件，其变化可以直接或间影响人体。如在一年四时中，有春温夏热秋凉冬冷的气候变化，而人体也随季节气候的规律变化而出现相应的适应性调节，如《灵枢·五癃津液别》云："天寒衣厚则腠理开，故汗出。天寒衣薄则腠理闭，气湿不行，水下留于膀胱，则为溺与气。"人体四时的脉象也随之有"春弦夏洪，秋毛冬石"的相应变化。疾病的发生发展也与四时气候变化密切相关，如《灵枢·四时气》中所云："四时之气，各不同形。百病之起，皆有气生。"脾胃病的发生发展也与四时气候变化关系密切。因此，疾病治疗也要随着气候的变化而变化。《素问·八正神明论》云："四时者，所以分春秋冬夏之气所在，以时调之也。""天温日明，则人血淖液而卫气浮，故血易泻，气易行；天寒日阴，则人血凝泣而卫气沉。月始生，则血气始精，卫气始行；月郭满，则血气实，肌肉坚；月郭空，则肌肉减，经络虚，卫气去，形独居。是以因天时而调气血也。"明确提出"以时调之"和"因天时而调气血"的治疗原则。《内经》在多个篇章中反复强调："用温远温，用热远热，用凉远凉，用寒远寒。"告诫四时用药禁忌。

李东垣是中医脾胃学说的创始人，他发挥发展了《内经》气象医学和时间医学思想。《脾胃论》说"人身亦有四时""天地四时之阴阳，人之十二脏应之""天地之气不可止认在外，人亦体同天地也"。脾升胃降为全身气机升降之枢纽，其生理运动要适应一年四季升浮降沉的气候变化，治疗同样要适应一年四时气候特点来组方用药。他在《内外伤辨惑论》中说："凡用药，若不本四时，以顺为逆。四时者，是春升、夏浮、秋降、冬沉，乃天地之升浮化降沉，化者脾土中造化也。"故四时治法各有不同，主张"春宜吐，夏宜汗，秋宜下，冬宜密"。在《脾胃论·用药宜忌论》中做了较详细的解释:"春宜吐,像万物之发生,耕耨科斫,使阳气之郁者易达也。夏宜汗,像万物之浮而有余也。秋宜下,像万物之收成,推陈致新,而使阳气易收也。冬宜密,像万物之闭藏,使阳气不动也。"四时治法不同,用药也有差异。他倡导四时用药,在《脾胃论·脾胃将理法》中说:"夫诸病四时用药之法,不问所病,或温或凉,或热或寒,如春时有疾于所用药内加清凉风药,夏月有疾加大寒之药,秋月有疾加温里药,冬月有疾加大热药,是不绝生化之源也。"同时,他遵《内经》中"用寒远寒,用热远热"之旨,倡导四时用药禁忌,如在《脾胃论·用药宜忌论》中明确指出:"凡治病服药,必知时禁……夫时禁者,必本四时升降之理,汗、下、吐、利之宜。""冬不用石膏,夏不用青龙。春夏不服桂枝,秋冬不用麻黄。"李氏时间医学思想得到了后世医家的重视。

(七)传承《内经》创新脾胃治则治法

1.甘温除热

东垣创立的甘温除热法,是"热因热用"反治之法,适用于阴火证。甘温除热法起源于《内经》,传承于《伤寒杂病论》,大成于《脾胃论》。《素问·调经论》曰:"有所劳倦,形气衰少,谷气不盛,上焦不行,下脘不通,胃气热,热气熏胸中,故内热。"《素问·至真要大论》曰"劳者温之……损者温之",阐释了甘温除热法的机理及其治则。张仲景首先将"劳者温之"治则运用于临床,用桂枝汤主治由营卫不调所致的"病人脏无他病,时发热、自汗出而不愈者",其机理正是使用甘温之药调理脾胃而退营卫不和之发热。《金匮要略·血痹虚劳脉证并治》中又以小建中汤治疗"手足烦热,咽干口燥"为主要表现的虚劳发热。李东垣传承《内经》和《伤寒杂病论》的学术思想,创立"甘温除大热"的理论和方法,他在《脾胃论·饮食劳倦所伤始为热中论》中指出:"脾胃气虚,则下流于肾,阴火得以乘其土位,故脾证始得,则气高而喘,身热而烦……惟当以辛甘温之剂,补其中而升其阳,甘寒以泻其火则愈矣。经曰'劳者温之,损者温之',又云'温能除大热',大忌苦寒之药损其脾胃"。阐释了阴火发生机理及治疗法则,并创立了甘温除热的代表方——补中益气汤,使甘温除热法臻于完备。

"既脾胃气虚,元气不足,而心火独盛。心火者,阴火也。"李东垣认为,脾胃的气机升降失常、元气不足是产生阴火的根源。甘温除热之"热",一是假热,其表象为"火",本质为"阴",即"真寒假热";二为离位之火,即因脾胃虚衰、中气下溜而逼迫下焦相火离位上乘;三是邪火,即由下焦生理之少火(相火)转化为致病的病理之火(壮火)。阴火的表现虽千差万别,但本源于"脾虚",治疗当健脾升阳、甘温除热。补中益气汤是甘温除热治疗阴火证屡治屡验的千古名方,方中黄芪、人参、白术、甘草益脾之气，柴胡、升麻升脾之阳，当归补血养气，陈皮理气和胃，共健脾胃纳运之责，复枢机升降之职。

甘温除热理论为后世治疗内伤发热拓宽了思路，在此基础之上演变出补脾胃清湿热法、益中气祛余热法、健脾胃清肝热法等。甘温除热法的临床应用范围已扩大到内、外、妇、儿各科，如治疗肺结核低热、虚人外感发热、肿瘤发热、传染病后低热、慢性病合并感染发热、原因不明性低热、功能性发热、失血后发热、产后发热等。

2. 下而举之

李东垣归纳"病生于脾胃"有四：一是志意不能清净，烦劳伤阳；二是脾胃不和，谷气下流；三是胆气不升，飧泄肠澼；四是上焦不能开发、宣布五谷之味。李东垣生活和行医于金元战乱年代，百姓流离失所，食不饱腹，饥寒交迫，"推其百病之源，因于饮食劳倦"，饥饿劳倦严重地损伤了中焦脾胃，故脾胃疾病最为常见。从李东垣著述中可知，其临证所见最多的是内伤脾胃疾病，常常见到元气不足，中气下陷之证，如"胃气下溜""谷气下流""清气不升""真气下流"等。他治疗脾胃病，遵循《内经》中"虚则补之""下则举之"之旨，处方用药重在补益脾胃，升发阳气，即补中升阳。"下者举之，得阳气升腾而去矣。"他强调升降浮沉之理，但更重视于"升"，即升发脾阳，升发元气。为此，他创立了一系列以益气升阳为主的方剂，如补中益气汤、升阳益胃汤、升阳除湿汤、升阳和血补气汤、补脾胃泻阴火升阳汤等。方中喜用柴胡、升麻的升发之性，配参、芪而起到益气升阳作用。

3. 善用风药

风药，指气味轻薄，具有升发疏散之性的药物。"风药"一词最早见于张元素的《医学启源》。李东垣深受其师影响，善用风药，并加以发扬，形成了鲜明的用药特色，并创制了很多以"风药"为主的方剂，广泛应用于外感病和内伤病。《脾胃论》四万余字，与风药相关的词语，如"风药""诸风之药"共出现达30余次，他常用的风药有柴胡、升麻、羌活、独活、防风、葛根、藁本、荆芥、白芷等。吕光耀等统计了《脾胃论》《内外伤辨惑论》《兰室秘藏》中与脾胃病有关的方剂116首，使用风药者62首，其中有48首单用或共用柴胡、升麻，其中两药同用者28首，单用柴胡者8首，单用升麻者12首，据此东垣喜用风药可见一斑。其应用的风药，大致有以下五个方面的功效。

一是升发脾阳。《脾胃论》中认为："大抵脾胃虚弱，阳气不能生长，是春夏之令不行，五脏之气不生……若用辛甘之药滋胃，当升当浮，使生长之气旺。言其汗者，非正发汗也，为助阳也。"他常用柴胡、升麻、葛根等风药升发脾胃之阳气，如创制的补中益气汤升阳举陷，资助清阳之气生发。方中黄芪、人参、甘草补中益气，升麻"引胃气上腾而复其本位，便是行春生之令"，柴胡"引清气，行少阳之气上升"，以两味风药共奏升阳之功。

二是发散郁火。《内经》云："火郁发之。"风药气味轻薄，具发散之力，《脾胃论》说："胃虚过食冷物，抑遏阳气于脾土，火郁则发之。"饮食失节，使脾胃气机升降失调，郁火内生，"郁遏阳气于脾土"。治疗此郁火，宜发散解郁，不可苦寒直折。李东垣创制升阳散火汤，"治男子妇人四肢发热，肌热，筋痹热，骨髓中热，发困，热如燎，扪之烙手"，方中用柴胡、防风、升麻、羌活、独活、葛根等多味风药疏散郁火。

三是芳化湿浊。《脾胃论》说："诸风药皆是风能胜湿也。""湿寒之胜，助风以平之。""今客邪寒湿之淫，从外而入里，以暴加之……故必用升阳风药即差，以羌活、独活、柴胡、升麻各一钱，防风根截半钱，炙甘草根截半钱。"湿为阴邪，重浊黏滞且湿性趋下，易阻遏阳气。脾主运化、主升清、喜燥恶湿，如脾气虚运化失职则水谷不化，精微反生湿浊，湿邪内停，而成脾为湿困之患。风药辛香、温燥，可以升提清阳，使脾气升发，脾胃得以健运，湿邪自然祛除。

四是调达气机。脾胃是气机升降的枢纽，而脾胃发挥其升降功能，有赖肝木、胆木的疏泄。《脾胃论》中记述了"肝之脾胃病"的论治："肝木妄行，胸胁痛，口苦舌干，往来寒热而呕，多怒，四肢满闭，淋溲便难，转筋，腹中急痛，此所不胜乘之也，羌活、防风、升麻、柴胡。"并指出应用了升麻、柴胡的法义，"升麻引胃气上腾而复其本位，便是行春升之令；柴胡引清气，行少阳之气上升"。肝、胆气机的舒畅条达是脾胃升清降浊的关键，以风药调动少阳之气、激发肝胆的春升作用，通过调肝胆之气来燮理脾胃升降，从而治疗脾胃系统的疾病。

五是祛风固表。《脾胃论》曰："邪之大者，莫若中风，风者百病之长，善行而数变。"李东垣认为，风邪最易伤人，风药轻清辛散，可以解表祛寒、疏散外风。他使用风药治疗表证与常法不同，强调："引甘多辛少之药，使升发脾胃之气，去其邪气于肌腠皮毛。"东垣创制通气防风汤治疗以"风寒，肩背痛，汗出，小便数而少"为主症的"肺气郁甚"的风热乘肺证。东垣认为，肩背痛为手太阳气郁不行使然，以防风、升麻、柴胡、藁本、羌活诸风药发散表邪，透散风热；以人参、黄芪、甘草扶正祛邪，青皮、陈皮理气健脾，黄柏苦寒泻肺。可见正虚不足之表证，核心病机在于脾胃不足，卫气不固，故机体易感受外邪。邪气实而正气虚，发汗解表之法恐更伤正气，唯以风药，扶正固表，祛邪外出。

（八）传承《内经》创制脾胃经典名方

李东垣的著作《脾胃论》《内外伤辨惑论》《兰室秘藏》《医学发明》等，共载方380余首。其中绝大部分为自创方，如补中益气汤、当归补血汤、升阳益胃汤、清暑益气汤等成为流传千年的经典名方。《素问·至真要大论》中制定了中医组方"君臣佐使"的总原则，李氏遵循和运用《内经》方剂理论，推陈出新创制脾胃新方。其组方理论厚实、法度严谨、用药巧妙，明代大医家张景岳给予高度评价："君臣佐使，相制相用，条理井然。"李氏制方大致有以下几个特点：

一是重视补气升阳。丁刚通过对李东垣脾胃方中132味药物进行分类统计，得出补虚药使用总频次为559次（占27.24%），而"补气升阳"用药705次（占总用药频次的34.35%），说明了东垣喜用补气升阳之法。马玉芳对李东垣著作中20首治疗不同证型便秘的方剂进行了统计分析，发现在李氏治便秘的20首方剂中，除用于治疗热秘、冷秘和气秘的5首方剂之外，其余15首方均配伍1～3味辛散升阳药，进一步证明了李东垣治疗便秘多从中焦脾胃入手，注重气机升降、升阳降浊以通大便的治疗特色。他常用的升提阳气药物中升麻、柴胡用得最多，其次为葛根、防风、羌活、独活、藁本、蔓荆子、川芎等。他创制了一系列调治脾胃升降的方剂，如补中益气汤（黄芪、人参、白术、当归、陈皮、柴胡、升麻、甘草），补脾胃泻阴火升阳汤（人参、黄芪、苍术、升麻、柴胡、羌活、黄连、黄芩、石膏），升阳益胃汤（人参、黄芪、甘草、半夏、白术、白芍、防风、羌活、独活、柴胡、陈皮、茯苓、泽泻、川黄连）、通气防风汤（人参、黄芪、甘草、陈皮、青皮、防风、藁本、升麻、柴胡、羌活、白蔻仁、川黄柏）、清暑益气汤（人参、黄芪、苍术、炙甘草、泽泻、神曲、陈皮、升麻、白术、麦冬、当归、青皮、黄柏、葛根、五味子）、黄芪人参汤（人参、黄芪、苍术、白术、陈皮、麦冬、神曲、升麻、炙甘草、当归、五味子、黄柏）等，均是以补脾胃、升阳气药物为主体，佐以寒凉降火药物，共奏升阳气、泻阴火之效。

二是升降温清并用。李东垣善治脾胃病，"中焦如衡"，他组方用药十分注意升与降、温与清、燥与润、补与泻的巧妙组合，灵活应用。一方面侧重于温补中土、升提阳气；另一方面又升阳与降阴并用、甘温和苦寒糅合、扶脾阳与养胃阴兼顾。甘温与苦寒并用以升阳气、降阴火，如在补脾胃泻阴火升阳汤中，用人参、黄芪、白术、甘草益元气以制火，同时用黄芩、黄连、石膏泻阴火以助元气。再如在补中益气汤的方后加减，在甘温补中、升提阳气的同时，加入黄柏、生地黄以降火清润。升阳与降阴相反相成，根据疾病病机升降矛盾的侧重点不同，其制方又有升降主次之异，如补中益气汤、升阳散火汤等是升而不降，升阳益胃汤、清暑益气汤等是升多降少，通幽汤、润肠丸是降多升少。

东垣继承《内经》中"虚则补之，劳者温之""甘温除热"治疗思想，喜用、善用温补之药，他的大多数调理脾胃方剂都是以补气药为君，同时又温中兼寒、补中有泻、升中寓降，巧妙地将温与清、补与泻、升与降糅合在一方之中，出神入化，浑然天成，以达升阳气、泻阴火之功。他喜用的苦寒药有黄连、黄柏、黄芩及甘寒药石膏等，苦寒药能健胃也能败胃，所以用量小。如升阳益胃汤中的黄连仅二钱，补脾胃泻阴火升阳汤中的石膏用量为少许。

扶脾阳与养胃阴兼顾。后世有人认为李东垣强调升脾阳，忽视养胃阴，其实这种看法不够全面。东垣在《脾胃论·用药宜禁论》中云："人禀天之湿化而生胃也，胃之与湿，其名虽二，其实一也。湿能滋养于胃，胃湿有余，亦当泻湿之太过也。胃之不足，惟湿物能滋养。"明确表明对于胃体不足，可以用养阴滋养的方法治疗。他不仅重视扶脾阳，也兼顾养胃阴，常把甘温补中的参、术、芪与甘凉的生地黄、麦冬巧妙地组合在一起。如人参芍药汤中，用参、芪扶脾阳，麦冬、五味滋养肺胃之阴；又如黄芪人参汤、清暑益气汤中均用麦冬、五味子等，体现以扶脾阳为主，兼顾养胃阴的治则。

三是药味多，药量轻。东垣制方的又一特色是药味多、药量轻。脾胃病多由饮食劳倦所致，病程较长，病情错杂，治疗常要虚实同理、寒热并治、标本兼顾、循序渐进以缓缓图功，故东垣方剂药味较多，常为一二十味，正符合《素问·标本病传论》中所云"间者并行，甚者独行"之理。其药物虽多，但有规律可循，即围绕补脾胃、泻阴火、升阳气的法则制方。其用药轻，是因为"治病不宜损人脾胃，克伐元气"，为了顾护脾胃，不伤胃气，保护元气。故在《四库全书·总目提要》中说东垣："自制诸方，动至一二十味，而君臣佐使相制相用，条理井然。"即使是主张"方宜从简"的张景岳，亦服膺于李氏制方用药，他在《景岳全书》中说："东垣之方，有十余味及二十余味者，此其用多之道，诚自有意。"后世或讥李氏"药杂方乱"者，认识偏颇粗浅。

（九）传承《内经》发展脾胃养生理论

《素问·平人气象论》云："人以水谷为本。"脾胃健则元气足，元气足则寿；脾胃虚则元气亏，元气亏则夭。《灵枢·天年》云："七十岁，脾气虚，皮肤枯。"脾虚则易衰老，故养生首先要调养脾胃。《内经》非常重视饮食在养生中的重要作用，提出"饮食有节""谨和五味"等饮食调养原则，倡导多样化饮食，反对偏嗜五味，如《素问·脏气法时论》中所说："五谷为养，五果为助，五畜为益，五菜为充，气味合而服，以补精益气。"若饮食偏嗜，可损伤脾胃，导致众多疾病发生，如"味过于酸，肝气以津，脾气乃绝""味过于苦，脾气不濡，胃气乃厚""肥者令人内热，甘者令人中满"。《内经》中主张饮食适量，反对暴饮暴食，如《素问·痹论》说："饮食自倍，肠胃乃伤。"又主张饮食"寒温中适"，反对过寒过热，如《灵枢·师传》说："食饮者，热无灼灼，寒无沧沧。寒温中适，故气将持，乃致邪僻也。"《内经》重脾胃、重饮食的养生思想为后世养生学发展产生了深刻的影响。

李东垣重视元气在生命中的作用，认为"真气又名元气，乃先身生之精气也，非胃气不能滋之"。脾胃为滋养元气之源，脾胃虚则元气不充，元气不足则诸病发生，"元气之充足，皆由脾胃之气无所伤，而后能滋养元气。若胃气本弱，饮食自倍，则脾胃之气既伤，而元气亦未能充，而诸病之由生也"，进而导出"养生当实元气，欲实元气，当调脾胃"的著名论点。

《脾胃论》说："推其百病之源，因于饮食劳倦。""饮食失节，寒温不适，脾胃乃伤。""饮食不节则胃病。"认为饮食不节是脾胃病最主要的致病因素，所以养生首先要节制饮食。"至于五味，口嗜而欲食之，必自裁制，勿使过焉，过则伤其正也。"

李东垣"养生当实元气，欲实元气，当调脾胃"的著名论点，对后世养生学发展具有重大的学术影响，如李梴在《医学入门》中说："保全脾胃可长寿"，龚廷贤在《寿世保元》中说："人道至要，饮食以节为主。""凡年老之人当以养元气，健脾胃为主。"万全在《养生四要》中说："养脾胃之法，节其饮食而已。"

综上所述，李东垣全面传承了《内经》脾胃理论，并加以发扬与创新，创立了较为系统而完整的脾胃学说，成为"补土派"的创始人，为中医脾胃病学术发展作出杰出的贡献。

四、叶天士对《内经》脾胃理论的传承与发挥

叶天士，名桂，号香岩，晚号上津老人，江苏吴县人，清代杰出的医学家，为温病学派的主要创始人。他创立的温病卫气营血辨证论治纲领，为温病理论体系的形成奠定了坚实的基础。叶天士也是一名杰出的脾胃病学家，他提炼脾胃特性，倡导脾胃分治，完善胃阴学说，擅长疏木理土，对脾胃学说的发展作出重大的贡献。

（一）精辟概括脾胃特性

《灵枢·本脏》曰："脾合胃。"《素问·太阴阳明论》曰："脾与胃以膜相连。"脾胃同居膈下，同属中土。《素问·灵兰秘典论》曰："脾胃者，仓廪之官，五味出焉。"胃主受盛，脾主化物，共同生化气血，为五脏之本。叶天士精研《黄帝内经》，继承发展其"脾胃为本"的学术思想。他对李东垣《脾胃论》推崇备至，提出"内伤必取法乎东垣""脾胃为病，最详东垣"，临证治病十分重视脾胃，对东垣方如补中益气

汤、清暑益气汤等加减化载，运用娴熟。叶天士在继承前人学术经验基础上，大胆地探索与创新，指出东垣甘温补益脾胃之法，"诚补前人之未备"，然"不过详于治脾，而略于治胃""重脾阳的升发，而轻胃阴的滋养""喜升阳温燥，而恶甘寒益胃之剂"。他结合自己的临证体悟，在《临证指南医案》中大胆地提出"脾属己土，胃属戊土，戊阳己阴，阴阳之性有别""太阴湿土，得阳始运；阳明阳土，得阴自安""脾喜刚燥，胃喜柔润""盖胃腑为阳土，阳土喜柔，偏恶刚燥""纳食主胃，运化主脾""脾宜升则健，胃宜降则和""脏宜藏，腑宜通""腑宜通即是补"等学术观点，全面而精辟地总结了"胃阳脾阴""脾湿胃燥""胃纳脾运""胃喜润恶燥，脾喜燥恶湿""脾宜升胃宜降""脾主藏胃主通"等生理特点，是对脾胃生理功能与特性作出最精辟概括，为后来医者论治脾胃病指出了原则与方向，极大地推进了中医脾胃理论的发展与完善。

脾在脏为阴，胃在腑为阳；脾体阴而用阳，胃体阳而用阴。脾为湿土，胃为燥土；脾喜燥而恶湿，胃喜润而恶燥。脾湿的健运，有赖于胃阳的温煦；胃燥的受纳，又有赖于脾阴的滋润。胃润脾燥，燥湿相济，相互为用，相反相成，保证了胃纳和脾化的顺利进行。所以治疗脾胃病必须兼顾阴阳，燥润相得，刚柔相济。

脾主运化，胃主受纳；脾主升清，胃主降浊；脾主藏营，胃主通泄。脾胃的纳与运、升与降、藏与通，相反相成，以维持对立统一的动态平衡状态，共同完成饮食物的消化、吸收与输布。依据脾胃的生理特性，治疗时要注意燮理纳运、斡旋升降、平衡润燥、权衡通补，达到"治中焦如衡，非平不安"。

（二）探索践行脾胃分治

脾胃各具生理特点，叶天士在《临证指南医案》中说"脾胃当分析而论"，主张脾胃分治，认为脾与胃因其阴阳属性不同，治疗时应当具体而论，而不应脾胃不分，笼统而治。脾胃分治理论的源头来自《内经》。在生理上，《素问·经脉别论》曰："食气入胃，散精于肝，淫气于筋。食气入胃，浊气归心，淫精于脉……饮入于胃，游溢精气，上输于脾，脾气散精，上归于肺。"描述了进入胃腑的饮食所化生的水谷精微在全身的输布过程，胃主受纳、消磨水谷，脾主运化、输布水谷，说明了脾与胃在生理功能上的不同。在病因上，《素问·太阴阳明论》曰"犯虚贼邪风者，阳受之；饮食不节、起居不时者，阴受之。阳受之则入六腑，阴受之则入五脏"，说明脾胃阴阳属性不同，易感病邪也不相同。在病机上，《素问·太阴阳明论》曰"阳道实，阴道虚"，指出阳明胃腑的病多实，太阴脾脏的病多虚。在临床表现上，阳受病，入六腑则"身热，不时卧，上为喘呼"；阴受病，入五脏则"膜满闭塞，下为飧泄，久则肠澼"。在治疗上，《内经》中提到了"脾苦湿，急食苦以燥之""脾欲缓，急食甘以缓之，用苦泻之，甘补之"等原则，药物治疗方面有"脾瘅者，口中甘，治之以兰，除陈气也""胃不和则卧不安，半夏秫米汤主之"。由此可以看出，《内经》是脾胃分治的学术思想基础，叶天士继承了《内经》学术思想，认为"脾胃当分析而论"，倡导并践行"脾胃分治"，开拓了脾胃病治疗的新思路。

1. 顺脾胃生理特性而治

叶天士在精研《内经》的基础上，全面而精辟总结了脾胃的生理特性，即脾阴胃阳，脾运胃纳，脾湿胃燥，脾升胃降，脾藏胃通。因为脾胃功能、特性不同，两者之病治疗迥异，故倡导脾胃分治。华岫云在对叶氏脾胃分治的评述中说："脾胃合治，若用之得宜，诚效如桴鼓。盖东垣之法，不过详于治脾，而略于治胃耳……今观叶氏之书，始知脾胃当分析而论，盖胃属戊土，脾属己土，戊阳己阴，阴阳之性有别也。"主张脾胃当分析而论，而不应脾胃不分，笼统而治。

"纳食主胃，运化主脾，脾以升为健，胃以降为和""脾喜刚燥，胃喜柔润""太阴湿土，得阳始运；阳明燥土，得阴自安。以脾喜刚燥，胃喜柔润也"。这是叶氏对脾运胃纳、脾湿胃燥、脾升胃降生理特性的高度概括，也是中医论治脾胃病应遵行的基本准则。两者特性与其功能密切相关，脾为阴土，体阴而用阳，主运化水湿，升阳升清；脾气升清，则饮食得以运化，水谷精微得以输布，津液水湿得以布散。若脾气虚衰，失于健运，运化水液障碍，痰饮水湿内生，困遏脾阳，使脾气不升，脾阳不振，则运化功能进一步失调，故说脾喜燥而恶湿，即"脾喜刚燥"。胃属阳土，体阳而用阴，以通为用，以降为顺，主受纳腐熟水谷，通降浊气。胃气的通降有赖于胃阴的濡养，胃得阴液柔润方可保证水谷通降下行，消化吸收正常进行，故说胃喜润而恶燥，即"胃喜柔润"。因此，论治脾胃病，治脾每以燥药助其阳，不宜过用滋腻；疗胃多以润药滋其阴，不宜过用香燥。治脾可宗东垣甘温升发，治胃则宜甘润通降。

2. 脾胃分阴阳而治

叶氏在脾胃分治方面，不仅强调顺从其生理特性而治，而且还细分脾胃阴阳进行辨证论治。这也是对"太阴湿土，得阳始运；阳明燥土，得阴自安""脾喜刚燥，胃喜柔润"的具体应用。脾分脾阴脾阳，胃分胃阴胃阳，他根据阴阳对立制约、互根互用的原理，灵活巧妙地协调平衡脾胃的阴阳。在治脾方面，有濡养脾阴、温运脾阳；在治胃方面，有清养胃阴、温通胃阳。

（1）濡养脾阴，温运脾阳

脾喜刚燥，故治脾宜凉润脾阴、温运脾阳。华岫云在《临证指南医案》中注评说："胃易燥，全赖脾阴以和之。若脾阴一虚，则胃家饮食游溢之精气全输于脾，不能稍留津液以自润，则胃过于燥而有火矣。故欲得食以自资，治当补脾阴、养营血，兼补胃阴、甘凉濡润，或稍佐微酸，此乃脾阴之虚而致胃家之燥也。"脾阴亏虚，不能为胃行其津液；或脾气不升，清阳下陷，大便泄泻，都是脾胃升降失调所致。治宜甘凉濡润，常选用山药、扁豆、莲肉、木瓜之类为主药。脾阴充足，升者自升，降者复降，脾胃功能恢复正常。脾阳虚，多由湿困脾土、脾失健运而来。湿为阴邪，最易伤人阳气，以致湿邪困脾，损伤脾阳。叶氏认为"脾阳宜动则运，温补极是，而守中及腻滞皆非"。脾阳虚者，脾阳动则运，治法宜温以宣达，代表方剂附子理中汤加减。用药偏于香燥，如砂仁、丁香、白术、神曲、谷芽、干姜、肉桂、茯苓等。对脾阳衰弱，能食而不运，腹满便溏，肢凉腹痛，脉象沉细者，宜用苍术、茯苓、瞿麦、益智仁、干姜等治之。

（2）清养胃阴，温通胃阳

胃喜柔润，治宜清养胃阴、温通胃阳。胃阴虚则内火生，治疗宜甘凉。叶氏认为甘入脾胃，养胃阴以味甘性凉为主，反对用升补脾阳之法，倡导保护胃阴，确立了甘凉濡润胃阴大法。药选沙参、麦冬、石斛、玉竹、扁豆等，所用药物皆性味平和，益胃而不呆滞，清热而不损胃气，且在甘凉濡润药中配伍半夏、陈皮等辛开苦降之品，使之滋而不腻，寓补于通，也有助于脾胃升降，充分体现了叶氏运用养胃阴法而不忽视通补，以及顺应脾胃生理特性的原则。胃分阴阳，叶天士不仅重视胃阴，亦看重胃阳。他认为胃是赖胃阴胃阳充足协调、相互为用而受纳腐熟水谷的，并强调甘凉药物只能益胃阴，不能补胃阳，所以胃阳虚时当以辛甘温药通补之，如人参、半夏、陈皮、厚朴、茯苓、生姜、益智仁等，以致阴充阳足，胃复如常。

（三）发展完善胃阴学说

胃阴学说理论源于《内经》，《灵枢·五味》说"水谷皆入于胃，五脏六腑皆禀气于胃……津液已行，荣卫大通，乃化糟粕，以次传下"，强调了胃腑纳谷生气，依靠津液润泽而下行糟粕的生理特点，并描述了胃腑"水谷之海不足，则饥不受谷食"的病理状态。这种生理与病理的阐述，是胃阴学说的理论源头。《素问·至真要大论》云"燥者濡之"，即用滋润之药来治疗津液枯燥之病证，原文虽未提及胃阴，却也为胃阴病的治疗指出了基本法则。张仲景在《内经》理论基础上，提出了胃阴受病的具体症状、治法与方药，使胃阴虚证的辨证论治进入临床实践。如在《伤寒论》中用白虎加人参汤治疗阳明燥热伤津证，竹叶石膏汤治疗伤寒解后余热未清、气津两伤证，以及在《金匮要略》中用麦门冬汤治疗虚火咳嗽的肺胃津伤证等。李东垣《脾胃论》在强调升提脾阳的同时，也注意兼顾胃阴，如《脾胃论·用药宜禁论》说："人禀天之湿化而生胃也，胃之与湿，其名虽二，其实一也。湿能滋养于胃，胃湿有余，亦当泻湿之太过也。胃之不足，惟湿物能滋养。"清初江西医家喻嘉言在《医门法律》中首先提出"脾之体阴而用则阳，胃之体阳而用则阴"之观点，之后张璐的《张氏医通》中也说："胃之土，体阳而用阴；脾之土，体阴而用阳。"对胃的生理特性做出了初步总结。直至叶天士在前人的理论基础上，结合自己的临床感悟并加以提炼，在《临证指南医案》提出了"太阴湿土，得阳始运；阳明燥土，得阴自安。以脾喜刚燥，胃喜柔润"的著名论断，发展了胃阴学说，弥补了李东垣"详脾略胃，详阳略阴"的不足，进一步完善了脾胃理论。

1. 叶氏养胃阴法

叶天士遵行"胃体阳用阴""阳明燥土，得阴自安""胃喜柔润""胃宜降则和"和"腑宜通"等生理特性，制定了养胃阴宜清、宜润、宜柔、宜降、宜通的治疗原则。他的养胃阴之法，章法严谨，变化灵活，师法前人而不泥于古，传承发扬而善于创新。综观《临证指南医案》，其养阴方法大致有以下四种：

（1）甘凉濡润养胃法

常用药物有沙参、生地黄、玄参、麦冬、天花粉、玉竹、石斛等，其性味甘润寒凉，具滋养肺胃之功。适用于邪热炽盛，灼伤胃阴；或热蕴于胃，胃阴耗伤。症见咽干烦渴，虚烦不寐，饥不欲食，大便秘结，舌红或绛等。

（2）甘缓益脾滋胃法

常用药物有山药、茯苓、薏苡仁、芡实、莲肉、扁豆，葛根等。其性味甘平，能健脾益营，滋胃育阴，健脾与益胃兼顾。适用于饮食失节，久病劳损，脾胃虚损，脾营亏虚，胃阴耗损。症见纳呆食少，口干唇燥，胃脘胀满，大便干结，舌红裂纹，苔少干燥等。

（3）酸甘化阴济胃法

常用药物有乌梅、五味子、白芍、木瓜、阿胶、甘草等，其味酸甘，"酸得甘助而生阴"，即酸甘化阴。适用于肝阴不足，化热上扰，致使胃阴受损。症见烦热，干呕，废食，舌干唇红等。

（4）芳香醒脾养胃法

常用药物有佩兰、陈皮、香豉、半夏、苍术、麦芽、荷叶等，能芳香化湿、醒脾助运、清养胃阴。适用于暑温病后期，胃气阴两虚。症见食欲不振，脘腹胀闷，口黏口渴，大便不爽，舌红苔腻花剥等。

2. 胃阴虚本证的论治

胃为体阳用阴之腑，喜湿恶燥，胃阴对于维持胃体的功能有着非常重要的作用。叶天士在《临证指南医案》中论述了胃阴虚诸证的病因有以下几个方面：第一，外感温热燥邪，耗阴伤津，必损胃阴，温热病最易见到胃阴虚证。第二，偏食辛辣温燥，久则耗伤胃津。第三，素体阴虚或年老阴亏，或各种出血证后，阴津不足，胃阴亏虚。第四，禀质木火，情绪易怒，五志过极，化火劫阴。第五，醇酒厚味，或误服辛散药物，助火灼津，伤及胃阴。

叶氏指出，胃阴虚本证的脉症可以表现为：饥不欲食或少食，胃脘灼痛，嘈杂不适，干呕呃逆，口燥咽干，大便难解，舌红绛，脉细数。在治疗上，叶天士继承了《内经》中"燥者濡之"学术思想，认为"胃为阳土，宜凉宜润"。选方用药主张"阴药勿以过腻，甘凉养胃为稳"。叶氏认为，存胃阴关键就是滋养胃中津液，在选方用药上，不宜过于滋腻，应选用清甘凉润之品，如生地黄、玄参、麦冬、玉竹等。《临证指南医案》云："所谓胃宜降则和者，非用辛开苦降，亦非苦寒下夺以损胃气，不过甘平或甘凉濡润以养胃阴，则津液来复，使之通降而已矣。"

3. 胃阴虚兼证的论治

（1）肺胃阴虚

肺胃阴虚多由外感热邪，化火伤及肺阴；子病犯母，累及胃阴。临证多见不饥少食，口咽干燥，大便难解，音低气喘。叶天士投以甘寒凉润、甘凉养胃以培土生金，常用麦冬、生地黄、沙参、玉竹、石斛等。咳嗽者，加桑白皮，杏仁；大便难者，加火麻仁。

（2）肝胃阴虚

肝胃阴虚多因肝阴虚耗太过，伤及胃阴。症见昏迷欲厥，消渴，废食，眩晕，气憋胀闷，胁痛隐隐，恶心干呕，烦热，舌绛咽干。治疗上，叶氏提出"用药忌刚用柔"。主张在调养中焦的同时，必先抑肝，也就是滋养胃阴，扶土抑木，投以酸甘生津之品，常用阿胶、生地黄、白芍等以养肝柔肝。用石斛、沙参、麦冬、知母、粳米、秫米、茯苓、小麦、南枣等，益胃养胃，并在木瓜、乌梅、五味子、川楝子、桑叶、橘叶等药物中选择一二味以制肝木。见肝风内动者，加生牡蛎；见肾虚者，加熟地黄、山茱萸；眩晕欲仆者，则加牡蛎、天麻等以平风阳。

（3）胃阴虚兼有湿滞

胃阴虚兼有湿滞多为湿温或暑温后期，湿邪留滞，伤及胃阴，损及胃气。临床多见胃纳差，口淡苦，大便不爽，倦怠无力，胸闷不畅。投以悦脾化湿、甘凉养阴之药，治以清养益胃法，常用麦冬、沙参、玉竹、陈皮、佩兰、半夏、麦芽、荷叶等。

（4）胃阴虚兼脾气虚

胃阴虚兼脾气虚多见于久病伤阴后，虚损太过，伤及脾胃，脾虚不运。临床多见纳呆少食，便溏，口干饮少，神疲乏力。投以甘平微凉微温之药，治从甘缓养胃生津法，常用沙参、玉竹、扁豆、山药、莲子肉等。便溏者，加用白术、人参等；血虚不寐者，加用茯神、酸枣仁等。

（四）率先提出胃喜为补

《临证指南医案·虚劳》中记载："钟，二十。少年形色衰夺，见症已属劳怯，生旺之气已少，药难奏功，求医无益，食物自适者，即胃喜为补，扶持后天，冀其久延而已。"叶天士率先提出"胃喜为补"的学术论点，其思想肇始于《素问·至真要大论》中的"五味入胃，各归所喜"。五味入胃各有所喜，根据其性味、功效特点不同，归于各个脏腑经络。张志聪在《黄帝内经素问集注》中将它细化为："五味入口，藏于肠胃，以养五脏气，故五味为五脏之所欲。"将胃口之喜，解读为五脏之喜。《素问·脏气法时论》曰："五谷为养，五果为助，五畜为益，五菜为充，气味合而服之，以补益精气。"合适为喜，这实际上也暗含"胃喜为补"之意。《素问·五常政大论》曰："根于外者亦五，故生化之别有五气、五味、五色、五类、五宜也。"此段话虽然讲的是"五宜"，却表明了自然中的气、味于人各有所喜。喜适则宜，从另一个侧面也表达了"胃喜为补"的广泛性。

"胃喜"即"饮食自适"，适合自身口味，进食后觉胃中舒适、人身舒坦；反之则叫"胃厌"。"胃喜为补"是指机体在生理或病理状态下，为适合自身口味、顺应脾胃喜好而选择适宜的食物，从而对人体产生补益的作用。"胃喜为补"包括三个要点：一是口味上适宜；二是食入后，胃部乃至全身舒适；三是有节有度，有利于健康。

（五）擅长调肝胆治脾胃

肝胆属木，脾胃属土，关系紧密，《临证指南医案》中将"木乘土"作为一独立章节。华岫云注曰："余另分此一门者，因呕吐不食、胁胀脘痞等恙，恐医者但认为脾胃之病，不知实由肝邪所致，故特为揭出，以醒后人之耳目。"叶天士指出："肝为起病之源，胃为传病之所。"五行之木于脏腑分肝胆，五行之土于脏腑为脾胃，脾胃肝胆紧密相连，一脏不和，他脏皆乱。肝主疏泄，胆合于肝，助肝之疏泄，二者能调理全身气机，促进精血津液的运行与输布，进而维持人体生命活动的正常进行。木土相关，脾胃的运化与气机的升降也有赖于肝胆疏泄功能的正常发挥。肝胆疏泄失职，则脾胃首当其冲，如素体肝旺或情志不调，致使肝气郁滞，进而横逆犯胃而出现"呕吐膈胀""胃脘痹痛""干呕味酸"等症；或胆腑郁热，克脾犯胃而致"中虚热灼""能食运迟，舌纹裂，不喜饮水""寝食不适"等症，即所谓"克脾者，少阳胆木"。

在治疗上，叶天士遵《内经》中"肝苦急，急食甘以缓之……肝欲散，急食辛以散之，用辛补之，酸泻之"之旨。首先辨别是木强乘土，还是土虚木侮；然后再明疾病之源，去疾病之因，提出"疏木理土"治疗大法。叶天士在《眉寿堂方案选存》中说"胃为肝阳之扰……纯属里证，法当酸苦泄热，俾阳明凝和""苦辛酸，清泄阳明厥阴邪热""九窍不和，都从胃治。夫清养胃阴，必先制肝阳之扰，故取甘酸化阴之法"。在《未刻本叶氏医案》中说："肝胃同治，肝木宜疏，胃腑宜降，乃其治也。"在《临证指南医案》中说："肝病及胃，当苦辛泄降，少佐酸味。""胃属阳土，宜凉宜润；肝为刚脏，宜柔宜和。""肝风大动，将胃口翻空……息风镇胃，固是定理。""肝阳内扰，风木乘土，法当酸以和阳，咸苦坚阴。"在《叶氏医案存真》中说："肝厥内风袭胃之证……必当苦降辛宣酸泄，风木得和，脾胃可安。"叶天士对肝胃不和之证，常用酸苦泄热、甘酸化阴、疏肝降胃、柔肝缓中、清肝和胃、苦辛泄降、息风镇胃、扶土抑木等法。强调脾胃系统疾病除了需调理脾胃本身之外，更应考虑从肝论治，以疏木理土。

总之，叶天士不仅仅是一位杰出的温病学家，他还传承发扬了《内经》的脾胃理论，提炼脾胃特性，倡导脾胃分治，完善胃阴学说，擅长疏木理土，对脾胃学说的学术进步和发展作出重大的贡献。

五、旴江医家对《内经》脾胃理论的传承与发挥

抚河，古称"旴江"，位于江西省东部。旴江流域历代名医辈出，数以百计闻名于世的杰出医学人物，在江西境内形成了一支光耀夺目的医学群体。20世纪80年代，著名医史学家杨卓寅教授将其命名为"旴江医学"。旴江医学人物众多，名家辈出，著作宏富，学术繁荣，药业兴旺，是我国地方医学中重要组成部分，也是江西赣鄱文化中的一朵奇葩。旴江医学蕴藏的学术思想和治疗经验，极大地丰富了中医药学的宝库。

中医脾胃学说源远流长，《内经》是中医脾胃学说的学术渊源，为后世脾胃学说的发展奠定了坚实的理论基础。历代医家在医疗实践中不断探索新的脾胃理论，积累新的治疗经验，使中医脾胃学说得以不断夯实与完善。在旴江医学中，古代出现了龚信、龚廷贤、李梴、喻嘉言、席弘、谢星焕等脾胃病治疗高手，现代又产生了张海峰、万友生、杨志一、危北海、姚奇蔚、李军祥、张小萍等一批名扬全国的脾胃病学家。他们勤求古训，博采众长，实践探索，推陈出新，传承和发扬《内经》脾胃理论，提出了诸多关于脾胃病新观点、新理论，创立了诸多治疗脾胃病的新方法、新方剂，为脾胃学说增添了新内容。

（一）精研《内经》，宗法岐黄

脾胃为后天之本，气血生化之源，旴江医家十分重视脾胃的生理作用和病理影

　　　　　　　　　　　　　　　　　　　　　　　　《内经》脾胃理论新运用

响，尤其是治疗疾病时，注重脾胃的调治。盱江医学大家多为世医、儒医，文化底蕴深厚，学识渊博。《黄帝内经》是中医药学的理论渊薮，也是脾胃学说的学术源泉，危亦林"凡《素问》诸书，靡不穷究"，喻嘉言"顾穷源千仞，进求《灵》《素》《难》《甲乙》诸书"，谢星焕"俎豆《内经》，鼓吹仲景"。盱江医家汇有大成者，莫不对《黄帝内经》探索精研，奉为宝典。

李东垣传承发扬《内经》脾胃理论，所著《脾胃论》《兰室秘典》《内外伤辨惑论》等著作，对脾胃病进行了较全面而系统的论述，形成了较为完整的脾胃学说，成为"补土派"的创始人。盱江医家十分推崇李东垣的脾胃学说，"外感法仲景，内伤法东垣"，在他们的著作中得到充分的体现。龚廷贤在《万春回春》自序中谓："祖轩、岐，宗仓、越，法刘、张、朱、李及历代名家，茹其英华，参以己意。"并在《万病回春》中设"脾胃论"一篇，充分肯定李东垣的学术贡献："古今论脾胃，及内外伤辨，惟东垣老人用心矣。"李梴对李东垣大加赞赏："若东垣老人，明《素问》之理，宗仲景之法，作《济生拔粹》《十书》以传于世，明脉取权衡规矩，用药体升降浮沉，是以有王道、霸道譬焉。"他在《医学入门》一书中设"东垣李先生内伤纂要"专篇，较全面地介绍东垣脾胃学说和补中益气汤、清暑益气汤等诸多方剂。万全在《养生四要》中说："此东垣《脾胃论》，诚发千古不传之秘也。"谢星焕在《谢映庐医案》序中云"俎豆内经，鼓吹仲景，襟带李刘"，可见谢氏对李东垣脾胃学说的推崇。他们并在医疗实践中广泛应用李东垣的脾胃学说和治疗方法，如龚廷贤的《寿世保元》全书共列医案 204 例，使用补中益气汤的就有 69 例；龚氏宗李东垣之说，以补中益气汤为群方之首，广泛应用于内科、妇产科、五官科等疾病的治疗。

（二）脾胃为本，中焦为枢

《内经》十分重视脾胃在人体生命中的作用，如《素问·玉机真脏论》云："五脏者，皆禀气于胃。胃者，五脏之本也。"《灵枢·五味》云："胃者，五脏六腑之海也，水谷皆入于胃，五脏六腑皆禀气于胃。"《素问·平人气象论》曰："人以水谷为本，故人绝水谷者死。"脾为生化之源，胃为水谷之海，盱江医家们十分重视脾胃的生理作用，在他们的著作中有大量关于脾胃功能重要性的精辟论述。

1. 脾胃为五脏主

《素问·太阴阳明论》曰："脾者土也，治中央，常以四时长四脏。"《素问·玉机真脏论》曰："胃者，五脏之本也。"《脾胃论》也说："地气者，人之脾胃也，脾主五脏之气。"盱江医家继承《内经》和《脾胃论》的学术思想，并进一步强调脾胃在五脏六腑中的重要生理作用。李梴在《医学入门》中说"脾胃为五脏主"，将脾胃提高到"主"的位置，与"心为君主"并论，可见对中焦脾胃重视之程度。脾胃为五脏主，是指脾生四脏，四脏皆有脾胃，即五脏中皆有脾胃之气，胃气充则四脏得养，胃气虚则四脏失养。喻嘉言在《医门法律》中说："四气无土气不可，五脏无胃气不可。""胃气强则五脏俱盛，胃气弱则五脏俱衰。"他在《寓意草》中把脾比喻为人身之日，"脾气者，人身健运之阳气，如天之有日也。如若脾中之阳气旺，是天青日朗，而龙雷潜伏也"。此足以证明喻氏对脾胃作用的高度重视。陈自明在《妇人大全良方》中强调："四时皆以胃气为本。"因此，治疗妇产科疾病同样要以脾胃为本，他十分重视对妇人孕前、孕中、孕后各个阶段的胃气调养。龚信在《古今医鉴》中说："胃乃六腑之本，脾为五脏之源。"龚廷贤在《寿世保元》中阐述："愚谓人之一身，以脾胃为主，脾胃气实，则肺得其所养，肺气既盛，水气生焉，水升则火降，水火既济而全天地交泰之令矣。脾胃既虚，四脏俱无生气。""胃气虚，则五脏六腑之气亦馁矣。"万全在《养生四要》中指出："人以谷气为主者，脾胃是也。脾胃强则谷气全，脾胃弱则谷气绝；全谷则昌，绝谷则亡。"黎民寿在《黎居士简明方论》中认为："夫脾胃为水谷海，胃主受纳，而脾主克消。脾胃气平则食饮化，食饮化则气脉充，气脉充则脏腑和，而肢体荣健矣。"黄宫绣在《本草求真》中也曾说："土有长养万物之能，脾有安和脏腑之德。"他们的论述均以不同的文字来表达、强调脾胃对五脏的重要性。

2. 水谷之精以为气血

《灵枢·营卫生会》曰："人受气于谷。"《灵枢·决气》曰："中焦受气取汁，变化而赤，是谓血。"《脾胃论》指出，"脾胃为气血阴阳之根蒂""脾胃为滋养元气之源"。旴江医籍中也有大量"脾为气血生化之源"的论述，且有新的创见。明代著名妇产科大家陈自明的代表著作《妇人大全良方》，在气血理论方面具有独特的学术见解，认为"夫人之一生，以气血为本；人之病，未有不伤其气血者""男子以气为基本，妇人以血为基本"，而气血的生成有赖于中焦脾胃的生化作用，他在《外科精要》中说："脾为仓廪之官，胃为水谷之海，主养四旁，促进饮食，以生气血。"在《妇人大全良方》中说："胃为水谷之海，水谷之精以为气血，荣润脏腑。""饮食五味，养髓、骨、肉、血、肌肤、毛发。"由于气血的生成依赖于脾胃运化的水谷精微，"凡产后五脏皆虚，胃气亏弱，饮食不充，谷气尚乏"。所以他治疗产后气血虚竭、脏腑劳伤时，十分重视调理脾胃，常用人参散、黄芪丸、黄芪煮散、白茯苓散、佛手散等方剂来健脾益胃，补益气血。龚廷贤在《寿世保元》中指出："至哉坤元，万物滋生，人之一元，三焦之气，五脏六腑之脉，统宗于胃，故人以胃气为本也。"龚氏据"脾胃为滋养元气之源"理论，将补中益气汤广泛地应用于内、外、妇、儿、五官科疾病，疗效卓著。喻嘉言认为："夫人天真之气全在于胃，津液之多寡即关真气之盛衰。"提出：

"木、金、水、火四脏病气，必归并于中土耶。"所以治疗慢性虚损性疾病，多从脾胃入手以培育元气，促进康复。

3. 脾为消化之器

李梃在《医学入门·脏腑》中说："胃为水谷之海，脾为消化之器。"这是对胃主受纳、脾主运化功能的高度概括。关于脾主运化的机制，历代医家都有所论述，《素问·经脉别论》说："饮入于胃，游溢精气，上输于脾，脾气散精，上归于肺，通调水道，下输膀胱，水精四布，五经并行。"又曰："食气入胃，散精于肝，淫气于筋；食气入胃，浊气归心，淫精于脉。脉气流经，经气归于肺，肺朝百脉，输精于皮毛。"《脾胃论》说："夫饮食入胃，阳气上行，津液与气入于心，贯于肺，充实皮毛，散于百脉。脾禀气于胃，而浇灌四旁，营养气血者也。"盯江医家们在此基础上，进一步概括与阐发。如《医学入门·脏腑》说："脾居于中，和合四象，中理五气，运布水谷精微。""脾镇黄庭，磨水谷以养四脏。""脾气壮，则能磨消水谷，以荣养四脏。"龚廷贤在《寿世保元》一书中对水谷消化过程做了较详细的论述："愚谓人之饮食入口，由胃管入于胃中，其滋味渗入五脏，其质入小肠乃化之，则入于大肠始分别清浊。渣滓浊者，结于广肠；津液清者，入于膀胱。膀胱乃津液之府也，至膀胱又厘清浊，浊者入于溺中，其清者入于胆，胆引入于脾。脾散于五脏，为涎，为唾，为涕，为泪，为汗，其滋味渗入五脏，乃成五汁，五汁同归于脾。"在科技还不够发达的明代，龚氏对人体消化过程已有了这样的认识，难能可贵。

4. 脾体阴而用阳，胃体阳而用阴

《素问·宝命全形论》说："人生有形，不离阴阳。"五脏六腑可分阴阳，脏腑之内又可再分阴阳，脾有脾阴脾阳之分，胃有胃阴胃阳之分。"脾体阴而用阳，胃体阳而用阴"是对脾脏生理、病理特点的高度概括。这一观点首见于清代盯江医家喻嘉言的《医门法律》。《医学法律·中寒门方》说："人身脾胃之地，总名中土，脾之体阴而用则阳，胃之体阳而用则阴。"《医门法律·黄疸门》说："脾之土，体阴而用则阳；胃之土，体阳而用则阴。两者和同，则不柔不刚，胃纳谷食，脾行谷气，通调水道，灌注百脉，相得益彰，其用大矣。"喻嘉言简明扼要地概括了脾胃的生理病理特性。脾在脏为阴，主运化而升清，以阳气用事，故曰"体阴而用阳"；胃在腑为阳，主受纳而降浊，以阴津为养，故曰"体阳而用阴"。喻嘉言的"脾体阴而用阳，胃体阳而用阴"理论已成为中医脾胃学说的重要内容之一。

脾胃阴阳"体用"理论源于《内经》。《素问·金匮真言论》说："言人身之脏腑中阴阳，则脏者为阴，腑者为阳。""阴中之至阴，脾也。"后世对脾胃阴阳理论有所发展，如金代李东垣在《脾胃论·五脏之气交变论》中提出："鼻乃肺之窍，此体也；

其闻香臭者，用也。"以"体用"解释官窍形体与功能；明代张景岳将"体用"学说与脏腑阴阳相联系。清代喻嘉言在《医门法律》中首次提出"脾之体阴而用则阳，胃之体阳而用则阴"，后世医家在此基础上不断加以完善，张璐在《张氏医通》中提出"胃之土，体阳而用阴；脾之土，体阴而用阳"；黄元御在《四圣心源·天人解》中则说"脾以纯阴而含阳气，有阳则升，清阳上升"，把脾主升清作为其主要功用。叶天士在《临证指南医案》中进一步发挥喻嘉言脾胃阴阳理论，提出"太阴湿土，得阳始运；阳明燥土，得阴自安"，并确立了脾胃分治的脾胃病治疗原则。唐容川在《血证论·脏腑病机论》中说："脾土以湿化气……其体阴而其用阳。……脾土之义有如是者。"并提出脾气不布、湿气太甚，皆可致谷不化，对"脾体阴而用阳"的病因病机特点进行了论述。喻嘉言的脾胃阴阳体用理论得到不断完善与发展。

5. 正乃胃气、真气

正与邪是相对而言，《黄帝内经》中有"正气存内，邪不可干""邪之所凑，其气必虚"的精辟论述。正，即正气、真气，为人体的抗病能力。正气源于何处，《脾胃论》指出："真气……乃先身生之精气也，非胃气不能滋之。"认为真气是源于肾中先天之精和脾胃后天之精。龚信父子在此基础上加以发挥，所著《古今医鉴》中认为"正乃胃气真气"，明确指出正气就是胃气。胃气是胃的受纳、腐熟水谷功能和脾主运化功能的总称，《素问·玉机真脏论》云："胃者五脏之本也。"人以胃气为本，卫气滋生于中焦，龚廷贤在《寿世保元》中进一步论述："人受谷气于胃，胃为水谷之海，灌溉经络，长养百骸，而五脏六腑皆取其气，故清者为荣，浊者为卫，荣卫二气，周流不息。"卫气以"温分肉，充皮肤，肥腠理，司开阖"，发挥其保卫肌表、防御外邪、调节内外的作用。反之，如果脾胃失职，卫气失源，正气虚弱，则抗邪无力，百病由生，正如龚信在《古今医鉴》中所言："胃气弱则百病生。"又如黄宫绣在《本草求真》中所言："盖谓脾气安和，则百病不生；脾土缺陷，则诸病丛起。"《素问·平人气象论》曰："人无胃气曰逆，逆者死。"疾病发生后，"得胃气者生，无胃气者死"，所以旴江医家们把"保胃气"作为养生保健、扶正祛邪、防病治病最重要的法则之一。

6. 脾居于中，和合四象，中理五气

《素问·太阴阳明论》言："脾者土也，治中央。"《难经·四难》也说："脾者中州。"《脾胃论》称脾"生四脏""灌溉四傍"。脾胃位于中焦，为人体气机升降之枢纽，是脏腑气血之源头。李梴在《医学入门·脏腑》中指出："脾居于中，和合四象，中理五气，运布水谷精微。"提出脾"和合四象，中理五气"的观点，高度概括了中焦脾胃在运化水谷、化生气血、滋养机体、升降气机、协调脏腑的重要生理功能。他说："脾气壮，则能磨消水谷，以荣养四脏。"喻嘉言在《医门法律》中也说："盖药食之入，必先脾胃，而后五脏得禀其气。"由此可知，四脏及全身皆有赖于脾胃所运化的水谷精微的奉养才能安和康健，正如陈自明在《妇人大全良方》中所言："目得之而能视，耳得之而能听，手得之而能握，足得之而能步，脏得之而能液，腑得之而能气。"

土载四行，脾生四脏，诸多的旴江医家高度重视后天脾胃对其他四脏的促进作用。治疗四脏疾病时，也多从脾胃论治。如龚廷贤在《万病回春》中说："愚谓人之一身，以脾胃为主。脾胃气实，则肺得其养，肺气既盛，水自生焉。水长则火降，水火既济而令天地交泰矣。脾胃既虚，四脏皆无生气，故东垣先生著《脾胃》《内外伤》等论，谆谆然皆以固脾胃为本，所制补中益气汤又冠诸方之首，观其立方本旨可知矣。故曰补肾不若补脾，正此谓也。"并提出"调理脾胃者，医中之王道"的著名观点。喻嘉言在《医门法律》中说："胃气强则五脏俱盛，胃气弱则五脏皆衰。"他在《寓意草》中进一步强调脾胃在生命活动中的重要地位，把脾比喻为人身之日："脾气者，人身健运之阳气，如天之有日也。""一者，脾中之阳气旺，如天青日朗而龙雷潜伏也；一者，胸中窒塞之阴气，如太空不留纤翳也；一者，脾中之阳气旺，而饮食运化精微，复生其已竭之血也。"所以治疗脏腑疾病，以"崇土为先"，注重脾胃的调理。

7. 胃中真阳，津液所胎

《脾胃论》云："脾胃为气血阴阳之根蒂也。"肾虽为人体诸阴诸阳之本，但肾中元阴元阳有赖于后天脾胃的滋养。喻嘉言既强调脾阳在人体生命中的地位，把脾阳比喻为"如天之有日也"；又重视胃在津液生成中的作用，在《尚论篇·太阳经上篇》中说："肾中真阳，阴精所载；胃中真阳，津液所胎。"在《医门法律》中说："五脏五志之火，皆有真液以养之，故凝聚不动。而真液尤赖肾之阴精，胃之津液，交灌不竭。若肾胃之水不继，则五脏之真液随耗……""夫人天真之气全在于胃，津液之多寡，即关真气之盛衰。"高度概括了阴与阳、水与火、先天与后天的相互资生、相互制约的关系，视胃之津液与肾之阴精并重，十分重视胃在阴津代谢中的重要作用。《素问·六节藏象大论》曰："五味入口，藏于肠胃，味有所藏，以养五气，气和而生，津液相成，神乃自生。"津液生成于胃肠，滋养于全身，所以喻氏在外感与内伤各种疾病的治疗中都强调重视胃津的护养。如外感之后，虚热应着重生胃中津液，"伤寒后胃中津液久耗""大病后之热为虚热，宜用甘寒药清之"。对阳明热盛之证，宜急下存阴。"盖阳明胃经主津液者也……故热邪传入阳明，必先耗其津液。""胃中止一津液，汗多则津液外渗；加以发热，则津液尽随热势蒸蒸腾达于外，更无他法可止其汗，惟有急下一法，引热势必从大肠而出，庶津液不致尽越于外耳。"对秋燥伤肺之治，他创制了著名的清燥救肺汤，其依据是"盖肺金之生水，精华四布者，全借胃土津液之富，上供罔缺""胃中津液不输于肺，肺失所养，转枯转燥"，所以治疗应"以胃为主，胃土为肺金之母""欲治其子，先建其母，胃中津液，尤贵足以上供，而无绝乏"，用药肺胃兼顾，寓和胃生金于甘寒柔润之中。他根据"脾体阴用阳""胃体阳用阴"的生理特点，提出了脾胃病用药要点："脾偏于阴，则和以甘热；胃偏于阳，则和以甘寒。"喻氏关于胃津的论述，发展了李东垣脾胃理论，对叶桂及后世胃阴学说的形成产生了深刻的影响。

8.心气和则脾土荣昌

《素问·灵兰秘典论》云"心为君主之官""主明则下安"。脾胃的运化功能必须在心神的统摄下才能得以正常进行。《寿世保元》提出"心气和则脾土荣昌"，强调了脾胃与心的密切联系，认为心气调和，精神怡悦，脾胃消化功能才能正常进行。《素问·阴阳应象大论》说："脾在志为思。"思为七情之一，思虑太过则伤脾，气结于中，失其运化之功，则易出现纳呆食少。喜为心之志，喜则气缓，喜悦、娱乐可调畅气机，故有助于脾胃的消化活动。《素问·阴阳应象大论》中说脾"在声为歌"；《灵枢·淫邪发梦》中也说："脾气盛则梦歌乐。"龚廷贤在此基础上阐发"脾好音乐"之说，他在《万病回春》中指出："脾好音乐，闻声即动而磨食。日夕之后，万响俱绝，脾乃不磨，食之即不消，不消即损胃。"李梴在《医学入门》中也提出以声乐方法来鼓动、促进脾胃的消化，"然饮食一日不可无者，但宜调节，或歌乐鼓动脾气以养真元""饮食歌乐养其真"。音乐不仅是艺术，而且可以养生健体、益寿延年，甚至可以治病疗疾。现代研究显示，音乐不仅能够促进血液循环，还能增加胃肠蠕动和消化腺体分泌，有利于食物代谢。因此，倡导吃饭时和饭后适当听些节奏舒缓、旋律优美、悦耳动听的音乐，以帮助食物的消化，尤其是对于老年人来说，效果更好。龚廷贤的"脾好音乐"之说和李梴"歌乐调脾"方法仍具有一定的理论价值和实用意义。

9.脾胃为呼吸之总持

呼吸是人体最为重要的生命活动之一，《素问·五脏生成》说"诸气者，皆属于肺"，呼吸之主在肺，但亦与其他四脏密切相关。《难经·四难》说："呼出心与肺，吸入肾与肝，呼吸之间，脾也，其脉在中。"喻嘉言在《医门法律》中对此加以发挥说"呼出心肺主之，吸入肾肝主之，呼吸之中脾胃主之，故惟脾胃所主中焦，为呼吸之总持"，提出"脾胃为呼吸之总持"的观点。呼吸在胸，喻氏认为胸中大气是气之主，而大气生成有赖于脾胃。《寓意草》中说："万物以土为根，元气以土为宅""脾气者，人身健运之阳气，如天之有日也。"肺主呼气，脾为肺之母，脾健才能肺充。肾主纳气，肾气肾精依赖后天滋养。心主血，肝藏血，脾胃为生血之源。"中央气弱，不能四迄，如母而四子失乳，故现饥馁之象耳。"故脾胃虚损，必致肺气亏虚、肾气不足而发生呼吸无力，所以呼吸系统疾病，常从脾胃论治，如六君子汤、苓桂术甘汤、参苓白术散、补中益气汤等方，临床被广泛常用于咳嗽、咯痰、哮喘、气短等病证。"脾胃为呼吸之总持"的论点，为临床培土生金治则治法提供了理论支持。

10. 九窍必得胃气乃通利

九窍，包括口、鼻、耳、目及前阴、后阴。《素问·五常政大论》说"脾开窍于口"；《灵枢·脉度》说："脾气通于口，脾和则口能知五谷矣。"因口、唇疾病与脾胃密切相关，所以多从脾胃进行论治。同时，"人以胃气为本""五脏六腑皆禀气于胃"。虽然心开窍于舌，肺开窍于鼻，肝开窍于目，肾开窍于耳和二阴，但九窍都必须依赖脾胃运化的水谷精微濡养才能通利。所以，李梴在《医学入门》中指出："九窍者，五脏所主，然必得胃气乃能通利。胃气一虚，口目耳鼻俱为之病。"此说与《素问·通评虚实论》中"头痛耳鸣，九窍不通利，肠胃之所生也"和《脾胃论》中"胃气一虚，耳目口鼻，俱为之病"的论述一脉相承。"九窍必得胃气乃通利"理论，对九窍疾病的治疗有重要的指导意义。龚廷贤擅长应用补中益气汤，而使用最为广泛的就是五官疾病，《寿世保元》中所记述的耳病、鼻病、口舌、茧唇、牙齿、眼目、喉痹等五官疾病全都使用了补中益气汤。当代医生也十分重视从脾胃论治九窍病，许多文献报道运用健脾助运、补中益气、和胃通降等方法治疗口鼻耳目各种疾病，以及便秘、腹泻、脱肛、膏淋、带下、阴挺等二阴疾病，均取得显著疗效。

（三）脾胃虚弱，百病蜂起

《素问·本病论》云："人饮食劳倦即伤脾。"脾胃为脏腑之本和气血生化之源，脾胃内伤必然致气血生化不足，五脏六腑失于滋养，从而导致各种疾病的发生，正如《素问·调经论》中所言："血气不和，百病乃变化而生。"李东垣传承和发扬了《内经》学术思想，创造性地提出了"脾胃内伤，百病由生"的著名观点，盱江医家们继承了《内经》和李东垣的脾胃学术思想，并不断地加以发展，在脾胃病的病因病理方面有了许多新的认识和见解。

1. 胃气弱则百病生

龚信在《古今医鉴》中说："胃气弱则百病生，脾阴足而万邪息。"黄宫绣在《本草求真》中也说："盖谓脾气安和，则百病不生；脾土缺陷，则诸病丛起。""脾土即亏，生气将绝，是犹土崩而解。"万全《幼科发挥》认为小儿"脾胃虚弱，百病蜂起"，都强调脾胃在发病中的重要作用。关于脾胃虚弱而导致百病由生的机理，李东垣在《兰室秘藏》中说："推其百病之源，皆因饮食劳倦，而胃气元气散解，不能滋养百脉，灌溉脏腑，卫护周身之气致也。"龚廷贤在《寿世保元》中以此为基础，进一步发挥："愚谓人之一身，以脾胃为主，脾胃气实则肺得其所养，肺气既盛，水自生焉。水升则火降，水火既济而全天地交泰之令矣。脾胃既虚，四脏俱无生气。""盖脾土一伤，则不能生肺金，金衰不能生水，是肾绝生气之源，则肾水枯竭而根本坏矣。其余诸脏者，皆失相生之义，则次第而衰惫焉。正气既虚，则运用无籍，血滞不行，以致气血耗散，传变失常。浸淫日甚，一虚而百虚出矣。"因土生四行，土亏则四行俱损，正如喻嘉言在《寓意草》中所说："木、金、水、火四脏病气，必归并于中土耶。"对于虚损疾病，喻氏提出"自上而下者，过于胃则不可治""自下而上者，过于脾则不可治"；认为一切虚损证，若损及脾胃则预后不佳。万全在《养生四要》中也认为："胃阳主气，脾阴主血，荣卫乎一身者也。故脾胃实，则糟粕变化，津液流通，神安而性静，气盛而命立，则无病矣。脾胃若伤，则水谷入少，荣卫气衰，形敝而性命无所依附矣。"他们继承了李东垣"百病皆由脾胃虚衰而生"观点，从不同角度阐述了"胃气弱则百病生"的病理机制，丰富了脾胃病因学说。

2. 脾实者，高粱之疾

一般认为胃腑以实多见，脾脏以虚多见，历代医家对脾实证论述较少。《素问·通评虚实论》曰："凡治消瘅、仆击、偏枯、痿厥、气满发逆，肥贵人则高粱之疾也。"龚廷贤在《万病回春》中提出"脾实者，高粱之疾"的观点，具有独特学术见解，这不仅是对《素问》"甘肥贵人则高粱之疾""肥者令人内热，甘者令人中满"的继承与发挥，且在当今"饱食年代"对于代谢性疾病防治更具有现实意义。在李东垣"内伤脾胃，百病由生"的基础上，《寿世保元》中提出内伤有三种原因。其二为"嗜欲而伤脾，此富贵之患也，资以厚味，则生痰而泥膈"，指出过食膏粱厚味是导致内伤脾胃致实的病因，"食过多则结积，饮过多则成痰癖"（《万病回春》）。万全在《养生四要》中也论述了饱食致病的机理："饮食自倍，肠胃乃伤。自倍者，过于常度也。肠胃者，水谷之所藏也。饮食多少，当有分数，苟过多则肠胃狭小不能容受，不能容受则或溢而上出，不能出则停于中而不行。水不行则为蓄水，食不化则为宿食，蓄水宿食变生诸疾。"龚居中在《福寿丹书》中说："夫饮食所以养生，过则伤脾，若过极则亦所以伐生者也。""饱则脾以食充而塞气""饱食即卧，乃生百病，成积聚。"可见，饱食是健康的大敌，膏粱厚味，伤于脾土，失于运化，聚湿生痰，痰浊内阻，百病由生。当前发病率不断攀升的代谢性疾病，如肥胖症、脂肪肝、高脂血症、高血糖症、高尿酸症等都与饮食失节密切相关，所以节制饮食是防治这些疾病最重要的措施。

3. 脾不和乃化为痰

《素问·经脉别论》曰："饮入于胃，游溢精气，上输于脾，脾气散精；上归于肺，通调水道，下输膀胱，水精四布，五经并行。"由此可见，脾在水液代谢中发挥着重要的作用。如脾的运化功能失职，则水液输布障碍，聚湿而生痰，故后人总结为"脾为生痰之源"。龚廷贤在《寿世保元》中说："痰者，病名也，生于脾胃。然脾胃气盛，饮食易克，何痰之有？或食后因之气恼劳碌，惊恐风邪，致包含之精华不能传化而成痰饮矣。有流于经络皮肤者，有郁于脏腑支节者，游溢遍身无所不至。""脾和乃化血，行于五脏五腑，而统之于肝，脾不和乃化为痰。""病原于脾者有痰，病不由脾，故无痰也。"认为脾不运化是生痰的根源，治疗强调从中焦脾胃入手："盖为中州浇灌四旁，与胃行其津液者也，况大肠主津，小肠主液，亦皆禀受于胃。胃气一充，津液自行矣。"脾胃得充，津液健运则痰消。李梴在《医学入门》中说："脾不克化，郁而为痰，变生咳喘眩晕等症。"喻嘉言在《医门法律》中说："肥人气虚生寒，寒生湿，湿生痰。"《寓意草》中认为治疗痰证，必须从脾入手："体盛痰不易除，又必以健脾为先，脾健则新痰不生。"张三锡在《医学六要》中也说："痰之源，水也，出于肾；痰之动，湿也，出于脾。""脾虚津液不运而生痰者，法当补脾胃，清中焦，则痰自然运下。"脾为生痰之源，治痰以治脾为先，这是旴江医家们的共识。

（四）调理脾胃，医中王道

1. 调理脾胃为医中王道

《素问·阴阳应象论》说"治病必求于本"，《素问·平人气象论》说"人以水谷为本""以胃气为本"，治疗要以胃气为本，所以《伤寒论》说"胃气和则愈"。《脾胃论》说："善治斯疾者，唯在调和脾胃。"旴江医家们效法仲景、东垣，治病强调以"胃气为本"。龚信在《古今医鉴》中说："胃气弱则百病生，脾阴足则万邪息，调理脾胃为医中王道。"龚廷贤在《万病回春》中说："节戒饮食者，却病之良方也。调理脾胃者，医中之王道也。"龚氏父子反复强调，高明的医生擅长于调理脾胃，通过调和脾胃来健运化、补气血、益五脏、防疾患、保健康。龚廷贤十分推崇东垣之学，将补中益气汤作为群方之首，广泛应用于内科、妇产科、儿科、五官科等疾病的治疗。

明代名医易大艮治病不论外感内伤，均注重脾胃，善用补中益气汤力挽沉疴，其《易氏医案》中记述十八则医案，其中有九则体现了脾胃治法。喻嘉言为清初著名临床大家，他治疗外感及内伤病，均十分注意调脾胃、护中气，如《寓意草》中所说："理脾胃则百病不生，不理脾胃则诸疾续起。"他对许多疑难病症的治疗，多从脾胃入手，收效甚佳。他尤其重视病瘥善后，倡导善后应以调理脾胃为先，《寓意草·善后之法》中认为："善后之法，以理脾为急，而胃则次之，其机可得言也，设胃气未和，必不能驱疾。惟胃和方酸减谷增，渐复平人容蓄之常。"其他盱江医家也同样十分重视调理脾胃，如《幼科发挥》说："人以脾胃为本，所当调理，小儿脾常不足，尤不可不调理也。"《本草求真》说："脾土既亏，生气将绝，是犹土崩而解，治当用以升固，如参、芪、白术、甘草、升麻之类。"由于四脏皆有脾胃，善治脾胃则可使胃气强健，饮食增进，生化有源，气血旺盛，脏腑得荣，正强邪退，则诸疾得以消除。

2. 察安危全在于胃气

《素问·平人气象论》曰："平人之常气禀于胃，胃者平人之常气也。人无胃气曰逆，逆者死。"所以诊察疾病，必须把握患者胃气的存与亡，从而决定疾病的治疗和判断疾病的预后。龚廷贤在《寿世保元》中说："凡知《素》《难》大旨者，察安危全在于胃气。"这是其临床丰富经验的总结。如何察胃气？《灵枢·本神》曰："视其外应，以知其内。"所以，胃气有无可以从患者在外的精神、饮食、口味、二便、面色、肌肉、舌象、脉象中表现出来。脉象是中医"以外测内"的重要诊察手段，《素问·五脏别论》说："五味入口，藏于胃，以养五脏气。气口亦太阴，是以五脏六腑之气味皆出于胃，变见于气口。"正常脉象有神有根有胃，和缓流利，如《脉理求真》所说："胃气中和，旺于四季。"《万病回春》中也说："四时平脉者，六脉俱带和缓也，谓有胃气。"如果脾胃虚衰，则脉无胃气，"六脉之偏胜而出，独弦、独浮、独洪、独沉之脉，是脉无胃气之神也"（《寿世保元》），"有胃气曰生，无胃气曰死"（《万病回春》），故脉有无胃气是诊察疾病安危的重要依据。此外，因为脾主肌肉，所以观察肌肉壮瘦也是判断胃气强弱的根据，李梴在《医学入门》中根据《灵枢·本脏》"脾应肉，肉䐃坚大者胃厚，肉䐃么者胃薄"理论，采用观察肌肉肥瘦的方法来判断脾胃的强弱，"脾壮则臀肉肥满，脾绝则臀之大肉去""形验于䐃，而厚薄不同。䐃者，肉之际，即肚皮也。脾应肉，肉坚䐃大者，胃厚；肉䐃么者，胃薄。"这些宝贵的临床经验，至今仍具有借鉴意义。

3. 调脾胃者，不知中和之道，偏之为害

调理脾胃者，乃医中之王道。王道者，仁政也，即执中致和，平治权衡。《素问·至真要大论》曰："谨察阴阳所在而调之，以平为期。"脾胃为中土，土具冲和之德，故治脾胃疾病宜推行中和之道，以平调中焦。万全在《幼科发挥》中批评庸医："今之调脾胃者，不知中和之道，偏之为害，喜补而恶攻。害于攻者大，害于补者岂小小哉。"主张："脾喜温而恶寒，胃喜清而恶热，用药偏寒则伤脾，偏热则伤胃也。制方之法，宜五味相济，四气俱备可也。""当攻补兼用，不可偏补偏攻。"万氏的论述正是其丰富临床经验的精辟总结。黄宫绣对脾胃病用药也主张平调平治，《本草求真》说："补脾之理，无不克寓，要使土气安和，不寒不热，不燥不湿，不升不降，不厚不薄，则于脏气适均。"龚廷贤反对滥用香燥之药以伤中气，"人多执于旧方香燥耗气之药，致误多矣"，而喜用家传三因和中健脾丸以调和中焦。

4. 善用药者，必以助胃药助之

用药如用兵，为医者处方遣药必须从整体出发，讲究理法方药、君臣佐使。疾病发生之后，"得胃气者生，无胃气者死""胃气一败，百药难施"，所以在治疗疾病的全过程中，都要树立"胃气为本"的理念，时刻都要重视胃气，勿伤胃气，保护胃气，如仲景所言"胃气和则愈"。旴江医家亦是治病不忘护胃，龚廷贤在《万病回春》中说"善用药者，必以助胃药助之"。助胃，就是守护胃气、保护胃阴、调和胃气、通降胃气和开胃消食等。旴江医籍从不同方面介绍健脾助胃的用药经验，如黄宫绣在《本草求真》中说："补脾之理，无不克寓，要使土气安和。"喻嘉言在《医门法律》中说："胃属土而喜甘，故中气不足者，非甘温不可，土强则金旺，金旺则水充，此所以土为万物之母。"龚廷贤在《寿世保元》中主张和中健脾之剂，反对过用香燥之药，以防伤胃。

5. 凡善调脾胃者，当惜其气

"调脾胃者，医中之王道。"如何进行脾胃的调理呢？《灵枢·举痛论》说"百病生于气"。龚廷贤在《寿世保元·脾胃论》中指出："凡善调脾胃者，当惜其气，气健则升降不失其度。"脾胃为生气之源，为气机升降之枢纽，所以调理脾胃必须惜气、护气和协调气机升降。"大凡膈不快，食不美者，是气之虚也。"龚氏认为，脾胃内伤有三种常见原因，如饮食劳倦而伤脾、嗜欲而伤脾、饮食自倍肠胃乃伤，均是损伤脾胃而致中气亏虚。"人多执于旧方香燥耗气之药，致误多矣"，他反对滥用香燥之药以伤中气。据此，他喜用家传三因和中健脾丸健脾益气以治疗脾胃疾病，广泛应用补中益气汤益脾补气来治疗临床各科疾病。喻嘉言创立"大气论"，认为胸中大气为"诸气之主持""生死第一关"。他在《寓意草》中提出"治气三源"论："治气之源有三：一曰肺气，肺气清则周身之气肃然下行；一曰胃气，胃气和则胸中之气亦易下行；一曰膀胱之气，膀胱之气旺则吸引胸中之气下行。""唯是胃中水谷之气与胸中天真灌注环周，乃得清明在躬。若有所劳倦，伤其大气、宗气，则胸中之气衰少，胃中谷气因而不盛，谷气不盛，胸中所伤之气愈益难复。"喻氏认为大气是诸气之主持，故治疗任何疾病都要顾护大气；脾胃为气机升降的枢纽，和降胃气则有利于胸中大气的调畅，而大气的调畅又有助于中焦脾胃之升降。

6. 补脾滋肾之剂，务居燥湿得宜

《素问·六节藏象论》曰："脾、胃、大肠、小肠、三焦、膀胱者……此至阴之类，通于土气。"脾胃属土，一般认为，脾为湿土而喜燥，胃为燥土而喜润，但临床

并非脾湿胃燥分明，时常可见脾胃燥湿相兼，故治疗时往往要燥湿同治、燥湿相宜，不可大寒大热，不可过湿过燥。旴江医家对此有许多精辟的论述，如喻嘉言在《医门法律·黄疸门》中认为，脾胃阴阳润燥生理特点是："脾之土，体阴而用则阳；胃之土，体阳而用则阴。两者和同，则不柔不刚，胃纳谷食，脾行谷气，通调水道，灌注百脉，相得益彰，其用大矣。"他主张在调和脾胃时，必须根据脾胃各自不同的生理特性而施药："脾偏于阴，则和以甘热；胃偏于阳，则和以甘寒。"在使用燥润之剂时，又要燥湿得宜："脾胃者土也，土虽喜燥，然太燥则草木枯槁；水虽喜润，然太润则草木湿烂。是以补脾滋肾之剂，务居燥湿得宜，随证加减焉耳。"黄宫绣在《本草求真》中说："补脾之理，无不克寓，要使土气安和，不寒不热，不燥不湿。""脾之土体阴而用阳，胃之土体阳而用阴，两者和同，不刚不柔，谷气运行，水道通调，灌注百脉。"李梴在《医学入门》中也说："脾性湿，主乎血，阴也；胃化火，主乎气，阳也。太湿则气滞，太干则血燥，湿热调停则能食能化，而气血生旺。"这些宝贵的治疗经验在今天仍有重要的临床指导意义。临床上常见脾胃同病，燥湿相兼，治疗用药宜燥湿相伍，刚柔相济，收散相助，方可使胃纳脾运得健。

7. 小儿脾常不足，尤不可不调理也

《灵枢·本输》曰："脾合胃，胃者，五谷之腑。"小儿的生长发育依赖脾胃运化的水谷精微的滋养。万全是明代著名的儿科大家，所著《幼科发挥》被奉为儿科临证之圭臬。他在长期的临证实践中深刻感悟到"人以脾胃为本，所当调理。小儿脾常不足，尤不可不调理也"，推崇"调理脾胃者，医中之王道"。万氏强调"中和之道"是调理脾胃之要，反对偏补偏攻："今之调脾胃者，不知中和之道，偏之为害，喜补而恶攻。"主张寒热攻补兼用："脾喜温而恶寒，胃喜清而恶热，用药偏寒则伤脾，偏热则伤胃也。制方之法，宜五味相济，四气俱备可也。""当攻补兼用，不可偏补偏攻。"除用药之外，他特别重视小儿的饮食调养，认为调理脾胃之法："不专在医，唯调乳母，节饮食，慎医药，使脾胃无伤，则根本常固矣。"万全的小儿脾胃学术思想至今仍有重要的临床指导意义。

8. 大凡疮疽，当调脾胃

陈自明不仅是一位著名的妇产科专家，对外科疮疡也颇有建树，所著外科专著《外科精要》中对痈疽的病因病机、诊断、治疗都做了全面而精要的论述，开创了疮疡辨证论治之先河。他以《内经》理论为依据，善从内脏论治痈疽，尤其重视通过调整脾胃功能来增强对痈疽的治疗效果，提出"大凡疮疽，当调脾胃"的治疗新思路。该书在《调节饮食当平胃气论篇》中曰："《素问》云：'形不足者温之以气，精不足者补之以味。'大凡疮疽，当调脾胃，盖脾为仓廪之官，胃为水谷之海，主养四旁，促进饮食，以生气血。"这种"调脾胃、促饮食、生气血、愈疮疽"的学术观点，是《伤寒论》"胃气和则愈"思想在外科病治疗中的应用。陈氏据此治疗思想，辨证论治，选方用药。若胃气虚弱，用四君子汤、六君子汤；若胃气下陷，用补中益气汤；若脾气郁结，用归脾汤；脾虚不食，用嘉禾散。此从脾胃入手调治外科疮疡的学术思想，为后世中医外科学的发展作出重大贡献。

（五）养生益寿，保养脾胃

1. 保全脾胃可长生

《内经》是中医养生保健理论的渊薮，其在第一篇《素问·上古天真论》中精辟地指出了中医养生总原则："其知道者，法于阴阳，和于术数，食饮有节，起居有常，不妄作劳，故能形与神俱，而尽终其天年，度百岁去。"其中饮食有节是其最重要内容。旴江各家医籍中均有大量关于养生保健的理论和方法，但有一个共同特点——强调饮食调节、顾护脾胃。正如《医学入门》中所说："保全脾胃可长生。"龚廷贤在《寿世保元》中说："善养生者养内，不善养生者养外。养内者以恬脏腑，调顺血脉，使一身流行冲和，百病不作；养外者恣口腹之欲，极滋味之美，穷饮食之乐，虽肌肤充腴，容色悦泽，而酷烈之气内蚀脏腑，精神虚矣，安能保合太和，以臻遐龄。"元气是人体脏腑活动的原动力，《脾胃论》中曾指出"养生当实元气""欲实元气，当调脾胃"。《寿世保元》中效法东垣之论，提出老年养生秘诀："凡年老之人当以养元气、健脾胃为主。"龚廷贤认为衰老与脾肾两脏关系密切，而脾为后天之本，气血生化之源，脾胃强健则生化有源，所以将养护脾胃和饮食调养作为预防衰老的重要措施。他总结出一套调理脾胃及饮食调养的方法，创制了多种健脾益胃、益寿延年的保健处方，如太和丸、参术调元膏、香砂平胃散、香砂养胃汤、阳春白雪糕、八仙长寿丸、云林润身丸、九仙玉道糕、延寿丹、琼玉膏、白玉糕、神仙粥等诸多药食结合的养生保健之方，至今仍有重要的开发价值。龚廷贤由于保养有方，享年九十七岁，不愧是一代养生大师。

2. 节戒饮食，乃却病之良方

《素问·六节藏象论》说："天食人以五气，地食人以五味。"食物是维持生命活动的最基本条件，但如水可载舟也可覆舟一样，食可养人也可害人。旴江医家们对此有许多深刻的认识，龚信在《古今医鉴》中说："节戒饮食，乃却病之良方。"这是对饮食养生最为精辟的总结。龚廷贤在《万病回春》中说"人道至要，饮食以节为主，滋味以淡为主""节饮食，调理有则，过之伤神，太饱难克"。在《寿世保元》中说："食物无务于多，贵在能节，所以保和而遂颐养也。"他精于饮食养生之道，告诫"食惟半饱无兼味，酒至三分莫过频""不欲极饥而食，食不可过饱；不欲极渴而饮，饮不可过多。食过多则结积，饮过多则成痰癖""凡以饮食，无论四时，常令温暖，夏月伏阴在内，暖食尤宜"。他倡导食后保健运动："养生之道，不欲食后便卧，及终日稳坐，皆能凝结气血，久则损寿。食后常以手摩腹数百遍，仰面呵气数百口，趑趄缓行数百步，谓之消化。"明代另一个养生大家龚居中在养生专著《福寿丹书》中说："太饿伤脾，太饱伤气。盖脾藉于谷，饥则水谷自运而脾虚；气转于脾，饱则脾以食充而塞气。""养生家，使常谷气少，则百病不生，而寿永矣。"危亦林在《世医得效方》中说："饱食即卧，乃生百病。"他们都指出饮食失节是导致疾病发生的重要原因。当今随着经济的发展，社会进入饱食年代，内伤病已取代了外感病，成为人类最大的健康危害，而伤食是内伤病的主要病因，所以节制饮食是养生保健的重要内容。

陈自明是我国古代杰出的妇产科专家，同样重视妇人的饮食调养，尤其是对妊娠和产后的妇人。《素问·脏气法时论》言："五谷为养，五果为助，五畜为益，五菜为充，气味合而服之，以补精益气。"在《妇人大全良方》中提出了妊娠和产后较为系统的饮食原则和方法，宜"调五味，食甘美"。如妊娠一月"饮食精熟，酸美受御，宜食大麦，毋食腥辛"；妊娠五月"无太饥，无甚饱，无食干燥"；妊娠六月"调五味，食美甘，无大饱"；妊娠七月"饮食避寒，常食粳稻，以密腠理"等。陈氏更重视产后饮食的调理，他认为"凡产后五脏皆虚，胃气亏弱，饮食不充，谷气尚乏""产后肠胃虚怯，寒邪易侵"，所以既要加强营养，又要节制饮食，"可烂煮羊肉或雌鸡肉，略用滋味作粥饮之""或吃烂煮猪蹄肉"，但"不可过多""凡吃物过多，恐而积滞""若误食生冷难化之物，伤于脾胃，皆令洞泄水泻，甚者变为痢也"。这些调养经验和方法，仍对当今产后饮食护理具有借鉴意义。

3. 养脾胃之法，节其饮食而已

《医学入门》说："保全脾胃可长生。"如何才能保全脾胃呢？万全在《养生四要》中说："养脾胃之法，节其饮食而已。"《素问·痹论》曰："饮食自倍，肠胃乃伤。"《灵枢·小针解》曰："寒温不适，饮食不节，而病生于肠胃。"可见，饮食不节是导致脾胃损伤最为直接的原因。《寿世保元》对《脾胃论》中"内伤脾胃，百病由生"加以发挥，他将饮食损伤脾胃机理概括为三："一曰饮食劳倦即伤脾，此常人之患也，因而气血不足，胃脘之阳不举""二曰嗜欲而伤脾，此富贵之患也，资以厚味，则生痰而泥膈，纵其情欲，则耗精而气散""三曰饮食自倍，肠胃乃伤者，藜藿人之患也"。三者均由饮食失节，伤及脾胃所致。所以保护脾胃必须首先从调节饮食开始，旴江医家在他们的著作中做了反复的论述，如张三锡《医学六要》说："人之所赖以生者，曰饮，曰食。惟用必以充虚接气，适可而止，过则为害，而况炙煿、油腻、五味过偏，鲜由不至于病者。""饮食以适中而无过伤。"龚居中在《福寿丹书》中说："太饿伤脾，太饱伤气。""热食伤骨，冷食伤肺。热无灼唇，冷无冰齿。"龚廷贤在《万病回春》中说："譬诸饮食，烹调失度，尚不益人，反能增害。"他们都告诫饮食应不饥不饱，寒热适宜，定时有节，清淡平和，烹饪有度。

《灵枢·论勇》云："酒者水谷之精，熟谷之液，其气慓悍。其入于胃中则胃胀，气上逆，逆满于胸中，肝浮而胆横。"少量饮酒可养生，过量饮酒则伤身，如龚廷贤在《寿世保元》中说："夫酒者，祭天享地，顺世和人，行气和血，乃陶情性，世人能饮者固不可缺。凡遇天寒冒露，或入病家，则饮酒三五盏，壮精神，辟疫疠，饮者不过量力而已，过则耗伤气血。""伤脾胃，伤于形，乱于性，颠倒是非。""早酒伤胃，宿酒伤脾。"《养生四要》中也说："酒虽可以陶情，通血脉，然耗气乱神、烂肠胃、腐胁，莫有甚于此者。"过度饮酒必导致疾病丛生，《寿世保元》中列举了许多病证："其始也病浅，或呕吐，或自汗，或疥疮，或鼻齄，或泄利，或心脾痛，尚可散而出也。其久也病深，或为消渴，为内疽，为肺痿，为痔漏，为鼓胀，为黄疸，为失明，为哮喘，为劳嗽，为血衄，为癫痫，为难状之病。"他们都认为，过度饮酒有损健康，而主张饮酒应节制有度。由此可见，养生以保养脾胃为要，节制饮食和节制饮酒是保养脾胃最重要的措施。

《内经》脾胃理论博大精深，是后世脾胃学说形成与发展的理论根源。盱江医家崇尚岐黄，精研《内经》，脾胃大家层出不穷。他们在长期的医疗实践中不断探索，不断创新，有所发现，有所发明，为脾胃学说发展增加了许多新思想、新内容，为脾胃病的治疗增添了许多新思路、新方法，为中医脾胃学说的传承与创新作出杰出的贡献。

六、学《内经》，悟《内经》，用《内经》

《内经》是中医学奠基之经典，是中医基本理论和治疗技术的渊薮，也是中医永不枯竭的哲学智慧源泉。一部历史悠久、波澜壮阔的中国医学史，无不由《内经》光芒而照耀；历代浩如烟海、五彩缤纷的中医学流派，无不以《内经》理论为根基；古今学术卓越、医术超群的中医药大家，无不以《内经》为立基之本。博大精深的古老《内经》，却孕育着许多现代医学和生物科学的新理论、新学说的胚胎与萌芽，其整体医学特征和观念，重视大生态的"天人合一"思想，以人为本，治未病，个体化诊疗，应用自然疗法和天然药物等特点，正是二十一世纪医学发展的方向。

《老子》云："九层之台，起于垒土。"《内经》是中医基础理论的基础，学中医要从学习中医基础理论开始，要学好中医基础理论必须学好《内经》。《内经》是中医脾胃学说的理论渊源，要学好中医脾胃理论，也必须在学习《内经》上下功夫。杜甫在《望岳》中言："会当凌绝顶，一览众山小。"学习掌握《内经》的脾胃理论，如登泰山之巅俯览群峰，为学习与研究后世脾胃学说拓宽了视野，为传承发扬脾胃理论和创新脾胃病治疗方法打下坚实的基础。我从事医学事业五十余年，学习《内经》也有四十五个年头，经历了畏学、爱学、精学、弘学四个阶段，持之以恒不断深化学习与研讨，"功夫不负有心人"，终于学有所思，学有所悟，学有所获。我在学习《内经》的过程中，理论水平得到提升，哲学思辨得以增强，临床疗效不断提高，是《内经》哺育了我，是《内经》丰满了我，是《内经》强壮了我。感谢《内经》！感恩《内经》！

（一）学《内经》：锲而不舍，知难而进

1.我的《内经》学习之路

我学习《内经》经过畏学、爱学、精学、弘学四个阶段。

（1）畏学阶段

大学开设了选修课《内经选读》，初步接触了这部年代久远、文辞古奥、医理精深的中医经典著作，似懂非懂，索然无味，浅尝辄止，只是为了应付考试，草草走了一个过场。毕业后当了中医学教师，意识到学习《内经》的重要性，到新华书店买了一本郭霭春教授编著的《黄帝内经素问校注语译》，这是第一次看到《素问》全文，暗下决心要认真学习。我是先学西医后转学中医，古文基础和训古能力都差，浏览一遍，满目都是生字生句，深奥晦涩，实在是又难读又难懂。学了一段时间后，略知皮毛，一知半解，反而走进了学习的歧途。

一是避难就易。因《内经》文字晦涩、医理深奥，难读难懂，故对原著望而生畏，只想读《内经选读》教材，就易避难，不愿钻研，不肯深入，畏缩不前。

二是薄古厚今。认为此书成书于2000年前的古代，其知识已经陈旧过时，今天的中医水平已远超古人了，已经没有太大学习和研究的价值。

三是吹毛求疵。《内经》成书于战国至东汉时期，是一部2000多年前的古代著作，完成时间较长，是许多医家的医学著作汇编；又限于当时历史条件和人们的认识水平，不可避免地受到一些形而上学和唯心主义的影响；再加上历代辗转抄刻造成衍误脱倒，书中不可避免会出现一些疵瑕和错误。我未能正确评价《内经》的整体学术价值，不去挖掘书中的医学珍宝，反而是以现代医学认知来对《内经》吹毛求疵，挑剔书中的错误和毛病，如"一年五季""肝左肺右""五尸鬼"等，犯下一叶障目、管中窥豹的错误。如此错误认识，要学好《内经》是不可能的。这阶段我走上了学习《内经》的歧途。

（2）爱学阶段

1983 年 3 月，我得到了一次理论深造的良机，参加中国中医研究院中医基础理论高级研修班，学习中医四部经典。该班班主任和副班主任是著名中医学家方药中教授和王琦教授，他们也是《内经》的主讲。国家顶尖中医大家董建华、刘渡舟、方药中、印会河、时振声、焦树德、祝谌予、程士德、陆广莘、刘长林、王洪图、何绍奇、杨力等教授都为我们作精彩的专题讲座。大师们《内经》基础厚实，医道精深，医理渊博，医术精湛，学验俱丰，德医双馨，对我产生了刻骨铭心的学术影响。方药中、程士德、王洪图教授是我国最著名的《内经》大家，讲授的内经深入浅出、融古汇今、学以致用；刘长林教授从社会哲学入手对《内经》进行了系统而深刻的诠释与总结，演绎了其丰富深邃的哲学思想；杨力教授把深奥莫测的五运六气学说演绎得浅显易懂，引人入胜。尤其是王琦教授主讲的《内经》和《中医体质学说》对我的学术发展起着重要的引导作用。大师们的精彩讲授，在潜移默化中把我带入了《内经》五彩缤纷的中医理论大殿堂，我渐渐地爱上了《内经》。在近一年的时间里，我静心研读了《内经》，一字一句细读了《素问》和《灵枢》全文，认认真真做了读书笔记，对难字难句参考历代各家的注释以帮助理解，对经文中的疑点难点做下记录，从古今文献中寻找答案，释疑解难。我把全书中的主要经文分门别类，分成 113 类进行摘录，取名为《内经类摘》，既较全面掌握《内经》学术全貌，又为以后学术研究积累了资料。此读书摘录伴随我学习《内经》已整整 40 年了，至今仍常常置于案头翻阅与查询。

（3）精学阶段

研修班结业后，我担任了大专班《中医基础理论》和《内经选读》课程主讲，教学的需要迫使我仍要加强对《内经》的学习。我再次深入学习《素问》和《灵枢》，从整体去把握《内经》理论的学术内涵与特征，全面研读《内经》对人体生命活动规律、疾病发生变化规律、疾病诊断防治规律的论述，从而使我对中医学理论有了较为完整的认识。我对重要的经文强记熟背，为教学和临床打下较扎实的功底。学好《内经》如"登泰山之巅，俯览群峰"，为我以后对中医各家学说学习拓宽了视野，也为临证哲学思维的形成奠定了基础。因为精力和能力的限制，学《内经》也要遵循"有所为有所不为"原则，我对自己所感兴趣的内容设立专题研究，如脾营学说、脑神学说、精气学说、运气学说等。我在几年中撰写了 5 篇《内经》研究论文，如《天寒衣薄则为溺与气之我见》《试论脾藏营》《脾营虚初探》《脑为中心——五脏一体说》《从纬论精》，分别在《上海中医药杂志》《中国中医基础理论杂志》《甘肃中医杂志》等杂志上发表。2000 年率先将"脾藏营"内容写进了我主编的全国规划教材《中医基础学》。我对五运六气学说也做些专题研究，在学生中开设了选修课程，并用江西抚州地区 29 年气象资料对五运六气学说进行了验证研究。

（4）弘学阶段

《素问·著至教论》中提出"诵""解""别""明""彰"的五步学习法，对我学习《内经》产生过重要的指导作用。"传承精华，守正创新"，学习《内经》，就是为了运用《内经》，弘扬《内经》。我坚持数十年潜心学习《内经》，理论联系实际，在临证中运用和体验，久久为功，终于有些领悟，有些心得，尤其对《内经》的脾胃理论有了更深刻的理解，从而有了一些新的认识与发现，并有所发挥，有所创新。我依据《内经》关于水谷运化的论述，对"脾主运化"功能进行了新的诠释。脾主运化囊括了物质代谢和能量代谢的全过程，包括消化、吸收、转运、转化、输布、产能、化生、贮能等八个环节，并在临床上探索从脾论治代谢性疾病的新路径。根据《内经》"肠胃之厚薄坚脆亦不等"等体质理论，首先创立胃质学说和肠质学说，广泛地运用于临床，提高了胃肠病防治效果。在《内经》"以平为期""执中致和"的治疗思想指导下，创立脾胃病治疗"衡法"，疗效明显，重复性好。在《内经》"为治之道顺而已"哲学思想指导下，探索脾胃病"顺性而治"的新路径和新方法。在《内经》"人与天地相应""以时调之"理论的基础上创立脾胃病"辨时论治"诊疗新模式。对《内经》"脾藏营"理论进行了较全面的诠释，提出了"脾营虚证""脾营不运证"的辨证论治方略。依据《内经》"一曰治神"治疗思想，提出"治胃先治神"的学术观点，并摸索出治神的情感疗法、情志疗法、药物疗法新思路。根据《内经》"胃主五窍"理论，从胃论治咽门病、贲门病、幽门病、阑门病、魄门病取得明显效果。学以致用，知行合一，我在学习和运用《内经》中取得中医理论水平的升华与临证能力的提升。

2.《内经》治学之道

医生的天职是治病救人，人命关天，责任重大。严谨治学才能学好真本领，有了真本领才能救死扶伤，所以治学严谨是对医生的最基本要求。可是自古以来，却有不少医生缺乏医者最基本的治学态度和道德素养，《素问·征四失论》中痛斥粗医"妄作杂术，谬言为道""诊病不问其始，忧患饮食失节，起居之过度，或伤于毒，不先言此，卒持寸口，何病能中，妄言作名，为粗所穷"。张仲景在《伤寒论·序》中批评说："观今之医，不念思求经旨，以演其所知；各承家技，终始顺旧。省病问疾，务在口给；相对斯须，便处汤药。按寸不及尺，握手不及足，人迎趺阳，三部不参；动数发息，不满五十。短期未知决诊，九候曾无仿佛；明堂阙庭，尽不见察。所谓窥管而已。"又如孙思邈在《大医精诚》中指责"世有愚者，读书三年，便谓天下无病可治；及治病三年，乃知天下无方可用""道说是非，议论人物，炫耀声名，訾毁诸医，自矜己德，偶然治差一病，则昂头戴面，而有自许之貌。谓天下无双，此医人之膏肓也"。江西旴江明代名医龚信、龚廷贤父子在《古今医鉴》中对不学无术的庸医做了严厉的批评："今之庸医，炫奇立异。不学经书，不通字义。妄自矜夸，以欺当世。争趋入门，不速自至。时献苞苴，问病为意。自逞明能，百般贡谀。病家不审，模糊处治。不察病原，不分虚实。不畏生死，孟浪一试。忽然病变，急自散去。误人性命，希图微利。如此庸医，可耻可忌。"

中医界的学术陋习影响至今，随着市场经济的推行，社会上唯利是图、急功近利、浮躁虚荣等不良风气，又不断侵蚀着中医工作者们，致使中医界的学风陋习仍十分严重。综合起来大致有以下九种情况：一是厚今薄古，妄自菲薄。不少中医医生读的是中医院校，拿的是中医文凭，持的是中医执业证书，但对中医缺乏兴趣和信心，不认真学习中医经典和基本理论，不钻研掌握中医的诊治技能，反而诋毁中医，诊治疾病采用的全是西医一套。二是故步自封，夜郎自大。有些中医唯我独尊，自认为传统中医已是完美无缺，无所不能，不能与时俱进，不接受现代科学技术，不学习现代医学知识，诋毁西医，故步自封，偶然治愈一二例疑难患者，则洋洋得意，四处吹嘘。三是泥古僵化，胶柱鼓瑟。运动变化是自然界的根本规律，时代在变化，气候在变化，人的体质在变化，疾病谱也在变化，故医学理论和治病方法也要不断发展和创新。但也有些人死抱经典一成不变，临证治病用方唯经是从，刻舟求剑，按图索骥，非经方不能用，用经方不能变，生硬呆板，墨守成规。四是不明医理，妄作杂术。一些人不去刻苦学习中医理论，不掌握辨证论治方法，打着中医的旗号，断章取义，曲解中医，以所谓的秘方秘术四处招摇撞骗，谋财害命，严重影响了中医的声誉。五是偏废四诊，故弄玄虚。望闻问切是不可分割的中医诊断整体，但有些人却肢解四诊，或夸大望诊的作用，或神化脉诊的功能，只凭片刻候脉，则言能洞察全身病变，断病处方用药，故弄玄虚，哗众取宠，自欺欺人。六是轻视实践，纸上谈兵。有些中医药院校的老师，长期不参加临床实践，理论脱离实际，课堂上夸夸其谈，纸头上头头是道，但与临床实际则相差甚远，学而无术，误人子弟。七是同行相轻，嫉妒诋毁。医乃仁道，医生各有所长，各有所短，本当同行相亲，互敬包容。却有一些医生心胸狭窄，同行相轻，嫉才妒能，学术上相互诋毁。八是闭门自守，秘不外传。由于封建社会私有制观念的影响，许多持有特殊医技和秘验方者抱有"宁可失传，不能泄密"的习俗，致使大量具有特殊疗效的技术和方药不传外人而丢失，从而制约了中医学的学术交流和发展。九是急功近利，弄虚作假。受当代社会不良风气影响，不少人做研究、写论文，缺失实事求是的最基本的治学精神，急功浮躁，弄虚作假，杜撰数据，害人害己，严重地破坏了中医学术的社会信誉。上述种种不正学风和学术陋习，不利于中医的学术发展和人才培养，阻碍了中医药事业的健康发展。

学中医，做中医，首先要培养良好的学风。《内经》是一部医学百科全书，我在学习《内经》的过程中，发现书中有丰富的治学思想和理念，仍可为我们提供指导和借鉴，在此列举七点供同道共享。

（1）勤求博学

《内经》认为医学"博大深奥"，医者应"自强于学"（《灵枢·禁服》），反复提出医者必须具备良好的职业素质。《素问·著至教论》说："夫道者，上知天文，下知地理，中知人事，可以长久。"《素问·五常政大论》说："故治病者，必明天道地理，阴阳更胜，气之先后，人之寿夭，生化之期，乃可以知人之形气矣。"《素问·疏五过论》说："圣人之治病也，必知天地阴阳，四时经纪，五脏六腑，雌雄表里，刺灸砭石，毒药所主，从容人事，以明经道，贵贱贫富，各异品理，问年少长，勇怯之理，审于分部，知病本始，八正九候，诊必副矣。"《内经》要求一名医生，不仅要精通医学知识，还要有广博的自然和人文学科知识。作为当代中医，既要夯实中国传统文化和中医理论基础，又要与时俱进，不断学习现代科学知识，全面提高人文素养，"上知天文，下知地理，中知人事"，方能适应医学模式变化，才能做一个新时代的合格中医。我们的中医教育，必须遵循中医成才规律，改革教学内容和方法，重视学生人文素质的提高，强化临床能力的培养。

（2）实践体验

《内经》倡导知行合一，如《素问·气交变大论》说："善言天者，必应于人；善言古者，必验于今；善言气者，必彰于物。"《素问·举痛论》说："善言天者，必验于人；善言古者，必有合于今；善言人者，必有厌于己。"医学实践性很强，医生除学习理论知识外，更重要的是要加强临床实践，使理论知识与临床实践密切相结合，在临证中通过亲身体验，验证理论，积累经验，发现新知。临床应用是检验中医理论的最佳方式，也是医学的归宿，中医学理论不应只摆置于书斋，停留于课堂，必须用于临床，去指导实践，提高疗效。当前的中医药教育仍存在重理论轻实践的倾向，教师不临床，学生少临床，不利于中医药实用性人才的培养，不符合《内经》治学精神。

（3）与时俱进

与时俱进是中医药学的鲜明学术特征。中医是一门自然科学，随着历史的发展，其医学理论和治疗技术也在不断地进步与丰富。《素问·移精变气论》说："去故就新，乃得真人。"《灵枢·官能》说："法于往古，验于来今，观于窈冥，通于无穷。"《素问·示从容论》中也说："夫圣人之治病，循法守度，援物比类，化之冥冥，循上及下，何必守经。"《内经》上述论述，为我们正确处理继承与发扬、传统与现代、宏观与微观的关系提供了指导。中医学博大精深，但并不是十全十美，仍存在缺陷与不足，需要与时俱进，不断创新与发展。现代多学科研究中医方兴未艾，如大数据、人工智能、现代物理学、分子生物学、时间生物学、化学、天文学、气象学、物候学、地理学、历学、哲学、心理学、社会学，以及系统论、控制论、信息论、协同论、突变论、耗散结构论等学科与中医学研究相交融，必然会不断促进中医学的发展。今天某些人故步自封、泥古僵化，自认为坚守传统，纯化中医，其实是与《内经》与时俱进的精神背道而驰的。

（4）博采众方

古人说"病家所患患病多，医家所患患道少"。先人们在长期与疾病斗争中积累了丰富的治疗经验，也创造了数以万计的、行之有效的治病药方。《灵枢·病传》说："诸方者，众人之方也，非一人之所尽行也。"《内经》反对死守一人一方，倡导采众家之长。张仲景正是"勤求古训，博采众方"，所著《伤寒杂病论》才成为千古方书之祖。后世历代医家继承经典著作之旨，不断创新发明，创造了无数新法新方，造福于人类，也为我们今天医生的临床治疗提供了极为广泛的选择空间。而当代有一些医者，以"经方派"自居，画地为牢，死守一人一书之方，显然是不符合《内经》和张仲景的治学思想。

（5）开放包容

《内经》成书于春秋战国和秦汉时期，是一部开放包容的百科全书，它融合了当时天文学、气象学、地理学、历法学、生物学、植物学、解剖学、数学，以及酿酒技术、冶炼技术等，又吸收了道家、儒家、兵家、阴阳五行家的哲学思想，多学科知识的交融，构建和形成了中医药学独特的理论体系和治疗特色。《内经》倡导学术与技术交流，反对自私保守的不良风气，《灵枢·病传》曰："生神之道，可著于竹帛，不可传于子孙。"主张把医疗技术和治疗经验著书传播，反对闭门自守、秘不外传的自私自利思想。

（6）四诊合参

望闻问切是中医临床诊察疾病最重要的手段，四者连环相扣，有机结合，缺一不可。今天却有人为了哗众取宠，吹嘘只凭切脉，或望色，或望目，或望掌纹即可断病及开方，且美言这是中医的传统特色。这是与《内经》诊察思想严重相悖的，《素问·征四失论》中严厉批评这种陋习："诊病不问其始，忧患饮食之失节，起居之过度，或伤于毒，不先言此，卒持寸口，何病能中，妄言作名，为粗所穷。"《内经》反复倡导四诊合参，全面诊察，如《素问·阴阳应象大论》说："善诊者，察色按脉，先别阴阳；审清浊，而知部分；视喘息，听声音，而知所苦；观权衡规矩，而知病所主；按尺寸，观浮沉滑涩，而知病所在，以治无过，以诊则不失矣。"《素问·玉机真脏论》说："凡治病，察其形气色泽，脉之盛衰，病之新故，乃治之，无后其时。"望闻问切，神圣工巧，中医诊病必须坚持四诊合参，只有全面收集疾病资料，并进行综合分析，才能做出正确诊断。片面强调某一种诊断方法都是与《内经》精神不相符的。

（7）学必得法

要学好中医，首先要掌握正确的学习方法。《素问·著至教论》说："诵而未能解，解而未能别，别而未能明，明而未能彰，足以治群僚，不足至侯王。"用最精辟的五字要诀"诵、解、别、明、彰"，高度概括了中医理论学习方法的要点。一诵：即诵读、熟记；二解：即理解、领会；三别：即辨别、辨析；四明：即明达、领悟；五彰：即彰显、发扬。《内经》五字要诀的含义是：一要多读书，多背诵，扩大知识面，夯实知识基础；二要善于思考，对所学的知识充分领会与理解；三要深入探索，对所学知识进行分析、比较与归纳，使之融会贯通；四是要通过深思、质疑、解惑等加深对所学知识的认识，进一步透彻，并有所领悟。五是要在学习前人知识的基础，有自己的新认识、新发现、新发明。《内经》的五字诀学习方法提纲挈领，高屋建瓴，仍然值得今人学习与借鉴。

（二）悟《内经》：潜精研思，悟理明智

《内经》成书于春秋战国和两汉时期，因为受到当时文化背景、生产水平、哲学基础、思维方式、实践条件、研究方法等社会因素的影响，在长期的医疗实践中，逐步形成了独特的生命观、疾病观及防治观，形成了独特的直观察验与理性思辨方法，形成了独特的医学理论体系，形成了独特的疾病诊察和治疗方法。《内经》蕴藏着丰富的辩证法思想，凝聚着深邃的哲学智慧，不仅是中医理论和治疗技术的渊薮，也是中医永不枯竭的哲学智慧源泉。几十年来，我在潜心学研《内经》的过程中，学有所思，学有所悟，尤其是对其中的脾胃理论有了更深刻的理解与领悟，也使自己理论水平和临床能力得以不断地提升。在这里谈谈个人一些学习心得和体会。

1.悟《内经》理论哲理

（1）整体思辨

整体观念是中医理论体系的主要特点之一，也是《内经》最突出的思维特色，认为世界一切事物都是相互关联、不可分割的。整体思维体现在《内经》藏象学说、病机学说、诊法学说、治疗学说、养生学说等各个方面。我在临证中以《内经》整体观念为引导，逐步养成用整体的、联系的、系统的、变化的辩证观点看待生命、看待健康、看待疾病，形成了具有个人特色的脾胃学术思想。

1）天人一体

天人合一，是中医整体观的重要内容；因时制宜，是中医治疗观的特色之一，《内经》中有丰富的辨时论治思想。《素问·宝命全形论》说："人以天地之气生，四时之法成。"一年四季的气候，有温、热、凉、寒的变化，人体的脏腑阴阳气血与之相通应，亦发生着相应的变化，故《素问·八正神明论》中指出治病要"以时调之"。李东垣阐发《内经》时间医学思想，认为"人身亦有四时"，并明确指出"凡治病服药，必知时禁……夫时禁者，必本四时升降之理，汗下吐利之宜"。我十分推崇《内经》和《脾胃论》中的时间医学思想，脾升胃降为全身气机升降之枢纽，其生理运动同样要适应一年四季升、浮、降、沉的气候变化，所以治疗脾胃病一定要关注四时季节，在组方用药时要充分考虑四时气候对脾胃的影响。倡导在辨病、辨证、辨体论治的同时也要"辨时论治"，即根据不同季节和天气变化来推断气候因素对疾病发生发展的影响，选用一些时药来协调人与气候之间的关系，从而提高临床治疗效果。如春天阴雨之季，可选用佩兰、藿香、苍术、砂仁、蔻仁等芳香化湿药以醒脾助运；夏日炎暑之季，可选用荷叶、黄连、莲心、竹叶等清热祛暑药以清泄胃热；秋天温燥之季，可选用桑叶、杏仁、芦根、天花粉等生津滋润药以润中祛燥；冬日寒冷之季，可选用桂枝、干姜、生姜、蜀椒等辛温祛寒药以温中散寒。

2）五脏一体

《素问·玉机真脏论》曰："脾为孤脏，中央土以灌四傍。"脾胃属土居于中焦，位于五脏之中位，"以生四脏"，与各脏腑关系均为密切。脾胃有病，可导致其他脏腑病变；反之，其他脏腑失调，也会影响到脾胃，或母病及子，或子病及母，或不及相乘，或太过相侮。临床脾胃常见病证多与诸脏腑功能失调相关，所以治疗脾胃病必须注意调和脏腑，"安五脏，即所以调脾胃"。据此，我治疗脾胃病非常重视协调脾胃与其他四脏关系，倡导的脾胃病"衡法"就包括了"调和脏腑"。调和脏腑，重点在调和肝脾及调和肝胃，因为肝脾不和证和肝胃不和证在临床上最为常见。肝气郁结、肝火内炽、肝胆湿热均可横逆损脾伤胃，导致肝脾不和、肝胃不和之证。脾为肺之母，脾虚可影响于肺，肺虚也可病及于脾。肺失宣发，水液不化，可聚湿成饮生痰，停滞中焦；肺失肃降，胃气上逆，可作噫作哕作呕。心为脾之母，脾胃的纳运，有赖于心神的统摄、心阳的温煦，心神不宁可致脾胃升降失司，心阳不振可致脾胃运化失常。肾为先天，肾宅元阴元阳，为一身阴阳之本，亦为脾胃阴阳之根，命火温煦脾土，命水滋润胃土，肾阳虚衰可致脾阳不振，肾阴不足可致胃阴失养。

3）脾胃一体

《素问·灵兰秘典论》曰："脾胃者，仓廪之官，五味出焉。"脾胃为中土，主司食物的消化、吸收和代谢，是一个不可分割的整体，即"脾胃一体"。清代叶天士对脾胃的生理特性做了精辟的概括，在其《临证指南医案》中指出："脾主运、胃主纳、脾主升、胃主降，脾宜燥、胃宜润。""太阴湿土，得阳始运；阳明燥土，得阴自安。"阐明了脾胃的生理特性及"脾胃分治"的基本思想，为后世提供了治疗脾胃病的思路与方法，为我们留下了宝贵的治疗经验。但叶氏只突出了脾胃功能特性的对立性，而忽略了脾胃功能特性的统一性。脾胃同属于土，脾胃的阴与阳、纳与运、升与降、润与燥、藏与通，既是对立的，又是统一的，是互根互用的，可分不可离的。"胃为水谷之海""脾为消化之器"，胃主纳、脾主运，胃纳为脾受盛水谷，脾运为胃输布精微，脾与胃纳运相助，整个消化吸收活动才能得以完成。又如脾升胃降，升与降是脾胃运动矛盾统一体的两个方面。清气上升，浊气才能下降；浊气下降，清气才能上升。浊气得降，胃方可受纳；清气得升，脾才能运化，升降相因、相反相成、协调一致是脾胃纳运的前提条件。再如脾湿胃燥，脾为湿土体阴用阳，胃为燥土体阳用阴，脾胃之间阴阳相依、燥湿相济。脾湿的健运，有赖于胃阳的温煦；胃燥的受纳，有赖于脾阴的滋润，胃润脾燥，相互为用，相反相成，保证了胃纳脾化的顺利进行。由此可见，脾胃之间的阴与阳、纳与运、升与降、湿与燥既是对立的，更是统一的，正所谓"言脾必不离胃，论胃必不离脾"，即"脾胃一体""可分不可离"，两者相辅相成，共同维持着一种动态的平衡协调关系。

脾胃病治疗既要"脾胃分治"，更要"脾胃合治"。脾胃病多是病程日久，脾病及胃，胃病及脾，往往是脾胃同病，纳食与化食均失常，如饮食减少和食后腹胀同存，多食善饥与消瘦疲乏并见，故治疗时要脾胃两顾，纳运同理。治疗胃纳呆滞，或消导开胃，或芳香开胃，或酸甘开胃，但必须兼以健脾助运，脾运健才能胃纳佳。治疗脾失健运，或祛湿助运，或益气助运，或温中助运，但必须兼以开胃助纳，胃气和才能脾气旺。

4）胃肠一体

胃肠是消化道泛称，包括了口、咽、食管、胃、胆、小肠、大肠等空腔性器官。人体是一个有机的整体，胃肠也是一个有机的整体，即"胃肠一体"。胃肠上下相连，经络相系，功能相维，病理相关，所以诊治肠胃病时要整体考量、综合调治，如胃病治肠、肠病治胃，上病治下、下病治上等。譬如调理肠胃治疗口疮病，通腑导滞治疗食管病，从脾论治口唇病，从胃治疗胃肠五窍病等。我治疗胃病时，非常注意患者的大便和矢气情况，常常用通大便、导腑气的方法治疗嗳气、呃逆、反酸、呕吐、烧心、痞满等胃部疾病，特别是喜用大黄治疗胃食管反流病和慢性萎缩性胃炎。

（2）以人为本

1）从容人事

《内经》云："天覆地载，万物悉备，莫贵于人。"中医强调"以人为本"，临证时不仅治病，更重视治生病的人。《素问·疏五过论》说："圣人之治病……从容人事，以明经道，贵贱贫富，各异品理；问年少长，勇怯之理，审于分部，知病本始。"人事，人间世事，即社会的状态和社会成员的思想行为，还包括人群的个体生理、心理特点等。由于社会的政治、经济、道德、种族、风俗、信仰和人的性别、年龄、职业、体质、性格、心理等多种因素，在疾病的发生发展过程中都会产生重要的影响，所以在疾病诊疗中必须"上知天文，下知地理，中知人事"，要以"病为本，工为标"为原则，坚持以患者为中心，把握人事之变。在诊断疾病的同时，全面考察患者心理、性格、体质及其所处的社会环境、自然环境及家庭环境等，从而对患者作综合整体的判断，据此实施因人而异的个体化治疗。

2）一曰治神

精神心理因素是重要的致病之由，许多患者是"因郁致病"或"因病致郁"，存在着不同程度的精神与心理异常。胃肠为"情绪之镜"，所以精神情志与脾胃病关系更为密切。中医治疗学从形神合一、心身统一的整体生命观出发，强调治神在疾病治疗中的重要作用，如《素问·宝命全形论》中所说："一曰治神，二曰知养身，三曰知毒药为真，四曰制砭石小大。"把"治神"置于药、针治疗之先。脾胃为气机升降之枢纽，剧烈的情志变化均可导致脾胃气机升降逆乱，常出现痛、痞、吐、泻、噎、噫等症。我依据《内经》"一曰治神"的治疗思想，倡导"治胃先治神"，特别强调治神在脾胃病治疗中的重要性。治神首先要与患者建立良好的医患关系，医生要富有爱心和同情心，不论患者地位高低、经济贫富，一视同仁，关心患者的痛苦，静心倾听患者的诉说，耐心做患者思想工作，密切配合的良好医患关系可取得事半功倍的治疗效果。

3）因人制宜

中医强调"因人制宜"，防治疾病时要重视人与人的差异性。《内经》中蕴藏着丰富的体质理论，奠定了中医体质学说的基础。《灵枢·本脏》说："五脏者，固有大小、高下、坚脆、端正、偏颇者；六腑亦有小大、长短、厚薄、结直、缓急。"《灵枢·论痛》说："筋骨之强弱，肌肉之坚脆，皮肤之厚薄，腠理之疏密，各不同……肠胃厚薄坚脆亦不等。"不同的体质，由于正气强弱、阴阳胜衰的差异，因而对某些致病因素有着易感性，或对某些疾病有着易罹性，从而形成某些疾病发生的基础，如"肥人多中风""瘦人多痨嗽"等。脾胃病的发生与体质密切相关，十二指肠溃疡多发生于胃气虚质和胃阳虚质，功能性消化不良易发生于胃气郁质，习惯性便秘易发生于肠燥热质，肠易激综合征易发生于肠气郁质，肠息肉、肠癌易发生于肠血瘀质。体质又影响着疾病病机的变化，如同为脾胃湿证，阳盛之体易从阳化热成为湿热之证，阴盛之体易从阴化寒成为寒湿之证。体质也是预测疾病预后和"治未病"的重要依据，如湿热质炎性肠病患者，病情多缠绵难愈，且容易复发；血瘀质慢性胃炎患者若伴有中、重度肠上皮化生和异型增生，就要高度重视防止恶变的发生。所以体质是疾病发生、发展、变化和转归的重要内在因素，是证候形成的生理病理基础，也是论治时组方遣药的重要依据。

（3）运动变化

恒动观念是《内经》理论的另一重要特点，《素问·六微旨大论》曰："夫物之生从于化，物之极由乎变，变化之相薄，成败之由也……成败倚伏生乎动，动而不已，则变作矣。"《内经》认为，世界是运动着的世界，一切物质，包括整个自然界都处于永恒的无休止的运动变化之中，动而不息是自然界的根本规律。所以我们必须坚持用运动的、变化的、发展的观点来分析研究生命、健康和疾病等医学问题，而不能拘泥于一成不变的、静止的、僵化的观点。

1）临证知常达变

《素问·示从容论》曰："夫圣人之治病，循法守度，援物比类，化之冥冥，循上取下，何必守经。"明代医家李中梓也说："病无常形，医无常方，药无常品。""知常达变，能神能明，如是者谓之智圆。"中医擅长治疗疑难病症，其病机常常是错综复杂的，诊治时必须牢牢树立"运动"和"变化"观念。既要知常，抓住疾病的本质；又要达变，考虑各种变化因素。应分清症状的主与次，辨明证候的真与假，逆者正治，从者反治，随机应变，以变应变，不拘一格，圆机活法，这样才能克坚破难，获得满意的治疗效果。

2）经方贵在活用

经方多指张仲景《伤寒论》《金匮要略》之方。张仲景开创了中医辨证论治之先河，《伤寒论》和《金匮要略》创造性地融理、法、方、药于一体，创制和收载方剂314首。其组方严谨，用药精当，疗效卓著，千年而不衰，故被誉为"方书之祖"。对待经方有两种错误态度：一种是厚今薄古，认为时逾千载，今日科学日新月异，疾病谱也发生了重大的变化，仲景之学已经不能适用于当前需求，经方也不灵验了。另一种是厚古薄今，奉《伤寒论》为包治百病的圣经，"天下之病不外乎六经"，理论不可逾越，方药不能变化，临证只需对号入座，把生动活泼的仲景学说固定成了呆板死沉的教条。此既不符合《内经》"去故就新"的与时俱进理念，也无法应对临床上繁多复杂的疾病变化。这两种态度都是要不得的。学习运用经方，贵在灵活变化。时代变了，疾病谱变了，气候发生了变化，人的体质也发生了变化，药物种类与质量也有了变化。仅仅以《伤寒论》经文来对号入座、以方套病的呆板方法是不能完全适应当代临床需求的。以变应变是用好经方的关键，药味增减可以变化，如张仲景将一个桂枝汤加减变化成为十几个方，广泛应用于内外妇儿各科疾病；药量增减可以变化，如小承气汤与厚朴三物汤、枳术丸与枳实汤、抵当汤与抵当丸等都是因剂量变化而适应证不同；使用方法也可以变化，如剂型选择、服药时间、服药方法都可根据患者具体情况进行变化。有了千变万化，才会有生生不息、生气蓬勃的中医药学。

3）诸治不离行气

自然界在不断地运动变化，人体的脏腑、经络、气血也永远处于不断地运动变化之中。人运动变化的动力依赖于气，气流行于全身，无处不到，无处不有，推动和激发着各种生命活动，正如《灵枢·脉度》中所说："气之不得无行也，如水之注，如日月之行不休。"气的升降出入运动是人体生命活动的根本，而气的运动，关键在于"行"，行则气血调达，行则经络畅通，行则津液四布，行则脏腑健旺，阴阳平和，百病不生。若气行不利，推动失职，着而为滞，则气血不畅、津液不布、经络不利、脏腑不和。气滞则血瘀，气郁可化热，气阻痰湿内生，气壅脏腑逆乱，诸恙蜂起，如《灵枢·举痛论》中所云"百病生于气"。反之，邪热内犯，或阴寒内困，或痰湿内阻，或血瘀内停，或积食内滞，或虫毒内扰，均可影响气机的运动，致气行障碍，升降失调。气不畅行又促使疾病的发展，形成恶性循环，疾病不断恶化或缠绵不愈。《景岳全书》说："所以病之生也，不离乎气，而医之治病也，亦不离乎气。"中医药有诸多的治法，但所有的治法都离不开行气调气之法，如解表、泻下、和解、清热、祛暑、温里、补益、开窍、理气、理血、治风、祛湿、化痰、消导等，均需兼以行气之法。据此我提出"诸治不离行气"论点，并在临床实践中加以运用，效果颇佳。

2. 悟《内经》治疗思想

疾病治疗学是《内经》理论体系的重要组成部分，包括了治疗的基本思想、治疗原则、治疗大法和治疗手段等内容。中医药学历史悠久，古代哲学与生命科学相交融，构建了独特的理论体系和诊疗特色，也形成了富有深邃哲学智慧的治疗思想和理念，如整体调治、治病求本、正气为本、不治已病治未病、治病先治神、以平为期、顺而已等，这是几千年中医智慧的结晶，是中医临床疗效的保证。中医的生命在于疗效，"要想疗效好，中医思维是个宝"。我在学习《内经》中，对中医治疗思想有些领悟与思考，在此与同道分享。

（1）正气为本

人的疾病发生、发展、演变和转归，取决于正气与邪气相争的胜负。《内经》云"正气存内，邪不可干""邪之所凑，其气必虚"。邪正相争正为本，如中医治疗新冠病毒感染主张祛邪与扶正并举，有时更以扶助正气为主，其主要的着眼点不在用药直接"杀毒"，而在于通过扶助人体正气，调动人体的自身免疫能力，去"抗毒""驱毒""灭毒"，达到邪去而正安。《内经》说："胃者，五脏之本。"水谷滋养正气，正气源于水谷，故"得胃气者生，无胃气者死"。我治疗危重病和难治病，遵循《内经》"以胃气为本"之旨，处方用药特别注意护胃气、保胃气、强胃气。胃肠肿瘤的发生为正不胜邪、热毒痰瘀内结所致，我在治疗上千名癌症患者中，积累了一些临床经验，将治癌经验总结为"三保三抗一弘扬"。三保是保胃气、保阴精、保血髓，其中以保胃气最为关键；一弘扬即弘扬正气，即通过精神、药物、饮食、运动等方面来增强体质，增长正气，以增强机体抵抗肿瘤能力，达到抑制肿瘤生长，控制肿瘤扩散，防止肿瘤复发的目的。慢性萎缩性胃炎、复发性胃十二指肠溃疡、溃疡性结肠炎、复发性口腔溃疡等难治性消化病均与正气不足密切相关，所以论治脾胃病，要以弘扬正气为治疗的重心。幽门螺杆菌（Hp）致病也是正虚邪恋，湿热蕴积的结果，Hp 感染作为外邪致病因素，只有在脾胃虚弱、正气不足、抗邪乏力的情况下，才能附着、定植并破坏胃黏膜屏障，导致胃炎和溃疡等疾病的发生，所以正气不足是 Hp 致病的主要病理基础。治疗 Hp 不仅仅是杀菌灭菌，也要重视正气的扶助，以防复发。

（2）以平为期

《素问·生气通天论》曰："阴平阳秘，精神乃治。"健康即阴阳的协调平衡，包括人体各脏腑组织功能协调一致，气机升降出入动态平衡，气血津液运行与代谢畅达调和，经气运行通利条达，人体与外界环境和谐适应。反之，疾病就是阴阳失去平衡，而治疗的目的就在于协调人体内环境及其与外环境之间的关系，以求重新恢复平衡。《素问·至真要大论》中指出："谨察阴阳所在而调之，以平为期。"针对各种偏差加以调整，目的就是使阴阳失调重趋于平衡，即"以平为期"。协调阴阳，除了调整阴阳的偏盛偏衰，恢复阴阳的相对平衡，达到"阴平阳秘"之外，也包括针对脏腑失调、气血不和、升降失序等病理变化的调整，故《素问·至真要大论》中说："谨守病机，各司其属，有者求之，无者求之，盛者责之，虚者责之，必先五脏，疏其气血，令其条达，而致和平。"中西医的理论体系不同，治疗思想也有差异。西医治疗是以消除病因、清除病灶、直接对抗和补充替代疗法为主要手段；而中医学是从整体观念出发，发挥辨证论治的调节作用，通过药物、针灸、推拿、饮食等方法来激发人体自身的抗病能力，调动发挥机体"阴阳自和"的自我调节机制，以期恢复阴平阳秘、内外和谐的生态平衡。因此，中医学"以平为期"的治疗思想，是对人体的健康、疾病和治疗的理性认识，富有深刻的哲理。

（3）执中致和

执中致和，是中医药文化的核心理念，也是中医药治疗疾病的最重要思想与方法。《内经》中有"和"字158个，如"气血和调""气血以和""内外调和""而致和平""和于术数""致于中和"等。"和"是中国传统文化中最具特征的哲学思想，既是治国安邦的法宝，也是治病救人的明灯，正如《内经》所说："因而和之，是谓圣度。"脾胃居中焦，为人体气机升降之枢纽，脾与胃一脏一腑，一阴一阳，一纳一运，一升一降，一润一燥，相辅相成，协调一致，维持着人体物质和能量代谢的协调平衡。脾胃病以慢性过程最为常见，多迁延日久，病机错综复杂。如脾胃兼病，寒热错杂，虚实并存，气血同病，痰湿夹杂，纳运失健，升降失衡等。我遵循《内经》中"以平为期"和《温病条辨》中"治中焦如衡，非平不安"之旨，在长期的临床实践中总结了脾胃病治疗一字经"衡"法，即平调、平治中焦脾胃之法。衡法是《内经》"和"思想在脾胃病治疗学中的具体应用，"和"是目标，"衡"是手段，即由衡达平，由平至和。

（4）顺而已

《灵枢·师传》云："夫治民与自治，治彼与治此，治大与治小，治国与治家，未有逆而能治之也。夫惟顺而已矣。"张景岳在《类经》中对其注解曰："为治之道，顺而已矣。"提出了中医治疗疾病应该遵循"顺而已"的思想。"顺"，有顺从、顺应、顺循之意；"已"，有完成、治愈之意。"顺而已"，就是指在处理各种各样的事情时，只有顺循事物本身发展的客观规律，才能取得最理想的效果。顺民心，得民意，就能得天下，使国泰民安，繁荣昌盛。顺应自然，爱护环境，应时养生，恬惔虚无，就能身心安康，享有天年。顺调阴阳，顺理气血，顺循脏腑，顺通经脉，顺应体质，就能治疗有方，药到病除。"顺而已"思想，充满了哲理，充满了智慧，是治国治身治病的良方秘诀，"顺而已"是"道法自然"在医学中最好的应用。"顺而已"思想在疾病防治中的运用，内容丰富而广泛，包括顺应天地阴阳变化规律、顺从气血营卫运行趋势、顺循五脏六腑生理特性、顺应个体体质禀赋差异、顺应患者精神情志心理、顺循药物性味归经特性等诸多方面。脾胃病包括食管、胃、胰、肝、胆、小肠、大肠等脏器的疾患，每一个脏器都有其生理特性和病理特点。我在《内经》"顺而已"哲学思想的指导下，逐步形成了"顺性而治"脾胃病的治疗思路，即探索和总结消化系统各个脏器的生理特性和病理特点，并顺循其生理特性和病理特点来制定治则、治法和方药，取得较满意的疗效。

3. 悟《内经》理论真谛

《内经》蕴藏着深邃的哲学思想和宏富的医学理论，为后世中医药学的发展奠定了深厚的理论基础。《内经》脾胃理论博大精深，内容丰富，我在学习《内经》中通过不断的思考与领悟，对其脾胃理论有了一些新认识、新收获。

（1）"脾主运化"的新识

脾主运化是脾脏最重要的生理功能。江西宋代医家严用和在《济生方》中言"盖胃受水谷，脾主运化，生血生气，以充四体者也"，首次提出"脾主运化"一词。明代张景岳《类经》把脾胃功能概括为"脾主运化，胃司受纳"。目前大多数大学教材《中医基础理论》对"脾主运化"的定义是："运，即转运输送；化，即消化吸收。脾主运化，是指脾具有把水谷化为精微，并将精微物质转输至全身的生理功能。脾主运化功能，包括运化水谷和运化水液两个方面。"明确提出脾主运化功能主要是指脾对水谷精微的消化、吸收和转输作用。《内经》是"脾主运化"的主要理论依据，《素问·经脉别论》对脾的运化功能做了比较完整的论述："饮入于胃，游溢精气，上输于脾，脾气散精，上归于肺，通调水道，下输膀胱，水精四布，五经并行。""食气入胃，散精于肝，淫气于筋；食气入胃，浊气归心，淫精于脉。脉气流经，经气归于肺，肺朝百脉，输精于皮毛。"我通过《内经》的学研，对脾主运化功能有了一些新的见解，认为脾主运化包括运和化两个方面。运，是指运输、转运、输布、输散；化，是指消化、转化、生化、气化。脾主运化不仅是消化、吸收、输布，而且是包括了消化、吸收、转运、转化、输布、产能、化生、贮藏等八个方面，涵盖了人体物质代谢和能量代谢的全过程。脾主运化，包括水谷入胃后，将饮食物消化为水谷精微，并将精微物质吸收至血，转运至肝，上输于心肺，输布到全身，化生成气、血、津液以营养脏腑组织，为生命活动提供能量和贮藏能量，以及排出食物糟粕及多余水分的各个环节，即水谷入口直至能量消耗的物质代谢的完整过程。我提出脾主运化包括肠运化、肝运化、血运化、胞运化四个阶段。若脾气不健，运化功能失常，各环节均可能出现障碍，导致诸多病证的发生，如《脾胃论》中所说："脾胃内伤，百病由生。"据此，我在临床上从脾胃论治消化系统疾病、代谢性疾病、营养不良性疾病和部分内分泌系统疾病积累了一些新经验。

（2）"脾藏营"新探

《素问·五脏别论》曰："五脏者，藏精气而不泻也。"五脏的共同特点是化生和贮藏精气，如心藏神、肺藏气、肝藏血、肾藏精。《素问·灵兰秘典论》曰："脾胃者，仓廪之官，五味出焉。"脾为"仓廪之官"，必有所藏。所藏是何物？在以往的各版中医院校教材《中医基础理论》中均未阐明，其藏象学说理论体系尚欠完整性。《内经》

是中医学理论的渊源，《灵枢·本神》曰："脾藏营，营舍意。"《素问·六节藏象论》曰："脾胃……者，仓廪之本，营之居也。"可见《内经》已明确提出了"脾藏营"的概念，但这一重要内容却长期被忽略了。我曾在《上海中医药杂志》1989年第6期上发表了《试论脾藏营》论文，并在2000年率先将"脾藏营"内容写进了我主编的全国规划教材《中医基础学》。

《素问·痹论》曰："营者，水谷之精气也。"营的含义有二：一是指从水谷中吸收的营养全身的精微物质（如现代医学所指的蛋白质、糖、脂肪、维生素、无机盐、水等）。二是指营气，"营出中焦"，营气乃由脾胃运化和贮藏的水谷精微所化生，注之于脉，运行周身。营的生理功能有四：一是对机体的营养作用。《素问·痹论》说："营者，水谷之精气也，和调于五脏，洒陈于六腑。"营为水谷之精气，对全身脏腑组织、四肢百骸具有重要的营养作用，为生命活动能量的来源。二是生成营气。《灵枢·营卫生会》说："营出于中焦。"饮食通过脾胃的消化生成水谷精微，再由脾上输于肺，在肺的宣发作用下，水谷精微中精专部分进入脉中，成为营气。三是化生血液。《灵枢·邪客》曰："营气者，泌其津液，注之于脉，化而为血，以荣四末，内注五脏六腑。"营气经脾的转输，上输心肺，注入心脉，与脉中的其他成分一起化赤而为血。四是化生脾阴。营为阴，脾属阴土，为"阴中之至阴"，脾藏之营是脾阴的重要组成部分，脾阴是脾气运化功能相互依存的物质基础。

《内经》称脾胃为"仓廪之官""营之居"，脾的主要生理功能是一方面通过运化作用，把水谷化为精微，并将精微物质吸收并转输至全身，供脏腑组织利用；另一方面又如同仓库一样，具有贮藏营养物质和能量的功能。当营养过剩时则贮存之，机体需要时则释放之，以调节机体的物质和能量代谢平衡。脾胃健运则生化有源，脾营充盈，仓有所藏，能量充足，气血盛旺，脏腑强盛，表现为精力充沛，思维敏捷，四肢健壮有力，所以说"脾藏营""脾为仓廪之官"。

若脾失健运，可出现脾营不足和脾营不运两种病证。脾营不足证是以营养不良、机体失养为特征，治拟健脾益营。脾营不运证是以脾运失健、营滞痰积、形肥体虚为特征，治宜运脾散营。痰湿型兼以祛痰化湿，气虚型兼以健脾益气。

（3）"天寒衣薄则为溺与气"新释

《灵枢·五癃津液别》曰："水谷入于口，输于肠胃，其液别为五，天寒衣薄则为溺与气，天热衣厚则为汗，悲哀气并则为泣，中热胃缓则为唾。"又曰："天暑衣厚则腠理开，故汗出；天寒则腠理闭，气湿不行，水下留于膀胱，则为溺与气。"对于"溺与气"之"气"字如何注解，历代医家不一，如马莳注释为"后气（屁）"，张景岳、张志聪注释为"气化"。我通过深入学习原文，认为上述注释均不妥，未能正确表达《内经》的原意，前后文也不能贯通。按"气化"之说，气化而生尿，气化是尿生成的机理，前为功能而后为排泄物，前为因而后为果，"溺与气"怎能并列而书，且原文中溺在前气在后呢？若解释为"气化"，文中"其液别为五"岂非只有溺、汗、泣、唾四者吗？如按马莳的"后气"之说，更让人难以理解了，屁怎么能归于五液之中？天寒衣薄时，难道屁会增加吗？实在是不符合生理常识。

我认为"天寒衣薄则为溺与气"之气的原意是指"呼出之水气"。其理由有两点：其一，人呼出之气中有许多水分，天热时不易被人们肉眼所见；天寒时水蒸气易于凝结，人们呼出之气就清楚可见。如此气停落在物面（如镜面或桌面）上，则立即凝结成一层水气。天气越寒冷，这种现象就越明显。在古代，人们是靠直观来认识事物的，他们看到：在天热时，人的汗多尿少，"气"亦少；在天寒时，汗少尿多，"气"亦多。故曰："天寒衣薄则为溺与气，天热衣厚则为汗。"其二，原文"水谷入于口，输于肠胃，其液别为五"。如按前人解释，只有汗、溺、泣、唾四者，如果把"气"理解为呼出之水气，仍为五液也，前后文也贯通了。

《素问·经脉别论》曰："饮入于胃，游溢精气，上输于脾，脾气散精，上归于肺，通调水道，下输膀胱。水精四布，五经并行。"水液的代谢主要依靠脾、胃、肺、肾、大小肠、三焦等脏腑生理功能的综合作用来完成。津液排出物有溺、汗、水气、泪、唾、涕、涎、粪等，其中溺、汗、水气、粪便是水液排泄的四条主要途径。正常人每天大约要排泄 2500mL 的水分，其中从肾脏生成的尿液有 1500mL 左右，通过出汗蒸发的水分有 500mL 左右，粪便带走水分有 100mL 左右，肺在呼气的同时也带走了 400～500mL 的水分。可见，"呼出之水气"是不可忽视的水液排出途径。

《内经》认为，"天人合一""人与天地相参"，人体的水液代谢，随着一年四季春温、夏热、秋凉、冬寒的气候规律性变化而出现相应的适应性调节。"天暑衣厚则腠理开，故汗出……天寒则腠理闭，气湿不行，水下留于膀胱，则为溺与气。"天气炎热，人体为了散热，则腠理和汗孔开泄，汗多而尿液减少；天气寒冷，人体为了保温，则腠理和汗孔密闭，汗少而尿液增多。天寒时，气温低，水气凝结，形成肉眼可见的水蒸气，故出现尿多、气多的生理现象。如此理解，对《内经》"天寒衣薄则为溺与气"注释的千年难题就迎刃而解了。这是我于 1985 年发表于《上海中医药杂志》论文的主要内容，也是我学习《内经》最早的心得之一。

（三）用《内经》：学以致用，守正创新

学习《内经》，领悟《内经》，最终的目的是应用《内经》，把《内经》的哲学智慧、思维方法、辩证方法运用于临证之中，提高临床疗效。我把用《内经》的心得归纳为"学以致用，知行合一；实践认知，临证发现；守正创新，提升疗效。"

1. 脾胃病治疗衡法

"以平为期"是《内经》最重要的治疗思想之一，书中曾四次出现"以平为期"一词，反复强调以"平"为目标的治疗原则。如《素问·至真要大论》曰："谨察阴阳所在而调之，以平为期。""夫气之胜也，微者随之，甚者制之。气之复也，和者平之，暴者夺之。皆随胜气，安其屈伏，无问其数，以平为期，此其道也。"《素问·三部九候论》中也云："实则写之，虚则补之，必先去其血脉，而后调之，无问其病，以平为期。"《素问·六元正纪大论》中也提出"以平为期而不可过"。我在《内经》"以平为期"的治疗思想指导下，通过40多年的临床探索和实践，逐渐形成了脾胃病治疗一字经——衡，疗效确切，重复性好。

脾胃为中焦，为人体气机升降之枢纽，脏腑气机升降受脾胃升降的影响，脾胃升降运动也有赖于其他脏腑气机升降的协调。脾主运化主升，胃主受纳主降，脾气升则水谷之精微得以输布，胃气降则水谷及其糟粕得以下行。脾为湿土，胃为燥土，脾喜燥而恶湿，胃喜润而恶燥；脾为阴土，得阳则运；胃为阳土，得阴则安；脾与胃，一脏一腑，一阴一阳，一运一纳，一升一降，相辅相成，协调一致，维持着人体正常的消化吸收功能。脾胃健则气血充足，脏腑安定。所以说，脾胃为中焦，燮理上下，是人体生命活动的平衡之枢。

脾胃病多为慢性疾病，常常迁延日久，病机常是错综复杂。久病伤正，正消邪长；脾病及胃，胃病及脾；由实转虚，由虚生实；阴胜阳消，阳胜阴消；由寒化热，由热转寒；气病及血，血病及气；因病致郁，因郁致病。故许多慢性胃肠病常表现为脾胃兼病，寒热错杂，虚实并存，气血同病，痰湿夹杂，纳运失健，升降不调，心身不和等。在寒热虚实之中，病因病机又交织相错，如寒有外寒与里寒之分，热有实热与虚热之别；虚有气、血、阴、阳之不足，实有气滞、血瘀、痰湿、食积之不同；气有气滞、气逆、气结、气陷之区别，痰有湿痰、燥痰、热痰、寒痰之差异。所以治疗脾胃病，先要审察病机，明辨寒热虚实气血，细分主次异同真伪；再谨守病机，治病求本，整体调治。治脾胃，重在平衡，"执中致和"是脾胃病治疗之准绳。我依据《内经》"以平为期"治疗思想和脾胃生理病理特点，创立了脾胃病治疗衡法，包括燮理纳运、斡旋升降、权衡润燥、平衡阴阳、平调寒热、调畅气血、兼顾虚实、调和脏腑、心身同治、协调内外等十个方面，以平衡纳运、升降、润燥、阴阳、气血、寒热、虚实等，促进脾胃病康复。

2. 胃质、肠质学说

《内经》不仅认识到人体存在着阴阳、强弱、肥瘦、刚柔、勇怯等差异，也认为人群中脏腑大小、坚脆、高下亦不同，胃肠也存在着厚薄、坚脆、强弱之差异。《灵枢·论痛》说："筋骨之强弱，肌肉之坚脆，皮肤之厚薄，腠理之疏密，各不相同……肠胃之厚薄坚脆亦不等。"又指出，人的胃也有"胃厚""胃薄""胃下""胃缓""胃不坚"之不同。我在长期的脾胃病临床工作中，悉心观察到人群中胃、肠的特质具有很大的差异性，这种差异性深刻影响着胃病、肠病的发生、发展、转归和预后。我以《内经》理论为依据，率先提出胃质学说和肠质学说，提出"胃质（肠质）可分，胃质（肠质）可辨，胃质（肠质）可调""因胃施养，因胃施护"的学术观点。经长期的临床观察和大样本调研，把胃质大致分为胃正常质、胃气虚质、胃阳虚质、胃阴虚质、胃气郁质、胃蕴热质、胃湿热质、胃瘀血质等八个类型，把肠质大致分为肠正常质、肠燥热质、肠气郁质、肠湿热质、肠寒湿质、肠瘀血质、肠特禀质等七个类型。胃质、肠质的辨别判断，可以通过口味、饮食偏嗜、胃部感觉、大便、舌象、脉象、全身状态和现代检查等方面综合分析而判定。胃质、肠质的形成是先天和后天因素长期共同作用的结果，既是相对稳定的，又是动态可变的，可以采取相应的措施加以调养纠正。在亚健康状态下，针对各种胃质、肠质的偏颇，及早采取措施纠正或改善其某些偏颇，从而预防胃肠病的发生和减少胃肠病的复发。调养和纠正偏颇胃质、肠质的方法，有饮食调养法、运动调养法、心理调养法和药物调养法等。

3. 治胃先治神

《素问·宝命全形论》曰："一曰治神，二曰知养身，三曰知毒药为真，四曰制砭石小大。"《灵枢·本神》云："凡刺之法，先必本于神。"由此可见，《内经》把"治神"置于药、针等治疗方法之先。神，是指精神、情志、心理。治神，就是调治患者的精神和心理，调整患者的神机，达到提高治疗效果的目的。脾和胃肠与精神情志关系密切，所以治疗脾胃病，首先要重视对患者心理和情志的调节。《素问·举痛论》说："百病生于气也。"脾胃为气机升降之枢，激烈的情志变化和情绪波动，最易伤及心、肝、脾三脏，而导致脏腑气机失调。气机升降逆乱主要表现在胃肠功能的改变，如发生痛、痞、吐、泻、噎、嗝等病证，所以有人把胃肠称为"情绪的镜子"。脾胃疾病的情志失常，有些是因郁致病，有些是因病致郁。因郁致病者，往往是由于思虑过极以致脾气结滞，或忧愁不解以致肝气郁结，气机失畅，升降失司，脾胃纳运失常，而发生胃脘作痛、嗳气泛酸、食欲不振、胸满痞闷、肠鸣腹痛、大便溏泄等症。因病致郁者，常因进食障碍、恶心、呕吐、腹痛、腹泻、便秘等症状造成忧愁苦闷、焦虑恐惧，情绪变化而致气机抑郁，脾胃运化失司，纳呆食少，消瘦虚弱。

《素问·汤液醪醴论》曰："精神不进，志意不治，故病不可愈。"脾胃病的发生与情志关系密切，所以治疗脾胃病就必须首先重视精神情志的调节。据此我提出"治胃先治神"的学术观点。治神，首先要与患者建立良好的医患关系，静心倾听患者的诉说，关心患者的疾苦。如能得到患者高度信任和密切配合，治疗效果常常会事半功倍。情志疗法是以医患之间语言交流为主要手段的，《内经》中有丰富多彩的情志疗法内容，如劝说开导法、解惑释疑法、心理暗示法、情志相胜法、移精易性法等，非常值得我们学习与借鉴。《灵枢·师传》言："告之以其败，语之以其善，导之以其所便，开之以其所苦。"通过医生的说服、解释、劝慰、鼓励等，动之以情，晓之以理，喻之以例，明之以法，以达到宽慰患者情怀，调整心身机能，促进疾病康复的目的。治胃先治神，常常能取得事半功倍的治疗效果。

4. "胃主五窍"理论的运用

《灵枢·胀论》曰："胃者，太仓也；咽喉、小肠者，传送也；胃之五窍者，闾里门户也。"张景岳在《类经》中注释："闾，巷门也；里，邻里也。胃之五窍，为闾里门户者，非言胃有五窍，正以上自胃脘，下至小肠大肠，皆属于胃，故曰闾里门户，如咽门、贲门、幽门、阑门、魄门皆胃气之所行也，故总属胃之五窍。"咽门、贲门、幽门、阑门、魄门是咽喉、食管、胃、小肠、大肠自上而下的五道门卡，具有传送和调控水谷、糟粕运行的作用。五窍有着共同的解剖、生理、病理特点：一是均为消化管道的狭窄部位，有括约肌或瓣膜约束；二是具有通过开阖来约束和调控食物与糟粕通行作用；三是运行的方向只宜下降不宜上升，即以降为顺，以通为用；四是由于结构狭隘，食物或糟粕停留时间较长，是炎症、梗阻及肿瘤等病理变化的好发部位。胃为太仓，水谷之海，在整个胃肠运动中起着中心的作用，五窍的开阖与胃气的和降关系密切，故曰"胃主五窍"。

胃主饮食物的受纳，以通为用，以降为顺，胃气上贯食管，下达直肠，主司五窍之开阖，即"咽门、贲门、幽门、阑门、魄门皆胃气之所行"。若胃失和降，则五窍失司，或通降阻滞，或气机上逆，或痰浊蕴聚，或热瘀互结而导致一系列疾病的发生。我对《内经》"胃主五窍"理论进行了挖掘与运用，临床常从胃论治咽门、贲门、幽门、阑门和魄门的疾病，取得较好疗效。如从胃治疗咽门病：和胃降逆，养胃润咽，暖胃温咽。从胃治疗贲门病：理气和胃，调中降逆，润胃通降。从胃治疗幽门病：清胃化浊，通胃降浊，和胃降逆。从胃治疗阑门病：清泄阳明，调胃止痛，和中除胀。从胃治疗魄门病：清胃导滞，润中通便，健中止泻，补中举陷。

5. 从脾论治气化病

气化，是指通过气的运动所产生的各种变化。《素问·六微旨大论》云："物之生从乎化，物之极由乎变。"《易纬》说："气化流行，生生不息。"大自然由于气的运动变化而产生了天地间的万事万物，人体由于气的运动变化而维持着生命的新陈代谢。《素问·阴阳应象大论》说"人有五脏化五气"，《灵枢·本脏》说"六腑者，所以化水谷而行津液者也"，这里的"化"就是指气的运动变化。《内经》奠定了中医气化理论的基础，后世在此基础上不断发展和丰富了气化理论。

气化是生命最基本的特征之一，人体的生、长、壮、老、已的生命过程，无不根于气的升降出入和聚散离合的运动变化，人体内水谷精微物质的消化、吸收、转运、输布、转化、利用，以及代谢产物排于体外的一系列代谢活动，都是"气化"的表现。《素问·阴阳应象大论》说："阳化气，阴成形。""味归形，形归气；气归精，精归化；精食气，形食味；化生精，气生形……精化为气。"《内经》认为气运动的基本形式是形与气之间的相互转化。由于气化作用而引起人体内物质新陈代谢的各种变化，包括物质转化（物质与物质之间的转化）、能量转化（能量与能量之间的转化）、形能转化（物质与能量之间的转化）。如食气化精、饮水化津、精化为气、气化为精、精化为血、精血互化、精气生神、气血互生、气化津液、津化为气、津液化汗、津血互生等，都是气化的表现。生命运动源于气化，气化息则生命止，正如《素问·六微旨大论》所说："出入废则神机化灭，升降息则气立孤危。"

气化的枢纽在中焦脾胃，气化的启动在少阳肝胆，人体与外界气化门户在肺与玄府，气化的原动力为肾中元气，气化的场所在三焦。气化过程的有序进行，是五脏六腑生理功能协调互用的结果。如果脏腑功能活动障碍，气化失常，则会发生物质转化、能量转化、形能转化的紊乱，可影响精、气、血、津液的新陈代谢及其相互转化，导致各种精微物质的生成、输布、转化、排泄障碍，从而导致各种"气化病"的发生。气化病，是指人体气化稳态失常而导致的疾病。现代医学中的代谢性疾病、营养性疾病和部分内分泌疾病属于气化病的范畴。气化障碍主要包括气化过度和气化不足两个方面，根据阴阳气化理论，把气化病分为阳化太过、阳化不及、阴化太过、阴化不及四大类型。

脾胃居中焦，是人体气化的枢纽，其生理学基础：一是脾主散精，与食物的消化吸收及蛋白质代谢、糖代谢、脂肪代谢、水液代谢关系最为密切。二是脾胃为"生化之源"，精、气、血、津液的生化源头均在脾胃。三是脾胃是全身气机升降之枢，调节脏腑气机之升降。四是脾主运化水湿，为水液升降输布之枢纽。脾胃功能失常，可导致代谢系统功能障碍，成为气化病发生的重要原因之一，如《脾胃论》中所说："百病皆由脾胃衰而生也。"气化病多由脾胃失健而生，所以多从脾胃论治。多年来，我依据《内经》气化理论，从调衡脾胃入手论治气化病：阳化太过之气化病，治以清中滋脾制阳；阴化太过之气化病，治以健中运脾消阴；阳化不及之气化病，治以温中益脾助阳；阴化不及之气化病，治以补中健脾育阴。临床常常获得满意疗效。

《内经》是中医药学的奠基之作，是中医脾胃学说研究取之不尽、用之不竭的学术源泉。通过《内经》的学习，夯实了我的理论基础，拓宽了我的临证思维，提高了我的临床疗效，也激发了我的创新灵感，终生受用，终生受益。再一次感谢《内经》！感恩《内经》！

中篇 《内经》脾胃理论的新领悟

一、《内经》之脾的解剖是"胰腺"

中医五脏中的心、肺、肝、肾在解剖学上与西医学是一致的，唯独"脾"是另外，一直争论不休，主要有"脾说"和"胰说"两种观点。"胰说"以《内经》为代表，《素问·太阴阳明论》说："脾与胃以膜相连。"《医贯》中称脾"其形如锋刀"，《类经图翼》中认为脾"形如刀镰"，《医纲总枢》中更明确指出脾"形如犬舌，状似鸡冠，生于胃下，横贴胃底"。这是脾为现代医学"胰腺"的论述。"脾说"以《难经》为代表，《难经·四十二难》说："脾重二斤三两，扁广三寸，长五寸，有散膏半斤，主裹血。"《医学入门》中称脾"扁似马蹄"，《古今图书集成·明伦汇编人事典》中称脾"象如复盆"，这是脾为现代医学"脾脏"的论述。我认同《内经》的观点，中医的脾是现代解剖学中的胰腺，而不是脾脏，其理由如下。

（一）《内经》之脾的解剖位置与胰腺相近

《内经》中没有关于脾的形态描述，但有其解剖位置的一些记载，如《素问·太阴阳明论》说："脾者，土也，治中央。"《素问·玉机真脏论》说："脾为孤脏，中央土以灌四旁。"《素问·金匮真言论》说："中央为土，病在脾，俞在脊。"认为脾位于脏腑的中央。胰腺位于胸腹正中央，与《内经》脾居中央的记述完全一致。《素问·太阴阳明论》说："脾与胃以膜相连。"据现代解剖所见，胰腺与胃是紧贴着的，胰管开口于十二指肠。相比之下，脾脏的位置不在胸腹的中央，而是位于左季肋区，与胃也相距较远。所以我认为《内经》所说的脾是指现代解剖学的胰脏，而《难经》所说的脾形状"扁广"，功能"裹血"，是指现代解剖学的脾脏。《内经》与《难经》是两个不同的理论学派，《内经》是中医藏象理论的主要渊源，依从《内经》关于脾的认识更为确切。

（二）《内经》之脾的生理功能与胰腺相似

《内经》指出水谷入胃后，"谷气通于脾"（《素问·阴阳应象大论》）"脾气散精"（《灵枢·经脉别论》），"脾为之行其精气"（《素问·奇病论》）。脾主运化，具有把水谷化为精微，将精微物质吸收转输全身的生理功能，如《血证论》中所说："食气入胃，脾经化汁。"胰腺是人体不可缺失的重要脏器，具有外分泌和内分泌的双重功能，外分泌腺分泌胰淀粉酶、胰蛋白酶、胰脂肪酶等多种消化酶；内分泌腺分泌胰岛素、胰高血糖素、生长抑素、胰多肽、血管活性肽等多种激素，胰腺的外分泌和内分泌功能在机体的营养摄取和细胞新陈代谢等方面起着重要的调节作用，正如《脾胃论》中所言："五脏六腑之精气皆禀受于脾。"如果没有胰腺，人的饮食消化和物质代谢无法完成，人体也无法得以生存。而现代解剖学中的脾脏仅是一个淋巴器官，具有"裹血"功能及与免疫相关，并不具有中医脾"后天之本"的重要作用。

（三）《内经》之脾的病理变化与胰腺相关

脾失健运是脾的主要病理变化，由于运化失司，气血生化无源，则可导致脏腑失营、肌肉失养、清气不升、固摄无权、卫气不固等。胰腺病变，极相似于脾失健运，如外分泌功能障碍可导致消化吸收不良，已有多项实验研究表明，脾虚证胰腺肽试验显著低下，尿淀粉酶含量显著降低。胰岛内分泌功能障碍是糖尿病发生的重要因素，近现代诸多学者认为糖尿病属于"消渴"范畴。《内经》认为，消渴病发病与脾的关系最为密切，《灵枢·本脏》曰："脾脆则善病消瘅易伤。"《素问·奇病论》曰："此五气之溢也，名曰脾瘅。夫五味入口，藏于胃，脾为之行其精气，津液在脾，故令人口甘也，此肥美之所发也。此人必数食甘美而多肥也，肥者令人内热，甘者令人中满，故其气上溢，转为消渴。"而现代解剖学的脾脏所发生疾病与消化吸收、物质代谢等病理变化几无关联，甚至将脾脏切除对人体健康亦无大碍。

据此正本清源，将中医学脾的解剖确定为现代医学的胰腺，意义重大：一是有利于更准确地体现《内经》的原意；二是有利于更加深入认识脾主运化的本质；三是有利于中医学的国际交流，减少学术上的误会；四是有利于防止反中医人士对中医脏腑理论的曲解。长期以来，一些反对中医人士，往往以"手术切除脾脏也能健康生存"来攻击毁谤中医"脾为后天之本"论点，如把脾的解剖定为胰腺，他们就无可乘之机了。为了不混淆中医脾的解剖学概念，建议将现代解剖学的脾脏命名为"副脾（vicespleen）"，编写教材时附在脾之后简要介绍。

中医藏象之脾，具有运化、生气、生血、统血、升清、主肌肉、主四肢、主涎等多项生理功能，涵盖了现代医学消化系统、物质代谢系统及部分运动系统、血液系统、免疫系统、神经内分泌系统等诸多生理功能，与现代医学胰、胃、小肠、大肠、脾、肝、胆、脑等多个脏器密切相关。藏象之脾是多个实质脏器多重功能的组合，是主要包括消化系统，以及能量代谢、水液代谢的器官系统。中医藏象之脾与现代脏器之脾是不同的两个概念，藏象之脾与脏器之胰在解剖、生理和病理上关系最为密切，但脾的生理功能与病理变化又远非胰腺所能囊括。

二、基于《内经》对脾主运化的新探析

脾主运化是脾脏最重要的生理功能，其理论根源于《内经》。江西宋代严用和在《济生方·呕吐》中曰："夫人受天地之中以生，莫不以胃为主。盖胃受水谷，脾主运化，生血生气，以充四体者也。"首次明确提出"脾主运化"一词，明代张景岳在《类经》中概括了脾胃功能为"脾主运化，胃司受纳"。大多数版本的大学本科教材《中医基础理论》对"脾主运化"的定义是："运，即转运输送；化，即消化吸收。脾主运化，是指脾具有把水谷化为精微，并将精微物质转输至全身的生理功能。脾主运化功能，包括运化水谷和运化水液两个方面。"表示脾主运化功能主要是指脾对水谷精微的消化、吸收和转输作用。

《内经》是脾主运化理论的依据和基础，《素问·经脉别论》中对脾的运化功能做了比较完整的论述："食气入胃，散精于肝，淫气于筋；食气入胃，浊气归心，淫精于脉。脉气流经，经气归于肺，肺朝百脉，输精于皮毛。"又曰："饮入于胃，游溢精气，上输于脾，脾气散精；上归于肺，通调水道，下输膀胱，水精四布，五经并行。"李东垣《脾胃论》在此基础上加以发挥："夫饮食入胃，阳气上行，津液与气，入于心，贯于肺，充实皮毛，散于百脉。脾禀气于胃，而浇灌四旁，营养气血者也。""盖胃为水谷之海，饮食入胃，而精气先输脾归肺，上行春夏之令，以滋养周身，乃清气为天者也；升已而下输膀胱，行秋冬之令，为传化糟粕，转味而出，乃浊阴为地者也。"虞抟在《医学正传》中进一步论述："其清者倏焉而化为气，依脾气上升于肺。其至清而精者，由肺而灌溉乎四体，而为汗液津唾；助血脉、益气力，而为生生不息之运也。"综上所述，脾主运化，包括运和化两个方面。运，是指运输、转运、输布、输散；化，是指消化、转化、生化、气化。目前的教材对"脾主运化"的生理病理认识，更注重于饮食物的消化、吸收和转输作用；而对其转运、布散、化生、气化、贮藏作用重视不够，未能完整阐明《内经》关于脾主运化功能的内容。

我在学习《内经》脾胃理论中，对脾主运化功能有了一些新的认识，认为脾主运化功能不仅是消化、吸收、输布，而且是涵盖了人体物质代谢和能量代谢的全过程。脾主运化包括水谷入胃肠后，将饮食物消化为水谷精微，并将精微物质吸收至血，转运至肝，在肝脏转化后上输于心肺，输布全身，化生成气、血、津液以营养脏腑组织，为生命活动提供能量，以及排出食物糟粕及多余水分的各个环节，即水谷入口直至能量消耗的物质代谢全过程。我提出脾主运化，包括了消化、吸收、转运、转化、输布、产能、化生、贮藏八个环节及肠运化、肝运化、血运化、胞运化四个阶段。

（一）脾主运化八环节

脾主运化，包括了物质代谢过程中消化、吸收、转运、转化、输布、产能、化生、贮藏等环节。若脾气不健，运化功能失常，各环节均可能出现障碍，导致诸多病证的发生。

1. 消化作用

食物在消化道内进行分解的过程称为"消化"，包括机械性消化和化学性消化。胃主饮食物的受纳，脾主饮食物的消化。《诸病源候论》说："胃受谷而脾磨之。"《医方考》说："胃主受纳，脾主消磨。"这是机械性消化。《血证论》说："食气入胃，脾经化汁。"《难经集注》说："脾者，裨也……裨助胃气，主化水谷。"这是化学性消化。食物中的营养成分，包括蛋白质、脂肪、糖类、维生素、水和无机盐。除维生素、水和无机盐可以直接被吸收利用外，蛋白质、脂肪、糖类一般都是难以溶解的大分子物质。其分子结构复杂，不能直接为机体所利用，食物必须先经过消化管机械性加工和消化酶的化学性加工过程，分解为氨基酸、甘油、脂肪酸和葡萄糖等可溶性化合物，方能透过消化管壁的上皮细胞进入血液。消化管内含有大量的腺体，消化管外有胰、肝、唾液腺等消化腺，这些消化腺分别能分泌唾液淀粉酶、胃蛋白酶、盐酸、胰蛋白酶、胰脂肪酶、胰淀粉酶、胆汁、肠淀粉酶、脂肪酶、蔗糖酶、麦芽糖酶和乳糖酶等消化酶，对食物进行化学性消化。胃主受纳，脾主运化，脾在食物的消化过程中起着中心作用，故《医学入门》中说"脾为消化之器"。如脾气虚弱，运化无权，则食物消化不良，营养物质吸收障碍，正如《注解伤寒论》说："脾助胃气消磨水谷，脾气不转则胃中水谷不得消磨。"《医经精义》说："脾不化谷，则五味不能达于脏腑。"现代实验研究也证明，脾虚患者胰腺的外分泌功能降低，唾液淀粉酶活性下降。

2. 吸收作用

食物经消化后，透过消化管壁进入血液循环的过程称为"吸收"。小肠是吸收的主要部位，除胃和大肠能吸收一些水和盐类外，绝大部分的氨基酸、甘油、脂肪酸和葡萄糖等化合物都是在小肠内被吸收。《素问·奇病论》说："夫五味入口，藏于胃，脾为之行其精气。"小肠对水谷精微的吸收，必须依赖脾的运化功能才能完成，小肠的吸收功能是脾主运化功能的重要组成部分。如《医述》中所说："饮食入胃，有气有质……得脾气一吸，则胃气有助，食物之精气得以尽留，至其有质无气，乃纵之使去，幽门开而糟粕弃矣。"脾助胃肠取其精华，去其糟粕。若脾失健运，运化失权，则胃肠吸收功能低下。大量实验研究表明，脾虚动物的肠蠕动功能降低，D-木糖吸收率降低。脾虚患者小肠吸收功能下降，继而生化乏源，营养物质不足，从而引起贫血、低蛋白血症、免疫器官营养不良等。

3. 转运作用

转运，是指从肠道吸收的营养物质（水谷精微）由肠系膜毛细血管转运至门静脉，再至肝脏的生理过程。小肠绒毛内部有丰富的毛细血管、毛细淋巴管和平滑肌纤维等，绒毛的节律性的伸缩和摆动可加速绒毛内血液和淋巴的流动，营养物质和水通过跨细胞途径和旁细胞途径进入血液和淋巴，然后汇入门静脉，再运输至肝脏。这一转运过程需要脾气的推动，如《医门法律》中所说；"盖人之饮食，皆入于胃而运以脾。"若脾气虚弱或血脉瘀滞，则会导致水谷精微转运受阻，如《慎斋遗书》中所言："胃气为中土之阳，脾气为中土之阴，脾不得胃气之阳则多下陷，胃不得脾气之阴则无转运，而不能输于五脏。"

4. 转化作用

从胃肠吸收的所有营养物质进入肝脏后，必须经过肝细胞进行加工处理，转化为人体可利用的物质后，再分配到机体各处；同时对有毒的物质进行分解、解毒，变成无害的物质。肝脏在糖、脂、蛋白质相互转化中，具有特殊重要的作用，是人体物质代谢的枢纽。《素问·经脉别论》说："食气入胃，散精于肝。"《血证论》说："木之性主于疏泄，食气入胃，全赖肝木之气以疏泄之，而水谷乃化。"许多学者都认为，脾主运化包括营养物质的能量转化，如危北海教授主编的《中西医结合消化病学》中明确指出，脾的运化包括了与中间代谢、能量转化关系密切的肝脏部分功能。若脾营不运，肝精不化，可聚湿生痰，痰凝血瘀，而发生脂肪肝、肥胖、高脂血症、高尿酸血症等气化病。如《本草述钩元》中就有"肝又以湿土为化原，脾气虚则肝之化原病"之说。

5. 输布作用

水谷精微要发挥对机体的营养作用，必须通过心肺血液循环才能输送、布散至全身各器官、组织、细胞。《素问·经脉别论》曰："饮入于胃，游溢精气，上输于脾，脾气散精，上归于肺。""食气入胃，浊气归心，淫精于脉。脉气流经，经气归于肺，肺朝百脉，输精于皮毛。"《脾胃论》中也说："夫饮食入胃，阳气上行，津液与气入于心，贯于肺，充实皮毛，散于百脉。"水谷精微的正常输布，是脾、肺、心多个脏腑共同作用的结果。脾主升清，将水谷精气上输于肺，再通过肺气的宣发和心气的推动作用而分布至全身。脾胃居中焦，为气机升降之枢纽，所以脾在水谷精微的输布中起着主导作用。若脾气虚弱，清阳不升，必然会引起脾不散精，机体失养。

6. 产能作用

脾为生气之源。气是人体生命活动的原动力，是五脏六腑、四肢官窍所需能量和热量的来源，正如《灵枢·五味》中所说："五脏六腑皆禀气于胃。"《脾胃论》也说："脾胃为滋养元气之源。"机体的能量虽然来自食物，但机体的组织细胞并不能直接利用食物中的能量，而需要一个中间环节，这就是 ATP。细胞所需要的能量（ATP）的95% 来自线粒体，所以现代医学认为细胞线粒体是细胞生命活动的"供能中心""中央动力站""动力工厂"。三羧酸循环主要是在线粒体中进行，其脱下的氢原子通过内膜上一系列呼吸链酶系的逐级传递，最后与氧结合成水，电子传递过程中释放的能量被用于 ADP 磷酸化形成 ATP，ATP 是机体各项生命活动的推动力。线粒体的氧化磷酸化产能过程与脾运化水谷精微生气产气的功能有着惊人的相似，所以有学者称之为"内运化"。若线粒体氧化磷酸化障碍，必然导致产能不足，机体失养，如《灵枢·本神》中所说："脾气虚则四肢不用，五脏不安。"《明医杂著》中也认为："若脾胃一虚，则其他四脏俱无生气。"这是"脾生四脏""灌溉四旁"的机理之一。

7. 贮藏作用

《素问·灵兰秘典论》曰："脾胃者，仓廪之官，五味出焉。"《素问·六节藏象论》曰："脾胃……者，仓廪之本，营之居也。"《灵枢·本神》曰："脾藏营。"《素问·痹论》曰："营者，水谷之精气也。"脾藏之营，是指由水谷精微所化生的营养物质。脾为仓廪之官，有贮藏营养物质和能量的功能，当营养过剩时则贮存之，机体需要时则释放之，以调节能量的代谢平衡。现代生物化学表明，脂肪、糖原、蛋白质是体内能源物质的主要储存形式。脂肪的主要功能是贮存和供给能量，脂肪贮存于皮下组织、腹膜壁层和内脏器官等处。当机体需要时，可迅速分解为甘油和脂肪酸，供组织细胞利用。肝糖原、肌糖原也是重要的储能形式，当血糖下降时，糖原可分解成葡萄糖释放入血以维持血糖含量的恒定。ATP 是体内又一重要贮能物质，当能量过剩时，可通过 ATP 将高能磷酸键转移给肌酸，肌酸和磷酸合成磷酸肌酸（CP）而贮存起来，当机体生理活动对能量需求时，CP 将高能磷酸键转移给二磷酸腺苷或腺苷二磷酸（ADP）而生成 ATP，以补充组织细胞 ATP 的消耗。脂肪、糖原和 ATP 等储能物质与脾藏营功能密切相关，脾的贮藏功能障碍则会导致疾病的发生。如脾营亏虚，则贮能不足，可发生能量供应不足；脾营不运，分解障碍，则堆积太过，又会出现营养过剩，发生肥胖等症。

8. 生化作用

《脾胃论》说："脾胃为气血阴阳之根蒂也。"脾居中州，禀气于胃，斡旋饮食精微，化生气血津液，以灌溉四旁。脾胃运化的水谷精微在气（能量）的推动下，可化生为血、精、津、液等各种生命物质。如《灵枢·决气》说："中焦受气取汁，变化而赤是谓血。"《景岳全书》说："血者，水谷之精也，源源而来，生化于脾。"《褚氏遗书》说："精生于脾。"《素问·六节藏象论》说："五味入口，藏于肠胃，味有所藏，以养五气；气和而生，津液相成，神乃自生。"若脾失健运，则生化无源，气、血、精、津液都将亏虚，正如《杏轩医案》中所述："脾胃一亏，则生化之源绝矣。"

《金匮要略编注》说："五脏六腑之血，全赖脾气统摄。"脾化生的水谷精微，是人体之气的主要生化来源。气对血液具有固摄作用，即气能摄血。血液中的血小板、凝血酶原等是防止血液溢出脉外的重要凝血物质，其生成有赖于脾胃化生的水谷精微。脾胃虚弱，则气生无源；气不摄血，则发生各种出血之症。这是"脾不统血"的主要机理。

《灵枢·师传》曰："脾者，主为卫。"《王九峰医案》说："胃者，卫之源。"卫气主要是由脾胃运化的水谷精气中的慓疾滑利部分化生，脾气盛则正气旺，邪不可干；反之，脾气虚弱，卫气则不固，百病由生，如《脾胃论》所说："百病皆由脾胃虚衰而生。"所以健脾益胃是扶助正气、预防疾病的重要途径。

（二）脾主运化四阶段

脾运化包括物质代谢和能量代谢的全过程，我将其分为肠运化阶段、肝运化阶段、血运化阶段和胞运化阶段。"脏腑"是中医学特有的概念，与西医学"脏器"的概念不同。中医学中的脏腑，不仅是一个解剖学的概念，更重要的是一个生理、病理学的概念，是在古代解剖学基础上演变成人体功能系统的概念。一个中医学脏腑的功能，可能包括西医学几个脏器的功能；而一个西医学脏器的功能，可能分散在中医学的几个脏腑功能之中。以脾、肝为例：中医学的脾，包括了胰、胃、肠、脾、胆和肝等多个脏器的部分功能；而中医学的肝，包括了肝脏贮藏血液、调节血量，以及脑神经、自主神经、内分泌系统对人体生理活动的调节功能；而肝脏对物质代谢、能量代谢的功能却归到脾主运化的生理功能之中。所以下面所说的脾运化四个阶段中的肠、肝、血、胞是指西医学的小肠、肝脏、血液、细胞，它们对物质代谢和能量代谢的作用均属于中医脾的运化功能范畴。

1. 肠运化阶段

肠运化包括食物的消化与吸收。消化是指食物在消化管内进行分解的过程，吸收是指食物经消化吸收后透过消化管壁进入血液循环的过程。小肠为受盛之官，主泌别清浊，是消化吸收的主要场所。《素问·灵兰秘典论》说："小肠者，受盛之官，化物出焉。"《类经·藏象类》说："小肠居胃之下，受盛胃中水谷而分清浊，水液由此而渗入前，糟粕由此而归于后。脾气化而上升，小肠化而下降，故曰化物出焉。"《医原》说："人纳水谷，脾化精微之气以上升，小肠化糟粕传于大肠而下降。"食物中的营养成分，包括蛋白质、脂肪、糖类、维生素、水和无机盐。除维生素、水、无机盐可以直接被吸收利用外，蛋白质、脂肪、糖类大多是难以溶解的大分子物质，分子结构复杂，不能直接为机体所利用。因此，食物必须先经过消化管的机械性消化和消化酶的化学性消化，分解成为精华与糟粕两部分。精华部分如氨基酸、甘油、脂肪酸和葡萄糖等，可透过肠壁的上皮细胞进入血液；而糟粕部分为不能吸收利用的食物残渣，则由大肠排出体外。食物的消化需要消化酶的作用，消化管内含有许多腺体，腺细胞可分泌重要的消化液和黏液。在消化管外还有几种大的消化腺，如唾液腺、胰腺、肝脏，由这些腺体生成和分泌的消化液，如唾液中淀粉酶及胰液中的胰淀粉酶、胰脂肪酶、胰蛋白酶和糜蛋白酶，以及肝脏分泌的胆汁等，循着与消化管相连的导管流入消化管腔内，对食物进行化学性消化。消化过程是吸收的重要前提。口腔和食管内食物是不被吸收的，胃可吸收酒精和少量水分，食物的吸收极少；大肠主要吸收水和盐类。所以小肠是吸收的主要部位，大部分的营养成分都在小肠中吸收。小肠黏膜具有环形皱襞，并拥有大量的绒毛，每一条绒毛的外面是一层柱状上皮细胞，柱状上皮细胞顶端有纹状缘，每一柱状上皮细胞的顶端约有1 700条微绒毛，由于环状皱襞、绒毛和微绒毛的存在，最终使小肠的吸收面积比同样长短的圆筒面积增加约600倍，达到200m^2。因为小肠具有巨大的吸收面积，食物在小肠内停留的时间长（3～8小时），以及食物在小肠内被消化到适宜吸收的小分子物质，都是小肠吸收的有利条件。营养物质和水通过扩散、易化扩散、主动转运及胞饮等机制，经跨细胞途径和旁细胞途径进入血液和淋巴。

小肠的消化吸收有赖于脾的升清和胃的降浊作用，小肠之升清降浊实际是脾主升清和胃主降浊功能的具体体现。如脾不运化，可出现化物失常和泌别失常。化物失常则小肠不能化物，水谷不能消磨，而出现食入腹胀、完谷不化等症。泌别失常则食物的精微和残渣不分，清浊混杂并走于下，导致便溏、水泻、腹痛、肠鸣等症。因为肠运化是脾运化功能的一部分，所以临床常常是从脾来治疗小肠的病变，如健脾助运、运脾渗湿、健脾止泻等。

2. 肝运化阶段

肝运化主要指肝脏对各种营养物质的转运、转化和生化作用。从肠道吸收的所有营养物质进入肝脏后，均先经肝加工，再分配到机体各处。《素问·经脉别论》说："食气入胃，散精于肝。"《素问·五常政大论》亦云："木曰敷和。"《血证论》中提出："食气入胃，全赖肝木之气以疏泄之。"肝主疏泄，对胃的受纳和脾的运化功能具有重要的调节作用。肝气疏泄作用能够促进脾气上升，脾气升则健运，水谷之清气得以上归心肺；又能协助胃气下降，使水谷之浊气依次下达小肠、大肠。肝脏是人体最重要的物质代谢和生物转化的中心和枢纽，肝细胞含有丰富的线粒体和酶系统，所以肝脏在机体糖、脂类、蛋白质、维生素和激素等物质代谢中具有重要的调控作用。如糖原的合成和血糖水平的调控，脂类的分解、合成和运输，蛋白质合成、分解和氨基酸代谢等均主要是在肝脏中进行。血糖的来源与去路处于动态平衡，主要凭借激素调节，而血糖调节激素的主要靶器官是肝，肝细胞主要通过调节糖原合成与分解、糖异生途径以维持血糖的相对恒定，保证全身各组织的能量供应。肝在人体蛋白质合成、分解和氨基酸代谢中起重要作用，除了合成自身固有蛋白外，还可合成和分泌90%以上的血浆蛋白质。肝在脂类的消化、吸收、分解、合成及运输等代谢过程中，均具有重要作用。肝细胞合成并分泌胆汁酸，为脂类物质（包括脂溶性维生素）的消化、吸收所必需。肝是合成甘油三酯和胆固醇最活跃的器官，是血浆胆固醇的主要来源，胆汁酸的生成是肝降解胆固醇的最重要途径，肝不断将胆固醇转化为胆汁酸，以防止体内胆固醇的超负荷，在调节机体胆固醇代谢平衡上起着中心作用。肝在三大物质代谢中的作用属于中医脾的运化功能范畴，机体通过气化作用而实现物质转化和能量转化，脾胃为气化之枢，肝为气化之调节器。《读医随笔》说："凡脏腑十二经之气化，皆必藉肝胆之气化以鼓舞之，始能调畅而不病。"糖、脂肪和蛋白质等供能物质在肝脏中的代谢，属水谷精微的转输化生过程；而水谷精微的化生、转输、利用，主要在于脾之运化功能。若脾失健运，肝不散精，则阳气不能布升，水谷精微不归正化，生浊生湿，蕴酿成痰，或化为膏脂堆积于体内，发为肥胖症；或沉聚于肝脏，发为脂肪肝；或蕴阻于血脉，形成高脂血症和动脉粥样硬化症；或痰浊蕴积胆腑，湿从热化，湿热蕴蒸日久煎熬成石，发为胆结石。肥胖、高血糖、高血脂、高尿酸等都是气化障碍影响物质代谢的结果。有大量的临床报道，应用健脾祛痰法、运脾除湿法、醒脾化浊法治疗脂肪肝、肥胖症、高脂血症、糖尿病、痛风等代谢性疾病取得明显疗效。

3. 血运化阶段

血运化是指血液对营养物质的运输和输布作用，包括门静脉运输作用和体循环的输布作用。《素问·经脉别论》云："食气入胃，浊气归心，淫精于脉。脉气流经，经气归于肺。肺朝百脉，输精于皮毛。"《脾胃论》曰："夫饮食入胃，阳气上行，津液与气入于心，贯于肺，充实皮毛，散于百脉。"脾胃生成的水谷精微进入血液循环中，通过血脉的运输作用到达全身，以营养脏腑组织、四肢百骸。血的运行有赖于心气的推动、肺气的宣达、肝气的调畅，也与脾的联系十分密切。《景岳全书》说："血者，水谷之精也。源源而来，化生于脾。"《血证论》说："血之运行上下，全赖于脾。"脾对血液运行作用有四：一是生成血液，以保证血脉的充盈；二是注入充足的水谷精微，并保持各种物质的均衡，以维持血液的稳态；三是脾为生气之源，气是血液循环的推动力；四是脾气统摄血液，使其不溢于脉外。

血液在封闭的血管内循环，具有运输氧气和各种营养物质的功能。血浆蛋白是血浆的主要固体成分，能结合并转运许多物质。血浆蛋白分子的表面分布有众多的亲脂性结合点，脂溶性物质可与其结合而被运输。如甘油三酯和胆固醇必须以脂蛋白形式进行运转；血浆中的乳清蛋白能与脂肪酸、胆红素、Ca^{2+}等多种物质结合。血浆中还有皮质激素传递蛋白、运铁蛋白、铜蓝蛋白等，这些载体蛋白除结合运输血浆中某种物质外，还具有调节被运输物质代谢的作用。保持血液各种化学物质的均衡，对维护血液稳态，防止动脉粥样硬化、血栓形成、出血等各种疾病发生具有重要作用。血液的正常运行需要血液各种物质成分之间保持着平衡和稳态，如血浆蛋白、血脂、血糖、血细胞、血酸碱度、血比重、血浆胶体渗透压、血浆晶体渗透压，以及凝血因子、抗凝血因子和纤溶系统等均需维持相对的动态平衡，正如《内经》中所云"气血正平""气血和调"。中焦为枢，生血统血，血液中的各种物质成分都是由脾胃运化的水谷精微所化生，所以脾气健运对维护血液的稳态发挥着重要作用，如朱丹溪说："气血中和，百病不生。"若饮食不节，如膏粱厚味，或饮食偏嗜，或烟酒无度，或烹饪失宜等，必然内伤脾胃，导致脾不散精，营阴不化，聚湿生痰，痰生膏浊，变生血浊（包括脂浊、糖浊、尿酸浊、蛋白浊等），形成血脂异常、血糖异常、血流变异常、高尿酸血症等病理变化。正如仝小林院士所言："血浊概念的提出，成功地连接了中医病理学与西医疾病学。"痰湿膏浊黏滞，阻碍血行，血循不畅，甚至血脉瘀阻而引起血液病、心脑血管病等一系列疾病的发生。现代疾病谱中名列前茅的心脑血管病，大多由动脉粥样硬化所致，表现为血脉瘀阻；而血脉瘀阻又大多由痰浊阻滞、痰瘀交结引起。"脾为生痰之源"，可以说血脉瘀阻是标，脾困酿痰是本。目前临床上常采用的健脾化痰祛瘀法治疗动脉粥样硬化疾病，是有充分的理论依据的。

4. 胞运化阶段

胞运化是指细胞线粒体在三羧酸循环、氧化磷酸化过程中释放、转移和利用能量的作用。脾主运化水谷，将水谷精微化生为气，推动人体生命活动，为机体能量之源泉。线粒体中的三羧酸循环是糖、脂肪、蛋白质三大营养物质代谢的最终通路和相互转化的渠道，是细胞呼吸链和氧化磷酸化的中心，细胞生命活动所需要的绝大多数能量均来自线粒体，被称为细胞生命活动的"供能中心""中央动力站""动力工厂""能量转换器"。线粒体氧化磷酸化产能过程与脾"主运化""气化之枢""生气之源"等功能极其相似，所以刘友章教授等首先提出"脾－线粒体相关"理论，认为"中医脾主运化，不仅仅是指食物在胃肠的消化吸收（外运化），更重要的是营养物质在线粒体的生物氧化产能过程（内运化）"。该理论把脾主运化的研究深入到亚细胞水平。

脾统四脏，为五脏六腑之本，而线粒体存在于五脏六腑、四肢百骸中，因为线粒体可以把食物的潜能转化成为供细胞利用而实现功能活动的能量，所以认为中医脾主运化的细胞生物学基础在线粒体。脾气盛衰决定脏腑强弱，线粒体功能正常与否决定细胞所在脏器直至个体生理功能的盛衰。脾健则四脏皆健，脾衰则四脏俱衰；线粒体功能正常则脏器活动旺盛，线粒体功能异常则脏器活动虚弱。《脾胃论》说："百病皆由脾胃虚衰而生。"线粒体病不仅是一种细胞、组织或器官的损伤，而且是一种导致多系统紊乱的疾病，如高度依赖氧代谢的器官（如脑、骨骼肌、心脏、肾和内分泌系统）往往首先受到影响。刘友章等研究发现，脾虚患者的线粒体数目明显少于正常人和肝胃不和（实证）患者，且线粒体肿胀、膜缺损、嵴断裂，甚至空泡化，与对照组相比有明显差异。健脾药物四君子汤具有提高细胞线粒体数量，修复线粒体损伤的作用。动物实验研究发现，脾虚大鼠胃黏膜组织细胞中的三磷酸腺苷酶、琥珀酸脱氢酶、碳酸的酸酐等活性明显低于正常组，而健脾益中的黄芪建中汤可使之提高至正常水平，从而提示组织细胞代谢低下是脾虚证发生的病理机制之一。

（三）脾失健运再认识

"内伤脾胃，百病由生"是《脾胃论》中的著名观点之一。脾的运化功能囊括了人体物质代谢和能量代谢的全过程，若脾失健运，营养物质的消化、吸收、转运、转化、输布、产能、生化、储存等均会发生障碍而导致各种疾病的发生。

1. 肠运化障碍

小肠是人体食物消化与吸收的主要场所。胃失受纳，脾失运化，首先影响的是肠运化功能，常导致饮食物的消化不良及吸收障碍，可出现纳少、厌食、脘痞、腹胀、呕吐、便溏、腹泻、完谷不化等症状。病延日久，脾营亏虚，气血生化无源，机体失养，元气不足，脏腑虚弱，常出现消瘦、神疲、乏力、头晕、汗多、出血、易感冒等。消化不良症、营养不良症、低血糖症、低蛋白血症、免疫功能低下症等疾病与肠运化功能失常关系密切。以上病证，中医主要是从脾胃论治，脾胃健则气血生，气血生则脏腑盛，脏腑盛则身体壮。

2. 肝运化障碍

肝脏是人体最重要的物质代谢和生物转化的中心和枢纽，肝运化是脾主运化功能的重要组成部分。脾气不运，脾营不化，必然导致肝运化功能障碍，失去对水谷精微物质（脂肪、糖、蛋白质等）的转化与输布，致营阴积聚，生浊生湿，蕴酿成痰。痰具黏、浓、聚、凝之性，且随气之升降，内而脏腑血脉，外而筋骨皮肉，造成各种代谢病的发生。如脂类代谢障碍，体内脂肪堆积过多，可发生肥胖症、脂肪肝、高脂血症、动脉硬化症等病；糖代谢障碍，可发生糖尿病；嘌呤代谢障碍，可发生高尿酸血症和痛风病。这类疾病大多为脾失健运、痰浊积聚所致，临床治疗时应重视健中运脾，脾健则湿化，湿化则痰消，痰消则瘀除。许多著名的中医大家从脾治疗代谢病具有丰富的经验，如关幼波教授指出："血中胆固醇增高，中医则多从痰论治。"王灵台教授指出："脾虚痰阻是脂肪肝的重要病机，健脾化痰是治疗之大法。"健脾助运法治疗糖尿病已在临床上被广泛应用，如祝谌予教授的降糖活血方，重用黄芪、苍术、葛根就是着眼于健脾助运。朱良春教授善用土茯苓治疗痛风，他认为嘌呤代谢紊乱"系湿浊瘀阻，停着经隧而致骨节肿痛、时流脂膏之证，应予搜剔湿热蕴毒，故取土茯苓健胃、祛风湿之功，脾胃健则营卫从，风湿去则筋骨利"。

3. 血运化障碍

血液具有对营养物质的运输和输布作用。脾能生气，气推动血液的运行，又能生血统血，在血液循环中发挥着重要作用。脾失健运，必然会导致血运化的失常，如《脾胃论》说："脾胃不足，皆为血病。"脾失健运导致的血运化障碍主要有以下两种情况。

一是血失"正平"。《内经》中强调的"气血正平"，是指血液各种物质成分的均衡，从而保持血液稳态和血流的畅通。以动脉粥样硬化（AS）为例，血脂成分异常是其最重要的致病原因，如胆固醇、甘油三酯、低密度脂蛋白胆固醇是 AS 的危险因子，而高密度脂蛋白胆固醇却有很强的抗 AS 发病的作用。各类血脂成分的均衡失调，可导致脂质不断沉积于动脉壁内造成血管的各种损伤。虽然高脂血症与先天禀赋关系密切，但后天脾失运化亦是其发生的重要病机。中医认为，血脂乃饮食精微所化，是血液的主要成分之一，其运与化均在脾胃。若脾气健运，则布散有序，各型脂肪含量均匀衡定；反之，脾不健运，布散不周，均衡失常，则生浊生痰，血浊内生，浸渍血脉，阻滞脉络，而发生动脉粥样硬化。又如血浆蛋白是血浆的主要固体成分，目前已知血浆蛋白质有 200 多种，各种血浆蛋白都有其独特的功能，如脂蛋白、凝血系统蛋白质、纤溶系统蛋白质、补体系统蛋白质、免疫球蛋白、载体蛋白等，各种蛋白质之间保持着动态平衡。任何血浆蛋白质含量异常都有可能引起机体的病理变化，如血清蛋白是维持血浆胶体渗透压的主要成分，若脾失健运，化源不足，而发生低蛋白血症，可导致水肿、腹水等症，这是脾虚水肿的主要病理机理之一。

二是脾不统血。脾气虚弱，化源不足，气血生化失源，血虚则血脉亏虚，气虚则统摄无权，而发生脾不统血之出血证。经多项研究表明，多数脾虚证患者的血液具有淡、清、稀特征。如血液红细胞减少，血浆蛋白降低，全血比黏度、血浆比黏度、血细胞比容下降，血沉加快。脾气虚又会影响到维生素 K 和有关物质的吸收，从而导致凝血系统蛋白质合成障碍；也有可能因化源不足影响血小板的生成，从而出现各种出血症，这是脾不统血的主要发生机理。

4. 胞运化障碍

细胞线粒体是人体生命活动的"供能中心"。气是人体生命活动的原动力，脾胃虚损则气弱，气弱则生命虚弱。多项实验研究表明，脾虚患者基础代谢率降低，红细胞酵解活力降低，血清肌酸磷酸激酶、乳酸脱氢酶同工酶活性下降，而经健脾益气治疗后能得以提高，提示脾虚患者存在能量代谢障碍。线粒体是人体细胞生命活动的"供能中心""动力工厂"，绝大部分的 ATP 都来自线粒体。研究表明，脾虚患者的胃黏膜细胞线粒体数量明显减少，线粒体形态异常。由于线粒体的损伤，从而导致三羧酸循环障碍，产能不足，出现神疲少气、四肢乏力等症状，健脾治疗可以使线粒体的损伤得到明显改善。《灵枢·五癃津液别》说："脾为之卫。"脾气虚弱，卫气亦虚，抗邪无力，导致免疫功能低下。大量实验研究表明，脾虚证患者免疫功能失调，体液免疫和细胞免疫功能均有低下，采用健脾益气中药治疗后，免疫功能有明显提高。

综上所述，脾主运化不仅仅局限于食物的消化、吸收和输布三个方面，而且囊括了物质代谢和能量代谢的全过程；脾失健运也不仅仅是消化吸收障碍，且可导致诸多的代谢病、血液病、免疫病、肌肉病、官窍病及其他脏腑疾病。《万病回春》说："调理脾胃者，医中之王道也。"从脾胃论治内伤杂病，前景广阔，大有作为。

三、《内经》"脾藏营"新探

我于 1989 年在《上海中医药杂志》上发表论文"试论脾藏营"，对《内经》"脾藏营"理论进行了初步的探讨；1999 年在《中国中医基础理论杂志》上发表论文"脾营虚初探"，进一步探究脾藏营的病理变化和临床诊治。近 20 年来，我对脾藏营理论进行了更深入的研讨，并运用此理论指导临床防治营养不良性疾病和代谢障碍性疾病，取得明显的效果。《内经》脾藏营理论在当代具有重要的学术价值，尤其是对中医药预防与治疗代谢性疾病提供了理论依据。

问题的提出：《素问·五脏别论》曰"五脏者，藏精气而不泻也"，指出贮藏精气是五脏的共同生理特点，如心藏脉、肝藏血、肺藏气、肾藏精。《素问·灵兰秘典论》曰："脾胃者，仓廪之官，五味出焉。"脾为"仓廪之官"，必有所藏。那么脾所藏是何物？各版中医院校教材《中医基础理论》均未阐明，这使藏象学说体系缺乏完整性，我在教学中时常遇到同学们的质疑。《内经》中的"五脏藏精气"理论是完整的，《灵枢·本神》曰："肝藏血，血舍魂……脾藏营，营舍意……心藏脉，脉舍神……肺藏气，气舍魄……肾藏精，精舍志。"《素问·六节藏象论》曰："脾胃……者，仓廪之本，营之居也。"由此可见，《内经》中已明确提出了"脾藏营"的概念，但这一重要内容却长期被忽略了，造成"五脏藏精气"理论体系的残缺不齐。

（一）《内经》"营"的释义

中医理论的研究必须溯本求源，"营"理论来源于《内经》，故对"营"的研究必须以《内经》为依据。在《内经》中，"荣"常为"营"的通用字，一部《内经》中"营"和"荣"出现89次，与40篇经文相关。其中《素问》中有12篇，《灵枢》中有28篇，占总篇数的24.7%。"营"在《内经》中有多种释义，有作名词解，有作动词解，大致有如下7种。

1. 水谷精微

《素问·痹论》说："荣者，水谷之精气也，和调于五脏，洒陈于六腑。"荣通营，乃水谷精微也。水谷入胃，胃主受纳，脾主运化，食物通过脾胃的消化作用化生为水谷精微，然后被人体吸收和利用。

2. 营气

《灵枢·营卫生会》说："人受气于谷……其清者为营，浊者为卫，营在脉中，卫在脉外。"水谷精微中的精专部分进入脉中成为营气。《灵枢·邪客》说："营气者，泌其津液，注之于脉，化以为血。"营气出于中焦，经肺进入经脉后，成为血液的重要组成部分，沿十四经依次循环，周流全身。

3. 营养

《灵枢·邪客》言："营气者，泌其津液，注之于脉，化以为血，以荣四末。"《素问·痹论》曰："其不痛不仁者，病久入深，荣卫之行涩，经络时疏，故不通；皮肤不营，故为不仁。"这里的"营"是动词，即"营养"之意，"荣四末""营皮肤"皆是营养的含义。

4. 荣华

《素问·气交变大论》说："岁太阴在泉，草乃早荣。"《素问·五脏生成论》说："肺之合皮也，其荣毛也。""脾之合肉也，其荣唇也。"这里的"荣"是"荣华"之意。荣华本义是草木开花之意，色华于外。皮毛是肺之外应，唇是脾之外应，皮毛、口唇需要依赖脏腑之精而荣华于外。

5. 营运

《素问·天元纪大论》说："五气营运，各终期日，非独主时也。"营有运行之义。《灵枢·根结》说："所谓五十营者，五脏皆受气。"经气在经脉中一天内循环往复运行五十周来滋养五脏。《灵枢·经水》曰："经脉者，受血而营之。"谓经脉可以行血。

6. 营舍

《灵枢·经脉》曰："骨为干，脉为营，筋为刚，肉为墙。"将脉比作营舍，可以约束气血运行。

7. 营垒

《素问·玉机真脏论》曰："冬脉如营，何如而营……其气来沉以搏，故曰营。"冬季阳气潜敛，主收藏，在脉象表现为沉而有力，如营垒一样坚实。

《内经》中"营"的含义众多，历代医家对其作不同的注释，并对"营"理论加以注释与运用。张仲景勤求古训，继承并发扬了《内经》"营卫"理论，认为营是运行于脉中的营气。他首先将"营卫"理论运用于六经辨证之中，如《伤寒论》中第50条"以荣气不足，血少故也"，认为营气不足会导致血少。第53条"病常自汗者，此为营气和。营和者，外不谐，以卫气不共营气谐和故尔。以营行脉中，卫行脉外，复发其汗，营卫和则愈，宜桂枝汤。"指出营卫不和之自汗用桂枝汤治疗。张仲景在《金匮要略》中认为，营气对机体具有营养作用，并可以化生血液，荣卫虚弱和循行不利则导致诸多内伤疾病发生，如"劳则荣气竭""荣虚则血不足，血不足则胸中冷""经络荣卫气伤"。李东垣在《脾胃论》中多处出现"营"字，其含义大部分是指水谷精气，如"胃气也，谷气也，营气也""大肠、小肠受胃之荣气""所谓清气、荣气、运气、卫气，春升之气，皆胃气之别称也""脾全藉胃土平和，则有所受而生荣""荣气，荣养周身，乃水谷之气味化之也"。这里的荣，均是指脾胃纳运所化生的水谷精气。张景岳在《类经》中言："谷气出于胃而气有清浊之分，清者水谷之精气也，浊者水谷之悍气也，诸家以上下焦言清浊者皆非。清者属阴，其性精专，故化生血脉而周行于经隧之中，是为营气。"张景岳认为，清指的是水谷精气，水谷之精气是营，属阴，故能化生阴血。喻嘉言在《医门法律》中言："营气本浊阴之气，以其出于上焦之清阳，故谓清者为营也。"喻嘉言认为，营气出于中焦，原本就是胃中水谷所化浊阴之气，其随上焦之清阳之气同行于脉中。《灵枢·决气》说："脾藏营，肝藏血。肝脾者，营血之原也。濡弱则营血虚衰。"因此，黄元御认为濡脉是营血虚，是脾化生营血不足。叶天士创卫气营血辨证论治温病，他在《温热论》中云"温邪上受，首先犯肺，逆传心包。肺主气属卫，心主血属营，辨营卫气血虽与伤寒同，若论治法则与伤寒大异也。"卫气营血辨证的基础是卫、气、营、血四种生理物质，是疾病影响人体生理物质进而发生的一系列病理变化。营血为心所主，营血证为病邪深入、病情严重的阶段。

（二）"营"的基本含义

《内经》中"营（荣）"具有多种释义，如水谷精微、营气、荣华、营养、营运、营舍、营垒等。"营"作为物质的概念，以往的医家和学者几乎都是将"营"定义为"营气"，没有全面体现《内经》"营"的全部内容，尤其是"脾藏营"理论没有得到充分的阐释和运用。我通过对《内经》脾胃理论的学习和深入探析，发现《内经》经文明确提出"营"的两个物质性概念：一是水谷精气，二是营气。

1. 水谷精气

水谷精气，又名水谷气、水谷精微，即指饮食物经过脾胃消化而化生的具有营养作用的精华物质。《灵枢·本神》曰："脾藏营，营舍意。"《素问·六节藏象论》曰："脾胃……者，仓廪之本，营之居也。"《素问·痹论》曰："荣者，水谷之精气也，和调于五脏，洒陈于六腑。"这里的"营"就是指水谷精气。营，为水谷之精微，来源于饮食，化生于脾胃，富有营养，滋养全身。

《素问·灵兰秘典论》曰："脾胃者，仓廪之官，五味出焉。大肠者，传导之官，变化出焉。小肠者，受盛之官，化物出焉。"胃主消磨，腐熟水谷，变成食糜，下传小肠，小肠主受盛化物，进一步消化形成至微至精的水谷精微，即水谷精气，经吸收后通过脾的散精作用上输心肺而布散以营养全身，并能化生为气、血、精、津、液等。从现代科学来看，水谷精气就是蛋白质、糖、脂肪、维生素、无机盐、水、纤维素等七大营养素，是维持人体生命的最基本物质。

2. 营气

营气，运行于脉中。因营气与血同行于脉中，是血液的重要组成部分，可分不可离，故又被称为"营血"。营气富有营养，具滋养作用，与卫气相对而言属于阴，故营气常被称为"营阴"。《灵枢·荣卫生会》云"营出于中焦"，营气是由脾胃运化水谷精气中的精专部分所化生。《灵枢·五味》云："谷始入于胃，其精微者，先出于胃之两焦，以溉五脏，别出两行，营卫之道。"《灵枢·营卫生会》云："人受气于谷，谷气入胃，以传与肺，五脏六腑皆以受气，其清者为营，浊者为卫，营在脉中，卫在脉外，营周不休，五十而复大会。阴阳相贯，如环无端。"饮食水谷在脾胃的作用下，化生为精微物质，并由脾上输于肺。在肺的作用下，水谷精微中的精专部分进入脉中，成为营气；水谷精微中剽悍滑疾的部分被敷布到经脉之外，成为卫气。

营的这两个物质概念，既密切关联，又有所区别。水谷精气中的精专部分生成营气，营气运行脉中而营养全身。水谷精气除化生为营气外，还能化生为卫气、元气和血、精、津、液等。水谷精气是源，营气是流，水谷精气是营气的源头。以往医家和学者所研究的"营"，主要是营气。本文研究"脾藏营"的"营"，主要是指水谷精气。

（三）"营"的生成过程

1. "营"源于水谷

《灵枢·营卫生会》云："营出于中焦。"《灵枢·营气》云："营气之道，内谷为宝。"水谷即食物也，民以食为天，纳食是人体生长发育及生存的最基本条件，也是"营"得以生成和代谢的物质基础。《素问·生气通天论》云："阴之所生，本在五味。"五谷有五味，化生水谷精微，为营之源也。《内经》强调"谨和五味"，即平衡膳食，如《素问·脏气法时论》言："五谷为养，五果为助，五畜为益，五菜为充。气味合而服之，以补精益气。"平衡膳食，营养丰富且均衡，"营"则生化不息，成为维持机体生命需求的保障。

2. 脾胃运化生成"营"

《灵枢·营气》说："营气之道，内谷为宝，谷入于胃，仍传之肺，流溢于中，布散于外。"水谷是天地的产物，富含营养，是人体之外物。人体不能直接利用水谷，需要经过脾与胃肠的消化、吸收与转化，化生为水谷之精微后才能输布全身，化生气、血、精、津、液等滋养五脏六腑、四肢百骸。《素问·经脉别论》说"饮食入胃，游溢精气，上输于脾，脾气散精，上归于肺""食气入胃，散精于肝"。《灵枢·邪客》言："五谷入于胃也，糟粕、津液、宗气，分为三隧……营气者，泌其津液，注之于脉，化以为血，以荣四末，内注五脏六腑。"食物进入胃后，经胃的消磨，脾的消化，而化生为水谷精微，再通过小肠的吸收，注之于血脉，经肝的散精、肺的输布而到达全身，以营养机体，化生气血津液等。

（四）营的生理功能

根据《内经》和《脾胃论》等著作对营的论述，把营的功能归纳为营养全身、化生诸气、化生血液、化生津液、化生阴精等五个方面。

1. 营养全身

营者，水谷之精气也。《脾胃论》说："水谷之精气也，气海也，七神也，元气也，父也。"营，富有营养，其主要生理功能就是滋养全身。

（1）滋养脏腑组织

脾胃生成的水谷精气对全身脏腑组织、四肢百骸具有重要的营养作用。《素问·痹论》曰："荣者，水谷之精气也，和调于五脏，洒陈于六腑，乃入于脉也。故循脉上下，贯五脏六腑也。"《诸病源候论》也说："水谷之精，以养脏腑。"营生于脾胃，若脾胃虚弱，生化无源，脾营亏虚，脏腑失养，功能减弱，则百病由生。如《灵枢·本神》中所言："脾藏营，营舍意。脾气虚则四肢不用，五脏不安。"

（2）滋养心神

神是人体生命活动的主宰，精、气、血、津液是产生神的物质基础，而精气血津液来源于脾胃生化的水谷之精气，故《灵枢·平人绝谷》说："神者，水谷之精气也。"若脾气健运，营血充盈，心神得养，则思维敏捷、思深虑远、记忆力牢固；反之，脾失健运，营血亏虚，心神失养，则易健忘、思维迟钝。如《脾胃论》中所说："人受气于水谷以养神，水谷尽而神去，故云'安谷则昌，绝谷则亡'。水去则荣散，谷消则卫亡，营散卫亡，神无所依。"

2. 化生诸气

脾胃为气的生化之源。气的来源有三：一是来源于父母的生殖之精气；二是来源于饮食物中的营养物质，即水谷之精气；三是来源于自然界的清气。脾胃纳运结合，将饮食水谷中的营养物质化生为水谷精气；脾气升转，将水谷之精上输心肺，布散全身脏腑组织和经络，成为人体营气、卫气、宗气、元气的主要来源。所以《灵枢·营卫生会》说："人受气于谷。"《脾胃论》说："五脏六腑之精气，皆禀受于脾。""胃气者，谷气也，荣气也，运气也，生气也，清气也。""元气、谷气、营气、清气、卫气、生发清阳之气，此六者皆由饮食入胃，谷气上行，胃气之异名，其实一也。"

（1）滋长元气

元气是人体生命的原动力，来源于先天，滋养于后天。《脾胃论》说："脾胃为滋养元气之源。""真气又名元气，乃先身生之精气也，非胃气不能滋也。"元气是从父母禀受的先天之精气，经肾的化生作用和脾胃运化的水谷之精微的滋养而成。所以，脾胃健运是维护身体健康、防止疾病最为重要的保证。《脾胃论》说："养生当实元气，欲实元气，当调脾胃。"脾胃健运，水谷精气充盈，则元气充足，健康长寿。

（2）化生营卫

营气和卫气的生成源头都在水谷之精气。《灵枢·营卫生会》说："谷气入胃，以传与肺，五脏六腑皆以受气，其清者为营，浊者为卫，营在脉中，卫在脉外。"营气由脾胃运化的水谷精气中的精专部分化生，行于脉内，营养全身；卫气由水谷精气中的慓疾滑利部分化生，行于脉外，防卫御邪。

（3）生成宗气

宗气，又名大气，是积于胸中之气。《灵枢·邪客》说："宗气积于胸中，出于喉咙，以贯心脉，而行呼吸焉。"宗气主要功能是助肺司呼吸，助心行气血。宗气是由脾胃上输的水谷精气（营）和肺吸入的自然界清气结合而成。饮食物经过脾胃的腐熟、运化生成水谷精气，然后通过脾的升清作用上输于肺，与肺吸入的自然界清气结合一起生成宗气。脾胃的运化和肺的呼吸功能是否正常，直接影响着宗气的盛衰。若脾胃虚弱，水谷精气生化无源，则宗气生成不足，可出现呼吸微弱、心悸气短、语声低微、脉软无力等症状。

3. 化生血液

水谷精微和肾精是血液化生的物质基础。《灵枢·决气》说："中焦受气取汁，变化而赤，是谓血。"这里所受的"气"，主要是指水谷中的精气，即营；这里所取的"汁"，即津液。营和津液都是源于脾胃运化的水谷精微。正如《灵枢·邪客》中所言："营气者，泌其津液，注之于脉，化以为血，以荣四末。"营经过脾的转输、肝的转化、心的"化赤"作用可以入于脉而化生血液，成为血液中的主要营养物质。

4. 化生津液

津液来源于饮食水谷，水谷包括了"水（饮）"和"谷（食）"两个部分，水则生成人体中津液。《灵枢·邪客》言："营气者，泌其津液。"水谷是人体津液的源头，如《素问·六节藏象论》中所说："五味入口，藏于肠胃，味有所藏，以养五气，气和而生，津液相成。"津液的生成，主要是通过脾、胃、小肠、大肠和肺等器官完成。

5. 化生阴精

精分先天之精和后天之精。先天之精禀受于父母的生殖之精，后天之精来源于脾胃运化的水谷之精。人出生之后，通过脾胃运化，不断地吸纳水谷之精微，以充养五脏，故《脾胃论》说："五脏六腑之精气皆禀受于脾。"脏腑代谢化生精气，盈者秘藏于肾，如《素问·上古天真论》中所言："肾者主水，受五脏六腑之精而藏之。"精属阴，营也属阴，营能滋精，精能生血，精血同源，故精营同属。

（五）"脾藏营"机理探讨

1. 对"脾"实质探讨

学习和研究"脾藏营"理论，首先要探明中医"脾"的实质。我们认为，中医"脾"是现代解剖学中的胰腺，而不是脾脏。《素问·玉机真脏论》说："脾为孤脏，中央土以灌四旁。"胰腺位于胸腹正中央，与《内经》中脾居中央的记述完全一致。《素问·太阴阳明论》说："脾与胃以膜相连。"《医贯》《医碥》《医学总枢》形容脾的形态为"刀锋""刀镰""犬舌"，这与胰腺的形态是很相似的。

中医脾的生理功能更相似于现代医学的胰腺。《内经》中指出饮食入胃，"脾气散精""脾为胃行其精气"。脾主运化，具有把水谷化为精微，将精微物质吸收转输全身并被利用的生理功能。胰腺是人体不可缺失的重要脏器，具有外分泌和内分泌的双重功能，外分泌腺可以分泌胰淀粉酶、胰蛋白酶、胰脂肪酶等多种消化酶，有助于食物的消化，内分泌腺可以分泌胰岛素、胰高血糖素、胰多肽、生长抑素、血管活性肽等多种激素，调节机体营养物质的代谢。胰腺的外分泌与内分泌功能对于机体的营养摄取和细胞新陈代谢等方面起着重要的调控作用。由此可见，脾（胰腺）对于人体消化系统和物质代谢具有至关重要的生理功能，真可谓是"后天之本""生命之枢"。

脾失健运是脾的主要病理变化，由于脾运化失权，气血生化无源，则可导致脏腑失营、肌肉失养、清气不升、固摄无权、卫气不固等。胰腺病变，极相似于脾失健运，如外分泌功能障碍可导致消化吸收不良，出现腹泻、消瘦、疲乏等症状；胰岛内分泌功能障碍是糖尿病发生的主要原因，如《灵枢·本脏》曰："脾脆则善病消瘅易伤。"

中医藏象之脾，具有运化水谷、化生气血、升清、统血、主涎、主四肢、主肌肉等多项生理功能，涵盖了西医学消化系统、物质代谢系统及其一部分血液系统、免疫系统、运动系统、神经内分泌系统等诸多的生理功能，是西医学的胰腺、胃、小肠、大肠、肝、胆、脾、脑等脏器多重功能的组合，囊括了食物入口直至能量产生、利用、消耗的物质代谢全过程。中医之脾和西医胰腺在解剖、生理和病理上联系紧密，但脾的生理功能和病理变化又远非胰腺可以囊括的。这种认识被确定，就能很好理解"脾藏营"理论内涵了。

2. 对"藏"的理解

藏，即收藏、储藏。脏通藏，有贮藏之意，为精气贮藏之所。《素问·五脏别论》曰："五脏者，藏精气而不泻也。"五脏的共同生理功能是主"藏精气"，即贮藏气、血、营、精等精微物质。《灵枢·本神》说："血、脉、营、气、精神，此五脏之所藏也。"又说："脾藏营，营舍意，脾气虚则四肢不用、五脏不安。"明确地指出脾所藏精气是"营"，即脾贮藏水谷之精气。

我们认为，"藏"除了贮藏这一本意外，还可引申为"主持""主司"之意，如藏象学说中常说的"心藏神""肺藏气""肝藏血""肾藏精"。心藏神，是指心主司人体的精神、意识、思维等神志活动；肺藏气，是指肺主气，包括主司呼吸之气和一身之气，即生成清气和主持全身气机；肾藏精，除贮藏精气之外，还主宰人体生殖之精和生殖功能。由此推论，"脾藏营"除指运化饮食生成水谷精气外，更重要的脾是人体食物消化和物质能量代谢的中心，主司机体营养物质的新陈代谢。

3. 对"营"的定义

经过长期的理论考证和临床探讨，我们试对"脾藏营"之"营"进行定义：营是指脾胃纳运的饮食物所化生的水谷精微，对全身脏腑组织具有营养作用，是气、血、精、津液等生成的物质基础。从现代科学认识，脾藏之营就是蛋白质、脂肪、糖、无机盐、维生素、纤维素和水七大营养物质。

"脾藏营"之"营"，也包括了"营气"。因为营气是由脾胃化生的水谷精微中的精专部分而生成的。"营"是源，"营气"是流。

4. "脾藏营"生理机制

"脾藏营"是指脾是人体食物消化和物质代谢的中心，主司人体营养物质的新陈代谢。脾的主要生理功能是一方面通过运化作用，把水谷化为精微，并将精微物质吸收并转输至全身；另一方面又如同仓库一样，具有贮藏营养物质和能量的功能，当营养过剩时则贮存之，机体需要时则释放之，以调节机体的物质和能量代谢的平衡。现代生物化学证明，脂肪、糖原、ATP 等是体内能源物质的主要储存形式，脂肪的主要功能是贮存能量及氧化供能，肝糖原、肌糖原也是重要的储能形式。当血糖下降时，糖原可分解成葡萄糖释放入血，以维持血糖含量的恒定。ATP 是体内又一重要贮能物质，当能量过剩时，可通过 ATP 将高能磷酸键转移给肌酸，肌酸和磷酸合成磷酸肌酸（CP）进行贮存。中医藏象之脾，具有运化、生气、生血、统血、升清、主肌肉、主四肢、主唇、主涎等多项生理功能，是现代医学胰腺、肝脏、胃、小肠、大肠、胆、脾脏等多个脏器、多重功能的组合，是主要包括消化系统及与能量代谢等相关器官的功能系统。脂肪、糖原和 ATP 等储能物质来源于水谷之精微，而水谷精微有赖于脾胃的纳运，脾胃健运则生化有源，仓有所藏。脾营充盈，能量充足，机体得以营养，则气血盛旺，脏腑强盛，表现为精力充沛、思维敏捷、四肢健壮有力，所以说"脾藏营""脾为仓廪之官"。

（六）"脾藏营"失常病证

"内伤脾胃，百病由生"，这是《脾胃论》中的著名观点。脾主运化，囊括了人体物质代谢和能量代谢的全过程。若脾失健运，营养物质的消化、吸收、转运、转化、输布、产能、生化、储能等功能均会发生障碍，从而导致各种疾病的发生。脾的病理变化除了表现在运化无权而致消化吸收功能失常及水湿潴留、统血无权、中气下陷等方面外，还可以出现脾藏营功能失调。如脾营亏虚，则贮能不足，而发生能量供应不足的营养不良症；脾失健运，水谷精微不得布散，则堆积太过，发生肥胖症、脂肪肝、高脂血症、糖尿病、高尿酸血症等。脾藏营失常的病证，主要有脾营虚证及脾营不运证。

1.脾营虚证

（1）定义

脾营虚证是指脾所藏水谷精微亏虚，机体失于营养所表现的证候，以营养不良、机体失养为临床特征。营养不良症、低蛋白血症、低血糖症、消瘦症、小儿生长迟缓症多属于脾营虚证的范畴。

（2）临床表现

形体消瘦，肌肉痿弱，甚则大肉尽脱，精神疲惫，头晕，四肢无力。舌质淡，苔薄白，脉虚无力。

（3）病因

导致脾营虚的常见原因有三：一是食物中营养物质缺乏，或小儿喂养不当，营养摄入不足。二是饮食不节或劳倦思虑致脾失健运，便溏腹泻，水谷精微不能吸收，脾营化源不足。三是久病、重病、恶性肿瘤或寄生虫病等因消耗太过，脾营耗损。

（4）病机

"营"富有营养，具有对全身脏腑组织的营养作用。脾营虚证的主要病理变化为营养缺乏，机体失养。脾营虚少，生化失源，气、血、精、津液均不足，脏腑组织失于滋养而精神疲惫、头晕。四肢肌肉缺乏营养则形体消瘦，肌肉痿弱，甚至大肉尽脱。四肢无力、舌质淡、脉虚无力等均为脾虚之象。正如《灵枢·本神》中说："脾藏营，营舍意，脾气虚则四肢不用、五脏不安。"

（5）转归

水谷精微具营养作用，若脾运化失司，水谷精微不能吸收，脾营亏虚，机体失养，容易导致营养不良、气血亏虚、脏腑虚弱，小儿生长发育不良，老人体弱早衰多病。脾失健运，若对蛋白质吸收障碍可导致低蛋白血症，对糖类吸收障碍可形成低血糖症，对维生素和微量元素吸收障碍可导致各种维生素缺乏症等。脾营亏虚，卫气生成无源，则可导致免疫功能低下。

（6）类证鉴别

脾营虚证要与脾气虚证和脾阴虚证鉴别。脾营虚证和脾气虚证均可见四肢无力、精神疲惫、脉虚弱等中气虚弱的症状，但脾营虚证以机体失养、形体消瘦、肌肉痿弱为特征，而脾气虚证则必有纳少、腹胀、便溏等脾失健运的症状，临床上脾营虚与脾气虚常常并见。营属阴，脾营虚证与脾阴虚证均有肌肉消瘦、疲惫乏力、脉虚弱等，但脾阴虚可见口渴唇燥、大便干结、舌红少津等虚热之象，而单纯的脾营虚证多无热象。

（7）治疗

治法：健脾益营。

处方：健脾益营汤（太子参、白术、山药、莲肉、茯苓、薏苡仁、扁豆、葛根、大枣、山楂、鸡内金、陈皮）。

本方为笔者经验方，由参苓白术散化裁而来。方中太子参益气健脾、养阴益营，为主药；白术、茯苓健脾助运；鸡内金、山楂助脾消食，脾健则生化有源。山药、扁豆、莲肉、薏苡仁、葛根、大枣等味甘性柔质润，既有健脾之功，又富有营养，食药两用，是健脾益营之佳品。陈皮理气和中，使之补而不滞。

治疗本证时，必须注意三点：一是要重视原发病的治疗，去除导致脾营虚的致病因素；二是要注重脾胃的调理，只有脾胃健运，才能生化有源；三是要注意饮食的调节，合理增加食物的营养。

（8）病案举例

病案1：张某，女，9岁。2019年7月28日初诊。

主诉：厌食、消瘦三年，加重半年

患儿家属代述患者厌食、挑食3年余。近半年来不思饮食，纳少，无饥饿感，时常恶心呕吐，胃脘部时有隐痛。精神差，易疲劳。半年中生长缓慢，消瘦明显。面色萎黄，睡眠欠安，小便色偏黄，大便2～3日1次、质干、解之不畅。舌质淡红，苔薄黄稍腻，脉细略弦。

辨病：中医：疳证；西医：营养不良症。

辨证：脾胃虚弱，脾营亏虚。

治法：健脾益营。

方药：健脾益营汤加减。

太子参15g，白术10g，茯苓10g，山药10g，芡实10g，山楂10g，陈皮6g，乌梅6g，谷芽10g，麦芽10g，莱菔子6g，鸡内金6g，生甘草4g。14剂。每日1剂，水煎服，分2次服。

二诊（2019年8月11日）：服药2周后，饮食增进，思进食，体重略有增加，精神好转，寐仍差，大便2日1次，形质正常。舌质淡红，苔薄黄，腻苔已去，脉细稍数。仍以上方加百合10g，继续服用14剂。

随访：服药28剂，患儿体重共增加4斤，纳食已正常，胃无不适，大便正常，面色转佳，精神尚可。嘱饮食调节，以巩固疗效。

按：当今较少出现因为饮食缺乏导致的营养不良症，大多数患儿是由于饮食不节或喂养失调，内伤脾胃，导致脾胃虚弱不能运化水谷所致。小儿"肝常有余，脾常不足"，由于脾胃薄弱，饮食失节、偏嗜偏食，易导致小儿消化不良而致营养缺乏。患儿厌食、挑食三年，导致营养摄入不足，发生脾营虚少，机体失养而日渐消瘦、生长缓慢。易疲劳、精神欠佳、面色萎黄，乃脾虚之象。胃痛、时呕吐、大便干结乃胃气不和，阴液亏虚之象。方中太子参补气养阴健脾；白术、茯苓健脾助运，山药、芡实补脾益营；山楂、谷芽、麦芽、鸡内金、莱菔子开胃助运，消食化滞；乌梅与甘草配伍，既可甜酸开胃，又可酸甘化阴。全方标本兼顾，脾胃同调，且所有药物皆是药食同源之品，具健脾、益营之功，药性和平，久服养营益气，有助于生长发育。

病案2：丁某，男，14岁。2019年4月9日初诊。

主诉：生长缓慢、身高矮小近10年。

家属诉患孩平素挑食、纳差、食少。近10年生长缓慢，14足岁身高只有149cm，体重41.5kg，在班级里最矮小。因父母个子矮小，担心其不能长高，希望中医药帮助其生长。症见：体型瘦小，面色黄、布满白斑，寡言少语，食欲差，纳少，易疲劳，寐欠佳。大便时干。舌质淡，苔薄白略腻。脉细数，按之稍滑。

辨病：生长发育迟缓。

辨证：脾虚营亏，肾精不足。

治法：健脾益营，补肾填精，兼开胃助运。

方药：健脾益营汤合左归丸扩充（桑葚膏）。

新鲜桑葚子7500g，太子参300g，白术150g，茯苓200g，山药150g，莲子肉200g，山茱萸150g，枸杞子120g，黄精200g，女贞子200g，菟丝子150g，杜仲120g，核桃肉200g，三七50g，丹参150g，当归120g，川牛膝120g，谷芽200g，麦芽200g，焦山楂150g，大枣150g，生姜40g，甘草50g，蜂蜜200g。制作为膏，每日早晚两次，每次1匙，开水冲服。

二诊（2019年12月12日）：服用上剂桑葚膏后，半年生长11cm，体重增加5.5kg，纳食增进，精神已佳，面色红润，寐安。舌质淡红，苔薄黄，脉细略数。药效明显，再接再厉，冬日进补，再以膏方调理。

处方：太子参200g，白术150g，茯苓200g，莲子肉200g，芡实200g，黄芪300g，熟地黄200g，山药150g，山茱萸150g，枸杞子150g，女贞子200g，菟丝子150g，桑葚子500g，核桃肉200g，黄精200g，丹参150g，三七50g，当归120g，鹿角胶100g，龟板胶100g，谷芽150g，麦芽200g，焦山楂150g，陈皮80g，生姜50g，大枣150g，生甘草50g，蜂蜜300g，黄酒200g。制作为膏，每日早晚2次，每次1匙，开水冲服。

三诊（2020年4月19日）：一年生长19cm，身高达168cm，体重54kg。纳佳，便调，精神可。前额生长密集的小痘，舌质稍红，苔黄稍腻，脉弦略数。守2019年4月桑葚膏方，加生薏苡仁300g，竹叶150g，莲子心40g。

随访（2021年1月3日）：身高174cm，体重56kg，饮食旺盛，精力充沛。

按：肾藏精，肾中精气是推动人体生长发育的原动力，起到决定性作用。脾藏营，脾营能充实肾中精气，又能营养脏腑四肢，是人体后天发育的重要因素。小儿若喂养不当，或饮食不节，可致脾胃失健，营养缺失，后天不足无以滋养先天，肾精肾气不足，而出现生长发育不良。脾虚者，治疗当以健脾益营为主，辅以益肾填精，精气充足则小儿生长动力旺盛。方中太子参、白术、大枣、山药、莲子肉、芡实、薏苡仁、茯苓健脾益气，滋补脾营，化生元气。桑葚、女贞子、熟地黄、菟丝子、山茱萸、枸杞子、黄精、核桃肉能滋补肾精，助生元气。黄芪、当归益气养血。谷芽、麦芽、焦山楂消食助运，开胃进食。鹿角胶、龟板胶补肾填精益阴助阳，杜仲、牛膝补肾壮骨，丹参、三七、黄酒活血通络，共促骨骼生长。陈皮、生姜、甘草和中护胃，调和诸药；竹叶、莲子心清心导热，使诸药久服补而不滞、温而不燥。膏方是专长补虚的一种中药剂型，可以融合多种滋补药材，长时间熬制，使药性更加平和，再加上蜂蜜甘甜爽口，有利于小儿服用。水谷得化，脾营肾精充实，小儿才能苗壮生长。

2. 脾营不运证

（1）定义

脾营不运是指脾失健运，脾不散精，水谷精微失于输布与气化，导致营蕴不化，堆积体内生成膏浊为患的病证。以形盛而体弱为临床特征。肥胖、脂肪肝、高脂血症、高尿酸血症等多属于脾营不运的范畴。

（2）临床表现

形体肥胖，大腹便便，倦怠无力。痰湿型兼见胸闷脘痞，肢体沉重，大便黏滞溏稀，舌胖苔腻，脉弦滑。气虚型兼见困倦嗜卧，少气懒言，动则汗出，大便不实，舌胖淡，苔白，脉细弱。

（3）病因

导致脾营不运的常见原因有三：一是恣食膏粱肥厚，或饮酒过度，致痰湿滋生，困阻于脾，脾运失健，营蕴不化；二是劳倦伤脾，脾气受损，运化无力，营滞内积；三是安逸太过，长期不从事体力劳动，又不进行体育锻炼，易使人体气血不畅，脾胃功能减弱，运化失司，营滞生浊。

（4）病机

胃主受纳，脾主运化。糖、脂肪和蛋白质等供能物质属水谷精微，而水谷精微的消化、吸收、转运、输布、产能、化生等主要依靠脾的运化功能。脾气健旺，则饮食入胃后，经脾的消化、吸收、转输和散精作用，水谷精微布散全身，变化气血，产生能量，以滋养脏腑组织。若脾失健运，则阳气不能布升，气化失司，布散障碍，水谷精微（胆固醇、甘油三酯、葡萄糖、嘌呤等）失于转运和输布，以致营阴不化，蕴聚内停，生浊生痰，成膏成脂，膏脂堆积于体内，发为肥胖症；或沉聚于肝脏，生成脂肪肝；或生成血浊，蕴阻于血脉，形成高脂血症及动脉粥样硬化；痰浊凝结，阻滞血行，痰瘀停着肢节，发为痛风。膏脂属于痰浊，生于脾失健运，故"脾为生痰之源"。膏脂内壅，则体型肥胖、大腹便便；因脾不散精，营阴不运，失于化生气血，供能不足，脏腑组织失养，故形盛而气弱、倦怠乏力。胸闷脘痞、肢体沉重、苔腻脉滑为痰浊内阻之；大便溏薄黏滞是脾失健运之职；少气懒言、动则自汗、困倦嗜卧、舌淡脉弱，为脾气虚弱之象。

（5）转归

营阴不化，由营养物质转变为病理产物，蕴聚内停化痰为害。如《杂病源流犀烛》中所说："流动不测，故其为害，上至颠顶，下至涌泉，随气升降，周身内外皆到，五脏六腑俱有。"或成膏成脂，膏脂堆积于体内，发为肥胖症；或蓄积于肝脏，生成脂肪肝；或蕴阻于血脉，形成高脂血症；或瘀阻脑络，发为中风；或痹阻心脉，形成胸痹；或沉积于四肢关节，造成痛风。

（6）类证鉴别

《内经》中把肥胖分为肉人、肥人、膏人。有人形体丰腴，但肌肉坚实，四肢有力，精神饱满，血脂和肝脏 B 超检查正常，属于"肉人"，一般不属于病理，应与脾营不运之肥胖相鉴别。

（7）治疗

治法：运脾散营。痰湿型，兼以祛痰化湿；气虚型，兼以健脾益气。

处方：运脾化浊汤（苍术、白术、茯苓、半夏、陈皮、薏苡仁、泽泻、山楂、决明子、红曲、葛根、荷叶、丹参、三七、肉桂）。

本方为笔者经验方，由二术二陈汤化裁而成。方中苍术、半夏、泽泻祛湿运脾，白术、茯苓、薏苡仁健脾助运；荷叶、葛根升清醒脾，脾健则水谷能运，精微能化；山楂、决明子、红曲消食祛脂；丹参、三七活血散积，加少量肉桂温肾阳助脾运。诸药共奏运脾散营消脂之效。气虚明显者，可加党参、黄芪等；脘腹胀满者，加大腹皮、厚朴等。

本证的治疗需注意三点：一是要节制饮食，低脂低糖低盐低嘌呤。二是要加强体育运动，帮助脾营运化。三是综合治理，持之以恒，坚持较长时间的调治。

（8）病案举例

病案 1：肥胖，脂肪肝

宋某，男，35 岁。2019 年 7 月 14 日初诊。

主诉：肥胖、脂肪肝 5 年。

现病史：患者自诉参加工作后，多食肥甘厚味，少动多逸，体重不断增加，目前身高 180cm，体重 110kg，体重指数 33.9。腹部彩超示：重度脂肪肝。生化检查示：ALT：73U/L，AST：65U/L，CHOL：7.4mmol/L，TG：2.80mmol/L。刻下症：肢体困重，倦怠嗜睡，纳佳，饭后胃稍胀，晨起痰多，大便 1 日 3～4 次、不成形。舌质淡胖，有齿痕，苔黄根腻。脉沉细。

西医诊断：肥胖，脂肪肝，高脂血症，肝功能损伤。

中医辨证：脾营不运，痰湿蕴阻。

治则治法：健脾助运，化痰消脂。

处方：运脾化浊汤加减。

苍术 12g，炒白术 15g，茯苓 30g，法半夏 10g，薏苡仁 30g，泽泻 20g，三七 3g，丹参 15g，陈皮 8g，山楂 15g，决明子 15g，荷叶 20g，制何首乌 12g。14 剂。并嘱节制饮食，加强运动。

二诊（2019 年 7 月 28 日）：服药 14 剂后，自觉肢体困倦减轻，便次减少、1 日 2 行、稍成形。舌质淡胖，苔腻减轻。测体重 107kg。守前方：苍术改 15g，加葛花 10g，30 剂。

三诊（2019 年 8 月 25 日）：服药后精神大为好转，大便日一行、成条。舌胖改善，舌苔已干净。体重减至 99kg。复查腹部彩超提示中度脂肪肝。肝功能已恢复正常，胆固醇（CHOL）6.4mmol/L，甘油三酯（TG）2.2mmol/L。

后续治疗：以上方加减治疗 3 个月，体重减至 88kg，复查腹部彩超示轻 – 中度脂肪肝，血脂正常。

按：肥胖、脂肪肝属于《内经》中的"膏浊病"。膏浊属中医之"痰"，饮食不节、内伤脾胃、脾营不运是"膏浊病"形成的关键病因，中焦脾胃是此病的关键病位。脾主运化，将人体水液、饮食物及营养物质进行消化吸收并布散全身而被利用。若过食肥甘厚腻、饮酒过度、情志不畅、久坐少动等均可导致脾运化转输功能失调，脾营不得布散与气化，停滞化生痰湿膏脂。膏脂聚于体内则成肥胖，膏脂着于肝脏则为脂肪肝。因此，本病的主病机为脾营失运，痰浊内蕴，肝脉瘀阻。其病位（标）在肝，病根在脾。本案中紧扣脾营不运、生浊酿痰的关键病机，以运脾化浊汤健脾运营、祛痰化浊、活血消积，故其效甚佳。

病案 2：代谢综合症（脂肪肝，肥胖，高脂血症）

章某，男，54 岁。2020 年 5 月 17 日初诊。

主诉：形体肥胖伴神疲乏力 6 年余。

现病史：患者诉 6 年前因工作应酬，常常过食肥甘厚味之品，体重迅速增加。现身高 172cm，体重 98kg，体重指数 33.1。彩超示中度脂肪肝，肝功能谷丙转氨酶 70U，谷草转氨酶 65U，血胆固醇 7.1mmol/L，甘油三酯 2.6mmol/L，血压 144/96mmHg。未服用降脂、降压西药。刻下症：形体肥胖，腹大，食欲佳，进食多；夜寐安，鼾声大；时觉疲劳乏力，精神不振，喜静不喜动；颈项不利，手指时常发麻，常觉头晕头痛；大便日行 2 次，形溏粘厕；小便稍黄。舌淡边红，苔黄腻；脉弦稍滑，尺弱。

西医诊断：代谢综合症（肥胖症，中度脂肪肝，高脂血症、高血压）。

中医辨证：脾虚痰瘀，肝阳上亢。

治则治法：健脾化浊，平肝潜阳。

处方：经验方运脾化浊汤加减。

炒苍术 12g，炒白术 15g，茯苓 30g，法半夏 10g，陈皮 8g，三七 3g，绞股蓝 20g，泽泻 15g，葛根 30g，荷叶 20g，山楂 15g，威灵仙 15g，姜黄 10g，夏枯草 10g，川牛膝 12g，杜仲 10g。14 剂。

嘱患者合理饮食，坚持适度运动。

二诊（2020 年 6 月 2 日）：服药后症状好转，头晕减轻，无颈项不利及手麻，精神好转，疲劳减轻。大便基本成形，体重降为 96kg，血压 138/94mmHg。舌质淡红，苔腻稍黄，脉弦。守前方，去夏枯草、威灵仙，苍术改 15g，加决明子 15g。14 剂。

三诊（2020 年 6 月 16 日）：无头晕，精神转好，无疲劳，二便调，体重降至 93kg。血压 131/89mmHg。舌质淡，苔薄黄。复查肝功能正常，胆固醇 6.0mmol/L，甘油三酯 2.2mmol/L，彩超示中度脂肪肝。

后续治疗：以上方加减服用 3 个月后，体重降为 83kg，轻度脂肪肝，血脂、血压正常。嘱其务必控制饮食，加强运动，以巩固疗效。

按： 代谢综合症以腹型肥胖、高血压、高血糖、血脂异常为主要特征，以胰岛素抵抗为其同病理基础，其发生与脾失健运关系密切。本病多因过食肥甘厚味、饮酒过度、久坐少动，导致脾胃损伤，运化失职，营阴不化，痰湿聚生。本案患者平素因工作应酬，常常过食肥甘厚味之品，日久脾胃受损，运化失司而发。用运脾化浊汤加减治疗，方中健脾运营、升清化浊、活血散积、平肝潜阳诸药合用，共奏运脾散营、消脂化瘀平肝之效。同时，要求患者改变不良的生活习惯，控制饮食，营养均衡，加强运动，只有综合治理方能达到预期之疗效。

四、《内经》"脾藏意"新释

脾藏意、脾主思是中医学"五神脏"理论和中医情志学说的重要内容，也是中医藏象理论的组成部分。中医五神学说和七情学说始于《内经》，《素问·宣明五气》和《灵枢·九针》中都指出"脾藏意"，《素问·阴阳应象大论》中说"脾，在志为思，思伤脾"，表明了脾与人体认知和情感活动中的"意"和"思"关系密切。《内经》中还有"脾为谏议之官"之说，比喻脾具有协助心主神明的功能。脾藏意、脾主思、脾为谏议之官三者是相互关联的，均与精神情志相关，故在此一并讨论。

（一）《内经》论"脾藏意"

1. 脾藏意

《内经》中的"意"字共出现76处，有记忆、思维、注意、意志、思念、预测、怀疑、任意等多种含义。与脾相关"意"的经文有，《素问·宣明五气》云："心藏神，肺藏魄，肝藏魂，脾藏意，肾藏志，是谓五脏所藏。"《灵枢·九针》云："心藏神，肺藏魄，肝藏魂，脾藏意，肾藏精志也。"《灵枢·本神》云"脾藏营，营舍意""所以任物者谓之心，心有所忆谓之意……脾愁忧而不解则伤意，意伤则悗乱，四肢不举，毛悴色夭，死于春"。综历代医家之注释，脾所藏之"意"主要有记忆、思维两方面含义。

（1）记忆

《灵枢·本神》曰："心有所忆谓之意。"《太素·脏腑之一》中注："意，亦神之用也。任物之心，有所追忆，谓之意也。""意"即回忆。王冰注"脾藏意"之意为"记而不忘者也"，也将"意"解释为记忆。

（2）思维

思维包含思考、意念。张景岳《类经·本神》中注："忆，思忆也。谓一念之生，心有所向而未定者，曰意。""意"除了记忆含义外，还可解释为心接受外界各种现象、变化的刺激而有所反应，对此形成了初步的想法就称为"意"。意向是还没有定型的想法，一旦意向定下来就成为"志"。《黄帝内经素问吴注》曰"心之意念谓之意"，即心之发动藏于内而未表现于外则称为"意"。

2. 脾主思

《内经》中的"思"共出现25处，主要有三重含义：一是思考、思虑，二是思念，三是想、愿。《内经》中出现脾与思关系的经文有《素问·天元纪大论》云："人有五脏化五气，以生喜怒思忧恐。"《素问·阴阳应象大论》及《素问·五运行大论》中均曰："中央生湿……在脏为脾……在志为思，思伤脾。"一般认为，"思"分别有情感和认知两个范畴的含义。

3. 谏议之官

《素问·灵兰秘典论》称："脾胃者，仓廪之官，五味出焉。"谷藏为仓，米藏为廪，"仓廪之官"是指主管储藏粮食仓库的官员。脾主运化和输布水谷，为机体提供充分的物质营养，是人体的后天之本。《内经》中又有脾为"谏议之官"之说，曾出现在《素问》中的两篇遗篇之中。《素问·刺法论》和《素问·本病论》中都说"脾为谏议之官，知周出焉"，这是脾对精神情志调节功能的比喻。《说文解字》中说：

"谏，证也。"专指臣子批评、忠告君王。议，语也，辩论是非的意思。《易·系辞上》中曰："知周乎万物，而道济天下，故不过。"谏议之官的职责是负责辨明是非，纠正君主的错误，感知万物，道济天下，使天下太平。"脾为谏议之官，知周出焉"，是比喻脾具有协助"君主之官"心主持人体精神情志的功能。

（二）"脾藏意"释义

1. 脾藏意释义

神志是精神与情志的简称，精神与情志是人体健康和疾病关系密切的生命现象，其产生有赖于五脏的功能，又是反映五脏机能状态的重要征象。《素问·灵兰秘典论》云："心者，君主之官，神明出焉。"认为心是人体生命活动和精神情志活动的主宰。"五脏一体"是中医藏象学说的显著特点，《内经》在古代哲学五行学说的指导下，在"心主神明"的基础上又构建了五藏神理论。《素问·宣明五气》曰："心藏神、肺藏魄、肝藏魂、脾藏意、肾藏志。"将神分为神、魄、魂、意、志五个方面，五者在心的总统之下，相互为用，构成人体精神情志活动的一个整体。

何谓神、魄、魂、意、志呢？《灵枢·本神》曰："故生之来谓之精，两精相搏谓之神，随神往来者谓之魂，并精而出入者谓之魄，所以任物者谓之心，心有所忆谓之意，意之所存谓之志，因志而存变谓之思，因思而远慕谓之虑，因虑而处物谓之智。"说明神、魄、魂、意、志、思、虑、智之间相互关联，相互依存。"心藏神"，心藏之神即精神意识，为整个人体生命活动和精神情志活动的主宰。"肺藏魄"，肺藏之魄主要是指与生俱来的、本能性的感觉和动作，古人把新生儿啼哭、吮吸、四肢运动、耳听、目视、皮肤的冷热痛痒等本能的感觉和动作归为"魄之用"。"肝藏魂"，肝藏之魂是指在魄的活动基础上而产生的较高级的精神心理活动，古人把谋虑、想象、梦幻、决断和情感等归为"魂之用"。"脾藏意"，脾藏之意主要指注意、记忆、思考和分析等认知思维活动，是认知过程中前后相互衔接的各个环节。"肾藏志"，肾藏之志主要是指志向、意志、毅力、决心，即有着明确目标并伴有相应调控行为的意向性心理过程。由此可见，神、魂、魄是指与生俱来的一些本能精神活动。故《灵枢·天年》中说："血气已和，营卫已通，五脏已成，神气舍心，魂魄毕俱，乃成为人。"而"意""志"如记忆、思维、注意、分析、推测、志向、意志等与魂魄不同，它虽根源于先天，但主要产生于后天，正如《灵枢·本神》中所说："所以任物者谓之心，心有所忆谓之意，意之所存谓之志。"五脏主五神，构成人体精神、意识、情志、心理活动的整体。

"脾藏意"就是指脾主司人的思考、记忆、注意、分析等意识活动。脾藏之"意"，王米渠认为："意，其含义有三，一是记忆，二是思维，三是推测、意度之义。"

张伯华也认为"意"的含义有三,一是记忆,二是思维,三是注意。我们认为,脾藏之"意"是包括记忆、思考、注意和分析等认知思维活动过程中前后衔接的各个环节。

2. "脾主思"释义

在《内经》中,"思"有认识之思和情感之思两种不同范畴的概念,两者皆由脾所主。

认知之思包括思维、想象、记忆、注意等,属"脾藏意"的范畴。《灵枢·本神》曰:"因志而存变谓之思。"《素问·举痛论》说:"思则心有所存。"属于思维意识活动,是为实现某种目的而反复分析、思考,是心主导下的精神活动的一部分。

情感之思与喜、怒、忧、悲、恐、惊并称为"七情",属于"思伤脾"的情志范畴。《素问·天元纪大论》说:"人有五脏化五气,以生喜怒思忧恐。"情志是人们对外界事物或现象的刺激所引起的情绪变化,是人体的精神心理活动之一,也是五脏生理活动的表现之一。如情志太过,又能伤及五脏,成为重要的致病因素。《素问·阴阳应象大论》中说脾"在志为思,思伤脾",如思虑过度,可致气机郁结,脾胃失健。

3. "脾为谏议之官"释义

脾者谏议之官,是比喻脾像谏议官员劝谏辅佐君主,具有协助心脏主持人体精神情志的功能。谏议之官是《内经》中对"脾藏意""脾主思"功能的比喻,可以从以下三个方面来理解。

脾藏意。意是神、魄、魂、意、志五神之一,脾与人体的思维、记忆、注意等认知活动密切相关,是心神中的重要组成部分,脾藏之意对神志、精神、情志具有调衡作用。张景岳《类经》中注解:"脾藏意,神志未定,意能通之,故为谏议之官。虑周万事,皆由乎意,故智周出焉。若意有所着,思有所伤,劳倦过度,则脾神散失矣。""脾神失守,意智乱也。"说明脾与精神神志在生理与病理方面都有着密切关系。

脾主思,脾为中土,"喜怒忧思悲恐惊"七情变化,思位正中,思出七情,没有"思"的变化就没有其他六种情绪变化。所以"脾主思"对"心主喜""肝主怒""肺主忧""肾主恐"具有调控作用,以防太过与不及。

有医家从"脾气散精,奉心化赤"来注解"脾为谏议之官"。《素问·经脉别论》云:"食气入胃,浊气归心,淫精于脉。"《灵枢·决气》云:"中焦受气取汁,变化而赤,是谓血。"脾生之血,上奉于心,心神赖于血养方能君临天下,主宰全身。如《慎五堂治验录》中所说:"盖心为君主而主血,血不能自生也,赖饮食入胃而脾气散精,奉心化赤,血气周流,则痛痒皆知而四肢泰然。犹之人君听纳谏,则奸邪不能蔽而民殷国富,外侮不能侵矣。"从脾生血的角度分析了"脾为谏议之官"的原理。

（三）"脾藏意"的生理基础

1. 脾藏营，营舍意

《内经》中主要是从脾主运化水谷精微，化生血液，为精神情志活动提供物质营养的角度论述"脾藏营主思"机理。《灵枢·本神》说："脾藏营，营舍意"，《素问·痹论》说："荣者，水谷之精气也。和调于五脏，洒陈于六腑，乃能入于脉也。故循脉上下，贯五脏，络六腑也。"此处的"荣"通"营"。"营"即具有营养五脏六腑、四肢百骸的水谷精气，由脾化生和输布，因此说"脾藏营"。"营舍意"，营是精神思维活动（尤其记忆活动）的物质基础，《灵枢·邪客》说："营气者，泌其津液，注之于脉，化以为血……"《灵枢·决气》说："中焦受气取汁，变化而赤，是谓血。"营气和津液渗于脉中，在心的作用下化赤成血。血是人体神志活动的主要物质基础，如《灵枢·营卫生会》说："血者，神气也。"《灵枢·平人绝谷》说："血脉和利，精神乃居。"《素问·八正神明论》说："血气者，人之神，不可不谨养。"若脾胃健运，生化有源，气血充盈，神有所养，则神志清晰、精神旺盛、思维敏捷、记忆牢固。反之，脾胃失健，生化无源，气血亏虚，心脉不充，神所失养，则精神疲惫、思维迟钝、健忘、注意力不集中等。

2. 思出诸情

《素问·玉机真脏论》说："中央土，以灌四傍……"脾为中土，主中时四方，为生化之源，为脏腑之本，其他四脏都是依靠脾所化生的水谷精微维持其生理活动。《素问·天元纪大论》云："人有五脏化五气，以生喜怒思忧恐。"五志"喜怒思忧恐"，七情"喜怒忧思悲恐惊"，思均位于正中，"思"对各种情绪都具有认知评价的中心决定作用，如思而否定为怒、思而肯定为喜、思而担心为忧、思而无奈为悲、思而危险为恐、思索不及而为惊。五志学说、七情学说巧妙地将"思"放在喜、怒、忧、思、悲、恐、惊情绪变化的中央，没有"思"的变化就没有其他六种情绪变化，故有"思出诸情""思为七情时空的中心"之说。

3. 脾藏意与脾主思的关系

脾藏意，脾在心神主宰下对人体的精神、意识、情志、思维等具有重要的调衡作用。《内经》中云"脾藏营，营舍意"，"血者神气也"，脾主运化，为气血生化之源，营血是记忆、思维活动的营养物质基础。脾气健运，营血充盈，心神得养，则思维敏捷、思深虑远、记忆牢固；反之，脾失健运，营血亏虚，神失所养，则健忘、思维迟钝等。

脾主思，脾为中焦，交通上下，脾升胃降，为气机升降之枢，能协调肝胆，调畅气机和调节情志。思为七情时空的中心，"脾主思"具有调节与稳定其他情志的作用，以保证正常情志活动勿太过与不及，在情感活动中起着调衡作用。

脾藏意体现了脾主运化水谷，化生营气，以"营"养"意"的生理功能，而脾主思则主要体现了脾为气机之枢，以调节、调衡机体对外界事物内在心理转变时的情志表现。可见，脾藏意与主思的关系，实际上就是脾主运化与脾主气机关系在精神情志方面的体现。"意"藏于内而支配和决定着"思"的活动，而"思"是"意"的外在表现形式，即只有在"脾藏营，营舍意"功能正常的情况下，方能维持人的认知与情感之"思"的正常活动。

（四）"脾藏意"的病理变化

"脾藏意"和"脾主思"是脾主运化水谷与主气机升降功能的精神情志表现。《内经》时期就已经认识到情志不遂可伤害脾胃，脾胃疾病可引起精神情志异常。如《素问·阴阳应象大论》云："脾……在志为思，思伤脾。"《灵枢·本神》云："脾，愁忧而不解则伤意，意伤则悗乱。"《素问·举痛论》云："思则气结……思则心有所存，神有所归，正气留而不行，故气结矣。"都阐述了"思伤脾"和"脾意伤"的基本病机。

1. "思伤脾"的病机探讨

《素问·五运行大论》中说脾"在志为思，思伤脾"。思伤脾的机理与心肝两脏相关：一是思伤心，再伤脾。《内经》又有"思伤心"之说，《灵枢·百病始生》则说"忧思伤心"，《素问·本病论》说"人忧愁思虑即伤心"，《灵枢·口问》说"忧思则心系急"等，均认为思伤心。那么思到底是伤脾还是伤心呢？张景岳在《类经·情志九气》中做了回答："情志之伤，虽五脏各有所属，然求其所由，则无不从心而发……心为五脏六腑之大主，而总统魂魄，兼赅志意。故忧动于心则肺应，思动于心则脾应，怒动于心则肝应，恐动于心则肾应，此所以五志惟心所使也。"张锡纯在《医学衷中参西录》中也说："心为神明之府，有时心有隐曲，思想不得自遂，则心神拂郁，心血亦遂不能濡润脾土，以成过思伤脾之病。"他们都认为心为脏腑之主，主神志。因此，思伤人先伤心再伤脾，其他情志伤人也是先伤心再伤及本脏。二是肝气郁，再伤脾。肝主疏泄，调畅脾胃气机，《素问·举痛论》说"思则气结"，思虑过度，可致气机郁结，肝失疏泄，导致脾气郁结，中焦气机升降失调，而引起脾失健运，胃失和降。

2. "脾意伤"的病机探讨

《灵枢·本神》说："脾，愁忧而不解则伤意，意伤则悗乱。"首先提出了"伤意"和"意伤"概念。引起"意伤"病因大致有以下两个方面。

一是忧愁思虑过度，即"愁忧不解"。脾胃为气机升降之枢，思虑、忧愁持久不解而伤意，导致气机郁结，或郁而化火，上扰心神，出现"悗乱"，即心胸郁闷、心烦意乱。若进一步发展，可出现失眠、焦虑、躁动、狂躁等神志错乱之症，如不寐症、忧郁症、焦虑症、癫狂症等。或气结于肝，肝失调达，横逆犯脾克胃，导致肝脾不和或肝胃不和，出现胃脘痛、胃痞、嗳气、腹痛、腹泻等，如功能性消化不良、神经性腹痛、肠易激综合征等。

二是内伤脾胃，营不舍意。《灵枢·本神》云"脾藏营，营舍意"，《灵枢·平人绝谷》又云"神者，水谷之精气也"。意为五神之一，舍于脾营之中，依赖于脾胃化生的水谷精气涵养。若饮食劳倦，内伤脾胃，运化失司，水谷不化，气血不生，脾营亏虚，意失所舍，神失所养，脑失所充，则可出现一系列精神、情志、心理疾病。如营血虚亏，脾不藏意，脑海不盈，七窍不灵，则出现思维迟钝、健忘、注意力不集中，严重者痴呆。脾气虚弱，营血不足，心血亏虚，神失所养，致肝血亏虚，魂失所舍，则出现失眠、多梦、心悸、怔忡等。

（五）"脾藏意"理论的临床运用

《内经》中认为心主神明，精神情志活动是在心的主宰下，各脏腑共同参与、相互协调而完成的。脾藏意主思，在人体精神、情志活动中起着重要的调衡作用。临床上，"思伤脾""脾意伤"均可引起精神情志的失调，导致情绪失常、心理失常、记忆失常、睡眠失常等诸多疾病的发生。历代医家从脾论治精神情志疾病中积累了丰富的经验，归脾汤、逍遥散、越鞠丸、甘麦大枣汤、温胆汤、半夏厚朴汤等方剂被广泛地应用，并取得明显的效果。在此讨论从脾论治抑郁症、失眠症、多寐症、健忘症、痴呆症等精神情志疾病。

1. 从脾论治郁证

郁证多由情志不舒、气机郁滞而致病，以心情抑郁、情绪不宁、胸部满闷、胁肋胀痛，或易怒欲哭、或咽中如有异物梗阻等为主要症状。郁症可见于西医学的癔症、焦虑性神经症、情感性精神障碍的抑郁状态，以及更年期综合征等疾病。

《内经》中对郁证的病因、病机和治疗已有论述。《素问·本病论》云"人忧愁思虑即伤心""人或恚怒，气逆而不下，即伤肝也"。《素问·六运行大论》云"思伤脾"，指出忧愁、思虑、愤怒太过伤及心、肝、脾，都可导致郁证发生。《灵枢·本神》云："愁忧者，气闭塞而不行。"《素问·举痛论》云："思则心有所存，神有所归，正气留而不行，故气结也。"说明情志所伤，首先导致的是气机郁滞。《素问·六元纪大论》中首先提出了郁证的治疗法则："郁之甚者，治之奈何？木郁达之，火郁发之，土郁夺之，金郁泄之，水郁折之。"《内经》为后世对郁证的辨证论治打下了基础。张仲景《金匮要略·妇人杂病脉证并治》中有属于郁证的"脏躁"和"梅核气"两种证候，治疗的甘麦大枣汤、半夏厚朴汤仍沿用至今。后世朱丹溪对郁证的发挥最为突出，提出了气、血、火、食、湿、痰六郁之说，创制了越鞠丸、六郁汤等治郁名方，丰富了郁证治疗学内容。

郁证的病因病机与脾的关系极为密切。忧愁思虑，精神紧张，或长期伏案思索，可致脾气郁结；或七情内伤致肝气郁结，横逆犯脾，导致脾失健运。若脾不能消化水谷，可致食积不化而形成食郁；若不能运化水湿，水湿不化而形成湿郁；水湿内聚，凝为痰浊而形成痰郁。久郁不解，伤胃伤脾，进食减少，气血生化无源，心神失养则导致心脾两虚。

郁证临床症状复杂，证候繁多，与脾相关的常见证候有心脾两虚证、肝郁脾虚证、痰气郁结证。心脾两虚证的发生机理是忧愁思虑，日久伤心伤脾，脾失健运，气血生化不足。心神失养，则致心悸、胆怯、失眠、健忘、神疲、面色不华、舌淡脉细等；脾失健运，则见纳少、食后胀闷、便溏等。治疗以归脾丸健脾养心，益气补血。肝郁脾虚证多由情志所伤，肝气郁结，出现心情抑郁、焦虑易怒、胸胁胀闷、喜叹气、失眠多梦等；肝气乘脾致脾失健运，胃失和降，出现纳差、脘腹胀满、嗳气肠鸣、大便不调等。治疗以逍遥丸疏肝解郁，健脾和中。痰气郁结证即"梅核气"，多由于肝郁脾虚，聚湿生痰；或气滞津停，凝聚成痰，气滞痰郁交阻于胸膈咽喉，出现胸中窒闷、胁肋胀痛及咽中如物梗阻、吞之不下、吐之不出。治疗以半夏厚朴汤理脾化痰，散结开郁。

妇人脏躁，也属郁证的范围。《金匮要略》中记述："妇人脏躁，喜悲伤欲哭，象如神灵所作，数欠伸，甘麦大枣汤主之。""脏气弱"如心脾虚弱是脏躁发病的内在因素，由于忧愁思虑，情志过极，使肝气郁结，心气耗伤，心失所养，致心神惑乱而发为脏躁。主方甘麦大枣汤由甘草、小麦、大枣三味药物组成，《素问·脏气法时论》说："脾欲缓，急食甘以缓之，用苦泻之，甘补之。"甘草味甘性平，能益脾和中缓急；小麦味甘性凉，能养肝补心安神；大枣味甘性温，能益气补中润燥。三药合用，共奏养心安神、益脾和中之功。

近年来，从脾胃论治情志疾病的临床报道屡见不鲜。国医大师路志正擅长从调理脾胃入手治疗情志疾病。苏冠宇从调治肝脾、心脾为主要切入点，以中成药逍遥丸与归脾丸对阈下抑郁人群肝郁脾虚证、心脾两虚证进行干预，发现能降低肝郁脾虚与心脾两虚的程度，且能在一定程度上改善抑郁症状，验证了从肝脾、心脾论治阈下抑郁的可行性。施学丽等用调理脾胃的加味温胆汤与氟西汀对照研究表明，抑郁症患者的抑郁症状明显改善，且副作用显著低于对照组，提示加味温胆汤是一种副作用小且有较好抗抑郁作用的中药复方。

2. 从脾论治健忘症

健忘是指记忆力减退，遇事易忘的一种病症；多因于心脾虚损、肾精亏虚、脑髓不足、痰瘀痹阻等，使心神失养、脑力衰弱所致。心藏神，脾藏意，心主神明，脾主记忆，健忘与心脾两脏关系最为密切。早在《内经》中就认为健忘与胃肠功能相关，《灵枢·大惑论》云："上气不足，下气有余，肠胃实而心肺虚。虚则营卫留于下，久之不以时上，故善忘也。"宋代严用和在《济生方》中指出，健忘的缘由是："脾主意与思，心亦主思，思虑过度，意舍不精，神宫不守，使人健忘。治之之法当理脾，使神意清，思则得之矣。"陈无择在《三因极一病证方论》中也说："今脾受病，则意舍不清，心神不宁，使人健忘。"他们都认为健忘与"脾藏意"有关。

健忘症常见的临床证候有心脾两虚、心肾不交、髓海空虚、痰迷心窍、气滞血瘀等，心脾两虚证最为常见。脾主运化为气血生化之源，脾胃纳化水谷精微而化生的营血，是神志活动思维和记忆的物质基础。若饮食劳倦伤脾，脾气虚弱，生化不足，营血亏虚，心血不足，神失气养而健忘；或思虑太过，思伤脾，虑伤心，致心脾气血两虚，心失所养，心神不宁，而成健忘。治疗宜补益心脾，养血安神，归脾汤为治疗心脾两虚健忘症的代表方。方中人参、黄芪、白术、甘草益气健脾；当归、龙眼肉养血益营，茯苓、远志、酸枣仁养心安神益智；木香调畅气机。诸药合用，则脾气得健，心血得补，脑神得养，健忘可改善。

3. 从脾论治失眠症

失眠古称"不寐"，表现为入睡困难、睡眠质量下降、早醒，致使睡眠时间不足。由于睡眠不足而致白天疲劳、嗜睡、头晕、焦虑、学习工作能力下降等。外感和内伤多种病因都可导致心、肝、脾、胆、胃、肾等脏腑功能失调，引起心神不宁而致病。失眠的临床证型很多，与中焦脾胃相关的证候有心脾两虚、心虚胆怯、胃气不和三个证型。

心脾两虚证的病因病机是思虑劳心过度，暗耗心血；或脾失健运，营血生化不足；或病后、产后、手术后耗伤阴血；或年老气虚血少，导致气血不足，无以奉养心神而致失眠。治疗当补益心脾、养心安神，以归脾汤主之。"胆主决断为中正之官"，心虚胆怯证的病因病机是体质虚弱，胆气素虚，决断失权，忧虑重重，导致心神不宁而成不寐。临床特点是遇事易惊、善恐、心神不安、终日惕惕、夜寐多梦惊恐等。治疗以温胆汤加党参、五味子、酸枣仁、远志等益气宁胆、安神定志。胃气不和证临床较为常见，《素问·逆调论》云："胃不和则卧不安。"临床上许多胃病患者常常兼有睡眠障碍。饮食不节，宿食停滞，或肠中有燥屎，妨碍胃气和降，以致睡卧不安。治疗可用保和丸、半夏秫米汤消食化积，和胃安眠。

我有一个治疗胃气不和失眠的经验方"调胃安神汤",由姜半夏、粟米、茯神、竹茹、陈皮、百合、紫苏、合欢皮、首乌藤、酸枣仁10味药组成。半夏和胃安神为主药,粟米养胃益中,竹茹、陈皮和胃安中,百合、紫苏既能和胃又能安神,茯神、合欢皮、酸枣仁、夜交藤安神促眠。全方和胃调中,安神催眠,适用于胃气不和兼见睡眠困难者。

4. 从脾论治多寐症

多寐症一般称"嗜睡症",指不分昼夜,时时欲睡,精神困顿萎靡,卧倒便睡的病症。《内经》中从阴阳变化来阐述睡眠的机理,如《灵枢·口问》说:"阳气尽,阴气盛,则目瞑,阴气尽而阳气盛,则寤矣。"若阳气虚而阴气盛则会发生嗜睡,如《灵枢·大惑论》说:"人之多卧者,何气使然?岐伯曰:此人肠胃大而皮肤涩,而分肉不解焉。肠胃大则卫气留久,皮肤涩分肉不解,其行迟……留于阴也久,其气不清,则欲瞑,故多卧矣。"明确指出了阳气受阻,久留于阴,是导致多寐的主要病机。此外,《灵枢·海论》指出:"髓海有余,则轻劲多力,自过其度;髓海不足,则脑转耳鸣,胫酸眩冒,目无所见,倦怠安卧。"《灵枢·天年》指出:"六十岁,心气始衰,苦忧悲,血气懈惰,故好卧。"可见肾精亏虚、髓海不足也是多寐的常见病因。《难经》中更加明确指出多寐的主要病位是脾,"怠堕嗜卧,四肢不收。有是者,脾也;无是者,非也。"由此可见,多寐与脾关系密切。

多寐症中的脾气不足和痰湿困脾两个证型与脾失健运密切相关,治疗也多从脾论治。脾气不足证多因思虑太过或饮食劳倦,损伤脾胃,运化失权,化源不充,而致气血亏虚,阳气不振而成多寐。正如《古今医统大全》中所说:"脾胃一虚,则谷气不充,脾愈无所禀。脾运四肢,既禀气有亏,则四肢倦怠无力以动,故困乏而嗜卧也。"其临床表现为精神倦怠,嗜睡,饭后尤甚,四肢乏力,面色萎黄,纳少便溏等。治疗当健脾益气,温肾助阳,以附子理中汤合右归丸加减。痰湿困脾证,多由饮食不节,过食肥甘生冷;或饮酒无度,脾胃乃伤,运化失职,聚湿生痰;或久居湿地、涉水冒雨,外湿侵袭,困阻脾胃。湿为阴邪,其性重着黏腻,久留阴分,闭阻阳气,即成多寐。其临床表现为头蒙如裹,昏昏嗜睡,胸脘痞闷,肢体困重,纳少便溏,苔腻脉濡。治疗宜运脾祛湿、化痰醒脑,用温胆汤加苍术、厚朴等运脾除湿,加石菖蒲、白蔻仁等芳香醒脑。

5. 从脾论治痴呆症

痴呆是呆傻愚笨为主要临床表现的一种神志疾病,早期以记忆力减退为主;严重时表现为遗忘,不识亲人,不识归程,言辞颠倒,神情淡漠或错乱,生活不能自理等。痴呆症以老年人阿尔茨海默病最为常见。痴呆是一种神志病,脑为髓海,为元神之府，故本病的病位在脑，与心肝脾肾失调密切相关。肾为先天之本，藏精生髓充盈于脑；脾为后天之本，生化水谷精微滋养于脑，故老年痴呆症与肾脾两脏关系最为密切，临床以肾脾两虚、髓海不足证型多见。治疗宜补肾填精、健脾益气，重在培补后天以滋先天，以冀化源得助，脑髓得充。主方还少丹，方中熟地黄、枸杞、山茱萸滋阴补肾，肉苁蓉、巴戟天、小茴香补肾助阳；杜仲、牛膝补益肝肾；更用人参、茯苓、山药、大枣益气健脾而补后天，石菖蒲、远志、五味子交通心肾以安神。

黄薰萤等依据《内经》中"脾藏营"和"香入脾"理论，以"呆"为关键词，对历代相关的 100 例医案进行统计学分析，发现治疗痴呆以调理脾胃的方剂使用最多（29.72%），如桂附理中汤、平胃散、归脾汤、附子理中汤、二陈汤、四君子汤、六君子汤、温胆汤等；其次才是开窍醒神的方剂（21.67%）。历代医家治疗痴呆，多以治痰、清降、调胃、开结法为基础，加以调理脾胃及开窍醒神之药，并以调理脾胃为主要手段。

综合上述，《内经》中的"脾藏意""脾主思""脾为谏议之官"理论具有丰富的学术内涵，并能有效指导中医临床实践。进一步深入挖掘"脾藏意"的学术思想，对完整地传承和发扬《内经》中的脾胃理论具有重要的意义。

五、胃质学说

中医体质学说理论体系的构建，为中医基础理论的发展与应用拓展了新的学术领域。《内经》是中医体质理论的源头，书中蕴含了大量关于体质的内容，对人体的体质特征、体质差异、体质形成、体质变化、体质类型、体质与发病、体质与诊断、体质与用药、体质与养生、体质与防病等都有精辟的论述，初步奠定了中医体质理论的基础。

体质是指在人体生命过程中，在先天禀赋和后天获得的基础上所形成的形态结构、生理功能和心理状态方面综合的相对稳定的固有特征。其表现为结构、功能、心理和对外界刺激反应等方面的个体差异性，对某些病因和疾病的易感性，以及疾病传变转归中的某种倾向性。《灵枢·寿夭刚柔》曰："余闻人之生也，有刚有柔，有弱有强，有短有长，有阴有阳……""余闻形有缓急，气有盛衰，骨有大小，肉有坚脆，皮有厚薄，其以立寿夭……"《灵枢·论痛》说："筋骨之强弱，肌肉之坚脆，皮肤之厚薄，腠理之疏密各不同。"体质具有个体差异性、群体趋同性、相对稳定性和动态可变性特点。随着医学研究以"病"为中心，向以"人"为中心的方向转变，体质研究得到了普遍重视和深入研究。

《素问·脉要精微论》曰："夫五脏者，身之强也。"脏腑是构成人体、维持人体生命活动的中心，脏腑盛衰决定体质，脏腑的形态和功能特点是构成并决定体质差异的最根本因素。《灵枢·本脏》说："五脏皆坚者，无病；五脏皆脆者，不离于病。五脏皆端正者，和利得人心；五脏皆偏颇者，邪心而善盗……"五脏强则体质强，五脏弱则体质弱，五脏正则体质和，五脏偏则体质偏。由于个体的五脏六腑结构、功能的差异，造成了个体的体质差异。

《灵枢·本脏》说："五脏者，固有小大、高下、坚脆、端正、偏倾者；六腑亦有小大、长短、厚薄、结直、缓急。"人与人之间存在着脏腑大小、坚脆、虚实、强弱、阴阳、寒热的差异，每一个人的脏腑之阴阳盛衰、气血虚实、功能强弱也不完全相同。各脏腑的生理病理特征存在着一定的差异，如胃强脾弱、胃弱脾强、胃热肠寒、肠热胃寒、肾虚肝旺、脾湿肺燥等。所以我把每一脏腑相对固定的形态结构和生理功能特质，称为"脏质""腑质"。如脏质包括心质、肺质、脾质、肝质、肾质等，腑质包括胃质、胆质、大肠质、小肠质、膀胱质等。脏质（腑质）是构成人体体质的生理病理基础，体质是脏质（腑质）的综合体现。所以，脏质、腑质的研究是从整体体质研究向脏腑特质研究的深化，脏腑特质研究的成果将是对体质学说的丰富与发展。

《灵枢·论痛》说"肠胃之厚薄坚脆亦不等"，指出了人体胃、肠的结构厚与薄、功能的强与弱是有差异的。《灵枢·本脏》说"脾合胃，胃者，肉其应……肉䐃坚大者胃厚，肉䐃么者胃薄""肉䐃小而么者，胃不坚""肉䐃不称身者，胃下"。《灵枢·论痛》说："胃厚色黑，大骨及肥者皆胜毒，故其瘦而薄胃者，皆不胜毒也。"这都是关于胃质差异的最早论述，也是胃质学说的理论渊源。胃是一个空腔性器官，与外界相通，对寒热、饮食、情志的变化非常敏感。胃的特质可以从口味、饮食偏嗜、胃脘感觉、大便、全身状态、舌象及脉象等方面表现出来，从而容易被辨析和判断。因此，脏质（腑质）的研究，最佳路径是从胃质的研究开始。如果将五脏六腑各自的特质研究较为透彻，体质学说的内容就更加丰富了，体质学说的应用就更加具体了。所以说，胃质的研究是体质学说研究的深化。

我从事脾胃病专科工作近50年，深刻认识到人群中胃的特质具有很大的差异性，这种差异深刻影响着胃病的发生、发展、转归和预后。通过对《内经》等经典著作的研究和长期的临床探索及大样本调查，我在2005年首先提出"胃质"新学说，提出"胃质可分""胃质可辨""胃质可调"的观点，并在健胃、护胃、养胃等诸多方面探讨了胃质理论在胃病防治中的作用与意义。

（一）胃质的概念

胃质是指胃的形态和功能相对稳定的特质。

脏有大小、坚脆、偏倾之异，腑有小大、长短、厚薄之别。因此，胃也有"厚薄坚脆"形态的不同和功能的差别，即胃质的差异。

在人群中，胃质的差异是客观存在的。有人情绪剧烈波动时，胃脘即刻疼痛；有人喝冷饮后，胃部冷痛不适；有人吃点辣椒、生姜、大蒜，就会胃中发烧；有人稍微饮酒，则胃部灼热难忍；有人吃少量阿司匹林等药物就引起胃痛发作，甚至胃糜烂、胃溃疡、胃出血；有人胃息肉反复发生；有的家族中胃癌发病率极高。由此可见，每人胃的特性都有不同。由于先天禀赋不同，后天饮食与调养的差异，每人胃的形态结构、生理功能均有差别，这就是胃的特质差异，即胃质的差异。由于存在着胃质的差别，人群中胃腑对各种致病因素的反应性、亲和性、耐受性不同，胃病的发病倾向也不同，发病后表现的证候性质亦有不同。可以说，胃质是制约和影响胃病发生发展变化的重要因素之一。

体质是"证"的未病形式，体质的偏颇是病证潜在状态。同样，胃质也是胃的病证的病理基础。胃质是胃的形态和功能相对稳定的特殊状态，必然会成为制约和影响疾病发生、发展、变化的基本要素，胃质的差异性影响着胃病发生、发展、转归、预后上的差异性。如胃阳虚质易发生脾胃阳虚证，胃气虚质易发生中气下陷证，胃蕴热质易发生胃火证，胃气郁质易发生肝胃不和证，胃瘀血质易发生胃络瘀滞证。

（二）胃质的分类

由于先天禀赋及后天调养不同，人的胃质存在差异。现代医学也认为，胃的形态、体积和位置变异很大，主要取决于体型、体位、胃壁张力，以及邻近器官对胃的压迫，一般可分为钩型、长型、牛角型和瀑布型。如矮壮体型者，胃张力高，状如牛角；瘦长体型者，胃张力低，呈垂直钩状。又由于先后天的差异，胃的神经调节、体液调节不同，胃酸、组胺、胃蛋白酶原、黏液及胃肠激素等的分泌均存在着差别，胃的张力与动力也有差别。从中医和西医的观点看，人群中胃质的差异是客观存在的。我经过长期的临床观察与大样本调查分析，认为胃质的主要类型有以下 8 种。

1. 胃正常质

饮食健旺，口味正常，食无偏嗜，大便调和，面色红润，舌苔薄白而润泽，脉象从容和缓。

2. 胃气虚质

体型瘦长或形体消瘦，食少或食后脘胀，神疲乏力，大便不实，舌体胖质淡，苔薄白，脉虚弱。

3. 胃阳虚质

胃脘时有冷感，喜温喜按，口淡不渴，喜进热饮及热性食物，时泛吐清水，畏寒肢冷，舌淡或淡胖，脉缓无力。

4. 胃阴虚质

口燥咽干喜饮，食少，胃脘时有灼热感，大便干结，唇红，舌红苔少，脉细数。

5. 胃气郁质

性情抑郁，多愁善感，或性情急躁，喜嗳喜叹，情绪波动时易胃痛胃胀，大便溏结不调，睡眠欠安，舌淡红，脉细数。多见于青壮年女性。

6. 胃蕴热质

喜辛辣炙炸食物，时有烧心，或善饥，口臭，口苦，常牙龈肿痛或出血，大便干结，舌红，苔黄，脉数。

7. 胃湿热质

嗜好烟酒，或体型肥胖，脘腹痞胀，纳少，口苦口腻，大便黏滞不畅，舌质红，苔黄腻，脉滑数。

8. 胃瘀血质

多有"老胃病"史，反复发作，时愈时作，或曾有胃出血史，或有胃手术史，唇色黯紫，舌质黯有点状或片状瘀斑，舌下静脉曲张，脉细涩。

（三）胃质的辨别

《灵枢·本脏》曰："视其外应，以知其内脏，则知所病矣。""肉䐃坚大者胃厚，肉䐃么者胃薄。"《景岳全书》亦说："凡胃气关于人者，无所不至，即脏腑、声色、脉候、形体，无不皆有胃气。"所以胃之厚薄、坚脆、强弱、寒热，可以从外部表现推知，从而使胃质类型的辨别成为可能。判断胃质的类型，可从以下 8 个方面进行分析与辨别。

1. 口味

脾胃开窍于口，口味是传递胃信息的重要途径。如胃阳虚质者，多有口淡；胃阴虚质者，多有口干；胃蕴热质者，多有口臭；胃湿热质者，多有口腻、口黏或口甜。

2. 饮食偏嗜

胃的功能状态，可以从饮食和嗜好方面反映出来。如食欲旺盛者，胃气强健；食少纳差者，胃气虚弱。胃阳虚质者，喜热饮或温热性质食物；胃蕴热质者，喜冷饮和凉性食品；胃湿热质者，多嗜好烟酒，或喜油腻甘甜食物。

3. 胃部感觉

胃脘是胃所居之处，胃部感觉亦是胃质的外部征象。如胃阳虚质者，多有胃部冷感，喜温喜按；胃蕴热质者，多善饥，时有烧心；胃湿热质者，多有脘腹胀闷；胃气虚质者，多食后脘胀。

4. 大便

胃与大肠相系，大便状况也可以反映胃的功能状态。胃蕴热质和胃阴虚质者，多大便秘结；胃阳虚质和胃气虚质者，多大便不实。

5. 舌象

舌是胃的一面镜子，胃的特质可以较客观地从舌象上反映出来，所以辨舌象是胃辨别胃质的最有效方法。如胃湿热质者，舌苔黄腻；胃瘀血质者多舌色暗紫，或有瘀斑；胃阴虚质者，舌红少苔；胃阳虚质和胃气虚质者，舌淡胖有齿痕。

6. 脉象

平脉的三大特征是"有胃、有神、有根"。人以胃气为本，脉亦以胃气为本。有胃气之常脉，是和缓、从容、流利。所以胃的功能可以从脉象中得以表现。如胃气虚质，脉多虚弱；胃瘀血质，脉多细涩；胃阴虚质，脉多细数。

7. 全身状态

人以胃气为本，胃气状况也可以反映在形体、肌肉、精神、情绪、面色、声音、睡眠等方面。如胃气虚质者，多形体消瘦，肌肉软弱，倦怠无力；胃气郁质者，多情绪抑郁，多愁善感；胃阳虚质者，多形寒肢冷，面色淡白。

8. 现代检查

现代科学的各项检查方法，是望闻问切的发展与延伸，故同样可以作为胃质辨别的依据。如胃湿热质，多有幽门螺杆菌感染；X线检查提示胃呈垂直钩状或胃下垂，是胃气虚质的重要依据；胃动力障碍，为胃气郁质的重要表现；胃镜下发现的息肉、疣状增生、平滑肌瘤、肠上皮化生和异型增生等，都是胃瘀血质的证据。

（四）胃质的调养

中医体质学说认为，体质的稳定性是相对的，而后天的各种环境因素、营养因素、精神因素又使体质具有动态可变性。胃质的形成是先天和后天因素长期共同作用的结果，既是相对稳定的，又是动态可变的。因此，在亚健康状态下，针对各种胃质的偏颇，及早采取相应措施纠正或改善其某些偏颇，促使"潜病未病态"向"健康未病态"转化，从而预防胃病发生，即《内经》中"不治已病治未病"之旨。调节和纠正胃质的方法，有饮食调养法、运动调养法、药物调养法和心理调养法等。

1. 胃正常质

胃正常质者，要保持良好的生活习惯。既要注意调养脾胃，做到饮食有节，饥饱有度，寒热适中，营养全面，清洁卫生；又要注意生活调摄，做到心情平和，起居有常，劳逸结合，坚持锻炼，以保脾胃调和，身体健康。

2. 胃气虚质

饮食调养：胃气虚者，多兼有脾气虚弱，故饮食不宜过饱过腻，应选择营养丰富而且易于消化的食品。饮食调养可选用具有补脾健胃益气作用的食物，如山药、扁豆、粳米、芡实、莲肉、小米、薏苡仁、香菇、胡萝卜、红薯、土豆、牛肉、兔肉、猪肚、鸡蛋、鸡肉、比目鱼、黄鱼等。

运动调养：可选择一些比较柔和的传统健身功法，如太极拳和气功等。瘦长体型者，要加强腹部肌肉的锻炼，如仰卧起坐等，以预防胃下垂发生。

药物调养：健脾益胃，培补中气。代表方为六君子汤、补中益气丸等。

益气调胃茶：黄芪 10g，红枣 3 枚，甘草 3g。泡茶饮用。

3. 胃阳虚质

饮食调养：少吃生冷黏腻之品，即使在盛夏也不要过食寒凉之物。宜适量多食一些具有温中补阳的食物，如羊肉、猪肚、鸡肉、狗肉、鹿肉、虾、黄鳝、刀豆、韭菜、茴香、核桃等。

运动调养：选择暖和的天气进行户外锻炼，传统体育中的一些功法、适当的跳跃运动（如跳绳等）可以振奋阳气，但运动量不可过大，以防汗多伤阳。可自行按摩气海、足三里、涌泉等穴，以助补阳气。

药物调养：温补中阳，建中益胃。代表方为理中丸、黄芪建中汤等。

温中调胃茶：红参 3g，生姜 3g，红枣 3 枚。泡茶饮用。

4. 胃阴虚质

饮食调养：少吃辛辣及性热之品（如狗肉、羊肉等），不宜多食烤炙食物。应选择食用一些清补胃阴之物，如芝麻、糯米、绿豆、乌贼、龟、鳖、海参、海蜇、鸭肉、猪皮、银耳、百合、豆腐、梨、甘蔗等。

运动调养：胃阴虚者阳气偏亢，不宜进行剧烈的高强度运动，以免出汗过多，耗伤阴液。太极拳、瑜伽、静气功等锻炼对人体内分泌的双向调节，能促进脾胃运化，增加津液的生成，改善阴虚质。

药物调养：生津养胃，滋阴清热。代表方为沙参麦冬汤、六味地黄丸。

养阴调胃茶：太子参 5g（或西洋参 3g），麦冬 5g，山楂 5g，或铁皮石斛 5g。泡茶饮用。

5. 胃气郁质

心理调养：培养良好性格，保持健康心态，善于处理人际关系，以达心情舒畅，气机调和。

饮食调养：可选择食用一些理气解郁、调理脾胃功能的食物，如大麦、荞麦、刀豆、蘑菇、豆豉、萝卜、洋葱、苦瓜、丝瓜、柑橘、金橘等。

运动调养：应增加户外运动，坚持进行较大运动量的体育锻炼。大强度、大负荷的发泄性运动，如跑步、登山、游泳、打球、武术等。能疏泄肝气，舒畅情志，改善睡眠。体娱游戏（如下棋、打牌、气功、瑜伽）有解郁悦神，调畅气机的作用。

药物调养：疏肝解郁，行气和胃。代表方为逍遥散、越鞠丸等。

理气调胃茶：玫瑰花 3 朵，三七花 3 朵，合欢花 3g。泡茶饮用。

6. 胃湿热质

饮食调养：宜食清利化湿的食品，如薏苡仁、小米、莲子、赤小豆、绿豆、鸭肉、鲫鱼、冬瓜、丝瓜、葫芦、苦瓜、西瓜、黄瓜、芹菜等。少食辛辣燥烈、大热大补之品，如辣椒、姜、狗肉、羊肉等，不宜吸烟和饮酒。

运动调养：胃湿热质为湿浊内蕴、阳气偏盛，适合做较大强度和较大运动量的锻炼，如中长跑、游泳、爬山、各种球类、武术等，可以消耗体内多余的热量，排泄多余的水分，达到清热除湿的目的。

药物调养：清化湿热，运脾助胃。代表方为连朴饮、甘露消毒丹等。

清化调胃茶：荷叶 5g，葛花 5g，苦丁茶 3g。泡茶饮用。

7. 胃蕴热质

饮食调养：饮食宜清淡，多吃寒性食物，如豆腐、青菜、莴笋、芹菜、银耳、苦瓜、丝瓜、冬瓜、绿豆、赤小豆、西瓜、鸭肉、鸭蛋等。少吃辣椒、花椒、胡椒、大蒜、姜等辛辣之品，忌食狗肉、羊肉、鹿肉等热性食物。禁喝白酒。

运动调养：热性体质者多为燥热亢奋，体育锻炼以柔缓清静或动静结合的运动为佳，如散步、太极拳、气功、瑜伽等。运动时不宜出汗过多，运动后要注意及时补充水分。

药物调养：清泻胃热，育阴养胃。代表方为清胃汤、泻黄散等。

清热调胃茶：蒲公英 10g，莲子心 3g，甘草 3g。泡茶饮用。

8. 胃瘀血质

饮食调养：胃瘀血质为胃络血行不畅或瘀血内阻，应选择食用具有活血化瘀功效的食物，如黑豆、黄豆、山楂、香菇、茄子、油菜、木瓜、红糖、黄酒、葡萄酒、白酒（少量）。

运动调养：适当的体育运动有益于促进气血运行，故应坚持经常性锻炼，但运动量不宜过大。可根据兴趣爱好，选择易筋经、保健操、导引、按摩、太极拳、太极剑、五禽戏、健身操等。步行健身法能够振奋阳气，促进全身气血运行。

药物调养：活血化瘀，疏经通络。代表方为血府逐瘀汤，或服用田七粉、云南白药等。

活血调胃茶：红花 5g（或藏红花 5 朵），三七花 3 朵，玫瑰花 3 朵。泡茶饮用。

（五）因胃施养

健康和长寿是人们的永恒追求。养生即保养生命之意。养生对于预防疾病，提高人类健康水平和延年益寿，有着十分重要的意义。人以胃气为本，胃为水谷气血之海，《灵枢·五味》说："胃者，五脏六腑之海也。水谷皆入于胃，五脏六腑皆禀气于胃。"脏腑的盛衰主要取决于胃气的强弱，胃气强则五脏俱强，胃气弱则五脏俱弱。中医养生的法则有顺其自然、形神共养、调养脾胃、保精护肾等，但以调脾养胃最为重要。如《脾胃论》中指出的"养生当实元气""欲实元气，当调脾胃"。

养生先养胃，如何养胃？千篇一律的方法是和中医学养生思想背道而驰的。养胃要因人而异，因人制宜。不同的体质，不同的胃质，要采用不同的养胃方法。因此，开展胃质的研究，对于弘扬中医学养生理论，促进科学养生，预防疾病，提高人类健康水平具有重要意义。

（六）因胃施护

《素问·平人气象论》云："人无胃气曰逆，逆者死。"前贤们在治疗疾病时，十分重视保护胃气，如李中梓在《医宗必读》中说："犹兵家之饷道也。饷道一绝，万众立散。胃气一败，百药难施。"又如张介宾在《景岳全书》中所言："凡欲察病者，必须先察胃气；凡欲治病者，必须常顾胃气。胃气无损，诸恶无虑。"医圣张仲景在治疗疾病时，处处都注意顾护胃气，为后人树立了护胃固本的楷模。他常用调和脾胃的甘草、大枣、生姜为使佐，以顾护胃气。《伤寒论》中的112首方剂中，使用甘草的有70首，使用大枣的有40首，使用生姜（干姜）的有63首。由于胃质的差异性，所以对胃病的诊察要辨病、辨证与辨胃质三者相结合。治疗胃病立法用药，不仅要考虑致病因素，还要注意其胃质的类型和状态；既要有效地治疗疾病，又要纠正偏颇的胃质，用药时应避免对胃质的不良影响。顾护脾胃，应用佐使药时，须因胃而异，辨证用药。如胃蕴热质，少用或慎用性温的生姜和干姜；胃湿热质，少用或慎用滋腻的甘草和大枣。饮食的忌宜，同样要因人而异，根据不同的胃质，指导其不同的食疗方法。

六、肠质学说

我曾师从著名中医学家、中医体质学创始人王琦教授，继承其学术思想并将其体质理论广泛应用于胃肠病的防治。2005年首创"胃质学说"并应用于胃病的防治，取得明显的成效。近十几年来，又潜心"肠质"的研究，获得不少新认识，并运用所总结的肠质理论指导着肠道疾病的防治实践，也取得初步的收获。

（一）肠质的概念

《灵枢·本脏》说："五脏者，固有小大、高下、坚脆、端正、偏倾者；六腑亦有小大、长短、厚薄、结直、缓急。"《灵枢·论痛》也说："筋骨之强弱，肌肉之坚脆，皮肤之厚薄，腠理之疏密各相同……肠胃之厚薄坚脆亦不等。"据此，人与人之间存在着脏腑的大小、坚脆、虚实、强弱、阴阳、寒热的差异，从而形成了体质的差异。人群中有体质的不同，存在脏质、腑质的差异，所以胃质和肠质也有差别。

肠质是指大小肠在先天遗传和后天获得的基础上所形成的形态结构和生理机能相对稳定的特质。《内经》说"肠胃之厚薄坚脆亦不等。"每个人的大小肠结构存在着大小、长短、厚薄之殊，机能存在强弱、动静、快慢之别，所以人与人之间肠质有着一定的差异。在日常生活和临床诊疗中可以看到许多例子：有的人冬天裸体泡在冰中数小时安然无恙，有的人腹部稍受寒凉则腹痛、腹泻、肠鸣；有的人进食大量辛辣食物无不适，有的人稍食辛辣之品就出现肛门灼痛、便秘，甚至便血；有的人情绪剧烈波动就腹痛腹泻；有的家族中，结肠多冗长，易患肠胀气、肠痉挛、肠扭转；有的家族中结肠息肉、结肠癌的发病率极高。由此可知，肠质的差异性是客观存在的。

（二）肠质的形成

肠质是在个体遗传的基础上，在内外环境的影响下，在生长发育的过程中逐渐形成的。先天禀赋是肠质形成的基础，种族、家庭因素起着重要的作用。世界东西方黄、白、黑、棕等不同的人种，肠质存在一定的差别，如溃疡性结肠炎不同的种族间发病率有所差异，好发于欧洲和美洲人；欧美人患麦胶肠病者较其他人种多，易出现乳糜泻。肠质也有明显的家族遗传倾向，据欧美文献统计，溃疡性结肠炎患者的直系血缘亲属中，发病率为 15%～30%。后天各种因素如生活环境、饮食习惯、起居作息和精神情志等综合影响肠质形成和变化。东南西北中不同方域，气候、水土、饮食、习俗的差异，形成不同的群体体质差异，肠质也有所差别，易发肠病也有所不同。如西方国家的人以高脂肪、高蛋白饮食为主，结肠癌的发病率较以高纤维饮食为主的东方人高。中国人随着生活水平的提高，高脂肪、高蛋白饮食增加，肠息肉、结肠癌的发病率也逐年有了增加。饮食与肠质形成关系最为密切，如嗜好辛辣烤炙者，易出现肠燥热质、肠湿热质；嗜好冷饮寒凉食物者，易出现肠寒湿质。生活起居亦影响肠质的形成，如长期熬夜少寐者，易形成肠燥热质；长期情志忧郁者，易形成肠气郁质和肠瘀血质。过度应用抗生素，导致肠道菌群失调，可形成肠湿热质和肠燥热质。因此，肠质形成是先后天多种因素长期共同作用的结果。

（三）肠质的分类

根据多年临床观察和研究，我认为常见的肠质有如下 7 种。

1.肠正常质

饮食平和，适应性强；腹无不适，耐寒耐热；大便定时畅通，干湿适中，肛门舒适；精力旺盛，面色华润；舌质淡红，苔薄白，脉平和。

2.肠燥热质

嗜食辛辣烤炙，不喜蔬菜及饮水，或熬夜少寐；大便干燥，排便不畅，数日一行，便无定时；肛门灼热，或痔疮出血；口干口苦，面生痤疮，心烦寐差；舌质红，苔黄而干，脉细数。

3.肠气郁质

情志抑郁，善忧多疑或急躁易怒，胁腹痞闷，肠鸣，喜叹气，嗳气矢气则舒；大便不调，便无定时，排便不畅，肛门缩紧；舌淡暗，苔薄，脉弦。

4.肠湿热质

嗜食肥腻厚味，吸烟酗酒；腹部胀闷，大便黏滞挂厕，排便不爽，时夹黏液；肛周潮湿，肛门灼热；身倦困重，口黏口苦，小便短赤；舌质红，苔黄腻，脉滑数。

5.肠寒湿质

偏食生冷，或久居湿地，或服寒药过度；腹冷喜温，肠鸣辘辘，大便不实，次数增多，遇寒易泻；肛门坠重，约束无力；面白形寒，四肢不温，疲乏易倦。舌淡胖，苔白或白滑，脉细缓。

6.肠瘀血质

性格内向，面色晦暗，口唇黯淡，皮肤色素沉着；时有腹痛，部位固定；大便欠调，排便不爽；痔疮时发，肛门作痛。舌质青紫有瘀点瘀斑，舌下络脉曲张，脉涩。肠镜检查，息肉反复发生。

7.肠特禀质

先天禀赋失常，有家族性遗传倾向，环境及饮食适应力差；遇所过敏食品如鱼虾、牛奶、蛋、酒或药物等，则腹痛、腹泻发作。

（四）肠质与体质

人是一个有机的整体，大小肠是人体五脏六腑之一。一般情况下，肠质与体质是相一致的，即有什么样的体质，就有什么样的肠质。例如气郁型体质者，肠质也多属气郁质；湿热型体质者，肠质多为湿热质。肠质与体质具有同一性。但同一个人各脏腑的阴阳盛衰、气血虚实、功能强弱有所不同，存在相对优势或劣势，所以有时肠质与体质之间也不一致，存在着差异，甚至可完全相反，临床上表现为体热肠寒、体寒肠热、体实肠虚和体虚肠实等复杂状况。如有的人平素口燥咽干，口舌生疮，心烦失眠，舌红苔少，属阴虚体质；但腹冷喜温，遇寒易泻，肠鸣辘辘，这属于体热肠寒。

有的人面白形寒，四肢不温，神疲体倦，为阳虚体质；但又常大便燥结，排便艰难，痔疮出血，肛门灼热，这属于体寒肠热。有的人精神不振，疲乏无力，气短懒言，动则汗出，属气虚体质；但又经常下腹胀闷，大便秘结，矢气频频，此为体虚肠实。有的人体型肥胖，大腹便便，胸闷身重，痰多苔腻，属痰湿体质；但又见大便不实，次数增多，肛门约束无力，此为体实肠虚。因此，临床上常有体质与肠质的不一致，通过这种差异性和特殊性的研究，对复杂难治性肠病的防治具有重要意义。

胃肠一体，胃和肠结构上下相连，功能相辅相成，疾病息息相关，故胃质与肠质一般情况下是一致的，如胃阴虚质者多见肠燥热质、胃阳虚质者多见肠寒湿质。但是临床上也可见到胃质与肠质不完全一致，甚至相反，如胃寒肠热、胃热肠寒、胃实肠虚、胃虚肠实等现象。因此，认识胃质与肠质之间的同一性及差异性，对胃肠疾病病理机制的认识就更加全面，在防治中更具有针对性和灵活性。

（五）肠质与肠病

体质与疾病之间有着密切的关系，偏颇的体质是疾病证候的病理基础。同样，肠质也是肠病发生的基础。由于肠质的不同，导致了肠道对各种致病因素的反应性、亲和性和耐受性不同，肠道疾病的发病倾向也不一样，发病后表现的证候性质也各有别。据多年的临床观察，总结出不同肠质者易患的疾病倾向：肠燥热质者，易患便秘、痔疮、肛裂等；肠气郁质者，易患肠易激综合征、胃肠胀气症、功能性腹痛、慢性肛门直肠疼痛综合征等；肠虚寒质者，易患慢性腹泻、吸收不良综合征等；肠湿热质者，易患痢疾、慢性溃疡性结肠炎、慢性肠炎等炎性肠病；肠瘀血质者，易患肠息肉、克罗恩病、肠道肿瘤等。过敏性肠病如过敏性肠炎、小肠过敏性紫癜、乳糜泻等多发生于肠特禀质者。

偏颇的肠质是未病的亚健康状态，是疾病证候产生的病理土壤。肠质的偏颇往往决定着肠道对某些致病因素的易感性和发病后病变类型的倾向性，从而影响着疾病的证候类型。在发病因素方面，肠气郁质者常常在受到强烈的精神刺激后诱发肠病，肠寒湿质者易感受寒湿之邪致腹痛腹泻，肠湿热质者最易感受湿热疫毒而患痢疾。在证候类型方面，肠燥热质者，患肠病后多出现肠腑实热、阴虚肠燥等证；肠气郁质者，患肠病后多出现肠腑气滞、肝郁气滞、肝脾不和等证；肠寒湿质者，患肠病后多出现中焦虚寒、脾肾阳虚等证；肠湿热质者，患肠病后多表现为肠道湿热证；肠瘀血质者，患肠病后多表现为肠络瘀阻证。肠质与证候的演变也有密切的关系，如同样是湿邪致病，肠燥热质者易从阳化热，出现肠湿热证；肠寒湿质者易从阴化寒，出现肠寒湿证。所以说，肠质是肠病发病、证候形成、病理演变的重要内在依据。

（六）肠质的调养

针对各种偏颇的肠质，通过饮食、运动、起居、药物及精神调摄等手段，就可能纠正或改善其偏颇，促使亚健康状态向健康状态转化。通过调养改善和纠正偏颇肠质，具有两方面的意义：一是"治未病"。上工治未病，在肠道未病状况下，纠正偏颇的肠质，改造肠病发生的土壤，就可以有效地预防肠病的发生，正如《素问·四气调神大论》中所说："是故圣人不治已病治未病，不治已乱治未乱。"二是"防复发"。慢性肠病大多具有反复发作的特点，偏颇的肠质是肠病复发的内在依据，调养肠质能改善肠道内部环境，消除肠病滋生的病理基础，增强肠道对致病因子的抵抗力，从而阻止或减少肠病的复发。

1. 饮食调养

《内经》云："饮食自倍，肠胃乃伤。"伤食是肠病最为重要的致病因素，也是肠质形成最重要的后天因素，所以节制饮食是调养肠质有效而重要的途径。饮食调养的基本原则是食饮有节，谨和五味，寒热适宜，因人而异。谷、菜、肉、瓜、果均有寒热温凉之区别，针对不同的肠质者，指导制定个体化的饮食宜忌，若能持之以恒，则必有成效。酸奶和益生菌可以改善肠道菌群失调，有利于肠燥热质、肠湿热质等的调养。

2. 起居调养

起居失常是肠病的重要病因之一，如大便不定时、熬夜少睡是导致大便秘结的常见原因；久居湿地易感受湿寒，久坐少动易发生痔疮等。所以要纠正肠质的偏颇，必须指导患者克服陋习，养成良好的生活作息习惯。

3. 精神调养

肠胃是人体情绪之"镜"，肠病与精神情志关系极为密切。如肠易激综合征、胃肠胀气症、功能性消化不良、溃疡性结肠炎等肠病的发生发展与情志变化息息相关。精神调摄是改善肠质的重要环节，尤其对于肠气郁质者，更要进行心理情志的疏导，克服抑郁、焦虑、急躁等不良心理，鼓励积极参加有益身心的娱乐活动，逐渐养成乐观、开朗、健康的性格。

4. 运动调养

运动是肠胃生理活动的基础。适度的体育锻炼可以促进胃肠运动，帮助消化吸收，增强胃肠免疫，减少肠病的发生。运动能增进肠气郁质、肠瘀血质者的气血运行，能振奋肠寒湿质者阳气宣发。故指导患者选择合适的体育运动，动静结合，形神兼练，对改善体质、预防肠病是有益的。

5. 药物调养

在辨认并确定肠质类型的基础上，针对肠质的偏颇，适度的应用中药或针灸，补虚去实、调理气血、平衡阴阳，以扶正纠偏，具有良好的调整肠质作用。我常综合应用汤剂、丸剂、散剂、膏方和茶饮等多种手段，因人制宜，因时制宜，分步调治。创制的系列"养肠茶"，使用方便，价格便宜，深受患者欢迎。也常常应用针刺、艾灸、脐贴、耳穴贴压等方法纠正肠质的偏颇，效果明显。

七、"生病起于过用"的脾胃病病因观

《素问·经脉别论》说："春秋冬夏，四时阴阳，生病起于过用，此为常也。"指出人类对自身的日常生活行为不加节制而用度太过，是导致疾病发生的重要病因。"生病起于过用"是《内经》中著名的病因学观点，对于中医病因学研究具有普遍的指导意义，尤其对脾胃病的病因病机认识更具重要学术价值。

（一）《内经》论"生病起于过用"

"过则为灾"。人生活于自然界，外有春夏秋冬、阴阳寒暑的交替和风寒暑湿燥火六气的变化，内有饮食、劳逸、起居及喜怒忧思悲恐惊的情志变化。人体在生命活动的过程中，通过自身的调节机制，产生了一定的适应自然、自我调衡的能力，从而维持"阴阳匀平"的生理状态。过用，即过度作用而超出了人体生理限度，扰动脏腑官窍，损伤阴阳气血，因而导致疾病的发生。《内经》中反复论述了"生病起于过用"的观点：

一是违背气候变化规律致病。如一年四季寒暑变更，人体应顺应气候变化起居作息，若违背"虚邪贼风，避之有时"的养生之道，肆意触风露宿，冒犯寒暑，外邪入侵，发为外感热病。如《灵枢·百病始生》中所说："风雨寒热，不得虚，邪不能独伤人。卒然逢疾风暴雨而不变者，盖无虚，故邪不能独伤人。此必因虚邪之风与其身形，两虚相得，乃客其形。"

二是情志波动太过致病。《素问·阴阳应象大论》说"人有五脏化五气，以生喜怒悲忧恐"，七情变化是人体七种不同的情志反应，一般不会使人致病，但突然的、强烈的、持久的情志刺激，暴怒、狂喜、大悲、大惊、猝恐、思虑、忧愁等，超过了人体心理承受和调节能力，引起脏腑气血功能紊乱，就会导致疾病发生。如《素问·疏五过论》中所说："暴怒伤阴，暴喜伤阳。"《灵枢·本神》中所言："脾，愁忧而不解则伤意；意伤则悗乱，四肢不举。"

三是饮食失节致病。《素问·六节藏象论》曰："天食人以五气，地食人以五味。"

饮食是维持人体生命活动的最基本条件，但饮食过度或饮食偏嗜，又常常成为重要的致病原因，如《素问·痹论》中所说："饮食自倍，肠胃乃伤。"《素问·奇病论》说："此人必数食甘美而多肥也，肥人令人内热，甘者令人中满。"《灵枢·五味》说："酸走筋，多食之，令人癃；咸走血，多食之，令人渴；辛走气，多食之，令人洞心。"

四是欲望无制致病。《内经》中倡导"恬惔虚无"的养生理念，若欲望无制，超过了自身所能耐受的限度，就会损伤脏腑气血，导致诸多内伤疾病发生。正如《素问·上古天真论》中批评的："以酒为浆，以妄为常，醉以入房，以欲竭其精，以耗散其真，不知持满，不时御神，务快其心，逆于生乐，起居无节，故半百而衰也。"

五是劳逸过度致病。生命在于运动，适度劳动和运动有助于健康，但劳力、劳心和房劳太过或生活安逸太过都可能导致疾病的发生。如《素问·宣明五气》说："五劳所伤，久视伤血，久卧伤气，久坐伤肉，久立伤骨，久行伤筋。"《素问·举痛论》说："劳则喘息汗出，外内皆越，故气耗矣。"《素问·调经论》说："有所劳倦，形气衰少，谷气不盛……"同样安逸太过，长期不从事体力劳动，又不进行体育锻炼，易使人体气血不畅，脾胃功能减弱，气血生化不足，如《素问·宣明五气》中所说："久卧伤气"。

六是用药过度致病。药可治病，如过用、滥用、久用、错用均可能致病。《素问·五常政大论》中提出："病有久新，方有大小，有毒无毒，固宜常制矣。大毒治病，十去其六；常毒治病，十去其七；小毒治病，十去其八；无毒治病，十去其九。谷肉果菜，食养尽之，无使过之，无伤其正也。"药物有性味之偏颇，若过度用药，则会损伤正气，偏助脏气，导致阴阳失衡而发生疾病。正如《素问·至真要大论》中所说："气增而久，夭之由也。"《内经》反对当时统治阶级盛行服食芳草石药以求延年益寿的不良风气，指出这些药物"气急疾坚劲"，滥服可致"石药发癫，芳草发狂"的严重后果。

（二）脾胃病发生多因于"太过"

脾胃病是最为常见的内伤疾病，《脾胃论》说："脾胃内伤，百病由生。"引起脾胃内伤的原因很多，《内经》云"生病起于过用"。脾胃病多因于"过用"，如饮食失宜、七情失节、劳逸失度等。

1. 饮食失宜

健康饮食应结构合理，五味调和，寒热适中，无所偏嗜，即"平衡饮食"。《灵枢·小针解》云："饮食不节，而疾生于肠胃。"随着人们生活水平的不断提高，过度饮食和饮食偏嗜成为导致脾胃病的主要原因之一。消化系统的许多疾病发生与伤食关系十分密切，如食管炎、食管癌、急性胃炎、慢性胃炎、消化性溃疡、胃癌、慢性结肠炎、结肠癌、急性胰腺炎、传染性肝炎、酒精性肝硬化、肝癌、胆囊炎、胆石症等。

（1）进食过度

"民以食为天"，饮食是人类生存不可缺少的物质基础，但饮食失节又是人类常见的致病因素之一。在过去物质缺乏的时代，饥饿及饮食不洁是常见的现象，而随着社会的进步，人们生活水平的提高，摄食过量、饮食偏嗜已成为饮食失节的常见现象，营养过剩已经成为一种"过饱"的新形式。如宴席、夜宵，大吃大喝，日日肉饱酒醉，日久必损伤脾胃，不仅会出现消化吸收功能障碍，而且还可导致水谷精微和能量的转化、输布、化生、贮藏失常，从而膏浊内生，聚湿酿痰，发生一系列代谢性疾病。目前已有2亿中国人体重超标，肥胖症成为很多疾病的发病温床，严重影响着人们的健康。

（2）五味偏用

酸、苦、甘、辛、咸是日常食品中的五味，"谨和五味"是中医饮食的又一重要法则。饮食五味化生水谷精气，为人体生理活动的物质基础，然五味太过则亦可成为致病因素，如《素问·生气通天论》中说："阴之所生，本在五味；阴之五宫，伤在五味。"食物五味和调，滋养五脏六腑。但五味偏嗜，则反会伤及脏腑气血。饮食的五味与人体的五脏，各有其亲和性，《素问·至真要大论》说："夫五味入胃，各归所喜。故酸先入肝，苦先入心，甘先入脾，辛先入肺，咸先入肾……"如果长期嗜好某种食物，就会造成与之相应的内脏机能偏盛，久之还可损伤其他脏腑，破坏五脏的平衡协调，导致疾病的发生。如《素问·生气通天论》中所说："味过于酸，肝气以津，脾气乃绝；味过于咸，大骨气劳，短肌，心气抑；味过于甘，心气喘满，色黑，肾气不衡；味过于苦，脾气不濡，胃气乃厚；味过于辛，筋脉沮弛，精神乃央。"五味过用，可导致许多疾病的发生，如《素问·五脏生成》说："多食咸，则脉凝泣而变色；多食苦，则皮槁而毛拔；多食辛，则筋急而爪枯；多食酸，则肉胝而唇揭；多食甘，则骨痛而发落。此五味之所伤也。"

1）味过于酸

酸味食物有开胃消食、生津止渴、滋阴润肺、养血补肝、美容养颜的作用。食醋能促进消化，促进皮肤血液循环。葡萄、草莓、番茄、苹果、柠檬、橘子、乌梅、山楂等酸味水果营养丰富，含有大量维生素C，对人体具有很好的保健作用。酸味又可以补充人体胃酸的不足，有健胃开胃作用，改变胃肠道的酸碱环境，有利于营养物质的溶解吸收。但酸味能增加胃酸的分泌，故多吃酸会加重胃及十二指肠溃疡的病情。也有研究表明，过食酸性食物，会改变人体内的酸碱平衡，影响某些生化反应的进行，不利于健康。

2）味过于咸

咸味食物有软坚、散结、泻下、补益阴血的作用。咸盐在饮食中是不可缺少的，它不仅起调味作用，而且其中的钠、氯离子是维持人体酸碱平衡和调节渗透压的重要物质。但盐不可多食，明代李时珍说："咸走血，血病毋多盐，多食则脉凝泣而变色。盐之味微辛，辛走肺，咸走肾，喘嗽、水肿、消渴者，盐为大忌。或引痰吐，或泣血脉，或助水邪故也。"食盐过多，会引起水钠潴留，血脉瘀滞，增加肾脏和心脏的负担，使血压升高。调查表明，食盐摄入量大的地区，高血压的发病率也高，所以老年人、高血压、心脏病、肾脏病、水肿病等要限制咸盐的摄入。

3）味过于甘

甘味食物有补益、和中、缓和痉挛、缓解疼痛的作用。甜食是大多数人都爱吃的食品，甜食中有大量的糖，过量的糖摄入体内会自行转化为脂肪，使人发胖。而肥胖是多种疾病的温床，如高血压、高血脂、动脉硬化、脂肪肝、糖尿病、痛风等。吃糖过多，影响蛋白质、脂肪、矿物质、维生素、纤维素的吸收，会使人发生营养不良和贫血，还会使体内钙质代谢紊乱，导致骨质疏松。甘益脾，但过食甘易伤脾，脾失健运，不能运化水湿，聚湿生痰，湿痰内蕴可化热，生成湿热、痰热之证。

4）味过于苦

苦味食物有清热、泻火、燥湿、降气、解毒的作用。苦味食品以蔬菜和野菜居多。苦味食品能促进食欲、清心健脑、泄热解毒、消炎杀菌、防癌抗癌等，多认为是保健食品，所以吃点苦有益于健康。但"吃苦"不是无所节制，一次食用不宜过量。"苦寒败胃"，过量进食苦寒之品易伤胃败胃，引起恶心、呕吐等不适反应。苦味性多寒凉，长期过食寒凉易伤人的阳气，导致脾胃阳虚，出现食欲不振、脘腹胀满、便溏等症。

5）味过于辛

辛味食品性多温热，具宣通发散、行气通脉、开胃健中、瘦身减肥之功，能增加食欲，促进消化，促进血液循环和新陈代谢。辛辣食品有辣椒、生姜、大蒜、花椒等，北方人喜爱大蒜，南方人嗜好辣椒，有"不怕辣""辣不怕""怕不辣"之称。辣味虽然好吃，但弊害也不少，口里辣、胃里烧、肛门痛，多食辛辣使人上火，易发生咽肿、齿痛、鼻衄、口疮、痤疮、目赤、便秘、痔疮等，也会使胃溃疡、胃糜烂、结肠炎、胆囊炎等病症加重。

综上所述，过食酸、咸、甘、苦、辛五味对人体都是有害的，轻则身体不适，重则损脏折寿，所以我们应该加以足够重视，要谨和五味，合理适量。

（3）寒热过用

食物外有生冷热烫之别，内有寒热温凉之性。良好的饮食习惯，要求寒热适中。寒热适中，包括食物温度冷热和食物性质寒热两个方面。

《灵枢·师传》说："食饮者，热无灼灼，寒无沧沧。寒温中适，故气将持，乃不致邪僻也。"饮食不能过于热烫，过于灼热的食物，易烫伤口腔、食道和胃肠黏膜。长期反复的烫伤刺激，是导致口腔和食道糜烂溃疡、食管肿瘤的重要病因之一。吃凉食时，不能过于寒冷；过于寒冷的食物，易损伤脾胃阳气。大人生吃鱼虾，小孩恣进冰饮，生冷伤脾胃，寒凉损肺肾，可致胃痛、泄泻、痰饮、痹病、虚劳等病证。现代医学认为，寒冷食物能抑制消化液的分泌，使胃功能减弱；久而久之，可导致食欲下降、消化不良。

药物有寒、热、温、凉药之别，食物也有寒、热、温、凉性质之异。如蔬菜中生姜、辣椒、花椒性热，苦瓜、丝瓜、白菜、芹菜性凉；肉类中鹿肉、狗肉、羊肉性热，鸭肉、兔肉等性凉；水果中龙眼、荔枝、杧果、橘子性温，梨子、李子、西瓜性凉。《内经》主张"寒温中适"，如《素问·脏气法时论》中所说："五谷为养，五果为助，五畜为益，五菜为充。"强调了平衡饮食。若过分偏嗜寒热食物，也会偏助脏气，导致五脏阴阳失调而发生许多胃肠疾病。如偏嗜辛温燥热之品，则可导致胃肠积热，出现口渴、口臭、牙痛、咽肿、便秘、痔疮等症。反之，过食寒凉食物，可损伤脾胃，耗损中阳，引起胃痛、纳少、腹泻、肠鸣等症。

（4）烹饪过度

烹饪是指对食物原料进行调配、加工、烹制、调味，使之成为色、香、味、形、质、养兼备的安全无害、利于吸收、益于健康的饭菜食品。当前，随着物质的丰富、生活水平提高，人们不断追求饮食色香味的变更，各种烹调方法争奇斗艳。在追求筵席菜肴多样化的过程中，通过炸、熘、爆、炒、烧等多种技法的展现，难免会使一些菜肴加工过度，造成食物中的营养成分被流失或破坏。炒菜时，油温过高，煎煮时间过长，会破坏蔬菜中的营养物质；使用反复炸过的油，不仅油中的营养物质遭到破坏，还会产生各种有害的聚合物，这些有害物质有损于人体健康。又如过度炙煎炸烤的食品，其性燥热，《素问·阴阳应象大论》说"热伤气""热伤皮毛"，燥热食物易伤阴、伤肺、伤皮毛，引发咳嗽、鼻衄、便秘、痔疮、痤疮等疾患。这都是烹饪过度所带来的弊端。

（5）烟酒过用

酒、茶、烟是人们日常生活中的一部分，适量喝酒和饮茶有益健康。酒多为粮食和果品所酿，富有营养和一定的药用价值。适量饮酒，可宣通血脉，舒筋活络，避风寒，益气力，助消化，有益于健康；用于治病，可消邪气，引药势。若长期过量饮酒，则易损伤肝胆脾胃，聚湿生痰，内生湿热，变生他证。《诸病源候论》中专门列有"饮酒中毒候"，《医门法律》中也说："过饮滚酒，多成膈证。"说明偏嗜饮酒或饮酒不当，均可引起包括肝硬化、食管炎、消化性溃疡及肝癌、食管癌等严重疾病。饮茶有益于身体健康，能提神益思维，解渴除烦躁，消食助消化，舒筋解疲劳；但饮茶过多也有害，茶叶中含有咖啡碱，在体内积累过多，会损伤正常神经功能，造成心脏机能亢进、精神过度兴奋等。所以饮茶不能过多、过浓，傍晚特别是晚间不宜饮茶，以免影响睡眠。吸烟有损于健康，烟雾中含有 5000 多种有害物质，致癌物质达 69 种。嗜烟最伤肺心，也伤食管和胃，可引发咳喘、胸痹、肺癌，以及胃食管反流、胃炎、胃溃疡等众多疾患。

2. 七情失节

《素问·天元纪大论》曰："人有五脏化五气，以生喜怒思忧恐。"在正常情况下，七情是人体对外界客观事物和现象所做出的七种不同的情感反应，是人体正常的机能状态，不会使人发病。但突然的、强烈的或持久的不良情志刺激，如暴怒、狂喜、悲哭、大惊、猝恐、思虑、忧愁等超过了人体心理承受和调节能力，则会导致脏腑气血功能紊乱，引起诸多疾病的发生。

心主神明，肝主情志，脾胃为气机升降之枢，激烈的情志变化和情绪波动，最易伤及心、肝、脾三脏而导致脏腑气机失调。气机升降逆乱主要表现在胃肠功能的改变，如发生痛、痞、吐、泻、噎、嗳、哕等病证。如《灵枢·举痛论》中所言："怒则气逆，甚则呕血及飧泄，故气上矣。"《三因极一病证方论》中所言："若五脏内动，汨以七情，则其气痞结聚于中脘，气与血搏，发为疼痛，属内所因。"《医学正传·胃脘痛》中所说："胃脘当心而痛……七情九气触于内之所致。"七情内伤，可直接伤及脾胃，也可先伤肝、心，而后影响于脾胃，如肝郁犯胃、心病及胃等。

3. 劳逸失度

正常的劳动有助于气血流通，增强体质；而必要的休息可以消除疲劳，恢复体力和脑力。劳动与休息的合理调节，是人体健康的保证，也是胃肠生理运动的必要条件。但若长时间的过度劳累或过度安逸，都可能成为致病因素而致人发病，许多脾胃疾病发生与劳逸失宜有关。

（1）劳力太过

劳力过度，主要是指持久地从事繁重或超负荷的体力劳作，耗气伤筋而积劳成疾。过度劳力，一方面导致筋、骨、肉等形体损伤，另一方面耗损精气导致脏气虚少、功能减退。由于脾为气之源，肺为气之主，故劳力太过最易耗伤肺脾之气。如

《素问·本病论》中所说："人饮食劳倦即伤脾。"《素问·调经论》中所说："有所劳倦，形气衰少，谷气不盛。"常见症状如纳呆食少、少气懒言、体倦神疲、喘息汗出等。

（2）劳神太过

思虑太过，或长期用脑过度，也会积劳成疾。心藏神，脾主思，血是神志活动的重要物质基础。《素问·阴阳应象大论》说"思伤脾"，《灵枢·百病始生》说"忧思伤心"，若用神过度，长思久虑，则易耗伤心血，损伤脾气，以致心神失养，神志不宁而心悸、健忘、失眠、多梦；脾失健运而纳少、腹胀、便溏、消瘦等。

（3）安逸太过

"流水不腐，户枢不蠹。"适当的活动能促进气血流畅，帮助胃肠消化，保持脏腑机能旺盛。《素问·宣明五气》说"久卧伤气"，若长期不从事体力劳动，又不进行体育锻炼，易使人体气血不畅，脾胃功能减弱，以致出现食少、脘痞、腹胀、便秘、精神不振、肢体软弱，或发胖臃肿、动则心悸，气喘及自汗等症，或继发其他疾病。

八、《内经》"胃主五窍"理论发微

《灵枢·胀论》曰："胃者，太仓也；咽喉、小肠者，传送也；胃之五窍者，闾里门户也。"张景岳在《类经》中注释："闾，巷门也；里，邻里也。胃之五窍，为闾里门户者，非言胃有五窍，正以上自胃脘，下至小肠大肠，皆属于胃，故曰闾里门户，如咽门、贲门、幽门、阑门、魄门皆胃气之所行也，故总属胃之五窍。"胃为太仓，水谷之海，在整个胃肠运动中起着中心的作用，五窍的开阖与胃气的和降关系密切，故曰"胃主五窍"。

咽门、贲门、幽门、阑门、魄门是咽喉、食管、胃、小肠、大肠自上而下的五道门卡，具有传送和调控水谷、运行糟粕的作用。五窍有着共同的解剖、生理、病理特点：一是均为消化管道的狭窄部位，有括约肌或瓣膜约束；二是具有通过开阖来约束和调控食物与糟粕通行作用；三是运行的方向只宜下降而不宜上升，即以降为顺，以通为用；四是由于结构狭隘，食物或糟粕停留时间较长，是炎症、梗阻及肿瘤等病理变化的好发部位。胃主饮食物的受纳，以通为用，以降为顺，胃气上贯食管，下通直肠，主司五窍之开阖，即"咽门、贲门、幽门、阑门、魄门，皆胃气之所行"。若胃失和降，则五窍失司，或通降阻滞，或气机上逆，或痰浊蕴聚，或热瘀互结，导致一系列疾病的发生。我对《内经》中"胃主五窍"理论进行了挖掘与应用，临床常从胃论治咽门、贲门、幽门、阑门和魄门的疾病，取得良好疗效。

（一）从胃论治咽门病

咽门，是咽与食管连接处，为饮食水谷之门。《重楼玉钥》中说："咽，嚥也。主通利水谷，为胃之系，乃胃气之通道也。"咽与食管在环状软骨处相连，此为食管的第一生理狭窄区。此处上有食管括约肌（UES），在静息状态下，UES收缩使食管呈封闭状态，以防止吸气时气体进入胃中。食物经咀嚼并与唾液混合形成食团，经过口舌肌群的协调运动，将食物推向咽部，食团刺激软腭、舌底、扁桃体、悬雍垂、咽喉部感受器，经过脑干的吞咽中枢调节，引起一系列复杂的反射性肌肉收缩，食团由咽挤入食管上端。食团在到达UES时，出现快而协调的环咽肌及UES松弛，继而出现吞咽后的收缩。饮食物入口，通过咽的吞咽运动，顺食管而下，入于胃中，故"咽为胃腑所系"。咽虽与肝、肺、胆等脏腑相关，但咽为胃之系，咽病的发生与胃的关系最为密切。咽门病的主要临床表现是吞咽困难、咽喉疼痛、咽部异物感或阻塞感等。吞咽困难大致可分为器质性和功能性两大类：功能性吞咽困难患者常表现为咽部异物感或阻塞感，但吞咽时并不加重；进食、饮水时，症状常可减轻。常伴有某些精神或心理障碍，如癔症、神经官能症等；多属于中医肝胃气郁、气痰交阻之病证。器质性吞咽困难常由食管器质性疾病引起，如咽炎、会厌炎、食管炎、食管良恶性肿瘤等。中医认为是由于热结、痰凝、血瘀等所致。咽胃相系，胃和则咽畅。若胃气失和，则咽门不利，可引发诸多咽病的发生。如胃气不降则吞咽困难，胃火上炎则咽喉肿痛，胃阴亏虚则咽干口燥，痰气交阻则发为"梅核气"。因为咽与胃在病理上密切关联，我在临床上常常从胃论治咽病，屡获佳效。

案1：咽肌痉挛症

乐某，女，32岁，农民，江西东乡人。2008年5月12日初诊。

主诉：咽部肌肉跳动不宁半年。

病史：患者半年前因情绪不遂而发病，软腭及咽部肌肉持续性不自主跳动，咯咯作响，昼夜不止，痛苦万分，曾到上海、南昌等地治疗无效。诊时见咽红，咽部和软腭抽动，不能自制，每分钟100次左右，他人可闻咯咯响声；伴胃脘灼热，反酸嗳气，胸闷，耳鸣，肠鸣，大便溏薄，一日4～5次，情绪忧郁，夜眠多梦。舌淡胖嫩，苔薄黄，脉沉细稍弦。

西医诊断：咽肌痉挛症。

中医辨证：胃失和降，气逆扰咽。

治则：疏肝和胃，健脾调中，降逆解痉。

方剂：逍遥散合半夏泻心汤加减。

处方：柴胡 10g，白芍 20g，枳壳 15g，当归 10g，茯苓 30g，姜半夏 8g，黄连 4g，黄芩 10g，干姜 4g，木香 8g，葛根 30g，钩藤 30g，五味子 10g，夜交藤 30g，甘草 8g。7 剂，1 日 1 剂。

二诊：药后胃脘灼热消失，反酸嗳气明显减少，咽部及软腭抽动频率见缓（每分钟 50 次左右），耳鸣及肠鸣缓减，大便好转、一日 2 次，精神转佳，舌脉如前。效不更方，上方加党参 12g，再进 14 剂。

三诊：咽部痉挛抽动基本控制，只有情绪激动时发生，但时间短暂。胃部无所苦，睡眠安宁，耳鸣和肠鸣消失。舌质淡红，苔薄白，脉细。在前方基础上加减服药 3 周，以巩固疗效。

按语： 本例患者因情志所伤，致肝气郁结，横逆犯胃，气逆上冲，扰乱咽窍，使咽部肌肉抽动不宁。中医强调整体观念，从胃治咽，拟疏肝解郁、和胃降逆，用逍遥散和半夏泻心汤加减。其中逍遥散疏肝健脾，半夏泻心汤和胃降逆，再加钩藤、夜交藤、五味子安神镇静，重用白芍、葛根、甘草缓急解痉。全方形神兼治、中焦同理、气血同调、升降相济、寒热并治，方药切合病机，故半年之顽症得以解除。

案 2：会厌囊肿合并慢性声带炎

王某，女，50 岁，干部，江西南昌人。2008 年 3 月 20 日初诊。

主诉：咽喉干涩疼痛，声音嘶哑 1 年。

病史：患者从事教学和教育管理工作 20 多年，咽喉时常不适。近 1 年来，咽喉疼痛加剧，干涩灼热，声音嘶哑，发音困难，严重影响工作。电子喉镜检查：会厌囊肿（0.5cm×0.6cm），声带边缘肥厚闭合欠佳。省级多家医院治疗未能获效，西医建议手术治疗，患者惧怕手术而求治于中医。诊时咽喉干涩灼热疼痛伴有异物感，声音嘶哑，口干思冷饮，心烦，胃中嘈杂易饥，大便干结不畅，睡眠欠安。舌质红，苔薄黄少津，脉细稍数。

西医诊断：会厌囊肿，慢性咽喉炎。

中医辨证：胃阴亏损，虚热灼咽。

治则：养胃清热，化瘀散结。

方剂：益胃汤加减。

北沙参 15g，麦冬 10g，玉竹 12g，生地黄 15g，玄参 15g，生甘草 4g，知母 10g，金银花 15g，连翘 15g，赤芍 15g，丹皮 15g，鱼腥草 30g，肿节风 20g，石见穿 15g，夜交藤 30g，10 剂。1 日 1 剂。

二诊：咽喉疼痛和灼热明显好转，口咽干燥缓解，胃脘嘈杂基本消失，大便稍干。舌脉如前。守方加白花蛇舌草 15g，肿节风改 30g，15 剂。

三诊：咽喉已无不适症状，声音明显好转，口干基本消失，睡眠仍欠佳。前方加酸枣仁 12g，15 剂。

四诊：服药 40 剂，所有症状均消失，声音已洪亮；数小时讲课或报告均无不适。电子喉镜复查示会厌囊肿基本消失，声带边缘整齐闭合尚可。仍在原方基础上加减变化调治 1 个月，以巩固疗效。随访 10 余年无复发。

按语： 胃为燥土，喜润恶燥。胃阴亏虚，燥热内生，胃中虚火循经上炎，灼于咽喉，以致咽喉疼痛、干涩灼热，正如《血证论·卷六》中说："凡咽痛而饮食不利者，胃火也。"本例患者既有声音嘶哑、咽喉干涩灼热等内热之象，又有嘈杂易饥、口干思饮、大便干结等胃阴亏虚之症。四诊合参，细究病机，乃为胃阴亏虚，火从内生，虚火上灼于咽喉，脉络被灼而致血行不畅，血瘀内阻而成肿块。遵《内经》中"阳病治阴"之旨，以益胃汤养阴益胃，加知母、金银花、连翘、鱼腥草、肿节风等清热解毒利咽，赤芍、丹皮、石见穿等清热活血化瘀。胃阴得充，则虚热自灭；血行得畅，则血瘀自除。

（二）从胃论治贲门病

贲门，为胃之上口，其名出于《难经·四十四难》。贲，通奔，食物从此处奔入于胃，故曰贲门。贲门是食管与胃的接口，其主要的生理功能是防止胃食管反流。贲门的主要解剖学结构是下食管括约肌（LES）通常呈关闭状态，是防止胃 – 食管反流的重要屏障。此外，下段食管和贲门连接处的一些解剖结构对防止反流亦有一定的作用。一是膈 – 食管裂孔管，食管下端的膈脚在食管裂孔处包绕食管，有括约肌样作用，又被称为"膈括约肌"，收缩时裂孔缩小，局部压力增高，有抗胃食管反流的重要作用。二是膈 – 食管膜，系食管下端附着于横膈上的筋膜，此膜可防止裂孔疝形成，并且由于"弹簧夹"作用，也具有抗反流作用。三是食管 – 胃角作用，食管腹段斜向和胃连接，使食管下端和胃底形成锐角，称为"贲门切迹"或"食管 – 胃角（His 角）"，并使该处胃壁内面的黏膜形成贲门皱襞，当胃内压力增加时，此皱襞有一定关闭贲门的作用。四是胃黏膜的活瓣作用，贲门处的胃黏膜皱襞形成楔形凸起，有活瓣样作用。上述解剖结构共同达到贲门对抗胃食管反流的作用。食管主传导，胃腑主受纳，食管与胃一脉相承，贲门的开阖与胃的通降功能息息相关，胃降则降，胃逆则逆，胃和则健。若胃气不降，水谷下行不畅，则发生吞咽困难、呕吐、反胃等。若胃气上逆，则浊气逆反于食管，出现烧心、吐酸、胸痛等症。胃食管反流病、食管 – 贲门失弛缓症、贲门炎、贲门肿瘤等疾病的发生与胃的功能失调关系密切，所以在治疗贲门疾患时，要以治胃为先，才能取得满意的效果。

案 3：胃食管反流病

傅某，女，55 岁，干部，江西南昌市人。2009 年月 11 月 21 日初诊。

主诉：心窝及胸骨后灼痛 1 个月。

病史：有胃病 20 多年，近 1 个月来病情加重，胃镜检查提示"反流性食管炎，贲门黏膜糜烂，痘状胃炎"。刻下胸骨后及心窝处灼热刺痛，得温饮反舒，夜间常因反酸惊醒，喉头不适，声音嘶哑，口苦，神疲、肢冷，大便稀溏，纳尚可。舌质暗红，苔薄白，脉弦。

西医诊断：反流性食管炎，贲门黏膜糜烂。

中医辨证：脾虚胃热，浊气上逆。

治则：平调中焦，和胃降逆。

方剂：和中调胃汤加减。

处方：姜半夏 10g，党参 15g，黄连 4g，干姜 4g，黄芩 10g，炒白芍 15g，蒲公英 15g，海螵蛸 15g，龙胆草 2g，山药 15g，厚朴 10g，木香 10g，延胡索 20g，石见穿 15g。7 剂，1 日 1 剂。

二诊：心窝及胸骨后灼痛缓解，夜间反酸已止，咽喉不适减轻，舌脉如前。守方去干姜，加高良姜 5g。14 剂。

三诊：烧心、吐酸、口苦等症状基本消除，时有胃部刺痛，大便仍溏，肠鸣，腹时胀，得矢气则舒，时嗳气，舌边暗，脉弦缓。证已以气逆血滞为主，改用降逆调胃汤治疗。

处方：柴胡 10g，炒白芍 15g，枳壳 12g，姜半夏 10g，干姜 3g，黄连 4g，党参 15g，焦白术 15g，茯苓 30g，木香 10g，延胡索 15g，石见穿 15g，乌药 8g，三七粉 3g（冲）。14 剂。

四诊：以上方为基本方加减变化，共服药 40 余剂，症状基本消失，纳增，便调，寐安。2010 年 3 月 10 日复查胃镜，诊断为"非萎缩性胃炎，食管无异常，Hp（－）"。嘱服猴菇菌片 1 个月以巩固疗效。

按语：胃主贲门之约束，热蕴胃腑，胃气不和，浊气不降，扰于贲门，逆于食管，而致反酸烧心。治分两步：先是和中安胃降逆，胃气和则痛息，胃浊降则酸止；后是理气活血健脾，气血畅则瘀去，脾气旺则中安。

案4：食管贲门癌（热瘀痰凝证）

涂某，男，78岁，江西新建县人。2010年5月26日初诊。

主诉：吞咽困难3个月。

病史：近10年来，进食后咽部有梗阻感，未进行检查。近3个月来吞咽困难，进食减少，体重剧减，在南昌大学第二附属医院做胃镜检查，发现食管贲门处有一个1.5cm×2.0cm大小肿块，病理切片诊断为"鳞状上皮癌"。因年事已高，拒绝手术和化疗，求治于中医。诊时见症：咽喉如梗，吞咽困难，可缓缓进软食，但稍多食则呕吐，胸骨后灼痛，痰多而黏，消瘦，面黄，精神尚可，大便如常，舌质暗红，舌前部苔剥，舌根部苔黄厚，左脉细带滑，右脉沉细涩。

西医诊断：食管贲门癌。

中医辨证：热毒蕴胃，痰结血瘀，气阴虚衰。

治则：益气养胃，清化热毒，逐瘀化痰，软坚散结。

处方：黄芪20g，太子参15g，石斛15g，北沙参15g，姜半夏10g，浙贝母10g，海藻10g，昆布10g，黄药子10g，半枝莲15g，白花蛇舌草15g，蟾皮6g。7剂。因患者服药困难，用中药颗粒剂治疗，一日1剂，开水调，分2次服。并告之饮食宜忌。

二诊：药后精神稍好转，其他症状如前，无不良反应。再服前方14剂。

三诊：咽喉不适已有缓解，吞咽见利，呕吐已少，纳增，精神佳，语音响亮，寐安，二便正常，时有咯痰。舌质偏红，苔薄黄。病有起色，药已见效，上方加石见穿15g，再服14剂。

四诊：症状明显减轻，身体日益好转，仍在上方的基础上加减变化，共服药140天，吞咽无任何障碍，体重增加10kg，体力恢复正常。复查胃镜，食管贲门肿块消失，病理切片仍发现有癌细胞。前方主体不变，随证略作加减，隔日1剂。半年后，3日1剂。因年逾八旬，未再胃镜检查。3年后回访，患者面色红润，饮食正常，精神抖擞，声音洪亮。

按语：此案为高龄食管贲门癌，且阻塞贲门导致吞咽困难。经过中医治疗2年，肿块奇迹般地消失，病体完全恢复。事实表明，肿瘤有时也是可逆的，中医药治疗晚期、高龄癌症有一定的优势。本案在扶正方面注重护胃气、益脾气、保阴气，在祛邪方面着重清热毒、逐血瘀、散痰结。正确处理好正与邪的关系，是治疗癌症的关键所在。

（三）从胃论治幽门病

幽门，为胃之下口。幽门是胃与小肠的接口，现代解剖学将幽门分为近侧胃窦部和远侧幽门管两段，近幽门部的胃环形肌发达增厚，形成幽门管括约肌，收缩时形成一管道，称"幽门管"，长 0.5～3cm。该处黏膜层向腔内凸出形成皱襞，称为"幽门瓣"。幽门和幽门括约肌有控制胃内容物进入十二指肠和防止肠内容物反流的作用。幽门上与胃窦相连，下与十二指肠相通，胃窦十二指肠连接部包括末端胃窦、幽门、十二指肠。胃十二指肠协调运动是食物在胃内得到消化，进而有序通过幽门排出的重要条件。胃十二指肠协调运动的重要意义有两个方面：一方面当胃窦收缩时，十二指肠收缩也增强，可使胃排空减慢，有利于食物在胃内的研磨；另一方面在胃窦收缩后顺序出现十二指肠收缩，即可将十二指肠内容物推向远端进入空肠，有利于胃排空的正常进行。胃十二指肠协调运动的调节机制包括神经、胃肠激素、肌源性、电活动、食物等多方面因素。食物在胃窦部停留时间较长，可影响局部的血液循环，所以易发生炎症、糜烂、溃疡，也是肿瘤好发部位。协调胃窦 – 幽门 – 十二指肠的运动，是防治胃窦疾病的重要途径。

中医认为胃主受纳，脾主运化；胃主降浊，脾主升清；胃喜润恶燥，脾喜燥恶湿，只有脾胃纳运相助，升降相因，润燥相济，幽门方可弛张有序，开阖有度，胃中食糜有节制的下达小肠，又制约肠中浊气上逆犯胃，以保证胃肠消化吸收功能的正常进行。若纳运失司，升降不调，均可导致幽门开阖障碍。若开多合少，则嘈杂易饥；开少合多，则胃脘胀满；闭合失职，则胆汁上逆，浊气上扰。临床上常见疾病如胆汁反流性胃炎、十二指肠反流和功能性消化不良等，均与幽门功能障碍有关，大多数是由于胃失和降所致。所以，调和胃的通降是治疗幽门疾病的重要途径。

十二指肠反流（DGR），又称"肠 – 胃反流"，是指十二指肠内容物反流入胃。导致 DGR 的原因，有胃手术后 DGR、原发性幽门功能障碍、胃排空迟缓（特发性胃轻瘫、糖尿病胃轻瘫等）、肝胆疾患（肝硬化、胆囊炎、胆石症、胆囊切除术后等）、自主神经功能紊乱、过度吸烟饮酒等。胆汁反流性胃炎多见于手术之后，由于幽门被切除，失去了防止十二指肠液反流入胃的功能，发生过量十二指肠液反流入胃而引起胃黏膜炎症。而发生在非手术胃的胆汁反流性胃炎，通常称为"原发性胆汁反流性胃炎"，临床表现为上腹痛或不适、恶心伴呕苦水。目前认为，该病的主要发病机制是胃 – 幽门 – 十二指肠协调运动失调，引起十二指肠逆蠕动增加、幽门关闭功能减弱、胃排空延迟，从而导致十二指肠内容物过量反流入胃。功能性消化不良（FD）的病因及发病机制至今尚未明确，研究表明 FD 常表现为胃窦收缩力减弱或完全缺乏，幽门开放异常，导致胃窦 – 幽门 – 十二指肠协调运动减少，而逆向传导的十二指肠 – 幽门 – 胃窦运动增多，引起碱性十二指肠内容物反流至胃，从而发生上腹疼痛等症状。中医药治疗上述疾病具有明显优势，从调节脾胃纳运、升降、润燥和平衡脾胃寒热、气血、阴阳着手，常常取得良好的治疗效果。

案 5：胃黏膜脱垂症

徐某，女，66 岁，江西抚州人，2011 年 8 月 3 日初诊。

主诉：胃脘胀闷隐痛 10 个月。

病史：患者近 10 个月来，胃脘疼痛胀闷，且不断加重，中西医屡治不效。胃镜检查为"胃窦黏膜脱垂（幽门阻塞），慢性浅表性胃窦炎伴糜烂"。诊时见胃脘疼痛，轻按则舒，重按则痛甚；饥时疼痛明显，稍食则胀闷欲吐。嗳气味重，嘈杂，清晨口苦口臭，尿急淋沥，大便如常。舌质暗红，苔白厚腻，脉沉细无力。

西医诊断：胃窦黏膜脱垂（幽门阻塞），慢性浅表性胃窦炎伴糜烂。

中医辨证：中气下陷，胃浊不降。

治则：先用半夏泻心汤和胃降浊，后用补中益气汤健脾升清。

处方：姜半夏 10g，黄连 5g，黄芩 10g，干姜 3g，大黄 3g，赤芍 12g，白术 12g，蒲公英 20g，五灵脂 10g，蒲黄 10g，白及 10g，木香 10g，厚朴 12g，枳壳 15g，海螵蛸 15g。10 剂，1 日 1 剂，并告之患者饮食注意事项。

二诊：药后痛减，嗳气已少，口苦口臭见减，纳增，大便溏，一日 2 次，尿频见轻，舌苔厚腻减少。守方去白及，加延胡索 15g，14 剂。

三诊：前 8 天病情好转，因食欲增加而进食油团，胃脘又胀痛不适，胃中有振水声，神疲倦怠，舌苔已净，脉弱无力。

处方：黄芪 30g，党参 12g，白术 15g，茯苓 20g，当归 10g，升麻 5g，黄连 4g，蒲公英 15g，大黄 3g，白及 10g，田七 2g（冲），枳壳 30g，北沙参 15g，海螵蛸 15g，莱菔子 10g，14 剂。

四诊：诸症已缓解，纳食正常，二便如常，精神好转。复查胃镜为"浅表性胃炎，胃黏膜脱垂消失"。继续进上方 14 剂后，改服补中益气丸 1 个月以巩固疗效。

按语：本案为胃窦黏膜脱垂导致的幽门不完全梗阻，其标为浊气阻胃、胃失和降，其本为脾胃虚弱、中气下陷。"急则治标，缓则治本"，治疗分两步：先用半夏泻心汤加减平调中焦，化浊降逆；待蕴热得解、浊气得降后，再用补中益气汤补中升清，以固其本。因辨证准确，疗效明显，疑难病症得到治愈。

案 6：萎缩性胃炎，皮革胃，幽门不完全梗阻

邹某，男，60 岁，退休职工，江西崇仁人。1996 年 12 月 5 日初诊。

主诉：脘腹胀闷反复发作 7 年。

病史：患者胃病日久，中西医治疗效果不显。一周前胃镜诊断为"慢性萎缩性胃炎、皮革胃、幽门不完全梗阻、胃潴留、食管静脉瘤"。诊时上腹饱胀，稍食胀甚时欲吐；伴烧心，空腹时灼热如焚，口干咽燥，纳少，消瘦，大便尚调。舌质暗红，少苔，脉细偏弦滑。

西医诊断：慢性萎缩性胃炎，幽门不完全梗阻，胃潴留。

中医辨证：胃阴亏虚，瘀热蕴阻，胃失和降。

治则：养阴益气，清热逐瘀，降逆除痞。

方剂：经验方润中调胃汤加减。

处方：太子参 20g，北沙参 15g，麦冬 10g，姜半夏 10g，黄连 4g，黄芩 10g，蒲公英 20g，田基黄 15g，赤芍 15g，石见穿 15g，莪术 10g，刺猬皮 10g，干姜 4g，木香 10g，枳壳 15g，海螵蛸 15g，锡类散 1 支。7 剂，1 日 1 剂。并作心理开导和饮食指导。

二诊：食后上腹饱胀减轻，胃脘灼热缓解，口干咽燥好转；大便较稀，每日一行。舌脉同前。前方去锡类散，加厚朴 10g。14 剂。

三诊：诸症已明显缓解，胃胀与烧心轻微，口干唇干，纳增，精神好转，舌尖稍红，苔薄黄，脉细稍滑。前方去田基黄、莪术，加青黛 5g（冲），五灵脂 10g，蒲黄 10g，14 剂。

四诊：症状基本消失，饮食不当时胃部有轻微不适，体重增加。在前方基础上加减变化再治疗 28 天，复查胃镜为"慢性非萎缩胃炎、食管静脉瘤（大小同前），幽门形态和功能正常"。病已基本痊愈，嘱服双蒲散（院内制剂）2 个月，以巩固疗效。

按语：胃主降，宜通喜润。患者胃病日久，阴虚气亏，胃失润降，热邪内蕴，聚结成瘀，致下窍不利、胃腑不通。本方以养阴益气扶其正，清热逐瘀祛其邪，攻补兼施，标本同治。方中太子参、北沙参、麦冬滋阴益气以养胃；黄连、蒲公英、田基黄、青黛、锡类散清热化毒消肿；莪术、赤芍、石见穿、刺猬皮活血逐瘀通窍；半夏、干姜辛温反佐以和胃；木香、枳壳、厚朴行气导滞以降胃；海螵蛸制酸保膜以护胃。胃和则窍通，幽门病可愈矣。

（四）从胃论治阑门病

《难经·四十四难》曰："大肠小肠会为阑门。"阑门，是指大、小肠交界部位，即回盲口。回肠与盲肠互相交接的部位，称"回盲部"。回盲部组成有回肠末端、盲肠、阑尾及其系膜、血管、淋巴结、神经等。盲肠腔内有回肠末端的开口，称"回盲口"。回盲口处有回盲瓣，是由黏膜覆盖增厚的环形肌而形成的上下两片半月形的皱襞，具有括约肌的作用：一是控制着回肠内容物的排空，使末端回肠反复发生逆蠕动，以保证残余营养物质、水、电解质、胆盐和维生素 B_{12} 充分消化吸收；二是阻止大肠内容物倒流入回肠。阑尾开口于回盲瓣后下方处，口有半月形阑尾瓣，可防止粪汁或异物进入管腔内。回盲部是回盲瓣炎、回盲瓣综合征、回盲瓣脱垂、肠套叠、肿瘤等疾病的好发部位。回盲瓣炎是回盲瓣慢性炎症反应，常见的发病原因多为继发于上消化道炎症、不洁饮食、刺激性和辛辣饮食，以及胆囊炎、胰腺炎等疾病。回盲瓣综合征又称"回盲括约肌综合征"，由各种原因导致的回盲瓣充血、水肿、肥厚，甚至瘢痕形成等病理改变，致使括约肌痉挛或增生，末端回肠需加强活动克服阻力，从而造成回肠蠕动增强，肠内容物推进加快。主要临床表现为反复性腹泻，右下腹疼痛，可伴有腹胀、食欲减退、体重下降等消化功能紊乱的症状。阑尾腔梗阻和继发感染是阑尾炎的两大基本原因，回盲口的功能障碍及炎症水肿又是诱发阑尾腔梗阻和感染的重要原因之一。阑门的结构和功能都较为复杂，所以深入阑门生理病理研究，对于防治肠道疾病具有重要意义。胃以通降为顺，肠主传导通降，胃气和降，则腑气通利，阑门开阖有序，粪便排泄有制。反之，胃失和降，上病及下，腑气不通，阑门失司，则可导致气机阻滞，血行不利，壅而化热，而出现腹痛、腹胀、腹泻、聚积、痈疡等病理变化。所以依据《内经》中"胃主五窍"理论，治疗阑门疾病时要从整体出发，充分考虑胃对其的病理影响。

案 7：回盲瓣综合征

周某，女，51 岁，干部，江西抚州人。1998 年 10 月 21 日初诊。

主诉：右下腹部胀闷疼痛伴腹泻 1 年余。

病史：患者进入更年期后，情绪忧郁，心烦多疑，夜寐不安。一年来，胃脘胀闷，嗳气频作，咽如物梗。继而右下腹部疼痛胀闷，剧烈时需用手挤按才能缓解；肠鸣，大便溏泻夹少许黏液，一日数次，便后有不尽之感，矢气欠畅，体重日益减轻。肠钡餐检查和腹部 B 超检查，提示胃肠气体增多，胃镜检查为"慢性浅表性胃炎"，肠镜检查见回盲瓣充血、水肿，诊断为"回盲瓣综合征"。舌质淡红，苔薄黄稍腻，脉细稍涩。

西医诊断：回盲瓣综合征，功能性消化不良，肠易激综合征。

中医辨证：肝气郁结，胃肠气滞。

治则：疏肝理气，和胃通降。

方剂：经验方疏肝调胃汤和双枳实丸加减。

处方：柴胡 10g，炒白芍 15g，炒白术 12g，苍术 10g，枳实 10g，枳壳 12g，茯苓 20g，党参 12g，姜半夏 10g，木香 10g，延胡索 15g，葛根 30g，夜交藤 30g，钩藤 30g，麦芽 15g。7 剂，一日 1 剂。同时进行心理疏导及饮食指导。

二诊：服药 1 周，患者诸症均缓解，右下腹疼痛明显减轻，大便次数减少，矢气通畅，肠鸣见少，胃胀也减轻，睡眠好转。仍以前方加五味子10g，再进7剂。

三诊：腹痛基本消失，大便转实，已无黏液，一日2次，嗳气及矢气均少，胃胀已少。舌质淡红，苔薄黄，脉细。

处方：柴胡10g，炒白芍12g，枳壳12g，茯苓20g，党参15g，姜半夏8g，木香10g，苍术12g，山药15g，延胡索15g，葛根30g，夜交藤30g，五味子10g，谷麦芽各12g。14剂，1日1剂。

四诊：诸症消失，病基本痊愈。腹部彩超复查未见异常。嘱患者服逍遥丸及参苓白术散1个月以巩固疗效。

按语：回盲瓣综合征为回盲瓣括约肌痉挛或增生，致使回肠蠕动增强，肠内容物推进加快所致。本患者正值更年期，肝气郁结，气机不舒，脾胃升降失调，大肠传导失司，致腹痛、腹胀、腹泻。以疏肝调胃汤疏肝和胃调中，双枳术丸运脾导滞通降，肝疏则胃和，胃降则肠顺，气畅则痛止。方中葛根宽肠解痉，五味子收敛止泻，配伍应用可缓急止痛止泻。

案8：慢性阑尾炎（热蕴气滞证）

瞿某，男，医生，江西南昌人。2009年12月5日初诊。

主诉：右下腹部疼痛1周。

病史：2年前曾发生右下腹部疼痛，诊断为"慢性阑尾炎"，经保守治疗缓解。近2年，劳累时偶有右下腹部隐痛不适。一周前因工作加班劳累，右下腹疼痛又作，痛势较剧，放射腰部和右下肢。经B超和X线检查，确诊为"慢性阑尾炎急性发作"，曾在其工作的医院进行西药抗感染治疗5天，病情基本控制，血象恢复正常，但右下腹仍有疼痛，故求中医治疗。诊时右下腹可触及4cm×4cm大小包块、质软、边界不清，有明显压痛拒按，右足伸屈则痛甚。大便不畅如栗状，矢气则舒，口臭口苦，嗳气味重，食欲欠佳。舌红暗，苔黄厚津少，脉弦带滑。

西医诊断：慢性阑尾炎急性发作。

中医辨证：热蕴胃肠，气滞腑实。

治则：清泄胃热，通降腑气，逐瘀散结。

方剂：小承气汤合大黄牡丹汤。

处方：大黄10g，厚朴12g，枳实12g，桃仁10g，丹皮12g，穿心莲30g，蒲公英30g，白花蛇舌草30g，败酱草30g。5剂，1日1剂。

二诊：大便通畅形软，右下腹部疼痛消失，右足伸屈自如，下腹包块已明显变软缩小。口臭嗳气已少，并恢复上班。前方大黄改 5g，再 5 剂。5 日后来电告之，一切如常。嘱再进上方 5 剂，以固疗效。一年半后再遇患者，病无反复。

按语： 胃与大肠主阳明，阳明腑实，必腑气不通，阑门则不利，不利则成滞成瘀。症在阑尾，病在阳明，以小承气汤通腑化滞，大黄牡丹汤化瘀散结，再加大剂量穿心莲、白花蛇舌草、蒲公英、败酱草清热解毒，药简力专，有的放矢，故起效快，效果佳。

（五）从胃论治魄门病

魄门，又称"肛门""粕门""后阴"，是大肠的下口，具有控制和排泄粪便的作用。肛门是消化道末端通于体外的开口，肛门与直肠之间为肛管，肛管具有控制和排泄粪便的功能。肛管外有内、外肛门括约肌，内括约肌是非随意的平滑肌；外括约肌由横纹肌构成，是随意肌。外括约肌收缩时，肛门闭锁而控制排便；松弛时，粪便则排出。肛管外的肛提肌有增强和上提盆底、向前牵拉肛门、挤压直肠以助排便，以及协助外括约肌紧缩肛门等作用。肛门的生理活动受到中枢神经和自主神经的调节，肛门部的肌肉血管组织相互间的协调一致对人体的粪便排泄和腹部脏器固定起到重要作用。

《内经》曰："魄门亦为五脏使，水谷不得久藏。"中医认为，肛门的生理功能与五脏均相关，肛门的启闭依赖心神的主宰、肝气的调达、脾气的升提、肺气的宣降、肾气的固摄，方不失其常度。肛门是消化道下口，脾胃主人体之消化，故脾胃与肛门的关系最为密切。脾胃与肛门关系体现在三个方面：第一，脾胃为气血生化之源，如《脾胃论》中所言："脾禀气于胃，而灌溉四旁，荣养气血者也。"气对大肠有推动和固摄作用，血对大肠有滋润和营养作用，从而直接影响着肛门对粪便的排泄与调控。第二，胃主受纳、腐熟水谷，以通降为顺，大肠与肛门为传导之官，排泄粪便，胃降则肠通，肠通则便畅。第三，足阳明胃经与手阳明大肠经两经相贯，生理上相互联系，病理上相互影响。阳明热盛，既可表现为气分大热，也可表现为腑实燥屎。在病理方面，胃与肛门息息相关，如胃有实热，消灼津液，波及大肠，可致大便燥结，出现便秘、便血、肛裂等；胃有湿热，犯及大肠，可致大肠湿热，而见大便黏滞、里急后重等；胃气失和，腑气不降，上病及下，魄窍不调，则肛门疼痛、排便失常；胃气虚弱，水谷失于磨化，影响至大肠，可见大便溏泄或完谷不化；中气下陷，胃腑下垂，可致升提无力，出现肛门下坠或脱垂。脾胃失调是肛门常见疾病，如痔疮、肛裂、脱肛、肛痛、大便失禁等主要致病因素之一。所以诊治肛门疾病，也必须以联系的观点，充分考虑脾胃对病证发生发展的病理影响。

案 9：脱肛

刘某，女，58 岁，退休职工，江西南昌人。2015 年 5 月 12 日初诊。

主诉：肛门坠胀伴大便溏薄 3 年。

病史：6 年来大便不实，形溏色青；近 3 年肛门坠胀，便后有不尽之感，肛门下坠胀重，时常黏膜脱垂。肠镜检查未见异常，肛门检查见括约肌松弛。曾中西医治疗效果不显。目前大便一日 1～2 次，无黏液，纳食佳，夜寐安，面色稍黄，精神欠振，时有胃脘胀痛。舌质淡稍胖，苔薄黄，脉细。

西医诊断：脱肛。

中医辨证：脾胃虚弱，中气下陷。

治则：补中益气，升提固脱。

方剂：补中益气汤加味。

处方：黄芪 30g，党参 15g，炒白术 15g，陈皮 6g，升麻 5g，葛根 15g，苍术 12g，茯苓 30g，山药 15g，姜半夏 10g，黄连 4g，丹参 12g，枳壳 15g，甘草 5g。7 剂，1 日 1 剂。指导饮食调节。

二诊：药后症状缓解，肛门下坠感已轻微，但大便仍不实，一日 1 次。守方加薏苡仁 30g。14 剂。

三诊：肛门坠胀完全消失。大便呈条状，一日 1 次，颜色转黄；精神转佳，纳增寐安，脉象较前有力。再以前方加减善后。

按语：肛门为消化道之下窍，脾升胃降协调平衡，肛门则开阖有度。《脾胃论》中言："九窍不通利，肠胃之所生也。"患者脾气虚弱，长年大便不实，久之致中阳不升而下陷。治拟补中益气升阳，胃气得振，脾气得升。数年顽疾，一周则病缓，3 周则病愈。中医特色在于整体观念和辨证论治，此案可为证。

案 10：痉挛性肛门痛

陈某，女，34 岁，农民，江西东乡县人。初诊 2008 年 9 月 23 日。

主诉：胃脘胀痛伴肛门阵发性疼痛半年。

病史：半年前因情绪不遂而起病，胃痛胃胀，嗳气肠鸣；继而肛门疼痛不适，肛门呈阵发性、痉挛性疼痛，持续 1 分钟左右，一日数次至数十次，有时夜间因剧烈疼痛而醒，情绪波动时发作更为频繁。大便时干时溏，无脓血和黏液，睡眠多梦，心烦易怒，形体消瘦。胃镜检查为"非萎缩性胃炎"，肠镜检查为"轻度慢性结肠炎"，肛门检查未见明显异常。舌尖边红，苔薄黄，脉细弦数。

西医诊断：痉挛性肛门痛，慢性胃炎。

中医辨证：肝胃不和，腑气不利。

治则：疏肝和胃，理气止痛。

方剂：柴胡疏肝汤、芍药甘草汤加减。

处方：柴胡 10g，白芍 30g，枳实 15g，香附 10g，川芎 10g，甘草 10g，姜半夏 10g，当归 12g，党参 12g，北沙参 15g，黄连 4g，木香 10g，蒲公英 20g，钩藤 30g，夜交藤 30g。7 剂，1 日 1 剂。并对患者进行心理开导，解除其沉重的思想负担。

二诊：胃痛胃胀已缓解，嗳气及肠鸣减少，睡眠已安，纳食增进，但肛门疼痛无明显好转，大便不畅。守方去香附，加葛根 30g，莱菔子 15g。7 剂。

三诊：胃无不适，肛门疼痛已缓，发作频率已减，一日数次，夜间已不发作。效不更方，仍进前方 14 剂。

四诊：肛痛已除，精神转佳，体重增加。上方去钩藤、川芎，加丹参 12g，白芍改 15g，甘草改 6g。14 剂，隔日服 1 剂，以巩固疗效。

按语：痉挛性肛门痛，或称"一过性直肠痉挛""肛提肌综合征"，是一种发作性剧烈的直肠疼痛。其病因可能与尾骨肌和提肛肌痉挛有关，精神因素在发病过程中起重要作用。本例患者因于情志所伤，肝气不疏，先是胃肠气机失调，胃痛胃胀、嗳气肠鸣，后出现肛门疼痛。故病理机制是肝胃不和，气机郁滞。采用疏肝和胃之法治疗，以柴胡疏肝汤及半夏、木香畅达气机，调和肝胃，肝得条达、胃得和降则下窍通利。以大剂量白芍、葛根缓急解痉，大剂量钩藤、夜交藤安神定痉，再用黄连、蒲公英清胃肠蕴热，用党参、当归、沙参补气血不足。治病必求于本，故能药到病除。

九、《内经》"天寒衣薄则为溺与气"新解

此题是我发表于《上海中医药杂志》1985 年第 10 期的一篇论文，也是我学习《内经》时最早的心得之一。38 年后，我再次将此论文拿出来讨论，可能对加深认识人体水液代谢机理有所帮助。

（一）对"天寒衣薄则为溺与气"传统注释的质疑

《灵枢·五癃津液别》曰："水谷入于口，输于肠胃，其液别为五。天寒衣薄则为溺与气，天热衣厚则为汗，悲哀气并则为泣，中热胃缓则为唾。"又曰："天暑衣厚则腠理开，故汗出……天寒则腠理闭，气湿不行，水下留于膀胱，则为溺与气。"对于"天寒衣薄则为溺与气"之"气"字如何理解，历代医家不一。如马莳说："天寒则腠理闭，闭之气与湿俱不行，其水下留于膀胱，则前为溺与后为气（屁）耳。"张景岳说："腠理闭则气不外泄，故气化为水。水必就下，故留于膀胱。然水即气也，水聚则

气生，气化则水注，故为溺与气。"张志聪说："天寒则腠理闭，三焦之气因湿而不行，津水下注于膀胱，则为溺与气。气者，膀胱为州都之官，津液藏焉，气化而出者，为溺。"杨上善对此未作解释。现代学者的注释，大多数从张景岳的"气化"之说，也有人从马莳"后气"之说。

我认为上述解释均不妥，未领会《内经》中的原意，且与前后文不能贯通。试问：按"气化"之说，气化而生尿，气化是尿生成的机理，前为功能而后为排泄物，前为因而后为果，那么"溺与气"怎么并列而书，且文中溺在前气在后呢？若解释为"气化"，文中"其液别为五"岂非只有溺、汗、泣、唾四者吗？如按马莳的"后气"之说，更让人难以理解了，屁怎样能归于五液之中？天寒衣薄时难道屁会增加吗？实在是不符合生理常识。

（二）"天寒衣薄则为溺与气"之气是呼出之水气

我认为，此"气"的原意是指呼出之水气，其理由有如下两点：

众所周知，人呼出之气中含有许多水分，天热时不被人们肉眼所见，天寒时水蒸气易于凝结，人们呼出之气就清楚可见了。如此气停落在物面（如镜面或桌面）上，则立即凝结成一层水气。天气越寒冷，这种现象就越明显。在古代，人们是靠直观来认识事物的，他们看到在天热时人的汗多、尿少，"气"亦少。在天寒时人的汗少、尿多，"气"亦多，故曰："天寒衣薄则为溺与气，天热衣厚则为汗。"

《灵枢·五癃津液别》说"水谷入于口，输于肠胃，其液别为五"，如按前人解释，只有汗、溺、泣、唾四者，何谓为五液呢？如果把"气"理解为呼出之水气，仍为五液也，前后文也贯通了。目前大多牵强将髓作为此五液之一，是不妥的。经文中汗、溺、泣、唾四者都是排泄物，而髓是奇恒之府之一，且此条经文中并未提"髓"字，至于后文所说"五谷之津液，和合而为膏者，内渗入于骨空，补益脑髓"，是言五谷之津液化生为脑髓的过程。以此认为髓为五液之一，过于牵强附会了。

（三）对人体水液排泄途径的再认识

《素问·经脉别论》曰："饮入于胃，游溢精气，上输于脾，脾气散精，上归于肺，通调水道，下输膀胱。水精四布，五经并行。"水液代谢包括生成、输布和排泄三个过程。津液的生成，其来源于饮食水谷，胃主受纳，游溢精气而吸收水谷中的部分水液；小肠主液，泌别清浊，吸收大量水液；大肠主津，在传导过程中吸收食物残渣中的部分水液。津液的输布，主要依靠脾、肺、肾、肝和三焦等脏腑生理功能的综合作用来完成。脾主散精，运化水湿，一是通过脾的转输作用，将肠胃吸收的津液上输于肺；二是通过脾的直接散精作用，将津液向四周布散至全身，即所谓"灌溉四傍"。肺主行水，通调水道，为水之上源，一是通过肺的宣发作用，将脾转输至肺的津液通过心脉输布于全身体表和脏腑组织；二是通过肺的肃降作用，将脾转输至肺的津液下输于肾和膀胱。肾为水脏，主水液代谢，对津液输布起着主宰作用，肾中阳气蒸腾气化，升清降浊。清者蒸腾上升，通过肺而布散全身；浊者下降，化为尿液，注入膀胱。肝主疏泄，调畅气机，气行则津液亦行，从而保持了水道的通调，促进了津液输布的畅通。三焦为"决渎之官"，是津液流注、输布的通道。

津液的排泄，主要是通过肾、肺、脾等脏腑的生理功能完成的。水液排泄的主要途径有哪些呢？《灵枢·五癃津液别》曰："水谷入于口，输于肠胃，其液别为五，天寒衣薄则为溺与气，天热衣厚则为汗，悲哀气并则为泣，中热胃缓则为唾。"《素问·宣明五气》中又曰："五脏化液，心为汗，肺为涕，肝为泪，脾为涎，肾为唾。"可见津液排出物有溺、汗、水气、泪、唾、涕、涎等。综合水液代谢过程，尿、汗、水气、粪是水液排泄的四条主要途径。

尿是人体水液排泄的主要途径之一。正常人每天大约有尿液1500mL，脾气散精，将津液上输于肺；肺气肃降，通调水道，将津液下输于肾；肾蒸腾气化，将代谢后的废水及多余水液化为尿液并排出体外。

出汗是津液排泄的另一重要途径。肺主皮毛，肺气宣发，将津液输布于体表，通过阳气蒸腾而形成汗液，并由汗孔排出体外，正常人每天排出汗液500mL左右。

肺主呼吸，肺在呼气的同时也带走了部分津液（水气），正常人每天被带出的水气为400～500mL。

粪便是人体饮食水谷代谢后排出的糟粕。其排泄时，能带走一些水液，正常人大约每天100mL。

《内经》认为，"天人合一""人与天地相参"。人体的水液代谢，随着一年四季春温、夏热、秋凉、冬寒的气候规律性变化而出现相应的适应性调节，如《灵枢·五癃津液别》中所说："天寒衣薄则为溺与气，天热衣厚则为汗。"天气炎热，人体为了散热则腠理和汗孔开泄，汗多而尿液减少；天气寒冷，人体为了保温则腠理和汗孔密闭，汗少而尿液增多。同时，因天寒气温低，水气凝结形成肉眼可见的水蒸气，故出现尿多、气多的生理现象。如此，对《内经》中"天寒衣薄则为溺与气"注释的千年难题就迎刃而解了。

十、胃肠生理之基——衡与通

"衡"与"通"是食管、胃、胆、小肠、大肠等消化器官突出的生理特性，也是胃肠道正常生理功能活动的基础。失衡与失通是胃肠疾病的主要病理变化，恢复胃肠的"衡"与"通"是临床治疗的主要目的与着力点。

（一）衡——胃肠生理之基石

1.《内经》的中焦平衡观

《素问·调经论》曰："阴阳匀平……命曰平人。"《内经》认为，人体是一个有机的整体，以五脏为中心的五大功能系统之间相互依存、相互为用、协调平衡，以共同完成人体正常的生命活动。脾胃为中土，内宅中和之气，为人体气机升降之枢纽。脾主运化主升，胃主受纳主降；脾为湿土阴土、体阴而用阳，胃为燥土阳土、体阳而用阴；脾喜燥而恶湿、得阳则运，胃喜润而恶燥、得阴则安。脾与胃，一脏一腑，一阴一阳，一纳一运，一升一降，相辅相成，协调一致，保持着相对的动态平衡，从而完成人体食物代谢的生理功能，故说脾胃是人体生命活动平衡之枢。

（1）脾胃阴阳平衡

脾胃为中土，脾在脏为阴，为阴土；胃在腑属阳，为阳土。脾体阴而用阳，主运化而升清，以阳气用事，喜燥恶湿；胃体阳而用阴，主受纳而降浊，以阴津为养，喜润恶燥。脾胃阴阳互根、阴阳相依、阴阳制约，以达到动态平衡，从而胃受纳与脾运化相互为用，脾升清与胃降浊协调一致，脾宜燥与胃宜润刚柔相济。根据事物阴阳无限可分性的原理，脾有"脾阴""脾阳"之分，胃亦有"胃阴""胃阳"之别。脾阳即脾气，指脾的阳气和运化功能，具对水谷的运化、吸收和输布作用。脾阴即脾营，指脾运化和贮存的水谷之精微，可营养全身和生化气血与津液。脾阳、脾阴既相互对立，又互根互用，脾阴有赖于脾阳的化生输布，脾阳有赖于脾营的能量供给。胃阳即胃气，胃有赖于阳气的运动和温煦来消磨食物、腐熟食物、消化食物、排泄食物；胃阴即胃津，胃有赖于阴津的濡润来滋养胃体、润滑食物。胃阴、胃阳相互制约与促进，如胃气消磨食物需要津液的润滑，胃津的化生需要阳气的鼓动。脾阴与胃阴、脾阳与胃阳之间也是相互滋生、相互为用的。总之，脾胃阴阳平衡，是中焦脾胃正常生理活动的保证。

（2）脾胃纳运平衡

胃主受纳，脾主运化。胃主受纳指胃对食物的接受、容纳和腐熟消磨作用，脾主运化指脾对食物的消化吸收和对水谷精微的转输、转化、生化作用。胃纳为脾受盛水谷，脾运为胃输布精微，脾与胃互为表里，纳与化紧密配合，只有纳运相助，协调平衡，整个消化吸收活动才能得以完成。《内经》云："饮食自倍，肠胃乃伤。"胃气受伤则纳谷异常，能化难纳，食少纳呆，或胃中嘈杂，多食善饥；脾气受损则运化失司，能纳难化，食后腹胀，大便溏薄，消瘦乏力。如唐容川《医经精义》中所说："脾与胃，统称仓廪之官。言脾胃主消磨水谷也……胃不纳谷，则五味不入……脾不化谷，则五味不能达于脏腑。"

（3）脾胃升降平衡

脾升与胃降是脾胃运动矛盾统一体的两个方面："脾升"就是升清，是指脾摄取水谷之精微上输于心肺，布达运行于全身；"胃降"就是降浊，是指胃气将经过初步消化的食物下移于肠，以保持肠胃的虚实更替，并将食物糟粕由大肠排出体外。清气上升，浊气才能下降；浊气下降，清气才能上升，升降相互协调、相反相成以保证脾胃纳运功能的顺利完成。如《灵枢·肠胃》中所说："胃满则肠虚，肠满则胃虚，更虚更满，故气得上下，五脏安定，血脉和利，精神乃居。"胃以降为顺，降则和，不降则滞，反升为逆，而发生胃气不降和胃气上逆两类病证。脾以升为健，若脾不升清，则水谷不能运化，气血生化无源，内脏无以升举，而发生脾气不升和脾气下陷两类病证。脾胃失健，虽然胃以浊气不降为主要病理变化，脾以清气不升为主要病理变化，但常常又是相互影响，浊气不降可致清阳难升，清气不升可致浊阴失降。

（4）脾胃湿燥平衡

脾为湿土属阴，胃为燥土属阳。《临证指南医案》说："太阴湿土，得阳始运；阳明燥土，得阴自安。以脾喜刚燥，胃喜柔润故也。"脾主运化而升清，以阳气用事，故喜燥恶湿；胃主受纳腐熟而降浊，赖阴液滋润，故喜润恶燥。脾的健运，有赖于胃阳的温煦；胃的受纳又有赖于脾阴的滋润。胃润脾燥，燥湿相济，相互为用，相反相成，保证了胃纳和脾化的顺利进行。如《金匮翼》说："土具冲和之德，而为生物之本。冲和者不燥不湿，不冷不热，乃能生化万物。是以湿土宜燥，燥土宜润，使归于平也。"

2.西医胃肠平衡观

现代医学也强调消化活动的动态平衡，如胃肠运动的平衡、胃肠神经调节的平衡、胃肠激素的平衡、胃肠免疫平衡、肠道菌群平衡等。消化系统被认为是人体内最大的内分泌器官，肠神经系统也被称为"微脑""肠之脑"，肠神经系统与内分泌细胞紧密毗邻，协同作用，组成肠道的神经内分泌网络，共同维持消化系统各组织器官功能的协调平衡，并在维持人体新陈代谢平衡中起着重要的调节作用。

（1）胃肠运动的平衡

食管、胃、小肠、结肠、胆囊等器官在神经内分泌的调节下，相互协调，共同完成饮食物的消化和吸收。而每一脏器也要保持着顺逆、弛张、上下等运动的动态平衡，如食管的原发性蠕动与继发性蠕动相协调，上、下食管括约肌及食管体部的上下压力与运动相配合，食管反流与抗反流相抗衡，从而保持食管空虚和清洁状态，以确保食物下降而不上逆。又如胃容受性舒张与紧张性收缩，小肠的蠕动与逆蠕动，结肠推进性运动与非推进性运动，胃肠道括约肌的收缩与松弛等，都必须保持相对的动态均衡，其正常的消化活动才能得以顺利完成。

（2）胃肠神经调控平衡

保持消化系统的生理活动协调平衡，依赖于神经系统和内分泌激素的控制与调节。调控消化活动的神经，包括中枢神经系统、自主神经系统和肠神经系统。大脑有重要的胃肠道功能调节作用，下视丘有保持自主神经系统的完整性、维持机体内环境稳定的作用。植物神经分为交感神经和副交感神经，两者的作用相互拮抗，但又是相反相成、对立统一、协调一致的，从而灵敏地调节消化系统的活动。肠神经系统是肠道的自主神经，由肌间神经丛和黏膜下神经丛组成，含有大量能分泌神经肽和其他递质的神经纤维，支配和调节着胃肠的平滑肌、腺体和血管。中枢神经系统、自主神经系统和肠神经系统组成的神经调控系统在维持各消化器官功能的协调平衡中起着十分重要的作用。

（3）胃肠激素平衡

消化系统被认为是人体内最大的内分泌器官，自胃至直肠的整个胃肠道及胰腺，分布着各种各样具有特异性分泌功能的内分泌细胞。这些内分泌细胞以内分泌、旁分泌、自分泌等方式，分泌出50多种胃肠激素和胃肠神经肽，如胃泌素、胃动素、生长抑素、胰泌素、胆囊收缩素、神经降压素、抑胃肽、胰多肽、酪蛋白肽、阿片肽、P物质等。胃肠内分泌细胞在食物成分和胃肠腔化学作用刺激下，在外源性神经和肠神经系统的调控下，根据需求分泌不同类型的胃肠激素和神经肽，它们既相互对抗，又相互作用，共同对人体消化活动进行复杂而精细的调节，使之达到协调平衡。

（4）胃肠微生态系统平衡

胃肠微生态系统的平衡是保证胃肠正常消化功能的重要条件。人的胃肠道细菌是由30属500多种厌氧菌、兼性厌氧菌和需氧菌组成，它们构成一个复杂的微生态系统。胃肠道微生态菌群的种类和数量在动态变化中保持平稳，对维持肠黏膜发育、抑制病菌生长、促进物质代谢具有十分重要的意义。若肠道菌群失调，微生态的平衡受到破坏，则会导致病菌大量繁殖，引发许多胃肠道疾病的发生。

（5）胃肠免疫平衡

胃肠免疫是人体免疫功能的重要组成部分。胃酸、胃蛋白酶等损害因子和黏液－碳酸氢盐屏障等黏膜防御机制之间相均衡，是保证胃黏膜不受损害的重要机制。肠道上皮细胞是人体免疫系统抵御外来病原菌和有害入侵的一条重要防线，胃肠道免疫不仅提供非特异性免疫保护，并涉及各种特异性免疫应答，胃肠道黏膜细胞免疫和体液免疫的相对稳衡，是维持消化系统稳态、防止疾病发生的重要生理机制。胃肠道肿瘤的发生，也是癌基因与抑癌基因两者之间失去恒定的结果。

由此可见，协调平衡是脾胃最突出的生理特点。《内经》云："谨察阴阳所在而调之，以平为期。""调其气血，令其调达而致和平。"我以《内经》理论为指导，以"衡"法治疗脾胃疾病，通过燮理纳运、斡旋升降、权衡润燥、平衡阴阳、平调寒热、兼顾虚实、调畅气血、调和脏腑、调谐心身、协调内外等，促使脾胃阴阳相济、纳运相助、升降相因、润燥相宜，从而达到机体气血和调，阴平阳秘，平和安康。

（二）通——胃肠运动之基础

通，是人体生命健康的特征，保持气机畅通、血行畅通、经络畅通、脉道畅通、呼吸畅通、胃肠畅通、胆道畅通、大便畅通、小便畅通、汗孔畅通、经血畅通、精道畅通等，就维护了生命的健康。消化道由口、咽、食管、胃、小肠、大肠、胆等组成，其共同的生理功能是传导水谷，主持饮食物的受纳、腐熟、消化和排泄。胃、胆、小肠和大肠属于六腑，《灵枢·经水》云："六腑者，受谷而行之。"《素问·五脏别论》说："六腑者，传化物而不藏，故实而不能满也。"六腑主传导化物，所以必须保持通畅，"泻而不藏"，以通为用，以通为顺，故"通"也是胃肠最重要的生理特征。通包括四个方面：一是消化管腔的通畅，食物入口后，自上而下通行无阻；二是气机运动的畅通，在肝的疏泄作用下，脾、胃、肠、胆气机疏通畅达；三是血液运行畅通，使各消化器官能得到血液和津液充分的濡养；四是经络运行的通畅，保障气血循行流畅、上下脏腑沟通及全身整体协调。若胃肠道一旦失于通畅，则水谷传导失常，不通则痛，不通则病，诸多疾患随之蜂起。

1. 食管以通为顺

食管为"饮食之道"，经口咀嚼后的食物通过吞咽进入食管，再通过食管蠕动性收缩，使食团向下推进送入胃中，这一过程自始至终均以"通降"为顺。《医贯》中称食管为"清道"，其"空""清"是保证食管畅通而完成吞咽和传送食物的生理基础。食管若通降不畅，则可发生"噎""膈""呕"等病证，如《临证指南医案·噎膈反胃》中所说："脘管窄隘，不能食物。"

2. 胃以通为和

通降是胃最基本的生理特征，包括"以通为和"和"以降为顺"两个方面，合称"胃主通降"。饮食物经食道进入胃中，经胃受纳腐熟后再下传小肠，再经过小肠的分清泌浊，其浊者下移于大肠，然后形成粪便排出体外。在这一过程中，胃气只有保持通畅下降的运动趋势，才能使饮食物的运行通畅无阻。通与降互为条件，互为因果。有了通，才能降；有了降，才能保持通。胃主通降是胃主受纳的前提条件，吐故才能纳新。所以胃失通降，则出现纳呆或厌食、胃脘胀满或疼痛、大便秘结等胃失和降的病理变化。

3.胆以通为健

胆属于六腑之一,六腑以通降为顺。胆贮藏的胆液,向下排泄于小肠,以促进饮食物的消化。胆道的通畅无阻是胆囊排泄胆汁的基本条件,只有胆道畅通,胆液才能顺利下降至小肠,以助脾胃的消化,胆的升发作用和主决断的功能才得以正常发挥。胆道失利和不通是胆腑诸多疾病的病理基础,如过食肥甘厚味酿生湿热,蕴积于胆,日久成石,阻塞胆道,发为黄疸、胁痛。蛔虫逆行窜入阻塞胆道,导致蛔厥。胆汁排泄受阻,又可导致胆气上逆、胆液扰胃,出现口苦、呕吐苦水、烧心等症。临床所见的胆囊炎、胆石症、胆囊息肉、胆汁反流性胃炎等胆病大都是在胆道不畅的基础上演变发生的。

4.大小肠以通为用

小肠主受盛化物和泌别清浊,是水谷消化吸收的主要场所。小肠泌别清浊将水谷化为精微和糟粕,精微赖脾之升清作用而输布全身,糟粕靠小肠的通降功能而下传于大肠。大肠为传导之官,主要功能是传导糟粕,生成粪便。大、小肠乃为六腑,六腑以通为用。小肠接受胃所传递的经初步消化的饮食物,经进一步消化吸收后,将其糟粕输送至大肠;大肠不断地承受小肠下移的饮食残渣,并形成粪便而排泄。大小肠始终处于"虚实更替""实而不满"的畅通状态,故其生理特性也是以通为用、以降为顺。若食积不化,或湿热蕴结,或气机阻滞,或血瘀壅阻,都会导致肠道传导失司,通降失常,可导致腑气不通而出现腹痛、腹胀、便秘、下利、积聚等病证。故治疗肠道疾病,常以"通降"为大法。

5.胃肠五窍以通为常

咽门、贲门、幽门、阑门、魄门是食管、胃、小肠、大肠自上而下的五道门卡,具有传导和调控水谷、糟粕运行的作用。五窍有着共同的解剖、生理、病理特点:一是均为消化管道的狭窄部位,有括约肌或瓣膜约束;二是具有通过开阖来约束和调控食物与糟粕通行作用;三是运行的方向只宜下降,不宜上升,即以降为顺、以通为用;四是由于结构狭隘,食物或糟粕停留时间较长,是炎症、梗阻及肿瘤等病理变化的好发部位。食管、胃、小肠、大肠主饮食物的传导,以通为用,以降为顺,故咽门、贲门、幽门、阑门、魄门五窍也以通降为常。若胃失和降,则五窍失利,通降阻滞,或气机上逆,或腑气闭塞,或痰浊蕴聚,或热瘀互结而导致一系列疾病的发生。

"不通则痛"是胃脘痛的关键病机,董建华院士认为胃脘痛的病机要点在一个"滞"字,所以治疗上始终以通降为主旨:"气滞者,理气使之通;血瘀者,活血使之通;阳虚者,温阳使之通;阴虚者,滋阴使之通;火热痰湿,则清火泄热、祛痰除湿而使之通。"本人十分推崇董教授的学术观点,治疗胃肠疾病,遵循胃肠"以通为用""以通为补"之旨，临证常常以"通降"为大法，或理气通降，或泄热通降，或散寒通降，或导滞通降，或祛湿通降，或化瘀通降，或滋阴通降，或辛开苦降，或通阳降逆等。在临床治疗食管、胃、胆、小肠、大肠各种疾患时，常常用大黄、枳实、厚朴、大腹皮、槟榔、莱菔子等药来通腑导滞，以达"通则不痛""通则不胀"之目的。

十一、藏象"脑为中心—五脏一体"说

《内经》是中医基础学理论的框架和学术的源头，中医藏象学以阴阳五行学说为哲学指导和说理工具，形成了中医学特有的关于人体脏腑生理、病理的系统理论，成为中医学理论体系中最核心的组成部分。目前各版本的《中医基础理论》教材均认为藏象学说的主要特点是以"五脏为中心"的整体观。藏象学说对人们认识人体的生理、病理产生了重要的作用，并长期指导着中医临床实践。但是，由于时代的限制和人们认知的局限，中医学理论如同其他学科一样，存在着不足与缺陷，还需要不断地认识，不断地完善，不断地发展。我认为，中医藏象理论最大的缺陷是因为受到五行学说的限制而忽视了脑神的元首作用，以五脏为中心的整体观在理论和实践上都存在美中不足之处。我在学习《内经》的基础上，汲取历代医家的学术成就，提出"脑为中心—五脏一体"构思，以供同道们讨论。

（一）"五脏中心说"的不足

人体由许多脏腑组织所组成，各个脏腑组织有着不同的生理功能，只有协调一致，才能保持机体的整体统一性，完成人体正常的生理功能。这种统一性的实现，目前中医药院校教材《中医基础理论》中均认为"五脏是代表人体的五个系统，人体所有器官都可以包括在这五个系统之中""机体统一性的形成，是以五脏为中心，配以六腑，通过经络系统内属于脏腑，外络于肢节的作用而实现的"。五个系统联系成为一个有机的整体，即"五脏一体"。这种整体观是古代唯物论和辩证法思想在中医学中的体现，曾为中医临床辨证论治的形成与发展做出过重要贡献。但是，既然人体是一个有机的整体，那么五大系统的整体中必然存在一个最高指挥中心，在这个指挥中心的统率下，每个系统、脏腑、组织在整体活动中分工合作，局部与整体相统一，使生命活动得以正常进行。反之，五大系统只能自发地发挥各自的功能，"靠脏腑间相辅相成的协同作用和相反相成的制约作用"是难以完全实现整体的协调平衡的。如同一个国家，没有一个强有力的最高领导核心是无法实现和平与发展的，一支军队没有一个最高的指挥中心是无法进行战斗的。

人体生命活动的最高指挥中心是什么？《素问·灵兰秘典》说"心者，君主之官也"，《灵枢·九宫八风》说"心者，为五脏六腑之大主也"，认为心是"五脏一体"的最高指挥。但是，《素问·玉机真脏论》又说"胃者，五脏之本"，《素问·六节藏象论》中有"凡十一脏取决于胆"之说。后世有"肾为先天之本""脾为后天之本"之论，又有命门为"一身之主"之说。可谓是众说纷纭，导致理论上的混淆，初学者更是无所适从。目前仍遵行《内经》中的主流说法，心是君主之官，主宰生命活动，人体是一个以心为主导，五脏六腑相互为用的统一体，即"心主导下的五脏一体"。但这种观点随着时代的发展、科学的进步，越来越难以被人们所接受，甚至受到"中医黑"的强烈攻击。其一，从逻辑学角度来看，心是五脏之一，是五个功能系统中"心血脉系统"的小中心，怎么又能成为统帅五大系统的大中心呢？如一个省级政府怎么能领导全国，一个战区首长怎么能指挥全军呢？其二，从心的生理功能上看，心主血脉的功能在整体调节中有重要作用，但不起统帅作用。目前根据《内经》中"心藏神""神明出焉"的论述，把主神明的功能归属于心，这是"心主宰生命活动"的主要理论依据。但是在《素问·宣明五气》中同时提出"心藏神""肺藏魄""肝藏魂""脾藏意""肾藏志"，把人的精神、情志、意识、思维等活动归属于心、肝、脾、肺、肾五脏，五大系统均与神息息相关，非独心也。传统藏象学说的"五脏一体"理论存在美中不足，应该在充分肯定的基础上加以补充与完善。

（二）脑为人体生命活动的最高指挥中心

五脏心、肺、脾、肝、肾分别是人体五大功能系统的中心，五大系统之外，存在着一个最高的指挥中心，它在调节机体各脏腑、组织的生命活动中起着主导作用，这个中心就是脑。关于脑在人体生命活动中的主导作用，从《内经》始，历代医家均有较丰富的论述。

1.《内经》对脑的认识

《素问·五脏别论》云："脑、髓、骨、脉、胆、女子胞，此六者地气之所生，皆藏于阴而象于地，故藏而不泻，名曰奇恒之腑。"把脑列入奇恒之腑。《内经》对脑的论述不是很多，在此作一汇集，包括脑的解剖、脑的生成、脑的功能等方面。

（1）脑的解剖

《内经》中对颅脑的外部做过测量。《灵枢·尺度》云："头之大骨，围二尺六寸。""颅至项一尺二寸。"内部解剖，《灵枢·海论》云："脑为髓之海，其输上在于其盖，下至风府。"《素问·五脏生成》云："诸髓者，皆属于脑。"认为脑是脑髓聚集之处。脑居头颅之内，高高在上，符合最高元首的解剖位置。

（2）脑的生成

一是源于先天父母之精。如《灵枢·经脉》云："人始生，先成精，精成而脑髓生。"已明确指出脑是胚胎时期最先形成的脏器，有了脑后才逐渐形成其他脏器与组织。现代胚胎学的研究与《内经》中的观点也是一致的，脑与神经组织的胚胎发育为最早。从动物进化过程看，动物种类的等级高低，起决定因素的是脑的发育状况。由此可见，脑在人体胚胎发育及生物进化过程中都处于重要的位置。二是赖于水谷精气充养。如《灵枢·五癃津液别》云："五谷之津液，和合而为膏者，内渗入骨空，补益脑髓。"《灵枢·决气》言："谷入气满，淖泽注于骨，骨属屈伸，泄泽，补益脑髓。"脾胃运化食物，生成水谷精微，滋补肾精，肾精生髓充于脑，脑海得以充盈。脾胃为气血生化之源，气血上荣于脑，元神得以濡养，正如《灵枢·平人绝谷》中所说："神者，水谷之精气也。"《素问·八正神明论》中所说："血气者，人之神。"若气血充足、脑海充盈，则精神饱满、意识清晰、思维灵敏、情志安定。

（3）脑的功能

《内经》认为脑在人的生命中非常重要，如《素问·刺禁论》说："刺头中脑户，入脑立死。"全书对脑的功能已有了不少的认识，包括以下五个方面：

1）贮藏脑髓

《灵枢·海论》云："脑为髓之海，其输上在于其盖，下在风府。"《素问·五脏生成》云："诸髓者，皆属于脑。"《素问·奇病论》也说："髓者，以脑为主。"认为髓贮藏于脑，脑为髓之海。脑髓是产生脑神的物质基础，髓海不足，可发生头晕目眩、精神疲惫、懈怠嗜睡、耳目失聪等。如《灵枢·决气》中所说："髓海不足，则脑转耳鸣，胫酸眩冒，目无所视，懈怠安卧。""脑髓消，胫酸，耳数鸣。"

2）主司精神

《素问·脉要精微论》说："头者，精明之府，头倾视深，精神将夺矣。"脑藏精髓，为精明之府，髓海充盈则精神旺盛，精力充足；反之，精神萎靡，神疲乏力，如《灵枢·决气》中言："髓海不足……懈怠安卧。"

3）主感觉接受

《内经》已认识到感觉与脑的密切联系，并认为视、听、嗅等感觉功能归于脑。《灵枢·大惑论》云："五脏六腑之精气，皆上注于目而为之精。精之窠为眼，骨之精为瞳子，筋之精为黑眼，血之精为络，其窠气之精为白眼，肌肉之精为约束，裹撷筋、骨、血、气之精而与脉并为系，上属于脑，后出于项中。"明确提出目上属于脑，髓海不足可导致视觉障碍，如《灵枢·决气》中所说："髓海不足……目无所见。"《内经》认为，目与脑在生理上关系密切，病理上相互影响。如正气不足，外邪既可由目系侵袭入脑，脑病反过来影响于目，而发生头晕目眩，如《灵枢·大惑论》中所云："故邪中于项，因逢其身之虚，其入深，则随眼系以入于脑，入于脑则脑转，脑转则引目系急，目系急则目眩以转矣。"

《内经》认为脑与鼻、耳的关系密切，《素问·本病论》说："泣涕者脑也，脑者阴也……故脑渗为涕。"脑病可影响于鼻，出现嗅觉障碍。脑与耳和听觉有关，脑海空虚可出现耳鸣和听力下降，如《灵枢·决气》说："脑髓消，胫酸，耳数鸣。""髓海不足，则脑转耳鸣。"因为脑主感觉，所以老年人肾精亏虚，脑髓空虚，常常出现视力减退、嗅觉下降、耳鸣耳聋等。

4）主运动的支配

《灵枢·海论》中云"脑海有余，则轻劲多力，自过其度"，可见《内经》中对脑与运动的关系已有初步的认识。其机理：一是脑为精明之府，主神明而能支配肢体运动；二是肾主骨、骨生髓、髓通于脑，脑与骨互根互用，如《素问·本病论》说"髓者骨之充也"，《灵枢·卫气失常》说"骨之属者，骨空之所以受液而益脑髓者也"。脑髓不足，可出现"懈怠""胫酸"等肢体不用的症状。

5）诸阳之会

头为诸阳之会。《灵枢·邪气脏腑病形》云："十二经脉，三百六十五络，其血气皆上于面而走空窍，其精阳气上走于目而为睛，其别气走于耳而为听，其宗气上于鼻而为臭，其浊气出于胃走唇舌而为味。"十二经脉之阳气汇聚于头，五脏六腑之阳气也汇聚于头脑，故目能视物、耳能听声、鼻能嗅气、舌能知味。

2. 历代医家对脑的认识

自《内经》之后，不少医家对脑的功能有了进一步的认识。西汉《春秋元命苞》云："人精在脑。""头者，神之所居。"东汉《金匮玉函经》云："头者，身之元首，人神所注。"隋代杨上善在《黄帝内经太素》中云："头是心神所居。"唐代孙思邈在《备急千金要方》中云："头者，身之元首，人神之所居。"明代李时珍在《本草纲目》中云"脑为元神之府"，明代张景岳在《类经》中云："人之脑为髓海，是上丹田，太乙帝君所居。"明代《东医宝鉴》说"头为天谷以藏神""灵性所在"。明代金希正指出："人之记性，皆在脑中。"清代喻嘉言说："脑之上为天门，身中万神集会之所。"清代程杏轩在《医述》说："脑为神脏。"他们都认为脑为元神所居，是一身之元首，是人的精神、情感、意识、思维、智慧的主宰。

清代王清任对脑的认识更加深入，他在《医林改错》中说："灵性记性不在心，在脑。"并列举五官的生理功能与脑关系密切："看小儿初生时，脑未全，囟门软，目不灵活，耳不知听，鼻不知闻，舌不言；至周岁，脑渐生，囟门渐长，耳稍知听，目稍有灵动，鼻微知香臭，舌能言一二字；至三四岁，脑髓渐满，囟门长全，耳能听，目有灵动，鼻知香臭，言语成句。所以小儿无记忆者，脑髓未满；高年无记忆者，脑髓渐空。"他还举出痫、厥等病与脑的关系："试看病证，俗名羊羔风，即元气一时不能上转入脑髓，抽时正是活人死脑袋；活人者，腹中有气，四肢抽搐；死脑袋者，脑髓无气，耳聋，天吊如死。"他还认为，癫狂症是因脑络瘀阻，灵机混乱，故制癫狂梦醒汤以活血化瘀、通络醒脑。

从以上论述中可以看出，古人已明确地认识到脑藏神，为一身之元首，为神明之府，机灵记性所在，主宰人体生命活动。

（三）"心主神明"与"脑主元神"的分歧与统一

《内经》中的"神"有多种含义，主要有三：一是指自然界神妙莫测的变化。《素问·阴阳应象大论》说："阴阳者，天地之道也，万物之纲纪，变化之父母，生杀之本始，神明之府也。"《素问·天元纪大论》曰："阴阳不测谓之神。"神寓于阴阳之中，而阴阳运动所产生的万事万物变幻莫测的各种现象，古人以"神"来概括之。二是指人体生命活动的总称，是脏腑气血功能活动的外在体现。《灵枢·天年》曰："何谓神？岐伯曰：血气已和，营卫已通，五脏已成，神气舍心，魂魄毕具，乃成为人。"《素问·上古天真论》曰："形体不敝，精神不散。"指出形与神具，不可分离。神可以从人体的形象、面色、眼神、言语、应答、舌象、脉象及肢体活动姿态等方面体现出来，如"神气""神色""神态"等。中医学十分重视"望神"，《素问·移精变气论》说："得神者昌，失神者亡。"指出察神之存亡，对于判断正气的盛衰、疾病的轻重和预后有特别重要的意义。三是指人精神心理活动，包括神志、意识、思维、情绪、性格、悟性、智慧等。此神可分为元神和五脏神两个层次：元神总统诸神为全身生命活动的最高指挥中心；五脏神包括心神、肝魂、肺魄、脾意、肾志。《内经》认为"心主神明"，同时又认为脑为"精明之府"，与人的精神、感觉、运动密切相关。但总体上是重视心主神，忽视脑主神。

1.《内经》重视"心主神"

《内经》认为，心主神明，为一身之大主。《素问·灵兰秘典论》云："心者，君主之官也，神明出焉。"《灵枢·师传》云："五脏六腑，心为之主。"《素问·六节藏象论》云："心者，生之本，神之处也。"《素问·调经论》云："心藏神。"《灵枢·大惑论》云："心者，神之舍也。"《灵枢·本神》云："心藏脉，脉舍神。"这些经文反复强调了心藏神，主神明，为人身之大主，主宰人体生命活动。如果心神失常，就会导致五脏六腑功能失调，人的生命活动随之紊乱，从而出现疾病甚至死亡，如《灵枢·邪客》中所云："心者，五脏六腑之大主也，精神之所舍也。其脏坚固，邪弗能容也。容之则心伤，心伤则神去，神去则死矣。"《素问·灵兰秘典论》云："故主明则下安，以此养生则寿，殁世不殆，以为天下则大昌。主不明则十二官危，使道闭塞而不通，形乃大伤，以此养生则殃。"

一般认为，心主宰人体生命活动，是通过"主神"来实现的。人体的脏腑、经络、形体、官窍各有不同的生理功能，如肝主疏泄、藏血，肺主气、司呼吸，脾主运化、统血，肾藏精、主生殖等，但它们都必须在心神的主宰和协调下，分工合作，才能进行协调统一的正常生命活动，故《内经》称心为"君主之官""五脏六腑之大主"。"主明则下安"，心神的功能正常，人体生命活动亦正常。反之，心神功能失常，"主不明则十二官危"，则人体脏腑生理功能就会发生紊乱，疾病由此而生，甚至危及生命。传统的中医藏象学认为，人体是一个以心为主导，五脏六腑相互为用，密不可分的统一体，即"五脏一体"。

2.《内经》忽视"脑主神"

《内经》中藏象学说是以五脏为中心，《素问·五脏别论》云："所谓五脏者，藏精气而不泻也，故满而不能实。"五脏的特点有三：一是解剖为实质性器官（非空腔）；二是功能为贮藏精气；三是其特点为藏而不泻。脑为元神之腑，是人体最重要的器官，它具备了"脏"的全部特征。其一，脑为实质性器官。脑深藏于颅骨内，是全身最致密的组织器官之一。其二，脑贮藏脑髓。《灵枢·海论》说："脑为髓之海。"《素问·五脏生成》中说："诸髓者皆属于脑。"脑依先天之精生，赖后天之精养，如《灵枢·经脉》中所言："人始生，先成精，精成而脑髓生。"《灵枢·决气》中所言："谷入气满，淖泽注于骨，骨属屈伸，泄泽，补益脑髓。"其三，脑髓是藏而不泻。脑为髓海，只能充盈而不能亏虚，正如《灵枢·海论》中所言："脑海有余，则轻劲多力，自过其度；髓海不足，则脑转耳鸣，胫酸眩冒，目无所视，懈怠安卧。"由此推论，脑属脏是当之无愧的，不应该置于奇恒之腑之列。

脑未被《内经》列入脏的原因探讨：中医理论的形成受到中国古代哲学阴阳学说和五行学说的深刻影响，尤其是藏象学说是以五行学说为基本框架，一切均以五为数。如人体中五脏、五腑、五官、五体、五神、五液等，自然界中五方、五气、五化、五色、五味等。但自然界和人体并不是一切都是"五"，古人只能削足适履凑数为五，如一年四季不足于五，凑个长夏，成为五季；七情多于五，把忧并入悲，把惊并入恐，就为五志了。心、肺、脾、肝、肾五脏归五行，不可能再有六行了，脑虽然具备脏的特征，但由于五行的限制，只能屈居于奇恒之腑。由于中医藏象学说特点是以五脏为中心，从而导致脑的作用被逐渐淡化了。五行学说是中医学重要的哲学思想和说理工具，对促进中医藏象学说的形成和发展起着重要的作用。但由于历史的局限性，难以完全摆脱唯心论和形而上学的制约，可能出现牵强附会、生搬硬套、顾此失彼的弊端，从而导致中医藏象学说的美中不足，人体最重要的脏器"脑"被忽视就是其例。

3."脑主神"与"心主神"的统一

现代生理学认为，人的精神、意识、思维和情志活动，属于大脑的生理功能，是大脑对外界事物的反应。《内经》成书于两多年前的古代，已经初步认识到脑与精神、感觉、运动密切相关，后世诸多医家已经明确指出脑藏元神，为神明之府，是人身之元首，主宰人的生命活动，但这些精辟论述被后人忽视了，目前的中医教科书仍然是认为"心主神""心为一身之主"。心主神与脑主神的矛盾能否化解而统一呢？明代江西医家李梴做了可贵的探析。李梴在《医学入门》中说："心者，一身之主，君主之官。有血肉之心，形如未开莲花，居肺下肝上是也。有神明之心，神者，气血所化生之本也。万物由之盛长，不着色象，谓有何有，谓无复存，主宰万事万物，虚灵不昧者是也，然形神亦恒本因。"李梴明确提出心有"血肉之心"和"神明之心"两个不同概念。血肉之心即指血脉系统的心脏，认为其"形如未开莲花"。神明之心是主精神活动的器官，认为其"主宰万事万物，虚灵不昧"。因为精神活动是一种生理功能，所以称其"不着色象，谓有何有，谓无复存。"而精神活动有其物质基础，即由"气血的化生"，反过来又"万物由之盛长"，即形神相因，互为因果。从今天来看，李梴所说的血肉之心就是心脏主持人体血液循环的功能，神明之心就是脑脏主宰人体精神活动的功能，两者既是区分的，又是统一的。

"脑为元神之府"，脑主元神，是主宰人体精神、意识、思维、情志、心理的大神，是人体生命活动的最高统帅。"心藏神"，心藏之神是分管人体神志、意识的小神，如同"肺藏魄""肝藏魂""脾藏意""肾藏志"一样，都是在脑神的统率下完成的。简言之，脑神是元神，心神是脏神，脑神在上，心神在下，脑神统帅心神。传统理论把脑神的地位降级至奇恒之腑，而把心神地位拔高至君主之官，上下倒置，名不符实，应该要"老帅归位，大将回营"。如此，"脑主神"与"心主神"的矛盾就化解了，中医的"神"学说就统一了。

有人认为"脑主神"理论的确立，会有损于中医藏象学说的完整性，不能突出"以五脏为中心"的特点；更有人认为"脑主神"的认识和西医一致，违背了中医传统理论。如按此观点，"心主血脉""肺主呼吸""肾主水""肝藏血"与西医的认识完全吻合，难道也应摒弃！其实重新确立"脑主神"的理论，更能体现中医理论的科学性和完整性，符合"传承精华，守正创新"的时代要求，是对藏象学说的补充与发展。

（四）"脑为中心—五脏一体"的新构思

以五脏为中心的整体观是中医藏象学说的最显著特点。人体五脏、六腑、形体、官窍，通过经络的联系及功能的配合与隶属关系，构成了五大功能系统，心、肺、脾、肝、肾是五大系统的核心，五大系统在最高指挥中心"脑神"的统摄调控下，脏腑之间相互促进与制约，从而保持着整体生命活动的平衡与统一。这是"脑为中心—五脏一体说"的基本认识。

据此，生命活动平衡的实现，一是依靠在上的脑神对在下的五脏的统帅指挥作用，以保证五者的协调与平衡；同时在下的五脏也对在上的脑神产生反馈作用，影响着脑的协调功能，这是调节的主要途径。二是通过经络的相互联系、功能的相互依存，五脏之间产生着相辅相成的协同作用和相反相成的制约作用，这是调节的辅助途径，从而达到整个机体的统一性。

1. "脑为中心—五脏一体"的生理观

（1）脑神统率下的五脏一体

心、肺、脾、肝、肾五大功能系统在最高指挥中心"脑神"的统摄调控下，脏腑之间相互促进与制约，形成一个在结构与功能上有机的、完整的统一体，从而保持着人体生命活动的协调与平衡。脑与五脏的密切联系，是通过经络相系、气血相通、功能相关来实现的。

1）经络相系

脑与十二经脉及督脉紧密相连，《灵枢·邪气脏腑病形》云："十二经络，三百六十五络，其气血皆上于头面而走空窍。"手足六阳经皆上循头面，手足六阴经中，手少阴和足厥阴经直接循行至头面部，其他阴经的经别合入相表里的阳经之后均到达头部，依此五脏六腑通过经络与脑密切联系。《素问·骨空论》曰："督脉者……上额交颠上，入络脑。"督脉起于胞中，下出会阴，沿脊柱里面上行，至项后风府穴处进入颅内，络脑；督脉行于脊柱，脊柱藏有脊髓，脊髓通于脑。正是由于人体的经气通过经络、经别等联系，集中于头面部，脑与五脏之间相互联络、相互协调，达到生命活动的动态平衡。

2）气血相通

《素问·八正神明》云"血气者，人之神"。脑为元神之府，脑神需要气和血的滋养。心主血脉，上奉于脑；肺主呼吸，清气养脑；脾生气血，上荣于脑；肝主藏血，血养脑神；肾精生血，精血充脑。五脏六腑之气血皆上奉于脑，营养元神，故《内经》称脑为"精明之府"。

3）功能相关

脑藏于颅骨内，五脏在胸腹中，上下通过经络、气血交通，故脑与心、肺、脾、肝、肾在功能上也息息相关。

心与脑：《医学衷中参西录》说"心脑息息相通"，《医学入门》把心分为"血肉之心"和"神明之心"。脑主元神，主宰人体生命活动及全部的精神、意识、思维、情志、感觉等。心舍神（五脏神之一），与人的神志、意识密切相关。《灵枢·本神》云："心藏脉，脉舍神。"心主一身之血脉，心血上奉于脑，濡养脑神，是人体精神活动的物质基础。脑病可以及心，如脑神失宁引起心悸、心慌、怔忡等。心病可以及脑，如心血亏虚可引起头晕、脑鸣、失眠、多梦等。临床上脑病可从心论治，心病也可从脑论治，或心脑同治。

肺与脑：《素问·八正神明论》说"血气者，人之神"。肺主气司呼吸，肺通过呼吸运动，吸入自然界的清气（氧气），呼出体内的浊气（二氧化碳），实现体内外气体交换的功能。正常成人脑重为体重的 2% ～ 3%，氧耗量却占全身氧耗量的 20% ～ 30%。肺吸清呼浊、吐故纳新是保障脑神正常功能最基本的条件，一旦呼吸停止，脑缺乏清气的涵养也就死亡了。此外，肺朝百脉，将吸入的清气与脾胃运化的水谷之气结合生成宗气，上走息道，注心脉行气血，养脑髓，下蓄丹田，资元气，充精填髓。若肺气虚弱，宗气不足，则脑失所养。脑主元神，肺藏魄，脑神统摄肺魄，人与生俱来的、本能性感觉和动作与肺关系密切，但所有的冷热痛痒感觉都是被脑接受后产生的。呼吸障碍，清气不能供养脑神，可发生肺源性脑病；脑神障碍同样会导致肺的呼吸运动障碍，出现胸闷气促、呼吸困难。治疗往往需要肺脑同治。

脾与脑：脾主运化，生化水谷精气，为气血化生之源。《素问·平人绝谷》说："神者，水谷之精气也"，《脾胃论》也说"水谷之精气也，气海也，七神也"。脑神需要脾胃化生的水谷精气滋养，"得谷者昌，失谷者亡""得神者昌，失神者亡"，神失谷养则少神、无神直至神亡。另一方面，脑藏元神，统帅生命，脾胃的全部消化、吸收和输布水谷功能都是在脑神的调控下完成的。脾藏意，意是指思维、记忆、注意等精神活动，《灵枢·本神》说"脾藏营，营舍意"。脾运化水谷而生化的营血，是"意"精神活动的物质基础。脾气虚弱，气血亏虚，神失所养，则出现记忆力减退、思维迟钝等，可通过健脾补血益脑来进行治疗。

肝与脑：肝为血海主藏血，血能养神，故血为神之舍，如《灵枢·营卫生会》中所云："血者，神气也。"肝藏魂，古人把情志、谋虑、想象、梦幻、决断等归于"魂之用"，肝与人的七情、五志等情志活动关系最为密切。肝主疏泄，调畅气机，故能协助脑神，调节情志。若肝气调畅，藏血充盈，则气血调和，脑清神聪，心情舒畅。

反之，肝失疏泄，情志失调，气血逆乱，则可致清窍闭塞，或血溢于脑。肝血不足，脑失血养，可致头晕、头痛、失眠、健忘等。

肾与脑：肾藏精，一是脑由肾藏先天之精而生成，如《灵枢·经脉》中所云："人始生，先成精，精成而脑髓生"。二是肾精生髓，髓通于脑，脑为髓之海。脑与肾的关系极为密切，故肾精充盛则脑海充盈，则精力充沛、耳聪目明、思维敏捷、动作灵巧。肾精亏虚则髓海空虚，可出现头晕、脑鸣、健忘甚至痴呆等病症，所以补肾填精益髓是治疗脑病的重要方法之一。肾藏志，志主要是指志向、意志、毅力、决心等心理活动，也是脑统帅下的精神活动之一。

（2）脑神主宰下的五神一体

脑为元神之府，元神为元首之神，主宰人体一切精神活动，为人体生命活动的最高总指挥。《素问·宣明五气》说："心藏神，肺藏魄，肝藏魂，脾藏意，肾藏志。"《内经》将神分为神、魄、魂、意、志五个方面，即五脏神，五脏神在脑神的总统下，相互为用，构成人体精神心理活动的一个整体。

《灵枢·本神》曰："生之来谓之精，两精相搏谓之神，随神往来者谓之魂，并精而出入者谓之魄，所以任物者谓之心，心有所忆谓之意，意有所存谓之志……"五脏神，包括神、魄、魂、意、志。

神：即神识、意识，是人体对体内外刺激的应答力，为狭义之神，属于脏神的范畴。心神安宁则神志清楚，意识清晰，应答自如，睡眠安定；反之，心神不宁则意识障碍，出现嗜睡、昏睡、意识模糊、昏迷、幻觉、谵语、狂躁等症。"痰迷心窍""热扰心神""热入心包"等就是由于邪气扰乱心神所致的意识障碍。

魄：魄主要是指与生俱来的、本能性感觉和动作。新生儿啼哭、吮吸、四肢运动、耳听、目视、皮肤的冷热痛痒等本能的感觉和动作归为"魄之用"。魄藏于肺，与肺关系最密切。

魂：主要是指在魄的活动基础上产生的非本能的、较高级的精神心理活动。古人把情志、谋虑、想象、梦幻、决断等归于"魂之用"。魂藏于肝，与肝关系最密切。肝气郁结，情志不畅；或肝血不足，魂失所养，均可引起魂不守舍，而出现失眠、噩梦、呓语、夜游等症。

意：是指记忆、注意、思考和分析等认知思维活动，这些心理活动是认知过程中前后衔接的各个环节。意藏于脾，脾生化的水谷精气是思的物质基础，故意与脾关系最密切。脾气虚弱，气血不足，神失所养则易出现记忆力下降、健忘、思维迟钝等。

志：主要是指志向、意志、毅力、决心，即有着明确的目标，并伴有相应调控行为的意向性心理过程。志是认知活动（意）的产物，又是认知活动深化的动力。志藏于肾，肾藏精生髓充于脑，故志与肾的关系最密切。肾精亏虚，髓海空虚，易出现小儿智力发育迟缓、老人早衰智力障碍等。

人的精神、意识、思维、情志和感觉等活动，是大脑的生理功能，即大脑对外界事物的反应。中医藏象学说的主要特点是"以五脏为中心的整体观"，将人体的全部生命活动分属于以五脏为中心的五大功能系统，人的精神情志活动也不例外。神、魄、魂、意、志均是五脏机能活动的产物，与五脏之间存在着密切的生理与病理联系。脑为元神，总统五脏神（神、魄、魂、意、志），主宰人体的一切精神情志活动，为人体生命活动的最高总指挥。脑神统帅五脏之神，构成一个上下交通、相互依存、相互促进、相互制约的精神情志活动的整体。

（3）脑神主导下的五志一体

情志是人们对外界事物或现象的刺激所引起的情绪变化，是人体正常精神心理活动之一，既是五脏生理活动的表现之一，也是脑的主要生理功能之一。情志的分类，有七情说和五志说之分。七情为喜、怒、忧、思、悲、恐、惊，五志为喜、怒、思、忧、恐。忧与悲，情感相似，故悲可归于忧；惊亦有恐惧之意，故惊可归于恐。

喜为心之志：喜即喜乐、愉悦，为心情愉快的一种情志活动，可表现为愉悦的心境、快乐的情感或狂热的兴奋。一般来说，喜属于对外界刺激产生的良性反应，有益于健康。心对喜志的产生变化具有调节控制作用。心病易导致情志异常，表现为"心气虚则悲，实则笑不休。"情志喜乐无制，又易伤及于心，使心气涣散，甚至可因于过度兴奋激动而诱发心疾，发生暴病，故曰"喜伤心"。

怒为肝之志：怒即愤怒、恼怒，是气愤不平、情绪勃然激动的一种情志活动，属于不良心态，过怒有损于健康。肝为将军之官，主气机疏泄，适度有节之怒往往能舒展条达肝气，但勃然大怒或郁怒不解，则可伤肝，导致肝气升动太过；肝阳上亢，甚至肝风内动，故曰"怒伤肝"。

思为脾之志：思即思考、思虑，是集中思想考虑问题的一种情志活动。正常的思考问题，对机体的生理活动并无不良影响。但思虑过度，可致气机紊乱，脏腑失调。思虑等心理活动有赖于脾之健运而提供充沛的营血。因此，脾气虚弱时，营血不足，则思维迟钝、健忘。若思虑太过，尤其是相思不解，容易伤及脾胃，导致消化吸收功能障碍，出现不思饮食、脘腹胀闷等症状。故曰"思伤脾"。

忧为肺之志：忧即忧愁、忧虑。悲即悲伤、悲哀。忧、悲均为非良性刺激的情绪反应，过于忧愁、悲伤不利于健康。忧、悲为肺之志，人在心肺气虚时，对外来的非良性刺激的耐受性往往降低，而易产生悲伤、忧愁的心境。过度的悲忧，又可以耗伤肺气，表现为胸闷不舒、叹息、意志消沉、少气懒言、倦怠无力等。故曰"悲伤肺"。

恐为肾之志：恐即恐惧、畏惧，是人对外界事物的刺激所产生的一种畏惧性情感反应，对机体的生理活动能产生不良影响。恐为肾之志，肾中精气充盛，封藏有度，人在受到外界刺激时，一般表现为虽恐不甚，身无所伤。若肾精虚衰，封闭失司，稍遇刺激就会出现畏惧不安，甚至惶惶不可终日，食眠不安。长期恐惧，或猝恐、大恐亦可伤肾，致肾气不固，出现二便失禁、滑精、骨软痿厥等症，故曰"恐伤肾"。

《灵枢·天元纪大论》说："人有五脏化五气，以生喜怒思忧恐。"人对外界信息引起的情志变化是由五脏的生理功能所化生的，不同的情志变化对各脏腑有不同的影响，而脏腑气血的盛衰也会影响情志的变化，《内经》把喜、怒、思、忧、恐分属于五脏，形成了"五脏主五志"理论。情志活动是人体精神活动的一部分，同样受到脑神的调控与统摄，五脏之间、五志之间保持着协调一致、动态平衡，致使五志情绪变化平稳与安定，无太过、无不及。脑神调控下的"五脏主五志"，即"脑为中心—五志一体"。

（4）脑神协调下的天人一体

《素问·宝命全形论》说："人以天地之气生，四时之法成。"《灵枢·岁露论》说："人与天地相参也，与日月相应也。"这种人与自然息息相关的认识，即是中医"天人一体"的整体观。人与自然界必须保持着内外环境的统一，这种统一的实现，有赖于脑神的调节作用。《灵枢·五癃津液别》说："天暑衣厚则腠理开，故汗出……天寒衣薄则腠理闭，气湿不行，水下留于膀胱，则为溺与气。"气候有寒热温凉的变化，人体通过脑神的调节作用，管控着皮肤腠理的开阖，以不断适应一年四季的气候变化，从而维持正常体温的恒定。

2. "脑为中心—五脏一体"的病理观

五脏在脑神的统率下，维持着功能的平衡统一；五神在脑神的主宰下，维持着精神的协调衡定；五志在脑神的主导下，保持着情志的平稳安定。若脑神紊乱，则上不明而下不安，出现五脏间的协调失司，五神间的衡定失常，五志间的太过不及，从而引起诸多疾病的发生。脑病可致脏病，脏病可致脑病，形成脏脑同病。

（1）心之脑病

心藏神，脑为五神之元首，脑与心上下配合，主持人的精神、神志、意识等，生理上心脑相互关联，病理上心脑又相互影响。心主脉，脉舍血，脑需要血的濡养，心血不足，脑失所养，则可出现头晕、失眠、健忘等症。大惊大恐，可致心神不宁，出现心慌心悸；继而扰动脑神，发生失眠、噩梦、焦虑等症。热入营血，邪犯心包，热扰脑神，常出现躁扰不安或神昏谵语等症。心脉瘀阻，可影响至脑络阻滞，脑缺营血，而出现头痛、头晕，以及感觉和运动障碍。心肝火旺，阴虚阳亢，可导致脑络高压，发生头痛、眩晕、呕吐，甚至颅脑出血，神志昏迷等。这些均是心病及脑、心脑同病，称为"心之脑病"。

（2）肺之脑病

肺主一身之气，主司呼吸，吸入清气和呼出浊气是维持脑神生理功能的重要条件。外邪束肺可致肺气壅闭，失于宣降；或肺病日久而致肺络阻滞，肺气虚衰，肺丧失正常呼浊吸清的气体交换功能，致使脑神失去清气涵养，浊气潴留，上扰清窍，导致脑神失宁，临床表现为头痛、烦躁及意识障碍甚至昏迷不醒。如急性肺炎、急性支气管炎、重症哮喘、慢性阻塞性肺病、肺源性心脏病等引起的肺性脑病就是肺病及脑、肺脑同病，称为"肺之脑病"。

（3）脾之脑病

脑神需要脾胃化生的水谷精气滋养，脾运化水谷而生化的气血，是精神活动的物质基础。脾气虚弱，气血亏虚，神失水谷精气所养，而出现头痛头晕、失眠多梦、心慌胆怯、记忆力减退、思维迟钝。脾藏意主思，在人体精神、情志活动中起着重要的调衡作用。临床上"思伤脾""脾意伤"均可波及脑神，引起精神的失调，如情绪失常、心理失常、记忆失常、睡眠失常等诸多疾病的发生。这是脾病及脑，脾脑同病，即"脾之脑病"。

（4）肝之脑病

肝与脑在病理上密切相关。一是肝藏血为血之海，肝藏魂，魂舍于血，肝血不足则神失所养，魂不守舍，而出现夜寐不安、惊骇多梦、梦呓、梦游、胆怯等症。二是肝主疏泄，调畅情志，人体的情志活动由脑神主宰，但也与肝的疏泄功能密切相关。若肝失疏泄，气机不调，就可以引起精神情志活动的异常，主要表现为抑制和亢奋两个方面：肝气疏泄不及，可出现郁郁寡欢、闷闷不乐、多愁善虑、喜太息等；反之，肝气疏泄太过，肝气上逆，可出现性情急躁、烦躁易怒等。三是肝体阴而用阳，肝藏血，故其体为阴；肝主升主动，故其用为阳。肝阴肝血常不足，肝阳肝气常有余，若肝不制阳，则肝阳上亢，甚则化火化风，上逆于脑，扰乱元神，出现头痛眩晕、面红目赤、躁动不安，甚至突然仆倒、神识障碍、昏迷不醒。四是肝主风，若外感湿热疫毒，其性酷烈，引起急黄肝败；或黄疸日久，形成积聚癥瘕，致肝气衰败，浊毒上扰，蒙蔽脑神，出现躁动不安、神识恍惚、神昏谵语等。四者均为肝病及脑，肝脑同病，即"肝之脑病"。

（5）肾之脑病

肾为人身阴阳之本，肾阴肾精生髓，髓充于脑。若肾精不足，则髓海空虚，小儿见囟门不合、头缝迟闭、发育迟缓、智力低下等，成人则头晕、脑鸣、耳鸣、健忘等，老人则反应迟钝、动作迟缓、记忆力下降、痴呆等。肾宅元阳，主命门之火，命火能温煦脑髓，以保持大脑的神清气爽，从而思维敏捷，耳聪目明，动作灵巧。若肾气不足，命门火衰，脑失温煦，则出现精神疲惫、思维迟钝、神困嗜睡。肾病日久，肾阳衰竭，尿浊内蓄，浊邪上逆犯脑，扰乱脑神，可出现烦躁不安、神志迷糊、谵语，甚至昏迷不醒。此为肾病及脑，即"肾之脑病"。

3. "脑为中心—五脏一体"的治疗观

（1）治五脏病要以调治脑神为先

脑宅元神，高高在上，是全身组织器官的元首，为五脏六腑之主宰，主明则下安，主不明则十二官危。《素问·宝命全形论》云："一曰治神，二曰知养身，三曰知毒药为真，四曰制砭石小大。"《内经》从形神合一、心身统一的生命观出发，强调治神在疾病治疗中的首要地位。"脑为中心—五脏一体"的治疗观，就是强调"一曰治神"，认为治疗五脏疾病，首先要重视对患者的精神、情志、心理的调节。脑为元神之府，治病首先要调治脑神，神定则脏安。

中医调治脑神的方法非常丰富，有情志疗法、药物疗法、针灸推拿疗法和饮食疗法等。

1）情志疗法

《内经》十分重视情志疗法，《灵枢·师传》云"告之以其败，语之以其善，导之以其所便，开之以其所苦"，并记载了移精变气、劝说开导、解惑释疑、心理暗示、情志相克、导引吐纳等方法。我在学习《内经》理论的基础上，总结了劝说开导法、解惑释疑法、心理暗示法、情志相克法、安慰鼓励法、移精变气法、娱乐怡情法、养性自调法等情志疗法，临证时因人而异，综合运用。

2）药物疗法

在五脏病的辨证论治过程中，要通过望闻问切了解和掌握患者的起病诱因、情绪变化及睡眠状况。处方用药时，要充分考虑精神情志因素对疾病的影响，兼顾对患者精神心理的调治，并重视改善患者的睡眠，促进脑神的安定。药物调神的方法很多，如解郁悦神法、养血安神法、清心宁神法、镇静安神法等。

3）针灸推拿疗法

脑与十二经脉上下联通，五脏六腑通过经络与脑密切联系。针灸能通过刺激十二经脉上的穴位，调整脑与脏腑的功能及其相互之间关系，从而促进精神情志疾病的痊愈与康复。推拿手法作用于人体的部位和穴位，具有疏通经络、调理脏腑、行气活血作用，对情志抑郁、脑神不宁的患者有一定的调治作用。耳与脑、脏腑、经络息息相关，耳穴疗法亦可通过刺激耳穴对经络系统、脑、五脏六腑进行调节，以达到调神治病的功效。

4）饮食疗法

《内经》非常重视食物的调养作用，如"五谷为养，五果为助，五畜为益，五菜为充"。有不少食物具有调养脑神的作用，如百合、茯苓、莲子等能安神促眠，大枣、枸杞、桂圆能养血安神，莲心、苦瓜、苦丁茶、菊花等能清心宁神，核桃、枸杞、芡实、金樱子等能益肾补脑；葛粉、丝瓜、山楂、西红柿等能活血通络利脑。食物调治简便、安全、经济，受到广大患者喜爱。

（2）从五脏治脑病

1）从心论治脑病

脑藏元神，心主神明，二者与人的神志、意识关系密不可分。心与脑主神明功能障碍，可出现诸多的神志症状，如神识模糊、谵语、胡言乱语、躁动不安、癫狂、昏迷不醒等，治疗必须要"心脑同治"。热邪闭窍者，宜清心泻火、开窍醒脑，用安宫牛黄丸、紫雪丹等治疗；痰迷心窍者，宜清心涤痰、开窍醒脑，用苏合香丸、至宝丹等治疗。心主血脉，心血上荣于脑，心血不足，脑神失养，可出现心慌心悸、头晕头痛、记忆力减退、失眠多梦等症，宜养心血、安脑神，用人参养荣丸、十全大补丸或归脾汤等治疗。

2）从肺论治脑病

《素问·举痛论》曰"百病皆生于气"，肺主一身之气，肺气虚弱可导致脑的病变，不少临床工作者探索从肺论治脑病，取得一些初步成效。高岑依据《灵枢·大惑论》中"人之善忘者，何气使然？岐伯曰：上气不足，下气有余，肠胃实而心肺虚"之论，通过补益肺气等治疗阿尔茨海默病获得初效。朱爱丽等经过多年的临床研究，发现补肺气可以推迟早期帕金森病服用西药的时间，延缓疾病的进展，故认为对早期的患者可从肺论治、中晚期患者从肝肾论治。黄永回认为，肺与中风及其后遗症的风、火、痰、瘀、虚等病理因素的发生、转归关系密切，故主张从肺论治中风症。通过调补肺气，能提高肺的呼吸功能，对改善脑缺氧有一定的作用。

3）从脾论治脑病

脾运化水谷，主生气生血，脑神有赖于水谷精微和气血的濡养。脾气虚弱，生化无源，脑失所养，则头晕、耳目失聪、精神疲乏、健忘、少气懒言、失眠多梦。治宜健脾补血、补脑安神，用归脾汤、补中益气汤等治疗。脾藏意，"思伤脾""脾意伤"均可引起情绪失常、记忆失常、睡眠失常等诸多疾病，古今医家从脾论治抑郁症、失眠症、多寐症、健忘症、痴呆症等精神情志疾病积累了丰富的经验，归脾汤、逍遥散、越鞠丸、甘麦大枣汤、温胆汤、半夏厚朴汤等方剂得到广泛应用，并取得明显的效果。

4）从肝论治脑病

肝病失治可影响至脑。如肝血亏虚可导致元神失养，魂不守舍，而出现失眠、多梦、梦呓、梦游等症。治宜补血养肝、益脑安神，可用酸枣仁汤、茯神散等治疗。肝胆郁热、痰火扰神所致的不寐、心烦、梦呓、胆怯等可清泄肝胆，化痰安神，用黄连温胆汤等。肝气不疏引起的郁郁寡欢、多愁善虑、喜太息，可疏肝理气解郁，用柴胡疏肝汤或逍遥散加减治疗。肝肾阴虚，阴不制阳，可致肝阳上亢，扰乱脑神，出现头晕头痛、目胀耳鸣、心烦易怒，宜滋养肝肾、平肝潜阳，可用杞菊地黄丸、天麻钩藤汤等治疗。肝阳亢盛，可化火化风上犯清空，出现头痛眩晕、脑热目胀、心烦躁动，甚则口角歪斜、眩晕颠仆、昏不知人等，治宜镇肝息风、潜阳定神，用镇肝息风汤等治疗。高热不退所致的肝热生风，可扰乱脑神而出现烦闷躁动、手足抽搐、牙关紧闭，甚则神昏不醒，治以凉肝息风、解痉定神，用羚角钩藤汤等治疗。黄疸热毒炽盛证，可出现躁动不安、神昏谵语、手足抽搐等肝性脑病症状，治疗可选用犀角地黄汤和黄连解毒汤以清热凉血、解毒退黄，选用安宫牛黄丸、至宝丹开窍醒脑。

5）从肾论治脑病

肾精通于脑，肾与脑在生理上关系密切，病理上相互影响，所以对肾之脑病的治疗常常是肾脑同治。肾脑同病多见肾精亏虚、髓海不足，常见的症状是头晕头痛、目糊目眩、耳聋耳鸣、失眠多梦、记忆力下降、智力减弱、小儿发育迟缓、老人衰老加快等，其治疗多以补肾益精、填髓健脑为大法。历代医家创制了许多有效方剂，如六味地黄丸、大补阴丸、十精丸、七仙丹、河车大造丸、还少丹、龟鹿二仙胶等，临床上可辨证选用。肾阳亏虚，命门火衰，脑髓失于温煦，则脑神不振，出现精神萎靡、情绪淡漠、嗜睡多寐等，宜温肾助阳、振奋提神，选用金匮肾气丸、右归丸等治疗。

综上所述，传统的"以五脏为中心的整体观"为中医藏象学说的构建产生了重大的学术影响，但随着历史的发展和医学的进步，也暴露出在理论和实践上的美中不足。为此，我在学习《内经》的基础上，汲取历代医家的学术成就，提出"脑为中心—五脏一体"构思，试图为中医藏象理论的完善和发展奉献微薄之力。

下篇 《内经》脾胃理论的新应用

一、《内经》"以平为期"治疗思想与脾胃病治疗衡法

《素问·生气通天论》曰:"阴平阳秘,精神乃治。"《素问·调经论》曰:"阴阳匀平……命曰平人。"阴阳的平衡协调,是人体正常生命活动的保证。疾病的发生,就是阴阳的相对平衡遭到破坏,出现了阴阳的偏盛或偏衰。因此,调整阴阳,补偏救弊,使其恢复相对平衡,是临床治疗的基本法则。"以平为期"是《内经》重要的治疗思想之一,书中曾四次出现"以平为期"一词,反复强调以"平"为目标的治疗原则。如《素问·至真要大论》曰:"谨察阴阳所在而调之,以平为期。""夫气之胜也,微者随之,甚者制之。气之复也,和者平之,暴者夺之。皆随胜气,安其屈伏,无问其数,以平为期,此其道也。""谨守病机,各司其属,有者求之,无者求之,盛者责之,虚者责之,必先五胜,疏其血气,令其调达,而致和平。"指出临证要谨守病机,平衡阴阳、虚实、脏腑、气血。该篇强调在处方用药时也要重视药物性味的调衡,"辛甘发散为阳,酸苦涌泄为阴,咸味涌泄为阴,淡味渗泄为阳,六者或收或散,或急或缓,或燥或润,或耎或坚,以所利而行之,调其气使其平也。"《素问·三部九候论》也说:"实则泻之,虚则补之,必先去其血脉,而后调之,无问其病,以平为期。"《素问·六元正纪大论》中也提出"以平为期,而不可过"。《内经》中反复强调的"以平为期"治疗思想,至今仍有重要的临床指导意义。

我在《内经》"以平为期"治疗思想的指导下,通过40多年的临床探索和实践,逐渐形成了脾胃病治疗衡法,疗效确切,重复性好。在此介绍衡法治疗脾胃病的点滴经验,与同道们共享。

(一)衡法的基本概念

《周易》曰:"保合太和,乃利贞。"《中庸》曰:"中也者,天下之大本也,和也者,天下之达道也。""和"是中国传统文化中最具特征的哲学思想,是中华民族核心的价值观念和崇高理念。"和",这一哲学思想渗透于政治、经济、生活、健康等各个方面,如"天地人和""协和万邦""和群济众""家和万事兴"等。"和"也是《内经》的核心理念,贯穿于中医生理学、病理学和预防治疗学的整个理论体系。"和"是人体生命健康和谐的最佳状态,包括人体的心身和谐、脏腑和谐、气血和谐、精气神和谐及人与自然和谐等丰富内涵。求"和",是中医养生、保健、预防和治疗理念的集中体现,"执中致和""执和致平"是中医药学治疗疾病最重要的思想原则,如《内经》中所言:"因而和之,是谓圣度。"

衡,原义指称杆,泛指称、天平等衡器。《前汉·律历志》曰:"衡,平也,所以

任权均物而平轻重也。"《礼记·曲礼下》谓"大夫衡视",可见"衡"与"平"相通,衡即平衡、均衡之义。"衡",是人体健康和谐在生命活动中的具体体现,如阴阳平衡、代谢平衡、气血平衡、脏腑平衡、经络平衡、升降平衡等。若机体脏腑、阴阳、气血、升降平衡失调,必然导致疾病的发生。《素问·至真要大论》说:"谨察阴阳所在而调之,以平为期。"中医治疗就是针对偏差加以调整,促使机体重新趋于平衡,即"以平为期"。

和法,即调和之法,有广义和狭义之分。广义和法,囊括了各种治法。如张介宾所说:"和方之剂,和其不和者也。凡病兼虚者,补而和之;兼滞者,行而和之;兼寒者,温而和之;兼热者,凉而和之。和之,为义广矣。"包括调和机体之阴阳、表里、营卫、气血、津液、寒热、虚实等。狭义和法,是中医治疗八法之一,仅包括和解少阳、调和肝脾、调和寒热、表里双解等。广义"和法"是总体治疗思想,狭义"和法"是一种具体治疗法则。

衡法,即平调、平治之法,是中医治疗学中一个具体的法则,通过平调、平治达到人体阴阳、脏腑、经络、气血、津液、升降、出入的相对动态平衡。衡法是求和思想在治疗学中的具体应用,"和"是衡法治疗的目的和追求。"和"是目标,"衡"是手段,即由衡达平,由平至和。正如《素问·至真要大论》中所说:"谨守病机,各司其属……以致和平。"

衡法内容丰富,应用广泛,在脾胃病治疗中的具体运用包括燮理纳运、斡旋升降、权衡润燥、平衡阴阳、平调寒热、兼理虚实、调畅气血、调和脏腑、调谐心身、协调内外等十个方面。通过平衡之法,使脾胃纳运相助、升降相因、润燥相宜、气血和调、脏腑协和、阴平阳秘、机体安康。衡法既根源于和法,又不完全同于和法,衡法是和法的拓展,是和法在脾胃病中的具体应用。

（二）衡法的历史沿革

《内经》是中医学的理论渊源,包含着丰富的"中和"和"平衡"的哲学思想。"和"字在《素问》中出现了79次,《灵枢》中出现了74次;"平"字,在《素问》中出现了91次,《灵枢》中出现了40次,如"阴平阳秘""阴阳匀平""气血正平""气血和调""气血以和""内外调和""和其中外""因而和之""而致和平""平治权衡""和于术数""以平为期""致于中和"等。《内经》中"阴平阳秘,精神乃治""谨察阴阳所在而调之,以平为期""疏其血气,令其调达,而致和平""以平为期,而不可过""谨道如法,万举万全,气血正平,长有天命"等著名学术论点是"衡法"的理论渊源。

历代医家在治疗脾胃病时十分重视和法、衡法的应用,积累了丰富的理论和治疗经验。《伤寒杂病论》开创和奠定了中医学辨证论治的理论体系，张仲景十分重视和法的运用，尤其注意脾胃的调和，常常以"胃中和""胃中不和"作为审视疾病转归的重要依据。他常用甘草、生姜、大枣、粳米等来调和、保护胃气，所创立的五泻心汤是我在衡法中应用最广泛的方剂。

金元大家李东垣首创脾胃学说，从脾胃生化之源立论，强调脾升胃降是全身气机升降的枢纽，认为脾胃不和，谷气下溜，阳气沉降，阴精失奉，以致"百病皆由脾胃虚衰而生"。脾胃损伤必然破坏脏腑阴阳制约的平衡，治疗当补脾健胃，以复机枢升降之职。他虽然强调脾阳升清的一面，但也紧紧抓住脾胃病多虚实寒热夹杂的病理特点，寒热并治，升降并用，通补相寓，燥润相伍，如补脾胃泻阴火升阳汤、升阳益胃汤、益胃汤、清暑益气汤等均是寒热虚实并治之方。他组方用药十分注意升与降、温与清、燥与润、补与泻的巧妙揉合，灵活应用，一方面侧重于温补中土、升提阳气，另一方面又升阳与降阴并用，甘温和苦寒揉合，扶脾阳与养胃阴兼顾。他常以甘温与苦寒并用，升阳气降阴火，如在补脾胃泻阴火升阳汤中，用人参、黄芪、白术、甘草益元气以制阴火，同时用黄芩、黄连、石膏泻阴火以助元气。再如在补中益气汤的方后加减，在甘温补中、升提阳气的同时，加入黄柏、生地黄以降火清润。李氏十分重视协调脾胃与其他四脏的关系，安五脏以调脾胃，如其立专篇《安养心神调治脾胃论》。他提出"天地之气不可止认在外，人亦体同天地也"，所以根据季节确定治法和用药法度，以达到"人与天地相应"。

明代张介宾将"和法"立为"八阵"之一，并倡"和其不和"之论，进一步扩展了"和法"的应用范围。明代万全推崇中和之道治疗小儿脾胃病，他在《幼科发挥》中批评庸医："今之调脾胃者，不知中和之道，偏之为害，喜补而恶攻。害于攻者大，害于补者岂小小哉。"主张"脾喜温而恶寒，胃喜清而恶热，用药偏寒则伤脾，偏热则伤胃。制方之法，宜五味相济，四气俱备可也""当攻补兼用，不可偏补偏攻"。万氏的论述正是其丰富临床经验的精辟总结。明代龚廷贤治疗脾胃病反对滥用香燥之药以伤中气，"人多执于旧方香燥耗气之药，致误多矣"，而喜用家传三因和中健脾丸以调和中焦。

清代叶天士不仅是温病学大师，且对脾胃学术发展也作出巨大贡献。他擅长治疗脾胃病，《临证指南医案》中共有 1175 个医案，属于脾胃疾病者 179 案，占 15.2%。华岫云概括叶氏治疗"木乘土"疾患的经验时曾说："至于平治之法，则刚柔寒热兼用。"此实为叶氏治疗脾胃病经验之精髓。纵观其临床用药特点，刚柔相兼，通补相伍，纳运同理，升降同调，气血同疏，肝脾同治，可谓是"衡法"治疗脾胃病之先师。清代医家吴瑭在《温病条辨》中有著名的论断"治中焦如衡，非平不安"，意指外感病湿热证的病因为湿热，病位在中焦脾胃，治疗时应针对湿热轻重之不同，脏腑功能之差异，应用药物纠正其偏，使中焦脾胃功能达到相对"平衡"状态。这一治疗原则已不限于外感中焦湿热证，可扩展于脾胃内伤的许多病证，后世医家多遵此训来组方遣药，取得良好的疗效。江西清代医家喻嘉言在《医门法律》中认为，脾胃生理特性是："脾之土，体阴而用则阳；胃之土，体阳而用则阴。两者和同，则不柔不刚，胃纳谷食，脾行谷气，通调水道，灌注百脉，相得益彰。"他主张使用燥润之剂时，要燥湿得宜："脾胃者土也，土虽喜燥，然太燥则草枯槁；水虽喜润，然太湿则草木湿烂。是以补脾滋胃之剂，务居燥湿得宜。"另一江西清代医家黄宫绣对脾胃病用药也主张平调平治，在《本草求真》中说："补脾之理，无不克寓，要使土气安和，不寒不热，不燥不湿，不升不降，不厚不薄，则于脏气适均。"

当代国医大师颜德馨首先倡导的"衡"法，是治疗老年病和疑难杂症的一种新思路和方法。他认为气血是临床辨证的基础，提出"久病必有瘀，怪病必有瘀"的学术观点，以活血化瘀药为主，配以行气、益气，以发挥调畅气血、扶正祛邪、固本清源、平衡阴阳的治疗作用。颜氏发展了中医气血学说，为疑难杂症和老年病治疗开拓了一条新途径。当代不少脾胃大师十分推崇应用"和""衡"之法治疗脾胃病，如张镜人强调"寒温相适，升降并调，营阴兼顾，虚实同理"；徐景藩倡导"虚实兼顾，升降相需，润燥得宜"；张泽生提出"权衡升降润燥，气血兼调，散中有收"；刘志明指出："临床常见慢性胃痛，则多属虚实相兼，寒热错杂，宜用和法。"综观古今，平调平治是治疗脾胃病的有效之法。

（三）衡法的理论基础

人体是一个有机的整体，以五脏为中心的五大功能系统之间相互依存、相互为用，协调平衡，以共同完成人体正常的生理活动。脾胃为中焦，内宅中和之气，为人体气机升降之枢纽，脏腑气机升降受脾胃升降的影响，脾胃升降运动也有赖于其他脏腑气机升降的协调。脾主运化主升，胃主受纳主降，脾气升则水谷之精微得以输布，胃气降则水谷及其糟粕得以下行。脾为湿土，胃为燥土；脾喜燥而恶湿，胃喜润而恶燥；脾为阴土，得阳则运；胃为阳土，得阴则安；脾与胃，一脏一腑，一阴一阳，一运一纳，一升一降，相辅相成，协调一致，维持着人体正常的消化吸收及物质代谢功能。脾胃健则气血充足，气血足则脏腑安定。所以说，脾胃为中，是人体生命活动平衡之枢。

脾胃病以慢性过程最为常见，多迁延日久，病机常常错综复杂。久病伤正，正消邪长；脾病及胃，胃病及脾；由实转虚，由虚生实；阴胜阳消，阳胜阴消；由寒化热，由热转寒；气病及血，血病涉气；因病致郁，因郁致病。故许多慢性胃肠病常表现为脾胃兼病、寒热错杂、虚实并存、气血同病、痰湿夹杂、纳运失健、升降失司、心身不和等。在寒热虚实之中，病因病机又交织相错，如寒有外寒与里寒之分，热有实热与虚热之别，虚有气、血、阴、阳之不足，实有气滞、血瘀、痰湿、食积之不同，气有气滞、气逆、气结、气陷之区别，痰有湿痰、燥痰、热痰、寒痰之差异。治疗脾胃病，先要审察病机，明辨寒热虚实气血，细分主次异同真伪，再谨守病机，治病求本，整体调治，以平为期。《内经》云："间者并行，甚者独行。"《脾胃论》曰："善治病者，唯在调理脾胃。"《温病条辨》曰："治中焦如衡，非平不安。"治脾胃，重在平衡，"执中致和"，是脾胃病治疗之准绳。通过平衡纳运、升降、润燥、阴阳、气血、寒热、虚实等，达到脾胃纳运相助、升降相因、燥湿相宜的协调与和谐。

　　动态平衡是人体生命健康的体现，如新陈代谢平衡、细胞增殖凋亡平衡、大脑神经活动平衡、植物神经功能平衡、内分泌激素平衡、呼气吸气平衡、血液循环平衡、氮平衡、糖平衡、水平衡、电解质平衡、胆红素代谢平衡、酸碱平衡、免疫平衡等。同样，动态平衡也是维持人体正常消化活动的保证，如食管的原发性蠕动与继发性蠕动、胃容受性舒张与紧张性收缩、小肠的蠕动与逆蠕动、结肠推进性运动与非推进性运动、括约肌的收缩与松弛等，都必须保持相对的动态均衡。上食管括约肌、下食管括约肌及食管体部的上下压力与运动相配合，食管反流与抗反流相抗衡，胃窦－幽门－十二指肠运动相协调，胃酸、胃蛋白酶等损害因子和黏液－碳酸氢盐屏障等黏膜防御机制之间相均衡，胃黏液的分泌与降解相统一，胃液的酸性与胆汁、胰液的碱性相中和，胆汁中胆盐和胆固醇比例相适合，胃肠道黏膜细胞免疫与体液免疫相稳衡等均是维持消化系统稳态、防止疾病发生的重要生理机制。人的胃肠道细菌是由 30 属500 多种厌氧菌、兼性厌氧菌和需氧菌组成，它们构成一个复杂的微生态系统，胃肠道微生态菌群的种类和数量在动态变化中保持平稳，对维持肠黏膜发育、抑制病菌生长、促进物质代谢具有十分重要的意义。若肠道菌群失调，微生态的平衡受到破坏，则会导致病菌大量繁殖，引发许多胃肠道疾病。由此可见，"动态平衡"是消化系统正常生理功能的集中体现。

　　保持消化系统的生理活动协调平衡，依赖于神经系统和内分泌激素的控制与调节。调控消化活动的神经，包括中枢神经系统、植物神经系统和肠神经系统。中枢神经位于脑和脊髓，大脑有重要的胃肠道功能调节作用，下视丘有保持自主神经系统的完整性、维持机体内环境稳定的作用。植物神经分为交感神经和副交感神经，交感神经使胃肠蠕动减慢减弱，胃肠括约肌收缩，抑制肝和胰的分泌及唾液腺分泌黏稠唾液；副交感神经则与之相反，使胃肠蠕动加快加强，胃肠括约肌舒张，促进肝和胰的分泌及唾液腺分泌稀薄唾液。交感和副交感神经的作用相互拮抗，但又是相辅相成、对立统一、协调一致的，藉此以灵敏地调节消化系统的活动。肠神经系统是包埋在消化道壁内庞大的周围神经系统，是肠道的自主神经，被称为"肠之脑""微脑"。肠神经系统由肌间神经丛和黏膜下神经丛组成，含有大量能分泌神经肽和其他递质的神经纤维，支配和调节着胃肠的平滑肌、腺体和血管，如兴奋性神经元释放速激肽、P物质等兴奋递质，刺激平滑肌收缩，肠黏膜隐窝分泌水、电解质和黏蛋白；抑制性神经元释放VIP、NO等抑制递质，抑制平滑肌收缩，减低其张力。肠神经系统并与内分泌细胞紧密毗邻，协同作用，组成肠道的神经内分泌网络，共同维持消化系统各组织器官功能的协调平衡。

消化系统被认为是人体内最大的内分泌器官，自胃至直肠的整个胃肠道及胰腺，分布着各种各样具有特异性分泌功能的内分泌细胞。这些内分泌细胞以内分泌、旁分泌、自分泌等方式，分泌出50多种胃肠激素和胃肠神经肽，如胃泌素、胃动素、生长抑素、胰泌素、胆囊收缩素、神经降压素、抑胃肽、胰多肽、酪肽、阿片肽、P物质等。胃肠内分泌细胞在食物成分和胃肠腔化学作用刺激下，在外源性神经和肠神经系统的调控下，根据需求分泌不同类型的胃肠激素和神经肽，它们相互对抗，相互作用，相反相成，协调平衡，共同对人体消化活动进行复杂而精细的调节。

综上所述，消化道功能的调节，是包括了中枢神经系统、植物神经系统、肠神经系统、内分泌系统和效应系统在内的"脑－肠轴"共同作用的结果。因为消化系统生理平衡机制纵横交错，所以大多数消化系统慢性疾病的发病机制错综复杂，临床表现也往往是变化多端。如胃食管反流病是多种因素参与发病，包括食管下段括约肌功能失调、食管廓清功能下降、食管组织抵抗力损伤、胃排空延迟、胃酸及胃蛋白酶等主要攻击因子损害、幽门螺杆菌感染、社会心理因素等的共同作用。消化性溃疡的发生是胃酸、胃蛋白酶、幽门螺杆菌、非甾体抗炎药等损害因子和黏液－碳酸氢盐屏障、黏膜血流、前列腺素、细胞更新、上皮生长因子等黏膜防御机制之间相互作用的结果。溃疡性结肠炎病因和发病机制更为复杂，目前认为和遗传易感性、免疫调节紊乱、感染、环境等因素有关。又如功能性消化不良，其病因及发病机制至今尚未明确，可能与胃肠道平滑肌的肌电活动、胃平滑肌运动、胃腔内压力及张力的周期性变化、胃腔内食物的分布，以及胃窦－幽门－十二指肠协调运动紊乱等因素有关。柯美云教授指出，治疗胃十二指肠功能性疾患时，无论是饮食和药物治疗，均应着手于恢复其协调运动。由于胃肠疾病发病机理的复杂性，决定了其治疗的整体性，单纯的对抗疗法、替代疗法只能是局限于治标和缓急，只有整体性的综合治疗，恢复消化运动的协调平衡，才能取得理想的远期疗效和防止疾病的复发。这就是"衡"法的现代生理病理学理论基础。

（四）衡法的临床运用

衡法，为平衡中焦脾胃之法，包括燮理纳运、斡旋升降、权衡润燥、平衡阴阳、平调寒热、兼理虚实、调畅气血、调和脏腑、调谐心身、协调内外等十个方面。

1. 燮理纳运

胃主受纳，脾主运化，纳运是脾胃的主要功能，也是脾胃为后天之本和气血生化之源的基础。胃主纳，指胃对食物的接受、容纳和腐熟消磨作用，即胃为"水谷之海"；脾主运，指脾对食物的消化吸收和对水谷精微的转输、转化、生化作用，即脾为"消化之器"。胃纳为脾受盛水谷，脾运为胃输布精微，脾与胃互为表里，纳与化紧密配合，只有纳运相助，整个消化吸收和物质代谢等生命活动才能得以完成。

《内经》云："饮食自倍，肠胃乃伤。""湿伤脾"，饮食内伤或外感六淫，均可损伤脾胃。若胃气受伤则纳谷异常，能化难纳，食少纳呆，或胃中嘈杂，多食善饥。脾气受损则运化失司，能纳难化，食后腹胀，大便溏薄，消瘦乏力。脾胃病多是病程日久，脾病及胃，胃病及脾，往往是脾胃同病，既难纳又难化，如饮食减少和食后腹胀同存，多食善饥与消瘦疲乏并见，故治疗时要脾胃两顾，纳运同理。治疗胃纳呆滞，或消导开胃，或芳香开胃，或酸甘开胃，但必须兼以健脾助运，脾运健才能胃纳佳。治疗脾失健运，或祛湿助运，或益气助运，或温中助运，但必须兼以开胃助纳，胃气和才能脾气旺，如当代脾胃学家张海峰教授所言"补脾必先开胃"。香砂六君子汤就是一张燮理纳运、脾胃同治的代表方，其中党参、白术、茯苓、甘草健脾益气以助运，木香、砂仁、半夏、陈皮理气和胃以助纳。

2. 斡旋升降

脾主升，胃主降，升与降是脾与胃矛盾统一体的两个方面。升就是升清，"脾升"是指脾摄取水谷之精微上输于心肺，布达运行于全身；降就是降浊，"胃降"是指胃气将经过初步消化的食物下移于肠，以保持肠胃的虚实更替，并将食物糟粕由大肠排出体外。清气上升，浊气才能下降；浊气下降，清气才能上升，《临证指南医案》中"脾宜升则健，胃宜降则和"之论点，是对脾胃生理特性的精辟概括。脾胃的纳化，必赖于升降，浊气降胃方可受纳，清气升脾才能运化，升降协调是脾胃纳运的前提条件。

胃为水谷之腑，以通为用，以降为顺，降则和，不降则滞，反升为逆，而发生胃气不降和胃气上逆两类病证。胃气不降常出现吞咽不利、脘腹胀痛、大便秘结等症状；胃气上逆则常发生呕吐、嗳气、呃逆、反胃等症状。通与降，是胃的主要生理特性；滞与逆，是胃病的主要病理特点，所以治疗胃病，关键在"通""降"二字，如理气通降、泄热降逆、导滞通降、滋阴通降、辛开苦降、通阳降逆等。

脾为后天之本，以升为健。脾气升发，谷气输布，生机才能盎然，四脏亦可安康。若脾不升清，则水谷不能运化，气血生化无源，内脏无以升举，而发生脾气不升和脾气下陷两类病证。脾气不升常出现食后腹胀、大便溏泻、肌肉瘦弱、倦怠无力等症状；脾气下陷则可发生脱肛、内脏下垂、崩漏、大便滑脱不禁等症。治疗脾病，必须围绕"升"这一生理特点，在健脾、助运、益气的同时，佐以升提清阳，常用药物有柴胡、升麻、葛根、桔梗、荷梗等。

脾胃互为表里，脾升胃降，升清降浊，升降相因，相反相成，共同维持正常的消化运动。脾胃失健，虽然胃以浊气不降为主要病理变化，脾以清气不升为主要病理变化，但常常又是相互影响。浊气不降可致清阳难升，清气不升可致浊阴失降，故临床往往是呕吐、嗳气、呃逆等胃气上逆症状与食后腹胀、便溏、内脏下垂等脾气不升的症状同时发生。治疗脾胃病要权衡升降，升降相伍，在通降药中佐以升散，在升清剂中少佐通降，使降中有升，升中有降，升降得宜。如补中益气用升降，升麻配枳壳；理气止痛用升降，柴胡配枳实；活血化瘀用升降，桔梗配牛膝；清泄郁热用升降，吴茱萸配黄连；化湿除浊用升降，菖蒲配厚朴；清肠止泻用升降，葛根配黄芩等。

3. 权衡润燥

脾为湿土属阴，胃为燥土属阳。《临证指南医案》说："太阴湿土，得阳始运，阳明燥土，得阴自安，以脾喜刚燥，胃喜柔润故也。"脾主运化而升清，以阳气用事，故喜燥恶湿；胃主受纳腐熟而降浊，赖阴液滋润，故喜润恶燥。《医方考》云："夫脾为己土，其体常湿，故其用阳，譬之湿土之地，非阳光照之，无以生万物也；胃为戊土，其体常燥，故其用阴，譬之燥土之地，非雨露滋之，无以生万物也。况脾之湿每赖胃阳以运之，胃之燥又借脾阴以和之，是二者有相需之用。"脾湿的健运，有赖于胃阳的温煦；胃燥的受纳，又有赖于脾阴的滋润。胃润脾燥，燥湿相济，相互为用，相反相成，保证了胃纳和脾化的顺利进行。所以调理中焦脾胃，必须兼顾阴阳，燥润相济，《金匮翼》说："土具冲和之德，而为生物之本。冲和者不燥不湿，不冷不热，乃能生化万物。是以湿土宜燥，燥土宜润，使归于平也。"平，就是相对平衡和协调，无太过，无不及，燥湿相宜，刚柔相济。

湿为阴凝之邪，最易伤脾，脾失健运又可湿从内生。湿从阴化则为寒湿，湿从阳化则为湿热。治疗脾湿当以燥药治之，但有寒湿和湿热之别，寒湿证用平胃散化湿运脾，湿热证用连朴饮清热化湿。燥为阳热之邪，易犯于胃，可因温热之邪犯于阳明灼伤胃阴，又可由胃阴不足而生内燥。治疗胃燥证，宜滋阴柔养，常用益胃汤、沙参麦冬汤等方。但临床上并不是燥湿绝对分明，时常可见到燥湿相兼之证，如中焦湿热日久可损伤脾阴而生内燥、胃阴亏虚日久可伤中气而生内湿。在临床上经常可看到一种舌象，即舌苔黄腻或白腻，同时又出现剥苔，这就是燥湿相兼的征象。燥湿相兼，须燥湿同治，如《金匮要略》中麦门冬汤润燥的麦冬和燥湿的半夏同用，是一张燥湿同治的代表方剂。茯苓、山药、薏苡仁、扁豆等药性味淡平，既能育阴，又能祛湿，我常常用以燮理脾胃燥湿。

胃脘痛多用理气止痛药，宣通行气药多辛温香燥，燥属阳属刚而易伤阴，可配伍阴柔之药以制其弊，护其阴津，如白芍、乌梅、石斛、芦根、麦芽之类，如叶天士所说："刚药畏其劫阴，少滋以柔药。"胃津亏损而需柔药治之，或甘凉滋阴，或甘酸化阴，但难免有碍气机之宣畅，故少佐微辛之刚药，既可运药和中，又防滞碍气机，如枳壳、陈皮、佛手、砂仁之类。如此润燥相伍、刚柔相济、收散相合，有利于扬长避短，更好地发挥药效。

4. 平衡阴阳

《素问·生气通天论》曰："生之本，本于阴阳。"脾胃亦本于阴阳。脾在脏为阴，胃在腑属阳。脾主运化而升清，以阳气用事，体阴而用阳；胃主受纳而降浊，以阴津为养，体阳而用阴。正如《临证指南医案》中所说："太阴湿土，得阳始运；阳明燥土，得阴自安。"《素问·至真要大论》云："谨察阴阳所在而调之，以平为期。"脾胃为中焦，含中和之气，具冲和之德，以平为健。"衡"法，就是以平衡中焦阴阳为纲，燮理升降、调理湿燥、平调寒热、协调气血等均是实现中焦阴阳平衡的途径与方法。

张景岳说："阴阳者，一分为二也。"根据事物阴阳无限可分性的原理，脾有"脾阴""脾阳"之分，胃亦有"胃阴""胃阳"之别。脾阳即脾气，指脾的阳气和运化功能具有对水谷的运化、吸收和输布作用。脾阴即脾营，指脾运化和贮存的水谷之精微可营养全身和生化气血与津液。脾阳、脾阴既相互对立，又互根互用，脾阴有赖于脾阳的化生输布，脾阳有赖于脾营的能量供给。胃阳即胃气，胃有赖于阳气的运动和温煦来消磨食物、腐熟食物、消化食物、排泄食物，如赵献可云："饮食入胃，犹水谷在釜中，非火不能熟。"胃阴即胃津，胃有赖于阴津的濡润来滋养胃体、润滑食物。胃阴、胃阳相互制约与促进，如胃气消磨食物需要津液的润滑，胃津的化生需要阳气的鼓动。脾阴与胃阴、脾阳与胃阳之间也是相互滋生、相互为用的。脾阳不足，以食入不化、消瘦、下利、水肿、痰饮等为主要表现，治宜健脾温中，方用附子理中汤等。脾阴不足，以肌瘦而干、皮肤粗糙、大便干结难解、唇干唇红为主要表现，治宜滋脾清中，方用参苓白术散和麻子仁丸等。胃阳不足，以口淡、不思食、食后脘胀、或朝食暮吐等为主要表现，治当助阳温胃，常用六君子汤治之。胃阴不足，以口干、食难下咽，或饥不欲食、嘈杂，或胃中灼热而痛，或大便燥结难解为主要表现，治当滋阴养胃，常用益胃汤治之。因阴阳互根互用，治疗脾胃阴阳不足之证，亦要"阴中求阳，阳中求阴"，即在温补脾阳胃阳方药中加入适量滋补脾胃之阴的药物，在滋养脾阴胃阴方药中适量加入温补脾胃之阳的药物，正如《医门法律》中所言："人身脾胃之地，总名中土，脾之体阴而用则阳，胃之体阳而用则阴。理中者，兼阴阳体用而理之，升清降浊，两擅其长。"如此则"阳得阴助而生化无穷，阴得阳升而泉源不竭"。

5. 平调寒热

《素问·阴阳应象大论》曰："阴胜则阳病，阳胜则阴病。阳胜则热，阴胜则寒。"阴阳失调则生脾胃寒热之证。脾胃热证有虚有实，有外因有内伤。外因如感受热毒邪气，食积壅滞化热，燥邪伤阴生热，湿邪从阳化热等；内伤如情志不遂肝郁化火，胆火久蕴横逆犯胃，肾阴亏虚胃生燥热等。同样，脾胃寒证也有虚实之分，有外伤有内生。外伤如恣食生冷寒积于中，或外感寒邪直中中焦，或湿邪遏阳生寒等；内生如脾气虚衰、寒从中生，或命门火衰、中焦虚寒等。脾胃疾病多缠绵日久，临床表现往往是有寒有热，亦寒亦热，寒热夹杂。如口苦口臭、胃脘灼热、嘈杂善饥、大便秘结、舌红苔黄等热性症状与口淡不渴、泛吐清水、胃脘冷痛、喜温喜按、大便不实等寒性症状相参出现。我在长期临床中观察总结，认为慢性消化道疾病大约近半是寒热夹杂之证。

"寒者热之""热者寒之"是治疗寒热证的大法，但治疗脾胃病并非如此简单，因脾胃病多为寒热夹杂、虚实相兼。苦寒太过败胃，又伤脾阳；辛温太过亦伤胃，劫阴生燥。故临床用药切不可纯寒纯热、大寒大热、重寒重热，治宜辨明寒热虚实，权衡寒热主次，寒温相配，平调寒热。尤其是治疗小儿脾胃病，更应注意寒热适中。如明代儿科大家万全的《幼科发挥》认为，小儿"脾常不足""用药贵在平和""偏寒则伤脾，偏热则伤胃"，故"制方之法宜五味相济，四性俱备""寒热适中，攻补有度，刚柔相济"。我常选用寒热并治的经方，如半夏泻心汤、黄连汤、乌梅汤、大黄附子汤、大小柴胡汤、左金丸等治疗慢性脾胃病，疗效明显。常用寒热相伍的药对，有黄连配吴茱萸、黄芩配干姜、大黄配附子、知母配桂枝、蒲公英配半夏等。此外，在应用纯温之剂时，适当加入一二味寒性之药，应用纯凉之剂时适当加一二味温性之药，可以调和药性，除弊纠过，护阴顾阳。

6. 调畅气血

脾胃为气血生化之源，内伤脾胃，气血诸病乃生，如《脾胃论》中所说："脾胃不足，皆为血病。""胃病元气不足，诸病所生。"气血是脾胃生理活动的物质基础，气血失调亦可导致诸多脾胃疾病的发生，如《素问·调经论》中所说："血气不和，百病乃变化而生。"脾胃气血失调有虚实之分：气病实证主要是气机不畅，如脾胃气滞、肝气犯胃、胃气上逆、腑气不通等；血病实证主要是血行不利，如胃络阻滞、肠胃血瘀、肝积癥块等。虚证主要是中气虚弱、气血两亏等。在慢性脾胃病中，常常见到的是气血同病，如气血不和、气血亏虚、气滞血瘀等。

调畅脾胃气血，关键是"和"，核心是"畅"。和，一是要调和气机，使升降有序；二是要调和气血，使互生互用。畅，一是要理气导滞，使气行畅通；二是要活血通络，使血脉畅行。因此，脾胃病治疗诸法，如清法、温法、泻法、和法、补法、消法都离不开理气理血法，组方遣药时一定要重视调气药和调血药的配伍运用。气为血之帅，血为气之母，所以要注意协调气与血之间的关系。如理气止痛剂中，要兼用一些理血活血药，如赤芍、丹参、当归等；活血化瘀剂中，务必配伍理气行气药，如柴胡、枳壳、陈皮等。柴胡疏肝汤、逍遥散就是气血同理、调畅气血的脾胃病常用之方。

7. 兼理虚实

脾为脏，藏精气，满而不能实；胃为腑，传化物，实而不能满。由于脾胃的生理功能有别，虚实病理变化也有异。脾病多虚，如脾气虚、脾阳虚、脾阴虚、脾营虚。脾虚运化失司，可生内邪而致实，如脾虚生湿、生痰、生积。胃病多实，如蕴热、积寒、气滞、血瘀、食积、湿浊、痰饮。胃实日久，又可伤正而致虚，如热伤胃阴，寒伤胃阳。脾虚胃实又可相互影响，脾虚可致胃实，如脾虚生痰内阻于胃、脾虚不化食滞于胃；反之，胃实可致脾虚，如胃寒久积内伤脾阳、胃热久蕴伤及脾阴。脾胃病多为缠绵不愈，所以虚实夹杂证最为常见。

脾胃病的常见症状有胃痛、腹胀、烧心、嘈杂、嗳气、呕吐、吐酸、呃逆、便秘、便血、腹泻、下痢等，导致这些症状发生的病机有虚有实，或虚实兼见。所以治疗脾胃病，要辨明虚实，权衡虚实，兼理虚实。治实重在胃腑，因胃肠以通降为用。治实之法，着眼一个"通"字，"胃以通为补"，如理气通降、泄热通腑、消食通导、滋阴润通、降浊宣通、散寒通阳、化瘀通络等。治虚重在脾脏，因脾为气血之源。"脾欲甘"，补脾胃必用甘味。甘有甘温和甘凉之别，阳不足者治宜甘温，阴不足者治宜甘凉。脾为湿土，多宜甘温之性以助其升，如李东垣所说："甘温以补其中而升其阳。"胃为燥土，多宜甘凉以助其降，如叶天士所说："胃为阳土，宜凉宜润。"

因为脾胃亦有阴阳之分，故又不可拘泥于"脾喜甘温"和"胃喜甘凉"，脾阴虚证亦宜甘淡，胃阳虚证亦宜甘温。补益脾胃，倡导"通补"和"运补"。通补，为补与通相伍，补中寓通，通中寓补，补中有散，通中有收，补而不滞，通而不破，代表方如补中益气汤、升阳益胃汤、逍遥散等。运补，为补与运相伍，补中与运脾结合，脾运化则中气生，中气盛则脾健旺，代表方如参苓白术散、六君子丸等。

8. 调和脏腑

脾胃属土居于中焦，位于五脏之中位，"以生四脏"，与各脏腑关系均为密切。脾胃有病，可导致其他脏腑病变；反之，其他脏腑失调，也会影响到脾胃，或母病及子，或子病及母，或不及相乘，或太过相侮。脾胃常见病证多与诸脏腑功能失调相关，所以治疗脾胃病必须调和脏腑，"安五脏即所以调脾胃"。

调和脏腑，着重在调和肝脾及调和肝胃，因为肝脾不和证和肝胃不和证在临床上最为常见。肝胆属木，主升发疏泄，能协调脾胃气机的升降平衡，脾土必得肝木的条达才能升清举阳，从而水谷精微得以运化输布；胃气必赖肝木的疏导才能畅通和降，从而纳食得以消磨传导，正如《血证论》中所言："食气入胃，全赖肝木以疏泄之。"肝气郁结、肝火内炽、肝胆湿热均可横逆损脾伤胃，导致肝脾不和、肝胃不和之证，所以《临证指南医案》说："肝为起病之源，胃为传病之所。"《内经》说："邪在胆，逆在胃。"由于脾胃病常由肝木乘犯所致，所以前贤们有"治疗脾胃必先疏肝理气"之验。调和肝与脾胃，重在"疏"与"和"，常用方法有疏肝理气法、清泄肝火法、柔肝缓急法、利胆降逆法等，四逆散、柴胡疏肝汤、逍遥散、痛泻要方等是临床调和肝脾胃的常用有效方剂。

脾为肺之母，脾虚可影响于肺，肺虚也可病及于脾。肺主宣发肃降，有助于脾的运化与胃的受纳。脾主散精，运化输布水谷与水液，有赖于肺气宣发相助；胃主和降，消磨水谷和下传糟粕，有赖于肺气肃降相佐。肺失宣发，水液不化，可聚湿成饮生痰，停滞中焦；肺失肃降，胃气上逆，可成噎、成哕、成呕。因此，治疗脾胃病也要辨识与肺的病理联系，如脾肺同病则要脾肺同治、肺胃同病则要肺胃同理。心为脏腑之主，心火为脾土之母，脾胃的纳运，有赖于心阳的温煦，心阳不振可波及脾胃的运化，而形成痰饮留中之证，出现心悸、气短、脘冷、腹痛、腹泻等，《金匮要略》中用苓桂术甘汤治之，意在温通心阳，心阳得振则中阳健运。又如心火过亢、夜不安寐之证，日久"母令子实"，传病于胃腑，而致阳明燥热，见大便干结、食后腹胀、不思饮食等症，治疗当用黄连泻心汤泻其心火，心火平则胃腑安。肾为先天，脾为后天，先天资后天，后天促先天，相互为用。肾宅元阴元阳，为一身阴阳之本，亦为脾胃阴阳之根，命火温煦脾土，命水滋润胃土。脾肾阳衰所致的五更泻、痰饮、水肿等，必须"益火之源"，温肾阳以助脾阳；肾胃阴亏所致的胃痞、胃痛、胃灼热等，必须"壮水之主"，滋肾阴以养胃阴。所以治脾胃应注意调五脏，五脏安则脾胃安。

9. 调谐心身

"形神合一""心身统一"是中医学理论的又一大特点。精神心理因素是脾胃病重要的致病之由，许多胃肠疾病由于情志异常而诱发和加剧，所以说"胃是情绪的镜子"。临床常见的脾胃疾病如神经性呕吐、神经性厌食、神经性嗳气、功能性腹泻、习惯性便秘等神经症，以及食管－贲门失弛缓症、弥漫性食管痉挛、功能性消化不良、肠易激综合征、胃肠胀气症等胃肠动力障碍性疾病与精神心理关系十分密切，胃十二指肠溃疡、溃疡性结肠炎、慢性胃炎、胃肠肿瘤等也受到心理因素的极大影响。中医病证，如噎膈、呕吐、厌食、嗳气、呃逆、胃痛、腹胀、烧心、肠鸣、腹泻、便秘等均与情志密切相关。徐景藩教授从 700 例慢性胃脘痛患者的资料中分析，情志失调引起者占有 42.3%。所以治疗脾胃病必须重视情志和心理的调节。

《素问·宝命全形论》曰"一曰治神"，治病先治神，这是中医重要的治疗思想。治神的方法，一是情志疗法；二是药物和针灸推拿疗法。情志疗法也叫精神疗法、心理疗法，是通过医生的言、行、情、志等影响患者的认知、情感和行为，以达到治疗目的的方法，即"心病要用心药治"。《灵枢·师传》言："告之以其败，语之以其善，导之以其所便，开之以其所苦。"《内经》中有丰富的情志疗法内容，如移精变气、劝说开导、解惑释疑、心理暗示、情志相胜等，可作为调治脾胃病情志异常的借鉴。如恶性肿瘤和癌前病变患者多有恐惧、忧愁、悲观甚至绝望的心理，要通过解释、安慰、开导、鼓励等方法来减轻患者心理包袱，增强其战胜疾病的信心，只有医患密切配合才能达到事半功倍的治疗效果。药物疗法在调谐心身中也具有良好作用，脾胃病患者多有焦虑、忧愁、失眠等，处方时可选用一些疏肝解郁、养心安神、宁胆定志的药物来调理精神情志。针灸推拿对疏通经络、松弛精神紧张、改善睡眠常有良好的效果。

10. 协调内外

《灵枢·岁露论》云："人与天地相参，与日月相应也。"《脾胃论》说："人身亦有四时。""天地四时之阴阳，人之十二脏应之。"天人相应，脏腑气机升降取决于脏腑的阴阳消长，并与自然界的阴阳变化相应。脾升胃降为全身气机升降之枢纽，其生理运动同样要适应一年四季的气候变化，所以治疗脾胃病一定要讲求四时季节，因时因地制宜。李东垣倡导四时用药："诸病四时用药之法，不问所病，或温或凉，或热或寒，如春时有疾，于所用药内加清凉风药，夏月有疾加大寒药，秋月有疾加温气药，冬月有疾加大热药。"李氏时间医学思想值得学习与借鉴，在处方用药时要充分考虑四时气候对脾胃的影响，选用一些时药，以协调人体与外界环境的关系。如春天阴雨之季，可选用佩兰、藿香、苍术、砂仁、蔻仁等芳香化湿药以醒脾助运；夏日炎暑之季，可选用荷叶、黄连、莲心、竹叶等清热祛暑药以清泄内热；秋天温燥之季，可选用桑叶、杏仁、芦根、天花粉等生津滋润药以润中祛燥；冬日寒冷之季，可选用桂枝、干姜、生姜、蜀椒等辛温祛寒药以温中散寒。

胃肠为囊，无物不受，"病从口入"，所以饮食不节最易损伤脾胃，如饮食不洁、偏嗜寒热、过食肥甘、过度烟酒均可导致"内伤脾胃，百病由生"。因为脾胃病与饮食关系极为密切，所以治疗脾胃病，饮食调理往往比药物治疗更为重要。调节饮食，一是要纠正患者不良饮食习惯；二是要告知患者饮食禁忌；三是要指导患者饮食疗法。病有寒热虚实，食有四性五味，施行饮食疗法，必须坚持因人而异，辨证施食。如脾胃虚寒证，宜辛甘温补，忌寒凉生冷；胃阴亏虚证，宜甘凉滋养，忌辛温香燥；脾胃湿热证，宜清淡素食，忌甘甜肥腻。

（五）衡法的用药用方

1. 衡法的代表药物

半夏与柴胡是衡法的代表药物。半夏和胃，柴胡和肝，大部分以"和""衡"为主的方剂都是以半夏或柴胡为君药。

（1）半夏

半夏，味辛性温。生半夏有毒，经生姜、明矾加工炮制后，其毒性可以消除。半夏入脾、胃、肺经，具有和胃止呕、消痞除胀、化痰止咳、软坚散结等功效，应用范围很广。《灵枢·邪客》说："饮以半夏汤一剂，阴阳已通，其卧立至。"这是用半夏交通阴阳，治疗不寐的最早记载。《伤寒论》《金匮要略》中有40多张方剂使用了半夏，其中半夏泻心汤为调升降、平寒热、和阴阳、消痞满的调和胃肠代表方。后世半夏方更是不计其数。《本经疏证》说："半夏主和。"《本草纲目》中记述半夏"能散亦能润"，古人认为半夏能降、能散、能燥、能润，更能和，为调和阴阳之要药。脾胃居中焦，为阴阳升降之枢纽。《成方便读》中指出半夏"能和胃而通阴阳"；《本草汇言》中称半夏"本脾胃中州之剂"。半夏是调和胃气无可替代的良药，在胃病中应用最为广泛。半夏配生姜或干姜和胃止呕，祛饮降逆；配陈皮、茯苓燥湿化痰，理气和中；配黄连、黄芩平调寒热，和胃消痞；配厚朴、苏叶、茯苓行气散结，降逆化痰；配枳实、茯苓、竹茹、陈皮理气和胃，清胆安神；配旋覆花、代赭石降逆化痰，和胃止噫；配瓜蒌、薤白宽胸散结，清热化痰；配山楂、神曲、莱菔子消食导滞；配天麻、白术、茯苓化痰降逆，息风止呕；配麦冬、人参益胃润肺，降逆下气。现代药理研究表明，半夏对消炎痛型、幽门结扎型、慢性醋酸型胃溃疡有显著的预防和治疗作用，对水浸应激性溃疡也有一定的抑制作用，并有减少胃液量、降低游离酸和总酸度、抑制胃蛋白酶活性的作用，对急性损伤有保护和促进黏膜修复作用。半夏能显著增强肠道的输送能力，又可抑制乙酰胆碱、组织胺、氯化钡所引起的肠道收缩；半夏对家兔有促进胆汁分泌的作用。这些药理作用，可能是半夏调和胃肠的药理机制。以半夏为主药治疗脾胃病的常用方剂，有半夏泻心汤、生姜泻心汤、甘草泻心汤、黄连汤、小半夏汤、二陈汤、半夏厚朴汤、旋覆代赭汤、麦门冬汤、小陷胸汤、温胆汤、连朴饮、藿香正气散、三仁汤、藿朴夏苓汤、保和丸等。我常用的 8 个调胃汤，大都是以半夏为主药。

（2）柴胡

柴胡，味苦性微寒，入肝、胆经。主要功能是和解表里，疏肝解郁，升提阳气等。《本经》曰："主心腹肠胃结气，饮食积聚，寒热邪气，推陈致新。"《药品化义》说："柴胡，性轻清，主升散，味微苦，主疏肝。"《本草经解》说："柴胡，其主心腹肠胃中结气者，心腹肠胃，五脏六腑也。脏腑共十二经，凡十一脏皆取决于胆，柴胡轻清，升达胆气，胆气条达，则十一脏从之宣化，故心腹肠胃中凡有结气者，皆能散之也。其主饮食积聚者，盖饮食入胃，散精于肝，肝之疏散，又借少阳胆为生发之主也，柴胡升达胆气，则肝能散精，而饮食积聚自下矣。"自古以来，柴胡是和解少阳、疏泄肝胆、调理脾胃的重要药物之一。

消化系统疾病的主要病位在肝、胆、胰、胃、小肠、大肠，柴胡是调和这些脏腑常用方剂的主药，如四逆散、柴胡疏肝散、逍遥散、丹栀逍遥散、小柴胡汤、大柴胡汤、血府逐瘀汤等。这些方剂被广泛应用于消化系统各种疾病的治疗，故《本草经百种录》中称柴胡为"肠胃之药"。现代药理实验研究表明，柴胡除能通过镇静发热中枢而具解热作用外，对消化系统多个器官有良好的调节作用。如能促进肝脏蛋白质合成，有明显的保肝抗炎作用；水浸剂与煎剂均能使犬的总胆汁排出量与胆盐成分增加；柴胡能明显抑制胃酸分泌，使胃蛋白酶活性降低，减少溃疡系数；不同的柴胡提取物，对豚鼠离体肠平滑肌具有兴奋、收缩或解痉作用。柴胡还有镇静、镇痛、抗痉挛等中枢抑制作用及抗变态反应作用。柴胡的上述多种药理功能，发挥着对消化系统各种疾病的治疗作用。

2. 衡法的常用药对

《神农本草经》曰："药有阴阳配合。"药对又叫对药，是医生临床处方时，在中药"四性五味""七情"理论的指导下，用两味药物的合理配伍，以发挥更好的治疗效应。中药七情中相须、相使，为两药的协同作用，属于相辅相成药对；相畏、相恶、相反、相杀，为两药的拮抗作用，属相反相成药对。临床中既要应用好相辅相成药对，更要通过学习和实践应用好相反相成药对，因为相反药对更能体现中医阴阳互生、五行制化、气机升降、水火相济、润燥相因等理论特点，更能有助于大病、险病、难病的治疗。

一般认为，相畏、相反配伍能增强药物的毒性反应或副作用，属配伍禁忌。但对于某些疾病仍可配用，故并非绝对禁忌，正如古人所说"恶而不恶""畏而不畏""相激相成"，如医圣张仲景在《金匮要略》附子粳米汤中用附子与半夏相伍、甘遂半夏汤中将甘遂与甘草同用。反佐是相反药对的另一种含义，是指将两种性能对立的药物配合运用，起到"相反相成"的治疗效果。根据反佐药对的功能，又可分成寒热药对、升降药对、散收药对、通补药对、润燥药对等类型。我应用衡法治疗脾胃病时，广泛地应用反佐药对，在此介绍23组我常用的反佐药对。

（1）半夏－黄芩

此为寒热药对。特点是辛开苦降，平调寒热。半夏辛温，散结除痞；黄芩苦寒，泄热消痞。两药寒热并用，为治寒热互结之痞证之要药。《伤寒论》中半夏泻心汤、小柴胡汤、生姜泻心汤、甘草泻心汤均以半夏配伍黄芩，辛开苦降，平调寒热，调和阴阳，广泛应用于寒热错杂、升降失调的胃肠疾患。

（2）黄芩－生姜

此为寒热药对。特点是清散相兼，寒热并调。《本经》谓黄芩与生姜相反，但历代医家应用甚多，如小柴胡汤、生姜泻心汤等。黄芩苦寒，清泄胆胃之热；生姜辛温，发散肺胃之寒。两者相伍，表里同治，寒热并调，散泄兼施，以调和胆胃，治胆胃不和之胃痛烧心、恶心呕吐。

（3）黄连－干姜

此为寒热药对。特点是辛苦相伍，寒热同理。黄连味苦性寒以泄热开痞，干姜味辛性热以温中散寒。两药相伍，一寒一热，一升一降，一散一敛，能调中焦寒热，理脾胃升降，达和胃降逆、散结消痞之功。《伤寒论》中半夏泻心汤、甘草泻心汤、生姜泻心汤、黄连汤等和胃消痞之方，均是以黄连与干姜相伍。

（4）黄连－吴茱萸

此为寒热药对。特点是辛开苦降，平调寒热。苦寒黄连与辛热吴茱萸为伍，此为左金丸，辛开苦降，调治肝胃。黄连既泻肝火，又清胃热，肝火泻则不得横逆犯胃，胃火降则其气自消。但黄连苦寒，收敛气机，郁结难解，佐以辛热疏利之吴茱萸，既能使肝气条达，郁结得开，又能制约黄连之寒，使泻火而无凉遏之弊。左金丸中黄连与吴茱萸用量比例为6∶1，主要功效是清泻肝胃之火，但可根据证候寒热轻重来调整两者剂量比例，达平调寒热之功。如黄连量大于吴茱萸名寒左金，吴茱萸大于黄连名温左金，两药剂量相等名平左金。

（5）知母－桂枝

此为寒热药对。特点是寒热并治，润燥相济。脾为阴土，喜燥恶湿；胃为阳土，喜润恶燥。胃病日久，病机错杂，可见兼寒、兼热、兼湿、兼燥，寒与热同在，湿与燥同存。知母味苦性寒质润，能泻胃热，清胃燥；桂枝味辛性温质燥，能散胃寒，祛胃湿。两药相配，相反相成，同理中焦阴阳失调。

（6）大黄–附子

此为寒热药对。特点是寒热相配，温通并用。大黄与附子配伍，共为温下代表方温脾汤、大黄附子汤的君药。大黄大苦大寒，泻下通便，攻逐积滞；附子大辛大热，温里散寒，补益脾阳。寒积腹痛，因脾阳不足，寒积中阻所致。若单用攻下，更伤中阳；纯用温补，则寒积难去。大黄与附子相伍，温通并用，温下以攻逐寒积，常常用于肠梗阻、慢性肠炎、慢性痢疾、尿毒症属寒积者。

（7）木香–黄连

此为寒热药对。特点是寒热同理，止泻止痢。木香配黄连，名曰香连丸，是治湿热痢疾之名方。木香味苦性温，气味芳香，能疏肝气，和胃气，理脾气，是宣通上下、畅利三焦气滞之要药。黄连味苦性寒，气薄味厚，能清心火、泻胃热、祛湿热，是泻火解毒、调治胃肠吐泻之圣药。木香辛温，健胃消食，行气止痛，理气止泻；黄连苦寒，清热燥湿，泻火解毒，厚肠止泻。两药配伍，一温散，一寒折，调升降，理寒热，共奏行气化滞、清热燥湿、和胃止呕、理脾厚肠、止痢止泻之效，主治胃肠湿热所致的呕吐、腹泻、痢疾等。

（8）石膏–细辛

此为寒热药对。特点是寒热、升降、收散相伍。石膏味辛甘，性大寒，质重气沉，入肺、胃经。入胃经以清热泻火，治胃火亢盛，火炎于上之牙龈肿痛、口渴、烧心等；入肺经以清泄肺热，止咳平喘。细辛味辛，性温热，气浮性烈，入肺、肾经。上行入肺经，散在表之风寒；下行走肾经，祛肾中之阴寒。细辛又有较强的止痛之效，能通络止痛。石膏气味寒凉，清热泻火，善清胃腑之火；细辛性温香窜，发散风寒，善止胃络之痛。两药一寒一热，一升一降，一表一里，一散一敛，共奏清胃泻火、通络止痛之功。我常以石膏与细辛寒热相伍，治热蕴于胃所致的胃脘灼热疼痛，或胃经蕴热上炎所致的口舌生疮、牙痛、牙龈肿痛等。石膏用量 15～40g，细辛用量 1～3g。

（9）大黄–升麻

此为升降药对。特点是升降伍用，相反相成，凉血止血。大黄为苦寒泻下之圣药，其气味俱厚，走而不守，能荡涤积聚、泻火凉血、清热解毒、逐瘀通经、利胆退黄，被广泛用于胃肠疾病的治疗。升麻为升提阳气之佳品，其体轻升散，能升阳散郁、清热解毒、疏风透疹。大黄以沉降为主，升麻以升散为要，两药配合，升降相兼，相反相成，能增强清热解毒、凉血止血之功效。大黄与升麻相伍，善治出血诸症。治上窍吐血、鼻衄、齿衄者，大黄宜酒炒，以借酒性上升，逐瘀热于下。治下窍便血、尿血、崩漏者，升麻宜炒炭，以增强升清止血之效。

（10）枳壳－升麻

此为升降药对。特点是升降相助，调谐脾胃。脾胃纳运相助，升降相因。若脾胃虚弱，中焦失健，则清阳不得上升，浊阴不得下降，常出现脘腹痞满、恶心呕吐、纳呆食少、大便秘结或大便溏泻等症。升麻主升脾之清气，枳壳主降胃之浊气，两药合用则能燮理脾胃之升降，使升中有降，降中有升。补中益气汤以升提脾气为主，若加用枳壳 15～30g，则升中寓降，疗效可明显提高。济川煎中以枳壳下气宽肠而助通便，佐少量升麻以升清阳，清阳升则浊阴自降，寓意妙哉。

（11）柴胡－枳实

此为升降药对。特点散通结合，燮理升降。脾主升清，胃主降浊，为人体气机升降之枢纽；肝气宜升，胆汁宜降，共同调畅脏腑气机之升降。柴胡升散，枳实通降，两药配合，升降相伍，能疏畅肝与胆、脾与胃之气机，以奏升清降浊之效。此组药对，是燮理脾胃、肝胆气机升降的最佳搭配，如四逆汤、柴胡疏肝汤、大柴胡汤等。

（12）柴胡－黄芩

此为升降药对。特点是散泄相伍，协调升降。小柴胡汤以柴胡为君，黄芩为臣，疏泄肝胆，和解少阳。柴胡苦平，主疏主散，能疏泄气机之郁，透解少阳之邪；黄芩苦寒，主泄主清，能清泄胆胃之热。两药配对，升降、散泄相伍，达和解少阳、调和胃气之效。此组药对为治疗肝胃不和，胆胃不和之慢性胃炎、慢性胆囊炎、胆汁反流性胃炎、胃食管反流病的必用之品。

（13）桔梗－牛膝

此为升降药对。特点是升降相伍，行上走下。桔梗主升，开宣肺气，能载药力上行；牛膝主降，活血祛瘀，能引血瘀下行。血府逐瘀汤以桔梗配牛膝，升降相伍，行上走下，运行气血，从而增强药力，充分发挥活血化瘀之效。

（14）柴胡－白芍

此为散收药对。特点是阴阳互用，散收相兼。肝为刚脏，体阴而用阳。肝气郁结，最易乘脾犯胃，致肝脾不和、肝胃不和之证，治当以柴胡疏肝解郁。柴胡能升发阳气，疏肝理气，透邪解郁，但其性升散，有耗阴伤血之弊。白芍味酸性凉，主收主敛，能养血敛阴。柴胡与白芍成对，一散一收，一升一敛，一刚一柔，阴阳互用，以条达肝气，敛阴和阳。所以柴胡伍白芍，是调和肝脾、调和肝胃方剂四逆散、柴胡疏肝汤、逍遥散的主要配伍。

（15）附子 – 白芍

此为散收药对。特点是一收一散，润燥相伍，刚柔相济。附子味辛性大热大燥，入于气分，走而不守，通行十二经脉，既具夺关斩将之气、起死回生之力，又有劫营伤阴之弊。白芍味酸性寒，入于血分，补而不破，善于养血敛阴，具有柔肝、益阴、和营和缓急止痛之功。两药相伍，附子主散、主走，白芍主收、主守，一寒一热，一阴一阳，一燥一润，一气一血，一刚一柔，两者刚柔相济，燮理阴阳，相反相成，以调气血、理虚实、调寒热。张仲景擅长附子与白芍配伍，如芍药甘草附子汤、真汤武等。我学习古人之经验，常用附子配白芍治疗寒热虚实错杂的难治性脾胃病，屡屡显效。

（16）桂枝 – 白芍

此为散收药对。特点是散敛结合，刚柔相济。桂枝汤调和营卫，解肌发表；小建中汤温中补虚，和里缓急。两方均是以桂枝与白芍配伍为主药。桂枝味辛性温主散，白芍味酸性凉主收。桂枝温阳而祛寒，有助卫阳之力；白芍化阴而缓急，有益营阴之效。两药相伍，辛酸相配，阴阳相助，收散结合，刚柔相济。外能调和营卫，治外感风寒表虚证；内能补虚和里，治脾胃中焦虚寒证。

（17）大黄 – 茯苓

此为通补药对。特点是寓通于补，通补互用。胃肠以通为用，大黄具有通下、导滞、降逆、解毒、化瘀、止血、健胃等多种功效，故在脾胃病治疗中应用十分广泛，但其性猛烈，易致大便泄泻，损伤脾胃。茯苓具有健脾益胃、渗湿止泻之功，辅佐大黄，寓通于补，通补互用，可缓大黄泻下之急，可制大黄伤正之弊，使通便而不猛烈，祛邪而不伤正。

（18）人参 – 莱菔子

此为通补药对。特点是补消兼用，相反相成。人参补气，莱菔子破气，故一般认为服人参不宜同时服食萝卜及莱菔子。临床实践表明，人参或党参与莱菔子同用，补消兼施，不但不会减少人参的补气作用，反而会补而不滞，增强疗效。如《本草新编》中所说："或问萝卜子专解人参，一用萝卜子则人参无益矣，此不知萝卜子而不知人参者也。人参得萝卜子，其功更神。盖人参补气，骤服气必难受，得萝卜子以行其气，则气平而易受。"国医大师朱良春也认为，人参与莱菔子同用无碍。我在运用人参、西洋参、党参时，常少佐一些莱菔子，补气与行气兼施，益脾与运脾同用，通补结合，可使其补而不壅。

（19）白术 – 枳实

此为通补药对。特点是消补兼施，健脾消痞。脾气不运，气行不畅，饮食不化，因虚可成痞，因痞可致虚，治当消补兼施。白术补中健脾助运，枳实行气导滞消痞，两药补消结合，脾健则食运，气行则痞除。白术量重于枳实，补重于消，为《脾胃论》之枳术丸；枳实量重于白术，消重于补，为《金匮要略》之枳术汤。李东垣善用白术、枳实对药治脾胃病证，如枳实消痞丸、枳实导滞丸均是以两者为主药。我在枳术丸基础上，再加枳壳和苍术，名双枳术丸，运脾消痞之力更强。

（20）半夏 – 麦冬

此为润燥药对。特点是润燥结合，理脾和胃。脾恶湿，半夏味辛性温主燥，有燥湿运脾之功，但有耗伤胃阴之弊；胃恶燥，麦冬味甘性寒主润，有滋润养胃之功，但有滋腻碍脾之嫌。半夏与麦冬同用，辛甘相伍，温凉相配，润燥相济，半夏得麦冬相济则燥而不伤阴，麦冬得半夏相助则润而不腻滞，相反相成，燮理脾胃。

（21）苍术 – 芦根

此为燥润药对。特点是温凉相伍，燥润互制。脾胃湿热，湿邪伤阳，热邪伤阴，胶着难解。苍术燥湿，芦根渗湿，两药均有胜湿之功。苍术辛温性燥，祛湿以运脾；芦根甘寒性润，清热以养胃，一温一凉，一润一燥，一脾一胃，燥润同理，燥湿不伤阴，清热不损阳，以清化湿热，调理脾胃，常用于脾胃湿热之证。苍术用量为6～15g，芦根用量为30～60g。

（22）苍术 – 玄参

此为润燥药对。特点是润燥相伍，互制互用。苍术味辛苦，性温，入脾、胃经，其辛香发散，苦温燥湿，长于健脾运湿、升阳散郁、祛风明目。玄参味甘咸，性寒，入肺、胃、肾经，其质润多液，甘咸生津，长于清热凉血、滋阴降火、软坚散结、清利咽喉。苍术特点是一个"燥"字，玄参特点是一个"润"字。两药配伍，以玄参之润制苍术之燥，以苍术之温制玄参之凉，一温一凉，一润一燥，相互制约，相互促进，共同调理脾胃之润燥。我常用此药对治疗脾胃失调所致的大便时溏时结，也常用于糖尿病的治疗。

（23）黄芩 – 葛根

此为润燥药对。特点是燥润相济，解表清里。黄芩苦寒能燥湿，以清化湿热为长；葛根甘平能生津，以解表止泻见胜。黄芩性燥主降，葛根性润主升。两者一表一里，一升一降，一润一燥，均有理肠止泻之功。两药相配，表里双解，清热化湿，是治疗湿热痢、湿热泻的要药。以两药为主药的葛根芩连汤，既可解表清里治急性痢疾，又可清利湿热疗慢性肠炎，临床最为常用。

3. 衡法的代表方剂

前贤们创立了许多以"衡"为主治疗脾胃病的著名方剂，如半夏泻心汤、黄连汤、乌梅丸、左金丸、柴胡疏肝汤、丹栀逍遥散、大柴胡汤、小柴胡汤等，在临床被广泛应用于脾胃、肝胆疾病的治疗。我十分推崇《内经》中"执和致平"治疗思想，在学习前人治疗经验的基础上，创立了12首脾胃病"衡法"新方，临床运用效果明显，重复性好。

（1）半夏泻心汤

半夏泻心汤出自《伤寒论》，是以"衡"治疗脾胃病证的最具代表性的经典方剂。本方原治小柴胡汤证误用下剂，损伤中阳，寒热互结而成心下痞，如《伤寒论》中云"但满而不痛者，此为痞，柴胡不中与之，宜半夏泻心汤"，《金匮要略》中也应用该方治疗内伤"呕而肠鸣，心下痞者"。因其组方严谨巧妙，疗效显著，临床被广泛应用。本方用黄连、黄芩之苦寒降泄除其热，半夏、干姜之辛温开结散其寒，人参、甘草、大枣之甘温益气补其虚。全方寒热并治以和其阴阳，苦降辛开以调其升降，补泻兼施以理其虚实，以达寒散热解、逆降痞消、胃和脾安之功。凡邪乘中焦或内伤脾胃，寒热错杂，升降失调，清浊混淆而致的脾胃失司、肠胃不和而出现脘腹胀痛、呕吐哕噫、烧心嘈杂、肠鸣下利等，均可以此方加减治疗。

以此方为基础，去黄芩加桂枝为黄连汤，治上热下寒、腹痛欲呕之证；重用炙甘草为甘草泻心汤，治胃气虚弱、寒热互结之痞证；干姜减量，再加生姜为生姜泻心汤，治水热互结中焦之证。上述四个泻心汤均是辛开苦降、寒热并调，主治寒热虚实夹杂之证。因剂量加减变化，主治各有侧重，辨证精确则能应手而效。实验研究表明，半夏泻心汤对大鼠实验性胃溃疡具有良好的防治作用。通过观察胃溃疡面积、胃液游离酸、总酸度、胃蛋白酶活性等指标，表明本方对大鼠幽门结扎型胃溃疡有保护作用，对醋酸性胃溃疡有明显的治疗作用。

（2）小柴胡汤、大柴胡汤

小柴胡汤是和解少阳之方，《伤寒论》中用大量条文叙述小柴胡汤的汤证、加减法、类证和类方。小柴胡汤证的主症有寒热往来、胸胁苦满、默默不欲食、心烦喜呕、口苦咽干等，大部分是胃肠症状，可见小柴胡汤是调和胃肠、肝胆的重要方剂。半夏泻心汤就是本方去柴胡、生姜，加黄连、干姜变化而成。我常以此方为基础加减变化，治疗胃食管反流病、胆汁反流性胃炎等，疗效肯定。由此可见，小柴胡汤不仅是治伤寒少阳证主方，也是治疗胃肠疾病的常用有效方剂。大量实验研究表明，小柴胡汤可抑制大鼠胃酸分泌，抑制水刺激、阿司匹林等引起的大鼠胃溃疡，能明显抑制牛磺胆酸钠对大鼠胃黏膜的损伤作用。方中柴胡苦平为君，既能透解少阳之邪，又能疏畅肝胆之郁；黄芩苦寒为臣，既能清泄少阳之热，又能清降胃肠之火。两药相伍，使少阳邪热得散，郁滞气结得解，治外感能和解少阳，治内伤能调和木土。半夏、生姜和胃止呕降逆，人参、大枣、甘草益气健脾扶正。诸药合用，和解表里，清透邪热，调畅枢机，祛邪扶正，条达肝胆，调和脾胃，平衡阴阳，则诸症自除。

大柴胡汤系小柴胡汤去人参、甘草，加大黄、枳实、芍药而成，和解为主兼有泻下，即和解少阳、内泻热结，治少阳与阳明合病。全方散泄相伍，表里双解，内外兼顾，《医宗金鉴》中称为"下中之和剂"。大量临床报道，用此方治疗急性胰腺炎、急性胆囊炎、胆结石、胃十二指肠溃疡穿孔、胆汁反流性胃炎等，疗效确凿。

（3）逍遥散、丹栀逍遥散

逍遥散出自《局方》，丹栀逍遥散是在逍遥散基础上加丹皮、山栀而成。逍遥散与丹栀逍遥散能和调肝、脾、胃、胆、肠等脏腑，故被广泛应用于胃十二指肠溃疡、慢性胃炎、胃神经官能症、功能性消化不良、肠易激综合征、慢性肝炎、胆囊炎、胆石症等消化系统疾病。消化系统疾患相当部分是功能性疾病或身心性疾病，多由中枢神经、植物神经及胃肠内分泌功能紊乱引起，与精神心理因素密切相关。中医认为多由气机郁结、肝气不舒、肝脾不和、肝胃不和所致，主要病位在肝，所以治疗重点也在肝。

肝为刚脏，主升发，喜条达，恶抑郁，体阴而用阳，阳常有余而阴常不足。柴胡为逍遥散之君药，性刚燥，能条达肝气，疏解肝郁，以复肝之用，但其升散易劫肝阴。白芍为臣，味酸性凉，性柔润，能敛阴养血，涵养肝气，以养肝之体，又防柴胡升散耗阴伤血之弊。两药散敛相伍，润燥相助，刚柔相济，成为疏肝养肝最佳配对。当归养血和血，携白芍补肝体助肝用；佐少量薄荷、生姜辛散达郁，以助柴胡疏散郁遏之气。木旺则乘土，肝病易传脾，用白术、茯苓、甘草健脾益气，既扶土以抑木，又助营血生化之源。肝郁日久必化热，阴血亏虚亦生热，丹栀逍遥散加山栀泻肝中郁火，加丹皮清血中伏火。全方立法周全，组方严谨，疏肝养肝、清肝凉肝、肝脾同理、气血兼顾、疏中寓养、相反相成。因其功效卓著，被广泛应用于胃肠、肝胆、妇产及精神心理疾病的治疗。

现代实验研究表明，逍遥散具有镇静、镇痛、抗抑郁、保肝和调节胃肠运动的作用。逍遥散对兔胃肠运动有双向调节功能，对处于正常状态的肠平滑肌呈现兴奋作用；对处于肠麻痹的肠平滑肌则可使其逆转，恢复小肠的正常蠕动；而对处于痉挛状态的肠平滑肌，具有缓解作用。逍遥散可降低肠易激综合征大鼠内脏的高敏感性，其机制可能在于通过下丘脑 – 垂体 – 肾上腺皮质系统轴调节皮质醇的分泌与释放。研究又发现，逍遥散可影响小鼠中枢 5- 羟色胺、去甲肾上腺素的含量及多巴胺系统，提示逍遥散可能通过调节中枢单胺类神经递质而改善临床症状。

（4）乌梅丸

乌梅丸为《伤寒论》中治疗寒热错杂之厥阴病主方，又可治疗蛔厥证，临床也用于寒热错杂之肠炎下利。本方寒凉温热四性并存，酸苦辛甘四味合用，阴阳气血同理，祛邪扶正相兼，是以"衡"为法的代表之方。方中乌梅味酸性平主收敛，蜀椒、细辛、干姜味辛性温主发散，黄连、黄柏味苦性大寒主泄热，附子、桂枝味辛性大热主祛寒，人参、当归、蜂蜜味甘补益气血主扶正。全方寒热并用，散敛同施，邪正兼顾，气血同理，共奏温中清热、祛邪安正之功。慢性肠炎和慢性痢疾，多为病程日久，邪恋正虚，湿热滞留，寒热交错。因酸能敛肠止泻，苦能清热燥湿，辛能祛寒温中，甘能补虚扶正，乌梅丸正合病机，故用于寒热虚实夹杂之久利者，每获良效。又因酸能安蛔，辛能伏蛔，苦能下蛔，故本方又为治疗蛔厥证的代表方。

临床报道应用乌梅丸治疗寒热错杂、虚实夹杂的顽固性溃疡性结肠炎、慢性胃炎、反流性食管炎时，往往获得出乎意料的疗效。实验研究表明，乌梅丸具有抗溃疡性结肠炎作用。以二硝基氯苯免疫加醋酸局部灌肠法建立溃疡性结肠炎大鼠模型，并对该模型病理切片及超微病理结构观察显示：经乌梅丸治疗后，溃疡性结肠炎病变的结肠黏膜明显修复好转，其改善程度优于柳氮磺胺吡啶；乌梅丸通过上调抗炎细胞因子，下调促抗炎细胞因子，达到抑制肠道炎症的作用。

（5）和中调胃汤

和中调胃汤是我自创的经验方，是治疗慢性胃肠疾病应用最多的衡法代表方。此方由半夏、黄连、干姜、党参、黄芩、白术、茯苓、白芍、丹参、枳壳、吴茱萸、蒲公英、海螵蛸、莱菔子等14味药物组成，有和胃健脾、平调中焦之功效，主治慢性胃炎、胃十二指肠溃疡属寒热虚实夹杂者。症见胃脘疼痛，饥时嘈杂，食后脘胀，烧心、嗳气、吐酸，纳少或易饥，大便不调，舌苔白或黄，脉细弦或缓。本方由经方半夏泻心汤和四君子汤、戊己丸等方化裁组成。其中半夏泻心汤（半夏、干姜、黄连、黄芩）辛开苦降，平调寒热；戊己丸（黄连、吴茱萸、白芍）疏肝和脾，清热降逆；四君子汤（党参、白术、茯苓）健脾益胃运湿；再加枳壳、莱菔子理气化滞，丹参理血活血，蒲公英清热健胃，海螵蛸制酸护胃。本方以"衡"为法，寒热并用，通补兼施，气血同调，湿食同理，平调中焦脾胃阴阳、气血、寒热、虚实、升降、润燥。

我以"衡"为主法，创立了一系列的脾胃病治疗经验方，如温中调胃汤、清中调胃汤、润中调胃汤、清化调胃汤、疏肝调胃汤、降逆调胃汤、逐瘀调胃汤、健脾益营汤、健脾清化汤、健脾息风汤、健脾止泻汤等，被广泛应用于脾胃病的治疗中，若辨证精准，疗效确切。我的徒弟和学生应用这些方剂治疗脾胃病，也取得良好的疗效，故重复性好。

二、《内经》"顺而已"治疗思想与脾胃病"顺性而治"

《内经》是中医药学哲学智慧的渊源，其中诸多治疗思想仍然是当代中医临证必须遵循的基本原则。蕴藏于《内经》中的"顺而已"治疗思想，充满了深邃的哲学智慧，值得深入挖掘与运用。

《灵枢·师传》云："夫治民与自治，治彼与治此，治大与治小，治国与治家，未有逆而能治之也。夫惟顺而已矣。"张景岳在《类经》中对其注解曰："为治之道，顺而已矣。"指出了中医治疗疾病应该遵循"顺而已"的思想。然而，《内经》中这一重要的治疗思想没有得到后世充分重视与研究。我在学习《内经》的过程中，深刻认识到"顺而已"这一治疗思想具有重要的临床意义，并以此指导中医临床实践，尤其是运用于脾胃疾病治疗中。经过十几年的理论探讨和临床实践探索，逐步形成了脾胃病"顺性而治"的治疗思想，即顺应脏腑生理特性来论治脾胃疾病，获得明显的治疗效果。

（一）《内经》"顺而已"治疗思想

"顺而已"一词，源于《灵枢·师传》，原文如下："黄帝曰：余闻先师，有所心藏，弗著于方。余愿闻而藏之，则而行之，上以治民，下以治身，使百姓无病，上下和亲，德泽下流，子孙无忧，传于后世，无有终时，可得闻乎？岐伯曰：远乎哉问也。夫治民与自治，治彼与治此，治大与治小，治国与治家，未有逆而能治之也。夫惟顺而已矣。顺者，非独阴阳脉论气之逆顺也，百姓人民皆欲顺其志也。"对该段原文进行翻译："黄帝问道：我听闻先师有一些医学方面的心法体悟，没有著于书中记载下来。我希望能听一听这些珍贵的经验，然后牢记于心，并将其奉为准则予以施行。这样既可以用它来医治人民的各种疾患，又可以用来调治自己的身心，使百姓们免受疾患之苦，上上下下所有人都能和睦亲善、身心健康。让这些珍贵的经验代代流传，恩德惠泽后人，使后世子孙不再为疾患而忧虑，使之流传后世，生生不息。你可以把这些心法体悟讲给我听听吗？岐伯答道：您提的问题思想深远啊！无论是治民和自治、治彼和治此、治大和治小，还是治国和治家，其中没有一种是违背事物规律能够治理得好的。只有顺从事物的内在规律，才能将众多事情处理得最好。所谓的顺，并不是单指阴阳、经脉、气血运行的逆顺，而且还应包括顺应广大人民百姓的意愿。"

"顺"，有顺从、顺应、顺循之意；"已"，有完成、治愈之意。"顺而已"，就是指在处理各种各样的事情时，只有顺循事物本身发展的客观规律，才能取得理想的效果。"顺而已"是"道法自然"在医学中最好的应用。为医之道，就是遵循事物的客观规律，顺者昌，逆者亡。

黄帝与岐伯讨论治国、治民、治家、治身、治病的道理，提出了"顺而已"的哲学理念。顺，顺民心，得民意，就能得天下，使国泰民安，繁荣昌盛。顺，顺应自然，爱护环境，应时养生，恬惔虚无，就能身心安康，享有天年。顺，顺调阴阳，顺理气血，顺循脏腑，顺通经脉，顺应体质，就能治疗有方，药到病除。"顺而已"，充满了哲理，充满了智慧，是治国治身治病的良方秘诀。

（二）"顺而已"治疗思想的探析

"顺而已"既是治国治民应遵循的哲理，也是治身治病应遵循的基本原则。

"顺而已"思想在疾病防治中的运用，内容丰富而广泛，包括顺应天地阴阳变化规律、顺从气血营卫运行趋势、顺循五脏六腑生理特性、顺应个体体质禀赋差异、顺应患者精神情志心理、顺循药物性味归经特性等诸多方面。

1. 顺应天地阴阳变化规律

《素问·四气调神大论》曰："四时阴阳者，万物之根本……万物之始终也，死生之本也。"大自然是人类生命的源泉，人以"天地之气生，四时之法成"，人类在长期进化过程中，生理上形成了与自然变化几乎同步的节律性以适应自然界的变化，通过自我调适机制以维系各种生命活动节律稳定而有序。《灵枢·顺气一日分为四时》云："顺天之时，则病可与期，顺者为工，逆者为粗。"顺应自然，就是要遵循天地自然、阴阳变化的规律（包括四时气候、昼夜时辰、四方地域等），主动地采取各种养生措施，以适应天地四时的变化，达到避邪防病、保健延年的目的。反之，若有违自然，不循规律，肆意妄为，各种生理活动的节律长期紊乱无序，全身机能处于失调状态，适应外界变化和抵抗外邪能力减弱，则易患内伤外感疾病，正如《素问·四气调神大论》说："所以圣人春夏养阳，秋冬养阴，以从其根，故与万物沉浮于生长之门。逆其根，则伐其本，坏其真矣。""逆之则灾害生，从之则苛疾不起，是谓得道。道者，圣人行之，愚者佩之。从阴阳则生，逆之则死；从之则治，逆之则乱。"这里高度概括了"人与天地相参"的哲理，所提出的"春夏养阳，秋冬养阴"的顺时摄养方法，就是顺应四时阴阳消长节律进行养生，从而使人体生理活动与自然界变化的周期同步，保持机体内外环境的协调统一，即实现"天人合一"的和谐状态。

2. 顺从气血营卫运行趋势

《灵枢·举痛论》曰："百病皆生于气。"《素问·痹论》曰："逆其气则病，从其气则愈。"说明了顺从气机的运行规律，对于疾病向愈的重要作用。《伤寒论》说："凡厥者，阴阳气不相顺接，便为厥。"生理状态下，人体阴阳之气是如环连贯、相互维系的，若能气血和顺，则病不易生。治疗气血诸病，必须顺从气血运行规律。如叶天士治疗因倒经引起的咳嗽失血病时，认为应"先以顺气导血"。《医宗金鉴》认为，归脾汤中佐少许木香意在"调顺诸气，畅和心脾"，《医宗金鉴·嗣育门》中引朱丹溪语："理脾脾健，则气血易生；疏气气顺，则气血调和。"以上前人经验都体现了治疗气血病证时，使气血调和顺畅的重要性。

营行脉中主濡之，卫行脉外主煦之，营卫之运行也有着一定的规律。如《灵枢·营卫生会》说："营在脉中，卫在脉外，营周不休，五十而复大会。"《灵枢·邪客》曰："卫气者……昼日行于阳，夜行于阴。"若营卫运行不顺循常道，则诸病由生，如《灵枢·邪客》认为，失眠的病机为"卫气独卫其外，行于阳，不得入于阴……阴虚故目不瞑"。又如《灵枢·卫气失常》谓："卫气之留于腹中，蓄积不行，菀蕴不得常所，使人支胁胃中满，喘呼逆息者，何以去之？"指出卫气积聚滞留在胸腹之内，蕴结阻滞而不得正常运行，则易出现胸胁、胃脘胀满和喘息气逆等症。为此，在临证中应当顺从营卫气血运行规律，综合采用不同的方法，或用药物，或用针灸，或用推拿，调理营卫，通畅经行，平衡阴阳，以平为期。

3. 顺循五脏六腑生理特性

五脏六腑是人体生命的中心，不同的脏腑具有不同的生理特性。如心为火脏恶热，暑易伤心；肺为娇脏，不耐寒热燥湿；肝为刚脏，主升发，喜条达，肝为将军之官，肝体阴而用阳；肾为水火之脏，肾主封藏，肾无实不可泻；脾体阴而用阳、胃体阳而用阴，脾主升清、胃主降浊，脾喜燥而恶湿、胃喜润而恶燥；胆主阳升阴降；大肠以通为用，以降为顺；上焦如雾，中焦如沤，下焦如渎等。

人体脏腑各有其生理特性，脏腑疾病随之也有不同病理变化。临床辨证论治、组方遣药时，必须充分考虑各个脏腑的生理特性，并顺应其生理特性而立法、处方、用药。如吴鞠通在《温病条辨·下焦篇》中说："气逆欲呕者，厥阴犯阳明，而阳明之阳将惫也。故以乌梅丸法之刚柔并用，柔以救阴而顺厥阴刚脏之体，刚以救阳而充阳明阳腑之体也。"张锡纯在运用调气养神汤治疗癫狂时，加用生麦芽，意在"以将顺其性，盖麦芽炒用能消食，生用则善舒肝气也"。又如《医宗金鉴》中引柯琴语："故逍遥散治肝火之郁于本脏者也，木郁达之，顺其性也。"以上皆阐释了治疗厥阴肝病时，在选方用药上要顺应肝喜条达的生理特性。又如《临证指南医案·痿》曰："夫胃腑主乎气，气得下行为顺。"《医述·呃逆》曰："若轻易之呃，或偶然之呃，气顺则已，本不必治。"又如《长沙药解》说："胃气顺降，则纳而不呕；胃气逆升，则呕而不纳。"以上都明确指出胃气以通降下行为其特性，故临床治疗胃病时应以通降胃气为法。再如论治肺病，《张氏医通》说："凡治水肿喘促，以顺肺为主，肺气顺则膀胱之气化。"指出治疗水肿喘促疾病，应顺肺气、利膀胱、除水气。

4. 顺应个体体质禀赋差异

中医学非常重视个体的体质差异性，这是中医学的一大优势特点。中医体质学说理论源于《内经》，书中有很多关于人体体质学内容的论述。如《灵枢·论痛》曰："筋骨之强弱，肌肉之坚脆，皮肤之厚薄，腠理之疏密各不同。"《灵枢·本脏》也说："五脏者，固有小大、高下、坚脆、端正、偏倾者，六腑亦有小大、长短、厚薄、结直、缓急。"以上皆论述了不同的人，其脏腑、肌肉、筋骨、皮肤等由于先天禀赋和后天环境的综合影响而存在一定的差异。由于体质的差异性，不同体质的人对疾病的易感倾向、病变性质及其对治疗的反应等均存在明显的差异性。如《素问·异法方宜论》说："故东方之域，天地之始生也，鱼盐之地，海滨傍水，其民食鱼而嗜咸……其病皆为痈疡，其治宜砭石……西方者，金玉之域，天地之所收也……其民华食而脂肥，故邪不能伤其形体，其病生于内，其治宜毒药……北方者，天地所闭藏之域也，其地高陵居，风寒冰冽，其民乐野处而乳食，脏寒生满病，其治宜灸焫……"等，详细论述了人的体质受东南西北中五方自然地理环境和饮食习惯及生活条件差异的影响，从而对不同疾病的易感性不同，进而决定了治疗方法上的差异性。

患者体质是医生治疗用药的重要参考依据，药物皆有各自性味归经特点，故选药时应顺循体质之别而加以斟酌区分。如《灵枢·论痛》曰："坚肉薄皮者，不耐针石之痛……胃厚、色黑、大骨及肥者，皆胜毒；故其瘦而薄胃者，皆不胜毒也。"说明体质不同，其对疼痛、对药物的耐受能力也不同，故在疾病治疗中应重视顺从患者的体质倾向，因人制宜，坚持辨证、辨病、辨体相结合，在处方用药时应重视体质对治疗的影响。如阳盛或阴虚之人，要慎用温热伤阴之剂；阳虚或阴盛之人，要慎用寒凉伤阳之剂。另外，用药剂量也应根据体质而定，体弱身瘦者剂量宜小些，体壮身长者剂量可大些。正如叶天士强调临床治疗时"平素体质不可不论"。与此同时，在疾病的调护过程中，也应注意患者体质特点，顺应体质进行辨体施护，尤其是饮食护理方面更要注意患者体质特点，辨体施食，因人而异。

5. 顺应患者意愿、精神、情志

中医学特别注重人的精神情志心理与身体健康的关系。《灵枢·师传》曰："黄帝曰：顺之奈何？入国问俗，入家问讳，上堂问礼，临病人问所便。"便，宜也，是指患者的喜恶和对于患者最为相宜的调治措施。所以临床上接诊患者，应该热情耐心地与患者交流，充分了解患者的喜恶、意愿、精神、心理、习惯等状况。只有了解了患者的喜恶，才能采用对于患者最为适宜的调治措施，取得事半功倍的效果，正如《类经》所云："便者，相宜也。有居处之宜否，有动静之宜否，有阴阳之宜否，有寒热之宜否，有性情之宜否，有气味之宜否。临病人而失其宜，施治必相左也，故必问病人之所便，是皆取顺之道也。"人以胃气为本，养生要先养胃，《临证指南医案》指出"胃以喜为补"，所以施以食补时，首先要了解患者的"口喜""口厌""胃喜""胃厌"等，才能正确指导其饮食调养。

人的体质各异，性情、情志也各有不同，对喜怒忧思悲恐惊的情感反应存在差别。七情太过可引发诸多疾患，一方面可以直接伤及相对应的脏腑，使气机逆乱而发病；另一方面，可以损伤机体正气，使抗病御邪之力减退。如果患者精神情志失调，就要遵循《内经》"一曰治神"原则，重视精神情志的调治，如《灵枢·师传》中所说："告知以其败，语之以其善，导之以其所变，开之以其所苦。"医生要根据患者精神心理特点，选用劝说开导、解惑释疑、安慰鼓励、移精易性、心理暗示等不同的情志疗法，以纠正患者失调的情志心理，保持情志的和畅，增强抗病的信心，使患者配合医生的治疗，以更好更快地取得疗效。

保健养生，更要注意精神情志的调摄。《素问·上古天真论》曰："是以志闲而少欲，心安而不惧，形劳而不倦，气从以顺，各从其欲，皆得所愿。"又说："恬惔虚无，真气从之，精神内守，病安从来。"指出如果人们能保持精神放松、心情愉悦、劳逸结合，使气血运行顺畅，就能够抵御疾病的侵扰，保持健康的身体。

6.顺循药物性味归经特性

中医药治病，讲究的是药物的性味归经，每一种中药都有药性、药味、归经、升降沉浮之特性。作为一位中医医师，必须熟悉每一味中医的性味特性，处方时遵循各药特性科学用药、合理配伍以发挥最佳药效。如调治脾胃病的常用药物，柴胡、葛根、吴茱萸主升；厚朴、枳实、槟榔主降；桂枝、生姜、苍术主散；白芍、五味子、乌梅主收；炒白术主升，生白术主降；生莱菔子主升，炒莱菔子主降。各有所性，顺性而用。张锡纯在分析调气养神汤时说："故又加生麦芽，以将顺其性，盖麦芽炒用能消食，生用则善舒肝气也。"阐述了治疗厥阴肝病时，所选药物的功效要能够顺应肝的生理特性，用生麦芽取其疏肝理气之效，而炒麦芽则消食作用更强。由此可见，同是麦芽，但因其生熟不同，药性、功效也会发生变化。用药如用兵，医者不可不辨也。又如陈士铎在《石室秘录》中讲到用四物汤治疗血证时，加入荆芥和茜草的用意为"顺其性而引其归经也，盖药性热而病大寒，所谓宜顺其性也"。

（三）"顺而已"治疗思想与脾胃病"顺性而治"

《内经》"为治之道，顺而已"治疗思想，就是要"道法自然"，在辨证论治和处方用药时，顺循事物本身发展的客观规律，顺应自然，顺调阴阳，顺理气血，顺循脏腑，顺通经脉，顺适体质，从而获得理想的治疗效果。脾胃病包括口腔、食管、胃、胰、肝、胆、小肠、大肠等脏器的疾患，每一个脏器都有其不同的生理特性和病理特点。我在《内经》"顺而已"哲理的指导下，逐步形成了"顺性而治"的脾胃病治疗思想，即深入探索和总结消化系统各个脏器的生理特性和病理特点，并顺循其生理特性和病理特点来制定治则、治法和组方。

1. "顺性而治"食管病

（1）食管的生理特性

古籍对食管特性的认识：食管，即食道，古又称"咽门""胃管""脘管"等。《灵枢·肠胃》曰："咽门重十两，广一寸半，至胃长一尺六寸。"这是食管解剖的最早记载。对于其生理功能，《灵枢·忧恚无言》说："咽喉者，水谷之道也。"《太平圣惠方·咽喉论》曰："咽者咽也，空可咽物……主通利水谷，胃气之道路。"《医贯》也说食管"为饮食之路"。对于其生理特性的论述较少，《三指禅·脏腑说》说："食管所系，足阳明胃、手太阳小肠、手阳明大肠，一路贯通。"指出食管与胃、小肠、大肠在生理上具有连贯顺畅通降之性。《医贯》说"咽系柔空"，说明食管具有柔顺清空之性。

（2）对食管特性的新认识

食管为管腔性器官，为"胃之系"，也属于腑，所以具有"传化物""泻而不藏""以通为用"等六腑的生理特点。樊代明院士从现代医学角度总结食管的特点是"正常食管，必备通畅、光滑、运动及抗反的功能。"我通过文献的复习和长期的临床观察，把食管的生理功能归纳为"以降为顺、以空为用、以柔为喜、以衡为健"四个特点。

1）以降为顺

食管为胃之系，"胃主通降"，食管亦以降为顺，包括食宜降、酸宜降、气宜降三个方面。

①食宜降：食管为"饮食之道"。现代医学认为，食管有两大功能，即食团从口腔转运至胃和控制胃－食管反流。

一是食物传导功能。口腔咀嚼后的食物，通过吞咽进入食管；再通过食管蠕动性收缩，使食团向下推进送入胃中，这一过程自始至终均以"通降"为顺。若通降不畅，则可发生"噎""隔""呕"等病证。食管的三个生理狭窄区，食物转送欠顺畅，所以是异物滞留、炎症、瘢痕狭窄、憩室及肿瘤的好发部位，从而导致通降障碍，如《临证指南医案·噎膈反胃》中所说："脘管窄隘，不能食物。"

二是抗反流功能。食管的抗反流功能，包括外源性抗反流机制和内源性抗反流机制。其外源性抗返流机制有四：一是贲门角的机械瓣膜作用，二是横膈裂孔的"弹簧夹"作用，三是横膈－食管筋膜固定食管防止贲门后滑作用，四是贲门黏膜皱襞由于黏膜肌层收缩具有抗反流的"瓣膜"功能。内源性抗反流机制主要是下食管括约肌本身的静息高压带，有抗反流的屏障作用。由于食管的上述抗反流机制，以确保食物下降而不上逆。《脾胃论》说："浊气在上，则生满胀。"若食管的抗反流功能失常，则可导致食物的反流而发生食管炎症，出现泛酸、烧心、胸骨后胀闷灼痛等症状。

②酸宜降：胃反流物中的胃酸、胆汁和胃蛋白酶是食管黏膜的主要损害因子，尤以胃酸更为重要。生理状况下，食管的酸廓清能力是依靠食管的推进性蠕动、唾液中的碳酸氢盐对酸的中和作用、食物的重力三者的相互作用发挥对酸性反流物的清除，因而不会导致食管黏膜损害，所以即使正常人胃食管反流时有发生，仅少部分人会患反流性食管炎。如果食管的酸廓清功能障碍，反流物中盐酸、胆汁、胃蛋白酶等会对食管黏膜造成损伤，导致充血、水肿、糜烂、溃疡、出血、狭窄及 Barrett 食管，后者为食管癌前病变。

③气宜降：气有清浊之分，气机有升降之别。清气宜升，浊气宜降，脾主升清，胃主降浊。食管系之于胃，胃气以降为顺，食管之气亦以降为顺。现代研究表明，正常人胃底、结肠、小肠都积有气体，如氧、氮、氢、二氧化碳、甲烷等，每日约有600mL 气体通过气体下行到直肠经肛门排出，只有少量胃底中的气体经口嗳出。若胃肠失调，气失和降，或肝气横逆，胃气阻滞，或胆气犯胃，胃气不降，均可导致浊气上逆，扰于食道，出现噫、哕、呕、痞等症。若气与痰交结，阻于咽喉，则咽中如有炙脔肉，咯吐不出，吞咽不下，伴胸膈满闷，即"梅核气"。因此，浊气不降则诸病丛生，正如《脾胃论》中所言"浊气在阳，乱于胸中""清气不升，浊气不降，清浊相干，乱于心中"。

2）以空为用

《素问·五脏别论》曰："水谷入口，则胃实而肠虚；食下，则肠实而胃虚。"胃肠如此虚实交替，完成饮食的消化与吸收。而食道则不然，只宜虚，不能实，正如《医学指要》说"胃管柔空"，《医贯》称食管为"清道"。因此，"空""清"是食管完成吞咽和传送食物的生理基础。

为了保持食管"空""清"状态，食管具有多种廓清功能，如食管的推进性蠕动、唾液的中和、食物的重力等，三者的相互作用发挥对反流物的清除，以利于减少反流物与食管黏膜接触时间，而发挥着抗反流损伤作用。食管蠕动形式可分为原发性、继发性和病理性蠕动三种，继发性蠕动是当食管内残留物或胃内容物反流入食管时，食管体部发生的传导性收缩，将食管内残留物及反流物排空；残存于黏膜陷窝内少量酸性物可被唾液腺及食管黏膜下腺分泌的 HCO_3^- 中和，从而保持食管空虚和清洁状态。若食管体部功能紊乱、失蠕动或运动不协调，对食团无推进作用，食物潴留于食管内，如长期的食管内容物残留，可导致食管扩张、弯曲、炎症、溃疡、憩室甚至癌变。夜间睡眠唾液分泌几乎停止，食管继发性蠕动罕有发生，食管酸廓清功能明显延迟，故容易导致食管炎的发生。老年人胃食管反流病发病率较高与食管继发性蠕动减少、抗反流损伤功能减弱有关。

3）以柔为喜

叶天士在《临证指南医案》中说："阳明胃土，得阴自安。"食管为阳明胃腑之系，位于胸中阳位，下传食物，体阳而用阴。柔，阴也，柔阴是食管的重要生理特性之一。食管喜柔，包括喜柔顺和喜柔润两个方面。

①喜柔顺：食管是一扁平管状肌性器官，其管壁富有弹性，上食管括约肌（UES）和下食管括约肌（LES）保持着协调性松弛，以保证食物转送的通畅无阻。UES、LES协调性松弛机制是食团吞咽和向下推进的必备条件，如松弛不完全或完全不能松弛则可发生吞咽困难，口咽型吞咽困难、贲门失弛缓症就是由于UES和LES不能正常松弛所引起。食管肌层柔软而富有弹性是其生理传导性蠕动的基础，若其柔性发生改变，则食管肌性运动障碍，可发生吞咽困难。如硬皮病、红斑狼疮、类风湿性关节炎和结节性多动脉炎，其中以硬皮病最为突出和多见，由于食管平滑肌被纤维组织替代，收缩无力，LES失去张力，而发生反流性食管炎，部分患者因食管狭窄而导致吞咽困难。

②喜柔润：食管黏膜表面光滑柔润，有赖于阴液的濡养。食管上下端的黏膜层内有分泌黏液的食管腺和贲门腺；黏膜下层含疏松的结缔组织，内有黏膜分泌腺。唾液量、碳酸氢盐的中和能力，以及黏膜分泌量的联合作用对食管黏膜提供重要的润滑保护作用。阴津是唾液和黏液分泌之源，如果阴液亏损，黏液化生无源则分泌减少，食管失于濡润而易发生干涩粗糙。老年人阴气亏虚，食管黏膜腺的分泌保护功能减弱，是老年性食管炎和食管癌发生率偏高的重要原因之一。干燥综合征由于腺体分泌减少，食管黏膜失于滋润而易发生吞咽困难、食管功能障碍和胃食管反流等。噎膈之证，《内经》认为"三阳结，谓之隔"，多因恣食辛辣燥热之品，胃肠热结，津伤血燥，以致食道干涩、食物难下。滋养阴津是防治食管癌的重要方法之一，如原中国中医研究院课题"六味地黄丸预防食道癌的实验和临床研究"，获得1990年"国家科学技术进步奖"二等奖。

4）以衡为健

食管的生理功能是通过吞咽，将食团送入胃腔内。这一过程看似简单，实际上是一个包含着弛张有序、升降有度、上下协调、动静结合的复杂生理功能平衡的过程。从现代医学来看，正常的食管吞咽运动需在神经系统的调控下，通过食管上括约肌

（UES）、食管体和食管下括约肌（LES）三者相互协作才能完成。如食物通过吞咽进入食管送到胃腔，口咽期、咽期、食管期三个阶段的循序渐进；上食管括约肌、下食管括约肌及食管体部的上下压力与运动的协调平衡；UES 和 LES 的收缩与松弛的协调统一；食管体部的原发性蠕动和继发性蠕动的相互配合；LES 静息高压、食管腔廓清机制、食管黏膜屏障等三种抗反流功能协调一致等，均是食管完成正常食物传导功能、防止反流损伤的保证。如其中某一环节发生障碍，都易发生各种与食管有关的疾病，如胃食管反流病、贲门失弛缓症、弥漫性食管痉挛、易激食管、"胡桃钳"食管等均是上述功能的平衡失调而发生的疾病。

食管受交感神经和副交感神经的双重支配。迷走神经与交感神经纤维相互盘绕，形成食管神经丛。迷走神经的副交感纤维，促进食管肌层的运动和腺体的分泌；交感神经控制血管的收缩、食管括约肌收缩、肌层松弛、降低腺体分泌和食管蠕动。食管肌神经丛受脑干的吞咽中枢的调控，从而协调吞咽及食管运动功能。食管运动也受激素的调节，胃泌素、胃动素、铃蟾素、胰多肽、甘丙肽及 P 物质等对食管有收缩作用，而促胰液素、CCK、胰高糖素、抑胃肽、VIP 及神经降压素则能降低 LES 的压力，松弛 LES。因此，只有中枢神经、周围神经，以及内分泌功能的协调平衡，食管的生理功能才能得以正常完成。所以说，食管"以衡为健"。

（3）"顺性而治"食管病的心得体会

1）整体论治，以平为期

"以衡为健"是食管的重要生理特性。食管是人体五脏六腑中不可分割的部分，所以治疗食管病必须坚持整体观念，坚持辨证论治。食管与胃、脾、肝、心、肾、胆、大肠等脏腑在生理上密切联系，在病理上相互影响，在治疗上也密不可分。临床上要以联系的观点来分析食管疾病的病因病机，治病求本，标本兼治。食管的生理功能决定于胃的通降功能正常与否，胃健则食管亦健，胃病则食管亦病，如反流性食管炎大多是由于胃排空迟缓所致。又如噎膈一证，在《四明心法》中认为："其肠胃必枯槁干燥……是胃阴亡也。"所以治疗食管病，首先要治胃，胃气和降则食管健运。叶天士在《临证指南医案》中指出："肝为起病之源，胃为传病之所。"食管病也与肝密切相关，尤其是食管功能性疾病如贲门失弛缓症、胃食管反流病、弥漫性食管痉挛等多由情志不遂，肝胆失于疏泄，横逆犯胃所致，所以食道病常从肝论治。脾生痰湿上扰清道，则要运脾化痰以降浊。心神不宁，气机逆乱，则要劝慰开导以宁神。肾阴亏虚，脘管失养，则要滋补肾阴以濡养。大肠腑气不畅可致浊气扰上，则要"上病治下"、通腑导滞以降逆。只有脏腑调和，气血调畅，阴阳调衡，食管方能安康无恙。

食管传导食物，是一个弛张有序、升降有度、动静结合的生理平衡过程。食管病的病理变化，多为升降不调、弛张失序、气血不和、寒热夹杂。所以治疗食管病，也应气血同治、润燥相伍、升降得宜、刚柔相济、以平为期。经方半夏泻心汤、黄连汤、小柴胡汤、大柴胡汤为寒热虚实并调之剂，我常以这些方剂加减治疗食管疾病，效果甚好。

2）宣通气机，升降相宜

食管位于胸中清旷之地，古人称之为"清道"，以降为顺，以空为用，故治疗当以宣通为要。食管有病，或气机阻滞，或热郁久蕴，或痰浊内阻，或瘀血凝结，均可致气机不降，浊气上扰清道，出现梅核气、噎膈、呕吐、反胃、烧心、吐酸、胸痛、胸闷等症。宣通食管是治疗食管病的重要方法，宣可宽胸，通可降逆，即有"扩张食管"和"增强食管蠕动"之功。宣通食管药大致可分为三类：一是理气宣通药，如厚朴、苏梗、娑罗子、枳壳、佛手、绿萼梅、木蝴蝶等；二是化痰宣通药，如瓜蒌、橘络、陈皮、竹茹、桔梗等；三是祛瘀宣通药，如威灵仙、鹅管石、通草、急性子、王不留行等。

食管与胃的功能均以和降为顺，和降胃气则能和降食管之气。常用降胃气药，有丁香、柿蒂、苏子、沉香、降香、旋覆花、代赭石、枇杷叶、莱菔子等。但脾胃气机运动是脾升胃降，运纳相助，升降相宜，所以治疗食管病既要注重于降，又要权衡升降，升降相伍。国医大师徐景藩擅长调理食管气机的升降，常在通降药中少佐升散之品，使之降中有升，升中有降，升降得宜。他常用的药对有枳壳配桔梗、沉香配升麻、杏仁配瓜蒌、竹茹配刀豆壳、桔梗配牛膝、木蝴蝶配柿蒂等。

3）刚柔相济，润养为要

食管性柔顺，喜柔润，易发生阴亏失濡之证。治疗食管病，要注意润养食道，保护阴津。朱丹溪《脉因证治》中提出噎膈的治则是"润养津血"。润养食道，包括润津和养血两种方法。润津的常用药物有麦冬、沙参、生地黄、玄参、玉竹、石斛、天花粉、芦根、梨汁、藕汁、白蜜等，养血的常用药物有当归、白芍、枸杞子、何首乌、桑椹子、黑芝麻等。老年人因营血亏虚，食管失于濡养，易发生吞咽干涩不利，《金匮翼》中说"虚者润养"，所以老年性食管病更应注重滋阴润养。保护阴津，一是要制止热邪内蕴，以防伤津耗液；二是注意"食无灼灼"，以防灼伤黏膜；三是要慎用和巧用辛温香燥之药，以防温燥伤阴。

宣通理气药多辛温香燥，清热泻火药多用久用亦燥，燥属阳属刚而易伤阴，可配伍阴柔之药以制其弊，护其阴津，如白芍、乌梅、石斛、芦根、麦芽之类，如叶天士所说"刚药畏其劫阴，少滋以柔药"。食管津液亏损而需柔药治之，或甘凉濡润，或甘咸育阴，或酸以化阴，但难免有碍气机之宣畅，故少佐微辛之刚药，既可运药和中，又防滋滞气机，如枳壳、陈皮、佛手、砂仁之类。如此润燥相伍、刚柔相济，相得益彰，更好地发挥药效，改善食管功能。

（4）临床病案举隅

重度胃食管反流病

王某，男，52岁，江西南昌人。2017年10月25日初诊。

主诉：胃脘、胸骨后灼热痛7年余，加重3个月。

病史：素有胃炎病史7年余，胃脘、胸骨后时有灼热疼痛，伴有反酸、口苦口干。曾至多家医院诊治，长期服用西药（兰索拉唑、泮托拉唑、莫沙必利等）治疗，服药后可缓解，但停药则复发。近3个月来，诸症加重，胃脘及胸骨后灼热难忍，伴有嘈杂、烧心、疼痛。至医院复查胃镜示：胃食管反流病，慢性非萎缩性胃炎。服西药治疗未能控制，配合中药治疗也未见明显效果。

刻下：胃脘、胸骨后灼热疼痛，伴有反酸、口干口苦。平时嘈杂易饥，进食后稍缓，但稍多食即易脘腹胀满。小便偏黄，大便偏干。精神压力较大，烦躁易怒，夜寐易醒，多梦。怕热，易汗出。平素饮酒吸烟，形体较瘦，愁容满面。舌质红，苔黄腻略厚。脉细稍数，两关脉弦。

西医诊断：胃食管反流病，慢性胃炎。

中医辨证：肝胃热蕴，胃浊上犯。

治法：疏肝泄热，和胃降逆。

选方：左金丸合半夏泻心汤化裁。

用药：黄连5g，吴茱萸3g，姜半夏10g，黄芩10g，生大黄4g，蒲公英30g，厚朴15g，枳实15g，太子参15g，海螵蛸30g，煅牡蛎30g（先煎），钩藤20g（后下），莱菔子15g。7剂。

医嘱：停止服用西药，戒烟酒，忌食辛辣刺激炙烤食物；尽量控制情绪，保持心态平和；睡觉时，将床头抬高15～20cm等。

二诊：11月1日。服药后诸症明显改善，胃脘、胸骨后灼热感减轻大半，已无疼痛感。食纳改善，无明显口干口苦，大便畅通。夜寐欠佳，但较前有所改善。心情转佳，愁容已散。舌质偏红，苔薄黄腻。脉细偏数，两关脉稍弦。效不更方，上方再服14剂。

三诊：11月15日。胃脘、胸骨后灼热疼痛感已消失，偶有口苦；食纳转正常，二便平，夜寐安。舌质稍红，苔薄黄。脉细，两关脉略弦。

处方：守上方，去生大黄、煅牡蛎、钩藤；加白术15g，茯苓15g。再服14剂，以巩固疗效。随访半年，未再发。

按语：本案是重度胃食管反流病患者，多年来服用中、西药均未能获得良效。诸症严重影响日常生活，深为病痛所折磨。中医治疗此病的优势在于整体诊察，辨证论治，顺性而治。食管以降为顺，以空为用，以柔为喜，以衡为健；肝气以畅达为顺，胃、肠亦以通降为顺。患者肝气不畅、郁滞化热，灼伤胃络，使胃失和降，胃气、胃热、胃酸上逆于食管、口咽，故而出现胃脘、胸骨后灼热疼痛，出现反酸、口苦、口干等症。治疗上应疏肝郁、清肝火、和胃气、降胃浊，兼以通利肠腑。如此，肝气条达，食管、胃、肠恢复通降之性，则诸症自平。方中黄连、黄芩、大黄、蒲公英合用，可清泄肝胃之火，可使腑通火清；少佐辛热吴茱萸顺肝气条达之性，以疏肝郁。半夏和胃降逆，亦为安神佳品。厚朴降气导滞，枳实降气除满，莱菔子降气消积。以大剂量的海螵蛸、煅牡蛎制酸和胃止痛，配以钩藤镇逆安神。并以太子参、白术、茯苓健脾益胃，通中寓补以护胃气。

纵观整个过程，在用药方面，顺应了食管、胃、肝、肠的生理特性，整体论治，"以衡为健"；在"以降为顺"中，充分体现了"气宜降""酸宜降""食宜降"的治疗特点。在医嘱方面，嘱患者睡觉时将床头抬高 15～20cm，也体现了食管"以降为顺""以空为用"的生理特性；忌食辛辣刺激炙烤食物，则体现了"食管喜柔润"的生理特性。总体突出了"顺而已"的治疗思想。

2. "顺性而治"胆病

（1）胆生理特性的传统认识

《素问·五脏别论》说："脑、骨、脉、胆、女子胞……故藏而不泄，名曰奇恒之腑。"胆属中医"六腑"之一，又为"奇恒之腑"，在中医藏象理论中占有特殊而重要的地位。《内经》对于胆的生理功能和特点论述较为精简，主要有以下几点：《素问·灵兰秘典论》曰："胆者，中正之官，决断出焉。"《灵枢·本输》曰："胆者，中精之府。"《素问·六节藏象论》曰："凡十一脏，皆取决于胆也。"关于胆的生理特性，后世医家有所论述，如《难经·三十五难》曰："胆者，清净之腑也。"《黄帝内经素问吴注·卷十四》也说胆"为清净之所"，强调胆藏胆汁喜清净。李东垣则强调胆气的升发作用，在《脾胃论》中指出："胆者，少阳春生之气，春气升则万化安。故胆气春升，则余脏从之；胆气不升，则飧泄肠澼，不一而起矣。"强调了生理状态下，胆气就像春天之气一样，生机勃勃，其他脏腑也随之而升发；反之，若胆气不升则会出现泄泻等胃肠疾患。张志聪在《内经知要》中也说："胆主甲子，为五运六气之首。胆气升，则十一脏腑之气皆升，故取决于胆也。"认为胆气主升之生理特性的正常与否，直接影响到其他脏腑生理功能。

当前，中医药院校使用的大学教材多采纳李东垣"胆气主升"的观点。21世纪课程教材《中医基础理论》（人民卫生出版社，2004 年）中把胆的生理特性概括为"胆气主升和性喜静谧"两个方面。但又有教材提出与此相反的观点，如普通高等教育"十一五"国家级规划教材《中医基础理论》（中国中医药出版社，2003 年）中在论述胆的生理功能时说"胆气以下降为顺"。同一时期不同版本教材的观点完全相反，可见当前对胆的生理特性的认识仍存在较大分歧。"胆气主升"说和"胆气宜降"说，从不同的角度来归纳胆的生理特征，均有一定的理论依据和实践基础，但两者都未能全面概括胆的生理特性，对于指导胆病的临床治疗有一定的局限性。

（2）胆的生理特性是"阳升阴降"

我在主编全国中医药高职高专卫生部规划教材《中医基础理论》（人民卫生出版社，2005 年）时，阅读了大量相关文献，结合四十多年的临床实践和领悟，认为以上"胆气主升""胆气宜降"的两种观点都存在一定的局限性，故提出胆的生理特性为"阳升阴降"新观点。

"阳升"是指胆气主升，因气属阳。胆合肝，同属于木，通于春季，胆主升发，能振奋人身之阳气，犹如春天生发之气，春天生气一来则万物茂盛。《素问·六节藏象论》说"凡十一脏取决于胆"，就是指胆气升发可助肝之疏泄，通达和调畅诸脏腑之气机，则脏腑协调，气血调和，经络通利，精神安定，机体安康。

"阴降"是指胆液宜降，因胆液属阴。胆属于六腑之一，六腑以通降为顺，胆贮藏的胆液，向下排泄于小肠以促进饮食物的消化，故胆液应以下降为顺。

胆气宜升发，胆液宜通降，阳升阴降，升降相宜，如此一升一降才能维持胆的正常生理功能，促进胆和其他脏腑气机的协调，从而达到中焦升降、纳运平衡。正如清代医家唐容川在《医学见能》中所言："胆者，肝之腑，属木。主升清降浊，疏利中土。"若胆的阳升阴降失调，则疏泄失司，通降不利，而发生种种病证。如阳升太过而阴降不及，则导致胆气上逆，胆液扰胃，胆胃不和，常出现口苦、呕吐苦水、烧心、便秘等症状，正如《灵枢·四气》云："邪在胆，逆在胃，胆液泄则口苦，胃气逆则吐。"反之，阳升不及而阴降太过，肝胆失于疏泄，脾清阳不升而运化失司，则发生腹胀泄泻，如《脾胃论》中所说："胆气不升，则飧泄肠澼。"胆气不升，又会影响肝胆的条达之性，导致胆气郁结、横逆犯胃或湿热蕴结、胆郁痰扰等，常出现胁痛、脘胀、黄疸、善太息、失眠易惊等症状，正如《灵枢·邪气脏腑病形》云："胆病者，善太息，口苦。"

胆"阳升阴降"观点是对经典藏象学说的继承和诠释：第一，胆为"两栖之腑"，既为六腑，又为奇恒之腑，内藏精汁，类似于脏。脏静而为阴，腑动而为阳，故胆腑并不是独阳或独阴，气机运动也就不是独升或独降，而是有升有降，升降相因，协调平衡，从而通达阴阳，维持脏腑气机特别是中焦气机的条畅。正如《类经》云："足少阳为半表半里之经，亦曰中正之官，又曰奇恒之腑，所以能通达阴阳。"第二，胆属木，与肝互为表里。肝胆一脏一腑，一阴一阳，肝的特点为体阴而用阳，而胆的特点为体阳而用阴。肝气以升为主，胆液以降为顺。肝胆不仅互为表里，并且在生理上存在着阴阳互根和互用。第三，胆为六腑之一，六腑主传化水谷，受纳排空，虚实交替，故六腑以通降为用。胆虽不直接受纳转运水谷，但其所排胆液下注于肠而参与消化，胆液也应以通降为顺。由此可见，胆"阳升阴降"的论点有着一定的理论基础，也有较强的临床指导意义。

（3）"顺性而治"胆病的心得体会

纵观古今治疗胆腑相关疾病的代表方剂，大多体现了"升阳"和"降阴"两方面的组方特点。"升阳"常用的具体治法有疏肝法、辛开法、升提法等，降阴常用的具体治法有利胆法、泄热法、降逆法等。治疗胆病的经典古方如小柴胡汤、大柴胡汤、温胆汤、蒿芩清胆汤、龙胆泻肝汤等，均体现了"升阳降阴"的治疗特色。如小柴胡汤中以疏肝升散之柴胡与苦寒降泄之黄芩相配伍，大柴胡汤中以柴胡合辛温发散之生姜与苦寒泄热之大黄、黄芩及降逆下气的枳实相配伍，均体现了升降相因的组方思想。龙胆泻肝汤在龙胆草、黄芩、栀子等大队苦寒泄热清胆的药物中配以疏肝升散之柴胡，旨在降中有升，泻中有散。蒿芩清胆汤以苦寒泄热之青蒿、黄芩、竹茹配辛开理气之陈皮、枳壳；温胆汤以苦寒降逆之竹茹、枳实与辛温发散之半夏、陈皮相配伍，均体现了既升又降、升降相伍的组方原理。

通过总结现代中医临床大家治疗胆病的经验，发现他们也都十分重视"疏"（升阳）与"降"（降阴）的结合，如刘渡舟的变通大柴胡汤、董建华的慢性胆囊炎方、张羹梅的金钱利胆汤、邵荣世的疏肝利胆汤、诸云龙的胆囊清解汤、余鹤龄的疏肝清利湿热汤等均是以疏泄肝胆和通腑降逆为治则。徐景藩诊治胆胃同病时，不论何种证型，均以"疏肝利胆、和胃降逆"为基本大法。徐经世治疗胆胃痛时，以"揆度阴阳，平衡升降，扶土抑木，调节整体，注重病位"为基本原则，常以葛根配代赭石治胆汁反流性胃炎，取其一升一降之意。

我根据胆"阳升阴降"的生理特性，主张"升阳降阴"治疗胆病，临证常将"疏散"（升阳）与"清利"（降阴）二法组合治疗常见的胆腑疾病。常用的疏散升清药有柴胡、葛根、郁金、石菖蒲、吴茱萸、生姜等，其中柴胡轻清升散，疏泄肝胆，为治少阳胆病"升阳"之专药，故最为常用。常用的降逆利胆药有大黄、黄连、黄芩、龙胆草、茵陈、金钱草、虎杖、蒲公英、枳实、莱菔子、代赭石等，其中大黄苦寒泄下，利胆通腑，为"降阴"之要药，故最为常用。摸索的三个经验方——疏胆降逆和胃汤、疏胆泄热化积汤、清温宁胆安神汤，均以"升阳降阴"为组方思想，并以此加减变化治疗常见胆病及胆腑相关疾病，效果明显。

（4）临床病案举隅

胆囊结石并急性胰腺炎

陈某，女，50岁。2019年5月9日初诊。

主诉：右上腹疼痛1周。

病史：结肠癌伴肝脏转移，手术后3年余。曾在我工作室服用中药调治近3年，病情稳定，症状消除，生活工作如常人。一周前，出现右上腹部剧烈疼痛、呕吐、目黄。2019年5月4日于南昌大学第一附属医院行腹部彩超示脂肪肝、胆总管结石并胆囊炎，结石大小约10mm×6mm。次日再行腹部CT示胆总管结石，急性胰腺炎（轻度）。立即住院行ERCP治疗，取石失败，通知三天后进行腹腔镜手术治疗。术前患者和家属来我诊室强烈要求中医治疗，我答应试治3天。

刻下：右上腹阵发性疼痛，面色稍黄，目黄，精神欠佳，食欲差，恶心欲吐。大便黏滞欠畅，矢气少。睡眠不佳。舌质淡红，苔黄腻，脉细稍弦。

西医诊断：胆总管结石并胆囊炎，急性胰腺炎，结肠癌术后转移。

中医辨证：湿热蕴胆，胆气失疏。

治法：清热化湿，升阳降阴，利胆排石。

选方：经验方疏胆泄热化积汤化裁。

用药：柴胡10g，姜半夏10g，黄芩10g，白芍20g，枳实15g，大黄5g（后下），太子参15g，虎杖15g，郁金15g，蒲公英20g，金钱草30g，鸡内金10g，生甘草6g。3剂。

二诊：5月13日。服药3剂后即腹痛消失，目黄见退。5月12日于南大一附院行胆囊无痛大EUS检查示：胆管已无结石，胆总管轻度扩张，胰腺正常。血生化检查正常。胃无不适，大便稍黏滞不畅，一日1～2次。舌质淡红，苔薄黄稍腻，脉细略弦。中病即止，故复以经验方扶正抑癌汤加减，以清热利湿，扶正抗癌。

处方：黄芪20g，白术10g，太子参10g，山药10g，当归10g，鸡内金10g，黄精10g，绞股蓝20g，灵芝10g，枳实20g，半枝莲20g，白花蛇舌草20g，龙葵10g，白英10g，金钱草20g。21剂。

三诊：7月1日。已无明显不适症状，食纳较少，大便调。舌质淡红，苔薄黄，脉沉细。继续服扶正抑癌汤治疗。随访3年，胆病无复发，无不适症状。

按语：患者服药3剂，花费98元，胆总管结石和急性胰腺炎即被完全治愈，避免了手术的痛苦和经济损失，这是一个中医治急症重症的典型案例。首先该患者为一个结肠癌伴肝脏转移术后 3 年多的患者，3 年来一直在我的工作室予中药调理，病情稳定，生活质量良好。本次出现胆总管结石并发急性胰腺炎，情况危急而住院治疗。患者于医院行无痛取石失败后需要有创手术取石，患者惧怕手术而强烈要求中医治疗。我遵循"顺而已"治疗思想，顺循胆"阳升阴降"之生理特性，以经验方疏胆泄热化积汤化裁，"升阳降阴"以治胆病。方中柴胡、郁金疏肝利胆，升发疏散肝胆之气；大黄、虎杖、黄芩、蒲公英、金钱草、鸡内金等清热利湿，利胆排石，通腑降浊；芍药、甘草缓急止痛；半夏消痞散结兼以和胃；另加太子参健脾扶正。阳化气，阴成形，湿热蕴结于胆，日久而成有形之结石，故治疗宜升发胆阳之气，以促进胆汁排泄运行，同时以清利之药通腑降浊排石，升降合用，以顺胆腑之生理特性，故能达到药到病除。

3. "顺性而治"胃病

（1）胃的生理特性

1）古籍对胃生理特性的认识：历代医家对胃的生理特性有不少精辟的论述，大致有以下几个方面。

一是胃体阳而用阴。脾胃阴阳"体用"理论源于《内经》，在《素问·金匮真言论》中说："言人身之脏腑中阴阳，则脏者为阴，腑者为阳。"后世对脾胃阴阳理论多有发挥，清代盱江医家喻嘉言的《医学法律·中寒门方》中说："人身脾胃之地，总名中土，脾之体阴而用则阳，胃之体阳而用则阴。"《医门法律·黄疸门》说："脾之土，体阴而用则阳；胃之土，体阳而用则阴。两者和同，则不柔不刚，胃纳谷食，脾行谷气，通调水道，灌注百脉，相得益彰，其用大矣。"喻嘉言首次提出"脾之体阴而用则阳，胃之体阳而用则阴"，简明扼要地概括了脾胃的生理病理特性。脾在脏为阴，主运化而升清，以阳气用事，故曰"体阴而用阳"；胃在腑为阳，主受纳而降浊，以阴津为养，故曰"体阳而用阴"。后世医家在此基础上不断加以完善，如叶天士在《临证指南医案》中说"太阴湿土，得阳始运；阳明燥土，得阴自安"，并确立了脾胃分治的脾胃病治疗原则。

二是胃气以通降为顺。胃为"太仓"，《素问·五脏别论》曰："水谷入口，则胃实而肠虚；食下，则肠实而胃虚。"通降是胃虚实交替的生理基础。叶天士在《临证指南医案》中说"脾宜升则健，胃宜降则和"，精辟地概括了同居中焦的脾与胃的生理特性。吴鞠通在《温病条辨·中焦篇》中说"盖胃之为腑，体阳而用阴，若在无病时，本系自然下降"，指出了胃腑在生理情况下具有自然下降之特性。脾气上升可输布水谷精微，胃气下降可传导食糜糟粕。在整个过程中，胃气都应该保持向下运动的趋势以维持胃肠道的通畅，胃气通降，胃才能受纳而不断推陈出新。

三是胃喜柔润而恶燥。胃喜柔润，如《临证指南医案·脾胃》说："太阴湿土，得阳始运；阳明燥土，得阴自安。以脾喜刚燥，胃喜柔润故也。"指出脾与胃一阴一阳、一湿一燥，各有其生理特性。《张聿青医案·噎膈》说："饮食噎塞，则饮汤以润之，噎塞立止，此即胃喜柔润之明证。"以实例说明胃喜柔润的特性。胃恶燥，如《删补名医方论》注解香薷饮时说"胃恶燥，脾恶湿"；《重订通俗伤寒论·六经病证》说"胃恶燥，宜清宜润；脾恶湿，宜温宜燥。"以上皆阐述了"胃恶燥"的生理特性，并都与"脾恶湿"相互对比而论。

2）对胃的生理特性新认识：我在学习老师王琦院士体质学说的基础上，进一步探讨人体胃的生理特质的差异性，在做了大量文献研究和大样本人群调查的基础上，于2005年首先提出胃质学说。《内经》是胃质学说的理论渊源，《灵枢·论痛》说："筋骨之强弱，肌肉之坚脆，皮肤之厚薄，腠理之疏密，各不相同……肠胃之厚薄坚脆亦不等。"《灵枢·本脏》说："脾合胃，胃者，肉其应……肉䐃坚大者胃厚，肉䐃么者胃薄""肉䐃小而么者，胃不坚""肉䐃不称身者，胃下"。《灵枢·论痛》说："胃厚色黑、大骨及肥者皆胜毒，故其瘦而胃薄者皆不胜毒也。"并明确指出人体"肠胃之厚薄坚脆亦不等"的观点，这也是关于胃质差异的最早论述。我经过临床长期的观察和调研，发现人群中胃腑存在着结构和功能的差异，有寒热虚实之不同，从而提出"胃质"概念。胃质是指胃的形态和功能相对稳定的特质，大致可分为胃正常质、胃气虚质、胃阳虚质、胃阴虚质、胃气郁质、胃蕴热质、胃湿热质和胃血瘀质八种，胃质不仅可分、可辨，而且还可调、可养、可护。

我们的研究发现，不同胃质特性的人对疾病的易感性和倾向性是不同的。比如气郁质者，易发生肝胃不和证；湿热质者，易发生中焦湿热证；蕴热质者，易发生胃火炽盛证；血瘀质者，易发生胃络瘀阻证；气虚质者，易发生中气下陷证；阴虚质者，易发生胃阴亏虚证；阳虚质者，易发生中焦虚寒证等。因而在临床诊疗过程中，要善于辨别患者体质、胃质，并能顺应不同的胃质情况，因胃而异、因人制宜地制定最适宜的治疗、调护方案。

（2）"顺性而治"胃病的心得体会

胃以通降为顺。包括胃气宜降、胃食宜降、胃酸宜降、胃火宜降。胃气不降，则易出现嗳气、呃逆、恶心、干呕等症；胃食不降，则易发生呕吐、反胃、嗳腐等症；胃酸不降，则易引起反酸、口酸、烧心、咽喉灼热等症；胃火不降，则易导致口臭、口疮、口渴、牙龈肿痛等症。其中又以胃气宜降为主导，因胃气上逆则易带动胃食、胃酸、胃火等上犯而引发一系列症状。在治疗思路、方法上皆应顺从胃的生理特性，以通降为大法。通降胃气是董建华教授治疗胃脘痛的最宝贵经验，他认为胃为水谷之腑，以通为用，以降为顺，通降是胃的生理特点的集中体现，只有保持舒畅通降之性，才能奏其纳食传导之功。胃降则和，不降则滞，反升则逆。他总结了治疗胃脘痛的通降十法，即理气通降、化瘀通络、通腑泄热、降胃导滞、滋阴通降、辛甘通阳、升清降浊、辛开苦降、平肝降逆、散寒通阳，至今仍有重要的指导意义。

胃以滋润濡养为喜，以燥热伤阴为恶。若嗜食辛辣、炙烤、燥热之品，极易伤及胃阴，使胃肠干燥而失于濡润，发生饥而不欲食、食而不能纳、纳而不能运，出现痞满纳呆、嘈杂烧心、口干咽燥、大便秘结、舌红少苔等症。故治疗上应特别注意润养胃阴，治以养阴生津润胃兼以清热，常选用甘平、酸甘、甘凉之品，如西洋参、太子参、沙参、麦冬、生地黄、玉竹、天花粉、芦根、白芍、石斛等，可选用益胃汤、沙参麦冬汤、六味地黄丸等方。我在治疗萎缩性胃炎、胃癌术后等疾病时，十分注意保正气、保胃气、保阴津，常选用养阴润燥、益胃生津之药。胃为燥土，尤易化燥，故在治疗胃病时慎用辛温香窜苦燥之品；若兼有脾湿之证时，则宜权衡脾胃湿燥之平衡，虽用之也不宜量过大、时过长，以免损伤胃阴。

人的胃质有异，在治疗、调养上应该特别遵循因人而异、因胃而异、辨证论治的原则。如胃气郁质者，调养时宜疏肝解郁、行气和胃，选用逍遥散、越鞠丸、柴胡疏肝散等；饮食上，可选用大麦、萝卜、荞麦、豆豉等具有理气解郁、调理脾胃功能的食物；在心理方面，应慢慢养成豁达乐观的精神，并通过坚持体育锻炼来舒畅情志、调畅气机。胃湿热质者，调养时宜清化湿热、运脾助胃，选用连朴饮、甘露消毒丹、泻心汤等；饮食上尤应戒烟酒，尽量少吃辛辣燥烈之食物，宜多食薏苡仁、赤小豆、绿豆、冬瓜等清热利湿之品。胃蕴热质者，调养时宜清泄胃热、育阴养胃，选用泻黄散、清胃散等；饮食上忌食辛辣、炙烤等劫阴耗液之品，宜多食苦瓜、青菜、莴笋、西瓜、冬瓜等清淡甘寒之蔬菜瓜果。胃血瘀质者，调养时宜活血化瘀、通经活络，选用失笑散、血府逐瘀汤，或单独服用三七粉等；饮食上可选黑豆、山楂、茄子、木瓜、黄酒等具有活血化瘀功效的食物；此外，坚持一定强度的体育锻炼，有助于促进血液循环，加快气血的运行。胃气虚质者，调养时宜健脾益胃、培补中气，选用补中益气汤、四君子汤等；饮食上不宜过于滋腻，而应多食山药、扁豆、黄鱼、鸡肉、牛肉等具有补益中气之食物。胃阴虚质者，调养时宜生津养胃、滋阴清热，选用益胃汤、麦门冬汤、沙参麦冬汤等；饮食上忌食辛辣燥热之品，应多食银耳、梨、甘蔗等益胃生津之品；同时应避免汗出过多而使阴液损伤加剧。胃阳虚质者，调养时宜温补中阳、建中温胃，选用理中丸、黄芪建中汤等；饮食上忌食生冷寒凉油腻之品，应食羊肉、狗肉、黄鳝、虾、刀豆、韭菜等温补中阳之食物。

（3）临床病案举隅

疣状胃炎，结肠息肉（胃肠血脉瘀阻证）

廖某，女，64岁。2010年3月10日初诊。

主诉：胃脘刺痛、胸闷不适2年。

现病史：患者性格内向，忧虑多愁。近4年来，经省级医院检查，陆续发现有"脑垂体瘤""甲状腺囊肿""子宫颈息肉""结肠多发性息肉""疣状胃炎（病理：糜烂性胃炎，中度肠上皮化生，幽门螺杆菌阳性）"。每年CT检查，脑垂体瘤有不断增大趋势，结肠息肉年年在内镜下摘除，年年复查又有多个新的息肉生长。疣状胃炎屡经西医和中医治疗无效，胃体黏膜痘疹样隆起日益增多。自春节以来症状加重，经朋友介绍来国医堂诊治。

刻下症：胃脘胀闷隐痛，左胁刺痛，胸闷，嗳气频繁，肠鸣，腹部时聚包块。形体消瘦，面色苍黄，情绪忧郁，愁眉苦脸，喜叹气，大便时溏，纳少，夜寐不宁。舌质暗红，舌下络脉曲张，苔薄黄，脉细稍弦。

西医诊断：疣状胃炎，结肠息肉。

中医辨证：肝郁气滞，胃肠血瘀。

辨体：气郁、血瘀质。

治则治法：疏肝理气，活血化瘀。

处方：血府逐瘀汤加减。

柴胡10g，白芍12g，枳壳15g，红花6g，当归10g，川芎8g，赤芍12g，石见穿15g，三七3g，刺猬皮10g，五灵脂10g，蒲黄10g，姜半夏10g，黄芪15g，郁金10g，鸡内金10g。7剂。

二诊：2010年3月20日。胃胀、胁痛好转，纳稍增，寐差，神疲。守前方：去川芎，加夜交藤30g，酸枣仁15g。14剂。

三诊：2010年4月3日。脘腹胀痛已减轻，但时有烧心、心烦、手心热，舌质暗见好转，脉细弦数。守前方：去黄芪、半夏，加丹皮10g，山栀8g，北沙参15g。14剂。

四诊：2010年4月17日。胃热、心烦、手心热缓解，寐好转，精神见好，大便溏，一日数次，时头晕头痛，嗳气仍频。守前方：去五灵脂、蒲黄，加茯苓20g，延胡索15g。14剂。

后续治疗一：以上方为基本方随症加减治疗4个半月，症状逐渐减轻。7月28日回原医院复查脑CT及肠镜：脑垂体瘤未见增大，结肠未见有息肉生长。患者十分高兴，精神振作，治疗信心大增，仍坚持治疗。因被单位返聘工作，煎药不便，改服中药颗粒剂。

处方：黄芪 15g，太子参 10g，当归 10g，赤芍 10g，丹参 10g，半夏 8g，石见穿 15g，蒲公英 15g，刺猬皮 6g，王不留行 10g，夜交藤 15g，土茯苓 15g。

后续治疗二：在前方基础上加减变化治疗 4 个月，症状基本消失，纳佳，寐安，便调，体重增加 3.5kg。12 月 29 日复查胃镜，结果为"非萎缩性胃炎，胃体疣状物消失，胃窦黏膜光滑，幽门螺杆菌阴性"；病理切片诊断为"浅表性胃炎，轻度肠上皮化生"。病已基本痊愈，为了防止复发，再嘱服用 2 个月逍遥丸、猴菇菌片，并隔日服三七粉 2g。

评析：体质是形成"证"的生理病理土壤，胃质的类型与胃病的证型之间有着密切的联系，体质与胃质常常决定疾病的证候类型。患者全身多处有血瘀阻滞，且反复发生，由此可见患者体质为"血瘀质"。血的运行有赖于气的推动，气行则血行，气滞则血滞，患者素来性格内向，情绪忧郁，好愁易悲，以致肝气郁结，气机不展，故时常胸闷喜叹、嗳气频繁、肠鸣不休、腹聚包块等，依此又可以判断其为"气郁质"体质。患者由气郁致血瘀，形成了"气郁兼血瘀"体质，并且成为所患全身多处增生性病变的生理病理基础。所以治疗的全过程，始终紧紧抓住气滞血瘀这一主病机，在疏肝解郁的基础上，或活血散瘀，或破血逐瘀，或软坚化瘀，经过 10 个月的治疗，终于获得气行瘀除的良好效果。俗话说"江山易改，本性难移"，体质的纠正是长期的、艰难的，所以在疾病基本治愈后，仍要求患者坚持服用逍遥丸、三七粉等行气活血药，并嘱精神及生活调摄，以防复发。

4. "顺性而治"脾病

（1）脾的生理特性

1）古籍对脾生理特性的认识：中医古籍中关于脾脏生理特性的论述主要可以归纳为以下几个方面。

一是以升为健。《素问·经脉别论》曰："饮入于胃，游溢精气，上输于脾，脾气散精，上归于肺。"脾气的运动特点以上升为主，脾气得升则运化健旺，水谷精微上输于肺而布散至全身。故《临证指南医案·脾胃》说："脾宜升则健。"《素问·金匮真言论》言："阴中之至阴，脾也。"脾之体为阴，但脾气脾阳则以升为健，故喻嘉言说："脾体阴而用阳。"《重订通俗伤寒论·六经病证》说："脾为阴脏，宜健宜升。"《理瀹骈文》说："脾为至阴，喜升喜刚燥。"以上均指出了脾为阴脏，同时具有喜升和喜刚燥的生理特性。脾、胃同居中焦之位，胃纳脾运，脾升胃降，是全身气机升降之枢纽。

二是喜刚燥而恶湿。《素问·宣明五气》曰"脾恶湿"，后世据此加以阐发。《临证指南医案·脾胃》说："以脾喜刚燥，胃喜柔润故也。"《医林绳墨》曰："然脾居中焦，主腐熟水谷，喜温而恶寒，喜燥而恶湿。"《医门法律·水肿门》曰："脾喜燥恶湿，脾湿有余，气不宣通，即是脾中健运之阳不足，先加意理脾之阳。"指出脾宜燥不宜湿，若脾为湿邪所困，则中焦气机不畅；若脾阳为湿邪所伤可致脾阳不足，治疗上应该先补脾阳，升脾气。《重订通俗伤寒论·六经病证》说："脾恶湿，宜温宜燥。"指出治疗脾病，应以温脾燥湿为主。《医方考》卷三说："脾喜燥而畏湿，故用白术燥脾，茯苓渗湿。"指出治疗脾病时应选用甘温甘淡之药燥湿利湿，以顺脾之特性。

2）对脾生理特性的新认识：脾胃一体，可分不可离。

《素问·灵兰秘典论》曰："脾胃者，仓廪之官，五味出焉。"脾胃为中土，主司食物的消化、吸收和代谢，是一个不可分割的整体，即"脾胃一体"。后世医家对脾胃的生理功能和特性有不少的论述，特别是清代叶天士对脾胃的生理特性做了精辟的概括。他在《临证指南医案》中指出："纳食主胃，运化主脾。脾宜升则健，胃宜降则和。""太阴湿土，得阳始运；阳明燥土，得阴自安。"阐明了脾胃的生理特性及"脾胃分治"的基本思想，为后世提供了治疗脾胃病的思路与方法，为我们留下了宝贵的治疗经验。但叶氏学术观点只突出了脾胃功能特性的对立性，而忽略了脾胃功能特性的统一性。脾胃同属于土，土爱稼穑，具冲和之德，脾胃的阴与阳、纳与运、升与降、润与燥既是对立的又是统一的，是互根互用的，可分不可离的。"胃为水谷之海""脾为消化之器"，胃纳与脾运，胃纳是指胃对食物的接受、容纳和腐熟消磨作用，脾运是指脾对食物的消化、吸收和对水谷精微的转输、转化、生化作用；胃纳为脾受盛水谷，脾运为胃输布精微；脾与胃互为表里，纳运相助，整个消化吸收活动才能得以完成。又如脾升胃降，升与降是脾胃运动矛盾统一体的两个方面，脾升是指脾摄取水谷之精微上输于心肺，布散运行于全身；胃降是指胃气将经过初步消化的食物下移于肠，以保持肠胃的虚实更替，并将糟粕由大肠排出体外。清气上升，浊气才能下降；浊气下降，清气才能上升。浊气得降，胃方可受纳；清气得升，脾才能运化。升降相因，相反相成，协调一致是脾胃纳运的前提条件。再如脾湿胃燥，脾为湿土，体阴用阳；胃为燥土，体阳用阴。脾胃之间阴阳相依、燥湿相济。脾湿的健运，有赖于胃阳的温煦；胃燥的受纳，有赖于脾阴的滋润，胃润脾燥，相互为用，相反相成，保证了胃纳脾化的顺利进行。《医方考》说："脾之湿，每赖胃阳以运之；胃之燥，又借脾阴以和之。是二者有相需之用。"由此可见，脾胃之间的阴与阳、纳与运、升与降、湿与燥既是矛盾的，更是统一的，正所谓"言脾必不离胃，论胃必不离脾"。即"脾胃一体""可分不可离"，两者相互为用、相反相成，共同维持着一种动态的平衡关系。

（2）"顺性而治"脾病的心得体会

脾主升清，宜升则健；脾为阴土，喜燥恶湿。治疗脾病，当顺从此两个生理特性。脾为仓廪之官，为气血生化之源，脾运化水谷、运化水湿的功能必须有赖于脾气的推动、脾阳的升蒸；若脾气虚弱、脾阳不足，则运化水谷的功能下降，水谷精微不能上输于肺布散至全身以营养机体，从而出现神疲乏力、少气懒言、面色无华、头晕目眩、体瘦形羸等全身气血虚损性病变，也就无法维持机体正常的生命活动；甚则导致脾气下陷，升举无力而引发内脏下垂，如胃下垂、胃黏膜脱垂、直肠脱垂、子宫脱垂等。同时，若脾气、脾阳虚弱，脾气不升，脾阳不振，则脾运化水湿的功能减弱，水湿不能正常蒸腾、输布、排泄而停聚于脾、胃、肠，甚至弥漫于三焦，而出现头重昏沉、倦怠困重、食欲不振、泄泻等各种病症。因此，根据脾的生理特性，脾病的治疗应以升清健脾、燥湿运脾为主线。常选用黄芪、人参、太子参、白术、党参、五味子、甘草、山药等健脾益气，葛根、升麻、柴胡、荷叶等升提阳气，方选四君子汤、补中益气汤等。燥湿（利湿）运脾，常选用苍术、薏苡仁、茯苓、半夏、蔻仁、陈皮等药，方选平胃散、胃苓汤、连朴饮等。

脾主运胃主纳，脾主升胃主降，脾宜燥胃宜润，所以有医家主张"脾胃分治"，而我们认为更需要重视"脾胃合治"。因为脾胃同为中焦，可分不可离。脾胃病多是病程日久，脾病及胃，胃病及脾，往往是脾胃同病；治疗时要脾胃两顾，纳运同理。治疗胃纳呆滞，或消导开胃，或芳香开胃，或酸甘开胃，但必须兼以健脾助运，脾运健才能胃纳佳；治疗脾失健运，或祛湿助运，或益气助运，或温中助运，但必须兼以开胃助纳，胃气和才能脾气旺，正如当代脾胃学家张海峰教授所言"补脾必先开胃"。香砂六君子汤就是一张燮理纳运、脾胃同治的代表方，其中党参、白术、茯苓、甘草健脾益气以助运，木香、砂仁、半夏、陈皮理气和胃以助纳。脾升胃降，生理上升降相因、相反相成，病理上又可相互影响，浊气不降则清阳难升，清气不升则浊阴难降，所以治疗脾胃病要权衡升降，升降相伍，在通降药中佐以升散，在升清剂中少佐通降，使降中有升，升中有降，升降相宜。如补中益气以升麻配枳壳、疏肝理气以柴胡配枳实、清泄郁热以吴萸配黄连、化湿除浊以菖蒲配厚朴、清肠止泻以葛根配黄芩等。湿易伤脾，燥易伤胃，但并不是燥湿绝对分明，临床时常可见到脾胃燥湿相兼之证，燥湿相兼须燥湿同治，如《金匮要略》中的麦门冬汤，润燥的麦冬与燥湿的半夏同用，是一张燥湿同治的代表方剂。

吴鞠通说"中焦如衡"。"衡"是中焦脾胃的一个重要生理特征。脾阴胃阳，脾升胃降，脾湿胃燥，脾运胃纳，两者既是矛盾对立运动，又保持着动态的相对平衡，包含了阴阳平衡、升降平衡、纳运平衡、湿燥平衡、寒热平衡、气血平衡等。脾与胃，一脏一腑，一阴一阳，一纳一运，一升一降，相辅相成，协调平衡，维持着人体正常的食物消化吸收和物质代谢生理功能。中焦衡则脾胃健，脾胃健则气血充，气血充则脏腑安定，身体康健。所以说，脾胃为中，贯通上下，是人体生命活动的平衡之枢。依据"脾胃一体""中焦如衡"这一特性，我倡导的脾胃病治疗"衡法"，包括燮理纳运、斡旋升降、权衡润燥、平衡寒热、平调气血、兼顾虚实、调畅气血、调和脏腑、调谐心身、协调内外等十个方面，经过几十年的临床运用，取得良好的治疗效果。

（3）临床病案举隅

胃黏膜脱垂症

熊某，男，45 岁。2017 年 7 月 3 日初诊。

主诉：胃脘胀满隐痛 1 年余。

病史：近 1 年来，患者胃脘胀满隐痛反复发作，初起时症状较轻，未予治疗，后呈渐进性加重。到医院做胃镜检查示：胃窦黏膜脱垂（幽门梗阻），非萎缩性胃炎伴胃窦糜烂。经西药治疗 2 个月，病情无明显改善，转中医治疗。

刻下：胃脘部胀满隐痛，按之疼痛加重，伴嘈杂、嗳气、口苦、口臭，偶有反酸。进食后胀满加重，时有恶心欲吐。纳差，消瘦，寐一般，精神疲惫，面色萎黄。小便平，大便溏薄。舌质淡，舌体胖大齿痕明显，苔黄白相兼偏厚，脉细弱。

西医诊断：胃黏膜脱垂，非萎缩性胃炎伴胃窦糜烂。

中医辨证：脾虚气陷，胃浊上逆。

治法：治分两步，先和胃降逆，平调寒热；再健脾益气，升阳举陷。

选方：先予经验方和胃调中汤加味。

处方：姜半夏 12g，黄连 5g，黄芩 10g，党参 15g，干姜 4g，白术 15g，大黄 3g，蒲公英 20g，五灵脂 10g，蒲黄 10g，木香 10g，厚朴 12g，海螵蛸 15g。14 剂。

医嘱：控制饮食，少食多餐，忌烟酒刺激。

二诊：2017 年 7 月 17 日。服药半月，诸症见缓，食纳增，胃脘隐痛，大便仍溏薄。舌脉如前无明显变化。守上方，加枳壳 15g，延胡索 15g。14 剂。

三诊：2017 年 8 月 1 日。服药 1 个月后，诸症明显改善，已无疼痛、嘈杂、嗳气、反酸，无口苦口臭，大便黏滞不畅。仍精神疲惫，面色萎黄，胃脘有坠胀感。舌质淡，舌体胖，苔白腻，脉细无力。

处方：补中益气汤加味。

黄芪 30g，白术 15g，陈皮 12g，党参 15g，升麻 6g，柴胡 6g，当归 10g，苍术 10g，蒲公英 20g，大黄 3g，白及 8g，枳壳 30g，海螵蛸 15g。21 剂。

四诊：2017 年 8 月 15 日。服上药后，精神好转，疲惫较前改善，面色转好，大便好转。舌质淡，苔薄白，齿痕变浅。以上方继续加减治疗21天后，复查胃镜示：慢性非萎缩性胃炎。经过2个多月的治疗，胃黏膜脱垂及胃窦糜烂均消失，患者心情大好。嘱其购买补中益气丸继续服用1个月，以巩固疗效。

按语： 胃窦黏膜脱垂系胃窦黏膜皱襞经幽门管脱垂入十二指肠球部，导致胃的排空障碍。其发生机制是胃黏膜水肿，黏膜或黏膜下层增生，黏膜下结缔组织松弛等所致。中医常见证型，有湿热内蕴、脾虚气陷、气滞血瘀等。本例患者为脾虚、蕴热、气陷、气逆、血瘀夹杂，既有嗳气、反酸、恶心等浊气不降、胃气上逆症状，又有痞满、溏泻、神疲、胃黏膜下垂等清阳不升、中气下陷的症状。治疗上遵循"急则治标，缓则治本"的原则。先用和胃调中汤脾胃同治，以助脾和胃、平调寒热、清化湿热、行气降逆、活血化瘀。标证解除后，再予健脾益气，升阳举陷，以治其本。中气下陷，常见疾病有胃下垂、脱肛、肾下垂、子宫脱垂等，脾气下陷也是本例胃黏膜脱垂的主要病机之一。本案自始至终均顺从了脾胃的生理特性而论治，先是顺从"脾胃一体""中焦如衡"之性，以衡法代表方和胃调中汤平调平治脾胃寒热、虚实、气血，以消除不适症状，恢复中焦纳运功能。后是顺从"脾气宜升""胃气宜降"之性，以补中益气汤健脾益气、升阳举陷，方中既有黄芪、柴胡、升麻升提脾阳之药，又有小剂量大黄和大剂量枳壳通降胃浊之药，以达升降相宜，相反相成之效。

5. "顺性而治"肠病

（1）肠的生理特性

1）古籍对大小肠生理特性的认识

《内经》称小肠为"受盛之官"，小肠以通降为顺。《灵枢·平人绝谷》曰："胃满则肠虚，肠满则胃虚，更虚更满，故气得上下，五脏安定。"认为胃肠运动是虚实交替，上下通畅的。《脏腑性鉴·小肠腑性》说："小肠体性，顺则分理，滞则难化。"指出小肠应保持"顺畅"之性。《类经》云："小肠居胃之下……而分清浊，脾气化而上升，小肠化而下降。"认为小肠具有"下降"之性，并与脾气"上升"之性进行对比，指出小肠具有"分清浊"的生理功能。当代学者根据小肠"泌别清浊""受盛化物"的生理功能，提出了小肠具有"升清降浊"的生理特性，而小肠这一特性从本质上是脾主升清和胃主降浊功能的具体体现。

大肠为"传导之官"，理当以通降为顺。比如《本草求真》云："肠以通利为尚，与胃宜于降下之意相同。"指出大肠的生理特性为"通利"，并与胃腑通降之性相类。《医旨绪余·下卷》说："大肠……主传送浊秽之气下行，而不使上干于心肺，所谓传泻行道之腑也。"说明大肠传送糟粕之物时，必须通畅下降而不可使秽浊之气上逆干扰脏腑，以免引起疾患。

2）对肠生理特性的新认识

《灵枢·论痛》说"肠胃之厚薄坚脆亦不等"，最早提出了人的肠道厚薄坚脆是不一样的。我在临床研究中发现，每个人的大小肠结构存在着大小、长短、厚薄之殊，机能存在强弱、动静、快慢之别，人与人之间有着一定的差异，从而提出"肠质学说"。肠质是指大小肠在先天遗传和后天获得的基础上形成的形态结构和生理功能相对稳定的特质。肠质大致可以分为肠正常质、肠燥热质、肠气郁质、肠湿热质、肠寒湿质、肠血瘀质和肠特禀质七种。不同肠质的人对疾病的易感性和倾向性亦不同。比如便秘、痔疮、肛裂等多见于肠燥热质者；肠易激综合征、胃肠胀气症等多见于肠气郁质者；痢疾、慢性溃疡性结肠炎、慢性肠炎等炎症性肠病多见于肠湿热质者；肠息肉、结肠癌多发生于肠血瘀质者等。肠病的发生、发展、转归、预后等与不同的"肠质"密切关联，通过顺循肠质的差异特性来制定治疗、调护方案，可以有效地治疗常见的肠腑疾病和预防肠腑疾病的发生与复发。

（2）"顺性而治"肠病的心得体会

大小肠生理特性是以通为用、以降为顺，若食滞不化，或热结腑实，或湿热蕴结，或气机阻滞，或瘀血内阻，都会导致肠道传导失司，通降失常，引起腑气不通，而出现腹痛、腹胀、便秘、下利、积聚等病证。肠道疾病的治疗应顺循肠腑之生理特性，以"通""降"为总法则，肠粪宜降，肠气宜降，肠浊宜降，降才能通，通则能安。如气机阻滞者，选用苏子、枳实、枳壳、厚朴、大腹皮等；食滞不化者，选用莱菔子、槟榔、大黄等；热结肠腑者，选用大黄、虎杖、蒲公英、芦荟等；湿热蕴结者，选用黄连、黄芩、薏苡仁、白头翁、地锦草等；瘀血内阻者，选用大黄、桃仁、莪术、虎杖等。因虚致实所致的便秘、腹胀、腹痛，运用补法时应注意"通补"和"运补"。如气虚者、阴虚者、阳虚者、血虚者，在辨证治疗的基础上都应佐以通降之药，常加用枳实、枳壳、厚朴、陈皮、莱菔子、大腹皮等，使补寓于通，补而不滞。

因肠质不同，肠病的治疗与调养也应当因肠质而异，因人制宜，辨体施治。如肠燥热质者，宜泄热通腑、润肠通便，可选麻子仁丸、增液汤等；饮食上，忌食辛辣劫阴之品。肠气郁质者，宜顺气导滞，选用木香顺气丸、五磨饮子等；多参加运动锻炼舒畅情志、畅达气机。肠寒湿质者，宜散寒化湿、导滞通便，选用胃苓汤等；少吃生冷油腻食物。肠湿热质者，宜清热燥湿、通腑导滞，可选葛根芩连汤、连朴饮等；应戒烟酒，尽量少吃辛辣燥烈油腻之食物。肠血瘀质者，宜行气活血、化瘀通腑，可用少腹逐瘀汤等；应加强运动锻炼，促进气血运行，促进血液运行。

（3）临床病案举隅

不完全性肠梗阻（便秘）

万某，男，66岁，江西南昌人。2018年11月7日初诊。

主诉：大便艰难、腹胀腹痛半个月。

病史：去年5月18日行胃癌（早期）切除术，未行放化疗，病情稳定。半月前，在无明显诱因下出现腹部胀满疼痛，伴呕吐、大便艰难。至南昌大学一附院住院，诊断为"不完全性肠梗阻"，常规治疗效果不佳，建议手术治疗。患者惧怕手术，坐推车来国医堂请求中医治疗。

刻下：下腹部胀满疼痛，可触及拳头大小包块，饮食饮水则呕吐，不能进食。排便艰难量少，矢气少。面黄肌瘦，神疲乏力，皮肤干燥，口干口苦。舌质暗红，苔黄稍腻；脉两寸沉弱，左关浮滑按之无力，右关稍弦。

西医诊断：胃癌术后，不完全性肠梗阻。

辨证：脾胃气虚，肠瘀气滞。

治法：益气助运，导滞通便。

选方：黄芪汤、小承气汤、枳术丸合方加减。

用药：黄芪40g，当归15g，白术40g，陈皮10g，厚朴15g，枳实15g，槟榔10g，大黄6g（后下），蒲公英30g，生地黄15g，生甘草6g。3剂。

二诊：11月9日。服药一剂后，大便即通，排便多次，量多，色黑，大便糊状粘厕。肠鸣、腹胀、腹痛大减，腹部包块见小。不欲吐。仍纳少，精神不佳。舌质暗红，苔黄稍腻。脉寸沉弱，关尺浮滑力弱。守上方，去大黄、槟榔；加西洋参6g，大腹皮12g。4剂。

三诊：11月14日。已出院。大便1日1～2次，质软，色稍暗，大便常规检查无异常。稍有腹胀，无腹痛，有时可触到腹部小包块。能进流食和半流食，精神好转。舌质偏红，苔黄稍腻。脉寸弱，关尺浮稍滑、按之力弱。

处方：西洋参6g，太子参20g，黄芪30g，当归12g，白术30g，茯苓30g，枳实12g，厚朴12g，大腹皮12g，蒲公英30g，炒麦芽15g，炒谷芽15g，焦山楂15g。7剂。

四诊：11月21日。腹胀腹痛、呕吐已消失，腹部包块消失。大便一日1～2次，解之通畅。复查彩超和CT肠梗阻已消除。食纳增，神疲乏力改善，精神转佳。以上方加减，继服7剂以固疗效。随访2年未复发。

按语：大小肠以通为用，以降为顺，故治疗肠病应顺循这一生理特性，以"通降"为大法。肠气宜降、肠粪宜降、肠浊宜降，降才能通，通则能安。本案患者是一个手术后不完全性肠梗阻的老年患者，曾行胃癌切除手术。症见下腹胀满疼痛、呕吐、腹部包块、大便秘结、矢气少等，"痛、吐、胀、闭"比较典型，西医诊断为肠梗阻。患者又有神疲乏力、纳少、消瘦等症，加上既往胃癌手术病史，中医辨为气虚便秘。综合分析：主要为脾胃气虚，胃肠气滞，腑气不通；治当益气助运，导滞通便。方中以大剂量生黄芪、白术健脾益气、助运通便，寓降于升；以当归养血润肠通便，生地黄滋阴清热通便，寓通于补；厚朴、陈皮、枳实、槟榔降气导滞通便；大黄、蒲公英泻下清热通便。全方扶正与祛邪同用，升举与通降并施，但总以顺循肠腑通降之性，以通降为大法。一诊服药后，大便即通，因大黄性寒力猛，故大便通畅后即去之，加西洋参补益气阴。待便通胀除吐止后调整处方，后期治疗以健脾扶正、开胃消食为主，以资后天之本，扶助人体正气。

三、《内经》"一曰治神"治疗思想与"治胃先治神"

《素问·宝命全形论》曰："一曰治神，二曰知养身，三曰知毒药为真，四曰制砭石小大。"《灵枢·本神》云："凡刺之法，先必本于神。"由此可见，《内经》论治的要旨更强调于"治神"，把"治神"置于药、针等治疗方法之先。神，是指精神、情志、心理；治神，就是调治患者的精神、情志和心理，调整患者的神机，达到提高治疗效果的目的。形为神之体，神为形之主，《内经》治疗学从形神合一、心身统一的生命观出发，强调治神在疾病治疗中的重要作用。脾和胃肠与精神情志关系密切，所以治疗脾胃病，首先要重视对患者精神和情志的调治。

（一）《内经》论情志致病

《素问·调经论》曰："夫邪之生也，或生于阴，或生于阳。其生于阳者，得之风雨寒暑。生于阴者，得之饮食居处、阴阳喜怒……"指出了喜怒等情志变化是内伤疾病的重要致病因素之一。情志致病，最易伤神，伤气伤血，扰乱脏腑，导致诸多疾病的发生。脾胃与情志及心理变化关系极为密切，情志紊乱、心理失调是脾胃疾病的主要病因之一。

1. 情志失调最易伤神

神有广义之神和狭义之神。广义之神是生命机能活动的总称；狭义之神是指人的精神活动，包括意识、思维、情感、性格、悟性、智慧等。现代医学名词"心理"，包容在"神"的范畴之内，心理是感觉、知觉、记忆、思维、情感、意志和气质、能力、性格等心理现象的总称。《素问·灵兰秘典论》曰："心者，君主之官也，神明出焉。"认为"心主神"。七情是人体的喜、怒、忧、思、悲、恐、惊七种情志变化，正常情况下，七情是人体对客观事物和现象所做出的七种不同的情感反应，是人的精神（心理）活动的重要内容。当突然的、强烈的或持久的不良情志刺激，如暴怒、狂喜、悲哭、大惊、猝恐、思虑、忧愁等，超过了人体心理承受和调节能力，引起脏腑、气血功能紊乱，就会导致疾病的发生。

七情失调，首先伤神，如《灵枢·本神》说："心怵惕思虑则伤神。""喜乐者，神惮散而不藏；愁忧者，气闭而不行；盛怒者，迷惑而不治；恐惧者，神荡惮而不收。"因为心主神明，七情失调首先伤及心神，如《灵枢·邪气脏腑病形》云"愁忧恐惧则伤心"，心为五脏六腑之大主，"主不明则十二官危"，故《灵枢·口问》说："悲哀愁忧则心动，心动则五脏六腑皆摇。"情志失调则伤神，心神不宁则气血逆乱，脏腑功能失常，疾病由是而生。

2. 情志失调伤气伤血

《素问·八正神明论》曰："血气者，人之神。"气血是精神情志活动的物质基础。情志失调最易伤气伤血，导致气血逆乱，百病由生，正如《灵枢·贼风》中所说："因而志有所恶，及有所慕，血气内乱。"指出由于情感上有所变化，如遇厌恶之事，或有所怀慕而不能遂心愿，引起体内气血逆乱。《素问·举痛论》说"百病生于气"，认为许多疾病的发生，都是由于气机失调而引起的，七情内伤是导致气机逆乱的主要原因之一，正如《素问·举痛论》中所言："怒则气上，喜则气缓，悲则气消，恐则气下……惊则气乱……思则气结。"《素问·阴阳应象大论》说："喜怒伤气。""惊则心无所倚，神无所主归，虑无所定，故气乱矣。"《灵枢·本神》说："愁忧者，气闭塞而不行。"

气为血之帅，气能行血摄血，气机逆乱又可导致血行障碍，血随气逆，如《素问·疏五过论》说："离绝菀结，忧恐喜怒，五脏空虚，血气离守。"《素问·生气通天论》说："大怒则形气绝，而血菀于上，使人薄厥。"

3. 情志失调伤及脏腑

《素问·阴阳应象大论》曰："人有五藏化五气，以生喜怒悲忧恐。"情志活动是以五脏精气作为物质基础的。《灵枢·百病始生》曰："有喜怒不节，则伤脏。"《灵枢·寿夭刚柔》曰："忧恐忿怒伤气，气伤脏，乃病脏。"指出了情志过激可损伤内脏。由于情志在五脏各有所主，所以七情致病，常常是伤及本脏，正如《素问·阴阳应象大论》中所言"喜伤心""怒伤肝""思伤脾""忧伤肺""恐伤肾"。《灵枢·邪气脏腑病形》云："有所大怒，气上而不下，积于胁下则伤肝。"《素问·举痛论》云："悲则心系急，肺布叶举，而上焦不通，荣卫不散，热气在中，故气消矣。"《灵枢·本神》云："脾，愁忧不解则伤意，意伤则悗乱，四肢不举，毛悴色夭。"因为人体是一个有机的整体，脏腑之间相互有密切联系，故情志致病既可伤及本脏，也可能累及他脏，如《灵枢·口问》中所言："悲哀愁忧则心动，心动则五脏六腑皆摇。"

4.情志失调百病由生

精神安定，情志调和，气血正平，脏腑协调，是人体正常生理活动的基础。反之，情志失调必然引起气血逆乱，脏腑功能失常，从而导致众多疾病的发生。正如《素问·通评虚实论》说："隔塞闭绝，上下不通，则暴忧之病也。"《素问·举痛论》说"怒则气逆，甚则呕吐及飧泄。"《灵枢·癫狂》言："狂言、惊、善笑、好歌乐，妄行不休者，得之大恐。"《灵枢·忧恚无言》说："人之卒然忧恚，而言无音。"《灵枢·本神》说："恐惧而不解则伤精，精伤则骨酸痿厥，精时自下。"上述列举的噎膈、呕吐、飧泄、癫狂、失音、痿证、厥证、遗精等都是因于大怒、大惊、大恐、大忧、大悲等情志失常，导致气机紊乱、脏腑内伤而发生的。

（二）胃肠是情绪之镜

心主神志，肝主情志，脾胃为气机升降之枢，故激烈的情志变化和情绪波动，最易伤及心、肝、脾三脏，而导致脏腑气机失调。七情内伤最易导致脾胃气机升降逆乱，主要表现在胃肠功能的改变，如发生痛、痞、吐、泻、噎、噫、哕等病证，所以有人把胃肠称为情绪的"镜子"。正如《灵枢·举痛论》中所言："怒则气逆，甚则呕血及飧泄，故气上矣。"《三因极一病证方论》中所言："若五脏内动，汩以七情，则气痞结聚于中脘，气与血搏，发为疼痛。"

现代研究表明，精神心理与胃肠活动关系密切，社会竞争、工作压力、紧张的生活节奏等都可能引起消化系统的功能紊乱。不良的心理刺激不仅影响胃肠运动功能，还影响消化腺的分泌。精神乐观、情绪稳定可使消化器官活动旺盛，从而促进食欲，有益健康。相反，不良的心理刺激可导致某些消化器官疾病的发生，或致使已患疾病的病情恶化。有学者对精神紧张或情绪负荷下的各种内脏活动，特别是消化道的变化做过系统的观察，在不同的情绪状态中，胃液的分泌、黏膜的血管舒缩和胃壁的运动均有所不同。在愤怒、恐惧、敌意、焦虑、反抗的情绪状态时，胃黏膜出现充血，胃酸分泌增加，食欲明显下降，甚至出现点状出血或糜烂；在严重灾害、恐怖、悲哀、失望情绪之下，胃的全部功能降低，甚至运动和分泌停止；在郁郁寡欢、灰心丧气和激烈体育比赛时，肠蠕动抑制而出现大便秘结。然而，当消除了不良的精神因素，情绪处于愉快、自信、乐观等积极状态时，胃肠功能则协调，糜烂、溃疡可以愈合。又有研究表明，情绪改变可使胃黏膜发红、胃液分泌和胃窦收缩；催眠使酸排量减少和胃肌松弛；遇到工作困难时，可有食管痉挛；震惊时，可即时诱发直肠、乙状结肠收缩及黏膜充血。这些都表明心理和精神因素对胃肠道的影响是十分明显和广泛的。所以柯美云教授认为，"胃肠是人类最大的情绪器官"。

依据心理因素的影响程度，可将胃肠道疾病大致分为三类。第一类是胃肠道神经症，如神经性呕吐、神经性厌食、神经性嗳气、功能性腹泻、习惯性便秘、弥漫性食管痉挛、功能性消化不良、肠易激综合征、胃肠胀气症等，患者多有一定的人格基础和心理障碍，主要表现为各种胃肠道症状，但无器质性改变的证据；或主诉的严重程度与客观检查结果相距甚远，仔细询问多兼有焦虑或抑郁等情绪症状。第二类是心身性疾病，如胃－食管反流病、食管－贲门失弛缓症、胃－十二指肠溃疡、非特异性溃疡性结肠炎等疾病是在一定的人格基础上，经过长期的心理因素作用而导致器质性的改变。第三类疾病为胃肠器质性病变，如慢性萎缩性胃炎、慢性肠炎、胃肠道肿瘤等，虽然与心理因素的关系并不直接，但心理因素也在疾病的发生、发展和转归过程中起一定的作用。

消化系统心身疾病的病种和发病率居内科心身疾病的首位。据 K.Wayne 报道，在心身疾病躯体化症状伴抑郁、焦虑的比例中，功能性胃肠疾病占 50%，居其他疾病之首。国内曾有专家统计，消化系统心身疾病占本系统所有疾病的 42%，而近年来又呈逐渐上升趋势。王伯军等对明确诊断为各种胃肠疾病的 1523 例门诊患者用"Zung 氏自我评定焦虑量表（SAS）"进行评定，其中情绪障碍者 498 例，发生率为 32.7%。《名医类案》卷六中载 30 例胃脘痛病案，其中半数以上因情志剧烈波动而引发或复发，许多患者性情急躁、易怒、多思虑。《临证指南医案》中有 47 方治疗胃脘痛，其中 16 方与情志有关，如因"饮食动怒""惊恐嗔郁""情志郁勃拂逆""素体多怒""思虑郁结"等种种原因而发病。

临床观察表明，长期精神紧张、焦虑或情绪波动的人易患消化性溃疡。有报道，精神刺激在消化性溃疡的发病中占全部患者的 5.4% ～ 20.5%。经常处于精神高度紧张状态的职业人群，如司机、医生等容易患溃疡病。高玉德通过对 275 例慢性胃炎与情志关系的探讨，发现其病因多为情志失调造成，约占 64.73%，且胃炎症状反复发作者亦多由情志刺激引起。在胃－食管反流患者中，25% ～ 50% 有自主神经功能异常。有报告，在该病的中医辨证分型中，肝胃不和型占 71.4%，肝郁脾虚型占 28.6%。肠易激综合征（IBS）发病与精神情志关系更为密切，患者伴有焦虑、恐惧，甚至神经质、癔症、妄想对抗等精神异常是其他疾病的 3 倍，精神状态改变可诱发 IBS 症状，65%IBS 患者的精神症状出现在肠道症状之前；半数 IBS 患者的首发病前会遭遇应急事件，超半数患者因应激事件而加重。

（三）情志伤脾胃机理

七情内伤，可直接伤及脾胃，也可先伤肝、心，而后影响脾胃。常见的病因病机有七情伤胃、思虑伤脾、肝郁犯胃、心病及胃等。

1. 七情伤胃

大悲大怒，可致人体气机逆乱，胃气失和，通降失司，而发生胃痛、胃胀、呕吐、吐酸、嗳气等症。尤其是胃气郁质者，平日多性情抑郁，多愁善感，或性情急躁；情绪波动时，则更易诱发胃病发生。正如《医学正传·胃脘痛》中所说："胃脘当心而痛……七情九气触于内之所致。"

2. 思虑伤脾

思为脾之志，《素问·阴阳应象大论》中有"思伤脾"。若思虑太过，"思则气结"，致脾气郁结，中焦气滞，水谷不化，而见胃纳困滞、脘腹胀满。脾失健运，水湿不运，可聚湿生痰，气痰互结，阻碍气机，又可致胃脘痞满。

3. 肝郁犯胃

肝主疏泄，调畅情志，七情所伤，最易伤肝；或因郁致病，或因病致郁，气滞郁结，气机逆乱，横逆乘脾犯胃，导致肝脾不和或肝胃不和，如《素问·六元正纪大论》所说："木郁之发，民病胃脘当心而痛。"林珮琴在《类证治裁·痞满》中所说："暴怒伤肝，气逆而痞。"胃肠疾病的发生发展与肝郁气滞关系十分密切，故《临证指南医案》说："肝为起病之源，胃为传病之所。"

4. 心病及胃

心为君主之官，通过主神志及主血脉功能联络、调节脾胃的生理活动。情志致病，多伤心神，如《类经》曰："情志之伤，虽五脏各有所属，然求其所由，则无不从心而发。"《灵枢·口问》曰："悲哀愁忧则心动，心动则五脏六腑皆摇。"心神不宁，脾胃气血则失调，也常常导致胃肠功能障碍。心神不安，夜寐难安，胃不和卧不安，卧不安胃难和，故称"心胃相关"。

现代医学研究表明，胃肠功能的调节是包括了中枢神经系统、植物神经系统、肠神经系统、内分泌系统和效应系统在内的"脑–肠轴"共同作用的结果。大脑有重要的胃肠道功能调节作用，脑–肠的相互作用是通过迷走神经、骶部副交感神经和交感神经到达肠管的。经研究表明，强烈持久的精神刺激引起的情绪变化，能直接影响大脑皮层对皮层下中枢的控制，并通过神经体液机制的改变而扰乱胃的正常功能，引起壁细胞与 G 细胞受刺激而大量分泌胃酸，亦可导致肾上腺皮质激素分泌亢进，促使胃酸与胃蛋白酶增多，损伤胃黏膜而发生坏死、出血和糜烂，甚至溃疡。同时，由于长期情绪障碍可致下丘脑功能紊乱，通过神经内分泌的作用使胃、肠黏膜血流减少，黏膜防御机能降低，黏膜缺血而发生各种病变。

脾胃疾病的情志失常，有些是因郁致病，有些是因病致郁。因郁致病者，往往是由于思虑过极以致脾气结滞，或忧愁不解以致肝气郁结，气机失畅，升降失司，脾胃纳运失常，而发生胃脘作痛、嗳气泛酸、食欲不振、胸满痞闷、肠鸣腹痛、大便溏泄等症。因病致郁者，常因不能进食、恶心、呕吐、腹痛、腹泻、便秘等症状造成忧愁苦闷、焦虑恐惧，情绪变化而致气机抑郁，脾胃运化失司，纳呆食少，消瘦虚弱。

（四）治胃以治神为先

治神，常常采用精神疗法。精神疗法也叫情志疗法、心理疗法，它是通过医者的言、行、情、志等影响病人的认知、情感和行为，以达到治疗目的的方法。

脾胃病的发生与情志关系密切，所以治疗脾胃病就必须重视精神情志的调节。《素问·五脏别论》曰："凡治病必察其下，适其脉，观其志意，与其病也。"强调诊治疾病要注意患者的心理状态。《素问·汤液醪醴论》曰："精神不进，志意不治，故病不可愈。""嗜欲无穷而忧患不止，精气弛坏，营泣卫除，故神去之而病不愈也。"指出消极的或病态的心理因素是造成疾病难以治愈的重要原因。所以治病时首先要调治患者的精神心理状态，正如《青囊秘录》中所说："善医者先医其心，而后医其身。"李东垣说："治斯疾者，惟在调和脾胃，使心无凝滞，或生欢欣，或逢喜事……或眼前见欲爱事，则慧然如无病矣，盖胃中元气得舒伸也。"先贤们的治疗经验，值得我们学习与借鉴。

治神，首先要与患者建立良好的医患关系。孙思邈在《大医精诚》中说："凡大医治病……先发大慈恻隐之心，誓愿普救含灵之苦。若有疾厄来求救者，不得问其贵贱贫富，长幼妍蚩，怨亲善友，华夷愚智，普同一等，皆如至亲之想。"医生对患者进行心理治疗，必须要有"五心"，即仁心、平心、静心、耐心、匠心。一是仁心，要富有同情心，把患者当亲人，关心患者的痛苦，尽心尽力地去解除患者的痛苦；二是平心，要平等对待所有的患者，不可居高临下，不可昂首戴面，应心平气和地与患者交谈，拉近医患距离，消除心理隔阂，这样才能听到患者的真话、心里话；三是静心，要静心倾听患者的诉说，即使是诊务繁忙、门庭若市，也要静下心来与患者交谈，从而取得患者的信任，找到情志不遂的真正原因；四是耐心，治神就是做耐心细致的思想工作，胃肠功能性疾病患者多是久治不愈，情绪忧郁，性格孤僻，心理疏导不可能一蹴而就，必须经过较长时期的耐心治疗方能见效；五是匠心，治神是一门高超的心理治疗艺术，要独具匠心，具有巧妙的思路和方法，从而以情胜情，出奇制胜。《学记》曰："亲其师，信其道。"治病同样如此，如能得到患者高度信任和密切配合，治疗效果常常会事半功倍。

情志疗法是以医患之间语言交流为主要手段的，首先是通过问诊来掌握患者的发病原因、病情变化、治疗情况，特别是精神、心理、情志状态，正如《素问·疏五过论》所说："凡欲诊病者，必问饮食居处，暴乐暴苦，始乐始苦。"问诊中要顺从患者的性情和意志，充分了解其所想所虑，如《灵枢·师传》中言："入国问俗，入家问讳，上堂问礼，临患者问所便。"临病人问其便，就是要了解患者的喜好与厌恶。《素问·移精变气论》中对特殊患者的问诊提出了要求："闭门塞牖，系之病者，数问其情，以从其意。"这对消除患者顾虑，获取病情真实资料，建立患者良好的心理状态大有帮助。

（五）调神治胃的方法

调神治胃的方法有情志疗法、药物疗法、针灸疗法等。

1. 情志疗法

吴崑《医方考》云："情志过极，非药可愈，须以情胜。"也就是说"心病还须心药治"。中医学具有丰富的情志治疗方法，《内经》中记载了移精变气、劝说开导、解惑释疑、心理暗示、情志相胜、导引吐纳等方法。我治疗脾胃病的常用情志疗法有劝说开导法、解惑释疑法、心理暗示法、情志相胜法、安慰鼓励法、移精变气法、娱乐怡情法、养性自调法等，临证时坚持治病求本、审证求因的原则，因人而异，综合诸法，巧妙应用。

（1）劝说开导法

劝说开导法是针对患者的病情及其心理、情感障碍等，运用"言语"这一工具对患者启发诱导、劝慰开导，以解除患者的思想顾虑，消除其致病心因，提高其战胜疾病的信心，使之主动、积极地配合医生进行治疗，从而促进心身康复的一种情志疗法。如清代医家吴鞠通所说："事谓凡治内伤者，必先祝由。详告以病之所由来，使患者知之，而不敢再犯。又必细体变风变雅，曲察劳人思妇之隐情，婉言以开导之，庄言以振惊之，危言以悚惧之，必使之心悦诚服，而后可以奏效如神。"胃肠功能性疾病患者多为性格内向，多愁善感，遇事易情绪波动，甚至陷入心理障碍而不能自拔，要应用劝说、开导等方法帮助患者正确认识和面对生活中所发生的种种事件，诸如夫妻不和、子女不孝、亲人伤亡、考试落第、仕途失意、生意不顺等问题，促使他们从负性情绪的阴影中解放出来。我曾治疗一名李姓38岁女性的胃－食管反流病患者，用药数周，效果不显。其面貌清秀，但一脸怒容，断定患者一定存在因郁致病的原因，在与患者平心交谈中得知10年前其丈夫因车祸去世，孤儿寡母，忧伤焦虑，病痛缠身，屡治不愈。明了病因后，列举数名与其遭遇类似女强人成功的事例，劝说、鼓励她振奋精神，开创新生活。通过情志和药物疗法的配合，使患者精神振作起来，病情有了明显好转。又有一刘姓女大学生厌食，进食则吐，失眠半个月，曾到多家医院治疗不效，由其母陪同前来求治。诊时患者表情淡漠，目光呆滞，语无伦次，推断为情志所伤，因诊室人多而另找一间空房单独交谈，患者才肯告诉起病实情：恋爱2

年的男友有了新爱弃她而去，故愤怒悲伤而发病。得知病因后开导劝说，一是见异思迁的渣男早散早好；二是人生道路宽广，一定能遇见有缘分的好男人；三是大学学习繁忙，要专心致志读书，学好本领。耐心的开导使她有了些醒悟，再以逍遥散加减开方7剂。1周后患者复诊，精神状态判若两人，表情自然，告之呕吐已止，饮食恢复，睡眠好转，准备回学校学习，特来致谢。

（2）解惑释疑法

解惑释疑法是针对患者对疾病的心理纠结进行解释，使患者正确认识所患疾病的基本机理，以消除对疾病的恐惧心理，保持积极心态，促进疾病康复的一种情志疗法。《灵枢·师传》言："告之以其败，语之以其善，导之以其所便，开之以其所苦。"这就是古人针对疾患解惑释疑的示范。一些癌前病变，如萎缩性胃炎、肠上皮化生、异型增生、Barrett食管、肠息肉等患者，或从书报、网络、电视中获得一知半解的认识，或从一些医生口中听得片言只语，而产生恐癌心理，忧伤恐惧，悲观失望，精神不振。医生可以用通俗易懂的语言，如实将疾病的基本机理和预后转归告诉患者，既要引起患者对疾病的重视而积极治疗，又要告诉患者大部分患者可以治愈，预后良好，癌变率极低，从而解除患者不良情绪。舒畅的心情，可使气机条达，气血调和，从而有利于脾胃病的治疗。我曾治疗一位龚姓42岁男性慢性萎缩性胃炎患者，在市某三甲医院诊断为"慢性萎缩性胃炎"，医生告诉他就要变成癌症了。患者只有小学文化，一听恐惧万分，如临末日，日不进食，夜不安寐，频繁更医，病情日益加重。转到本科治疗时，患者面黄肌瘦，愁眉苦脸，并痛哭流涕，哀求救命。我针对患者病情和心情，先从情志治疗入手，花了约半小时向他详细地讲解了萎缩性胃炎的病因病理、转归预后、治疗和护理，并展示了数例萎缩性胃炎成功治愈的病案。患者仍半信半疑，亲自走访治愈患者，得以确认后疑惑顿释，情绪转佳，积极配合药物治疗。1周后复诊，病情大有好转，纳增寐安，经3个月治疗后，症状完全消失，复查胃镜为"浅表性胃炎"，随访25年未复发。

（3）心理暗示法

心理暗示是人们日常生活中最常见的心理现象，是人或环境以非常自然的方式向个体发出信息，个体无意中接受外界或他人的愿望、观念、情绪、判断、态度等影响，从而做出相应反应的一种心理现象。暗示疗法指采用含蓄、间接的方法，对患者的心理状态施加影响，诱导患者不经理智考虑和判断，直觉地接受医生的治疗性意见，主动树立某种信念，或改变其情绪和行为，从而达到治疗目的。暗示一般多采用语言，也可用表情、手势及暗示性物体来进行。

情志可以致病，同时也可以治病，利用心理暗示法可以治疗胃肠疾病。医生在诊疗过程中，以诚恳热情的态度去关心安慰患者，同情体贴患者的病痛，运用积极的语言对患者进行肯定和鼓励，形成有益于疾病治疗的良性心理暗示。对于恶性肿瘤患者，医生要特别注意自己的言谈举止，并与患者家属和朋友密切配合，避免悲伤、绝望、焦虑、厌烦等负性刺激和不良暗示；多与患者沟通交流，并巧妙地给予患者良性心理暗示，以充分调动患者的抗病积极因素。40多年前，曾治疗一位周姓女青年，起病因于夜间噩梦吐血盈盆，醒后怀疑已患重病，恐惧万分，神志恍惚，家人认为是鬼神所作，请巫婆做法驱邪，但病情反增，转换多家医院住院治疗不效，后转来附属医院住院。诊时患者精神萎靡，表情呆滞，不吃不喝，嗳气恶心，彻夜不眠，各项检查均无异常。中西医各种方法治疗效果不显，又多次请中西医名医会诊，仍病情如故，患者家属买好车票准备转上级医院治疗。临行前一天，我急中生智，心病要用心药治，决定应用暗示疗法做最后一试。患者坚信自己患有恶性重病，认为家人及医生都在隐瞒病情，心理纠结无法解脱，于是我在查房时有意将《内科学》教材"遗失"在病房内，嘱咐患者丈夫拾取后让其翻阅。患者在丈夫的引导下认真阅读"神经官能症"一章，她将自身的症状与书本一一对照后，确认自己患的是神经官能症而无恶疾，顿时精神振作，激动不已，要吃要喝，入夜安睡；次日春风满面，四处致谢，形如常人；第三天鸣放鞭炮出院，一时传为院内佳话。

（4）安慰鼓励法

安慰鼓励法是医生通过用关怀的语言安抚患者的心灵，用激励的语言鼓舞患者树立与疾病做斗争的必胜信念的一种情志疗法。患消化系统恶性肿瘤的患者，情绪都非常悲观，尤其是大多数晚期患者处于绝望心理之中。治疗这些患者，应把"治神"放在第一位，与他们交谈时，语言要格外亲切，措辞要特别谨慎，要关心呵护他们求生欲望仅存的一线生机，用唯物主义生死观帮助他们正确对待生与死，用成功治愈的典型病例为他们树立示范，医患合作共同争取最好的治疗效果。15年前，我接诊了一位32岁男性患者，晚期胃癌手术治疗，经两次化疗后因毒性反应太大而无法接受治疗。诊时数人扶进诊室，骨瘦如柴，精神衰竭，情绪绝望，我悉心做安慰开导工作，用多例成功治愈的病例来激励他的斗志，并约第二周与病况相似的一位31岁女性患者见面，当他亲眼看到病友已康复后，精神逐渐振奋起来，经过两年的精心调治，患者一切恢复正常，体重增加了20多斤，并恢复了工作。又一邓姓六旬患者，晚期胃癌伴腹腔转移，手术治疗后化疗一次，因药物反应强烈而拒绝化疗。他决定放弃治疗，在子女们强逼下来我院诊治。诊时见消瘦，面色萎黄，忧愁面容，精神萎靡，不思饮食，食后欲呕，失眠噩梦。《内经》云"一曰治神"，心理治疗第一位，方药治疗第二位，心理状态好转了，方药才能获得好效果。我与他做了详细的交谈，肿瘤发生、发展与人的免疫功能密切相关，免疫力好了，肿瘤生长就会慢些甚至停止生长；心情好、饮食好、睡眠好，免疫力就会提高；肿瘤是个慢性病，免疫力好了，可以带瘤生存，也可活上七八十岁。于是，我拿了多个晚期癌症患者活了20多年的病历给他看。通过解说，他心情有了明显好转，有了治疗的愿望和信心，为药物治疗打下良好的心理基础。他坚持服用中药3年，一切恢复正常，复查胃镜、彩超、CT、血液化验均无异常，体重增加，并能参加一般的体力劳动。之后，每周服用2剂中药，以巩固疗效。手术已经7年，病情无复发。

（5）移情变气法

《素问·移精变气论》曰："古之治病，惟其移精变气，可祝由而已。"祝由，实际上是以语言开导为主的心理疗法。其内容是通过祝说病由，转移患者的注意，而达到调整情志，疏畅气机，使精神内守以愈病的方法，所以又称为"移精变气"法。移情变气法是通过各种方式，转移患者对病痛的注意力，调动患者的积极因素，移精易性，保持良好的精神状态，达到治疗疾病目的的一种情志疗法。如根据患者的性别、年龄、文化、性格、爱好，帮助患者选择参加相应的旅游、体育、阅读、书法、音乐或绘画等活动，以转移患者的注意力，丰富患者的精神生活，以达到缓解患者的忧愁焦虑情绪。

2012年5月，我曾接治了一例溃疡性结肠炎男性患者，39岁，腹痛、腹泻、解黏液便已2年，来回治疗于省城几家三甲医院，求治于中西医专家十几位，疗效不显，腹痛腹泻日益严重，身体日益消瘦衰弱，饮食不馨，夜眠不安。诊时见患者愁眉苦脸，知是因病致郁。详细询问病情，得知患者是中学教师，患病后多处购买医书阅读，对照自己的病情胡思乱想，焦虑恐慌，无法自拔。针对患者文化程度高、理解能力强的特点，我较详尽地介绍了溃疡性结肠炎的发病机制，使其对所患疾病有了较全面正确的认识，并嘱咐近期禁止阅读一切医学书籍，多参加一些体育和娱乐活动。经过心理疏导，患者眉头舒展了。我再开方7剂，同时交代服药和饮食注意事项。7天后患者复诊，精神焕然一新，眉开眼笑，腹痛腹泻已止。再经一个半月调治，疾病已缓解，至今病情没有反复。患者从"愁眉苦脸"到"眉头舒展"，再到"眉开眼笑"，这就是移情易性的治疗效果。

2020年8月，我治疗了一位来自北京的48岁王姓男患者，是一家国有企业高管。半年前到郊区道观请道士开药调理身体，服3剂药后大吐大泻，住院治疗后吐泻停止，但腹胀、腹痛不解，烦躁焦虑，夜不能寐，曾到京城多家医院治疗不效，又到多省找国医大师诊治未能缓解，经人介绍请长假来江西求治。诊时见愁眉苦脸，腹部疼痛阵作，常夜间绞痛，急诊打吊针才能缓解；平时腹部胀气如鼓，时聚包块，游走窜动，嗳气，矢气，肠鸣频繁；大便干结艰难，常用泻药通便；烦躁焦虑，时常对家人发怒；口苦，尿黄；失眠多梦，甚则彻夜不眠。舌质红，舌苔黄厚腻；脉弦长，关滑。其在北京企业医院做的各项检查未发现明显异常。辨证为胃肠湿热，气机阻滞，心火扰神。以连朴饮、五磨汤、柴胡疏肝汤等方加减治疗20天后，病情有所缓解，但反反复复不能治愈。深入与患者交谈，发病前单位多位同事查出恶性肿瘤，故忧心忡忡；发病后四处求医，效果不显，更是焦虑不安。《素问·汤液醪醴论》曰："精神不进，志意不治，故病不可愈。"据此，我建议患者回北京到诊疗水平最好的协和医院住院做一次全面的检查，以排除器质性疾病。患者依从我的建议住院做了全面检查，未发现明显的异常情况。我在视频中开玩笑说，你不但没有病，当兵体检合格了。他心情大大放松了，腹痛腹胀也缓解了，睡眠也明显好转了，我再给他开了一些调理气血和脾胃药。一周后，患者所有症状都基本消除，回到单位上班了。2年中我随访了3次，一切都很正常。

（6）情志相胜法

情志相胜法是依据《素问·阴阳应象大论》《素问·五运行大论》中五脏主五志应五行的理论，运用五行相生相克规律而引申为情志的相互制约关系来达到治疗目的的一种以情胜情的疗法，这是中医独特的心理疗法。情志生于五脏，五脏之间有着生克关系，所以情志之间也存在着生克关系，如《素问·阴阳应象大论》中所说"怒伤肝，悲胜怒""喜伤心，恐胜喜""思伤脾，怒胜思""忧伤肺，喜胜忧""恐伤肾，思胜恐"。金元医家张从正最得《内经》要旨，能娴熟地应用情志相胜疗法，他在《儒门事亲》说："悲可以治怒，以怆恻苦楚之言感之；喜可以治悲，以谑浪亵狎之言误之；恐可以治喜，以恐惧死亡之言怖之；怒可以治思，以辱侮欺罔之言触之；思可以治恐，以虑彼忘此之言夺之。"此为后人应用情志相胜疗法提供了宝贵的经验。

胃肠功能性疾病患者以忧郁情绪最为常见，可运用"喜胜忧"原理，鼓励患者多参加各种娱乐活动，在愉悦中缓解内心的忧虑、恐惧和孤独，以矫正负性情志，恢复精神情志的协调平衡。有一位陈姓女性患者，患神经衰弱及功能性消化不良，腹胀纳少，大便溏结不调，夜不能寐，背热盗汗，屡治不愈，依赖安眠药度日。诊时见患者情绪抑郁，悲观叹气，焦虑烦躁，追问病史，患者曾任大型企业高管，政治、经济地位优越，3年前退休回家，失落感不断加剧，因郁而发病，且病情逐年加重。根据"喜胜忧"原理，交谈中我赞扬患者的能力和政绩，随诊的研究生们称她为老师，使她的荣誉感和自尊心再次得以满足；我们又建议她多参加老年娱乐活动，多看喜剧片，多开怀大笑。通过情志和药物两方面治疗，果然颇有效果，患者心情日益好转，睡眠明显改善，很少服用安眠药，食欲增加，腹胀和腹泻也消失了。

（7）娱乐怡情法

娱乐怡情法是患者通过参加各种娱乐和体育活动，达到疏畅气血，调谐情志，怡悦心境，从而消除紧张悲忧的心理，促进疾病康复的一种情志疗法。《素问·汤液醪醴论》曰："喜则气和志达，营卫通利。"《难经本义》说："脾神好乐。"《体仁汇编》说："人闻乐则脾磨。"愉快而轻松的娱乐活动，如跳舞、唱歌、下棋或体育运动，既能悦心怡情，又能与他人交流情感，有利于缓解紧张情绪，有利于食物的消化吸收，有助于胃肠疾病的治疗。有一53岁的韩姓女患者，30岁守寡独自抚养儿子成长成才，爱子如命，从小到大几乎形影不离，生活上无微不至地照顾。2年前，儿子结婚成家，因婆媳不和而购房独自生活。分居后，她情绪焦虑，坐立不安，六神无主，夜不能寐；继而不思饮食，脘腹胀满，食后作吐，嗳气频繁，大便时溏时结。被诊断为"功能性消化不良"，中西医治疗数月均不得效。我针对其致病原因，指导患者生活起居，每日上午到麻将馆打牌2小时，傍晚到广场跳舞1小时，并嘱其子每周末与母相聚且善待之，再与解郁安神、健脾和胃之剂，2周后见效，饮食与睡眠大有改善，如此继续调治1个月，基本恢复健康。

（8）养性自调法

养性自调法是通过患者科学的精神养生、饮食养生、起居养生和运动养生等保养摄生方法，达到调情悦神、修身养性、改善体质、促进康复的一种自我调节的情志疗法。胃气郁质者，最易患胃肠功能性疾病或心身性疾病，可指导患者平日进行正确的情志、饮食、起居、运动养生方法，促进其体质的改善，从而辅助疾病的治疗和防止疾病的复发。我曾采用药物和养性自调相结合的方法，治愈了一位复发性大肠多发性息肉的61岁女性患者。她是一所大学的副教授，患结肠多发性息肉，每年都要手术摘除肠管息肉，每年又有新的息肉生长，并伴有痘疹状胃炎、脑垂体肿瘤、甲状腺纤维瘤、子腔颈息肉等。患者性格急躁，好忧愁、好生气，喜叹气，失眠、消瘦，舌质暗紫，脉细涩。因郁致病，又因病致郁，为典型的气郁血瘀型体质。我以血府逐瘀汤加减治疗，同时悉心指导患者在情志、娱乐、运动、起居、饮食等方面进行自我调摄，并鼓励患者接受返聘回原单位工作，经过半年医患密切合作，症状完全消除，体重增加3.5kg，舌不紫，脉不涩，全面复查的结果是肠息肉未再生长，脑垂体瘤未增大，宫颈息肉消失，痘疹状胃炎消除，随访4年身体安康。

2. 药物疗法

在脾胃病的辨证论治中，通过望、闻、问、切，了解患者的起病诱因、情绪变化及睡眠状况，以判断患者的情志状态；处方用药时，要兼顾对精神情志的调治，安神以和胃。常用的药物调神方法，有解郁悦神法、养血安神法、清心宁神法、镇静安神法等。

（1）解郁悦神法

情志抑郁导致肝气郁结，气失舒畅，横逆乘脾犯胃，胃失和降。治宜疏肝以解郁，宣畅以行气。合欢花、玫瑰花、郁金、麦芽等有疏肝行气、解郁悦神之功，可选择用之。

（2）养血安神法

《灵枢·营卫生会》说："血者，神气也。"血是人体神志活动的主要物质基础。脾胃虚弱，血无化源，血虚则神无所养，养血方可安神。可选用夜交藤、何首乌、酸枣仁、丹参、百合等养血安神药。

（3）清心宁神法

心主神志，心络于胃，故心胃相关。若心火内炽，心神被扰，心烦失眠，"胃不和卧不安"，卧不安胃难和。治宜清心以安神，可选用黄连、莲子心、山栀等清心泻火宁神。

（4）镇静安神法

脑为元神之府，脑统脾胃。气郁日久，脑神不明，则胃肠不安。钩藤、牡蛎、琥珀具有镇脑、平肝、安神之功效。若患者失眠、烦躁严重，可酌情选用。

3.针灸推拿疗法

体针、耳针和推拿对胃肠功能失调具有较好的治疗作用，对神经内分泌紊乱也有一定的调节作用。体针常用穴位有上脘、中脘、下脘、天枢、关元、足三里、阳陵泉、脾俞、胃俞、大肠俞、内关、太冲等。耳针常用穴位有神门、枕、脑、心、胃、脾、肝、交感等。

四、《内经》"以时调之"与"辨时论治"

"因时制宜"，是中医辨证论治中的又一特色。《素问·宝命全形论》云："人以天地之气生，四时之法成。"《素问·六微旨大论》云："上下之位，气交之中，人之居也。"人类生活在自然界中，自然界存在着人类赖以生存的必要条件，同时其变化也可以直接或间接地影响人体而使机体产生相应的反应。《内经》中蕴藏着丰富的气象医学和时间医学内容，其"因时制宜"的治疗思想，对后世中医学的发展产生了重大的影响。

在一年四时中，有春温、夏热、秋凉、冬冷的气候变化，自然界的生物就会发生春生、夏长、秋收、冬藏等相应的适应性变化，而人体也随季节气候的规律变化而出现相应的适应性调节，如《灵枢·五癃津液别》云"天寒衣厚则腠理开，故汗出。天寒衣薄则腠理闭，气湿不行，水下留于膀胱，则为溺与气"。人体四时的脉象也随之有"春弦夏洪，秋毛冬石"的相应变化。疾病的发生发展也与四时气候变化密切相关，如《灵枢·四时气》所云："四时之气各不同形，百病之起皆有气生。"因此，疾病治疗也要随着气候的变化而变化，如《素问·五常政大论》所言："治病者，必明天道地理，阴阳更胜，气之先后，人之寿夭，生化之期，乃可以知人之形气也。"《素问·八正神明论》云："四时者，所以分春秋冬夏之气所在，以时调之也。"提出了"以时调之"的调治原则。

一日之中时有昼夜之别，一月之中月有圆缺之异，人的生理病理也随之而变。《素问·生气通天论》云："阳气者，一日而主外，平旦人气生，日中而阳气隆，日西而阳气已虚，气门乃闭。"在人体发生疾病后，也随着这种节律性变化而有"旦慧昼安，夕加夜甚"的不同。《灵枢·岁露论》云："人与天地相参也，与日月相应也。"日月明暗圆缺同样影响着人体生理病理变化，《素问·八正神明论》云："天温日明，则人血淖液而卫气浮，故血易泻，气易行；天寒日阴，则人血凝泣而卫气沉。月始生，则血气始精，卫气始行；月郭满，则血气实，肌肉坚；月郭空，则肌肉减，经络虚，卫气去，形独居。是以因天时而调气血也。"明确提出"因天时而调气血"的治疗思想。

我以《内经》中的时间医学为指导，在长年的临床实践中逐步形成了"辨病－辨证－辨体－辨时"四位一体的脾胃病诊疗模式，即辨病论治、辨证论治、辨体论治、辨时论治四者有机结合和综合运用。"辨时论治"是"四辨一体"诊疗模式中的重要组成部分，是对《内经》中"因时而调""以时调之"等时间医学思想的传承与弘扬，是在脾胃病诊疗中的新实践和新运用。

（一）《内经》"以时调之"思想

成书于战国和秦汉时期的《黄帝内经》，是我国现存中医著作中最早的一部经典著作，其通过总结前代时间医学经验，将中医时间医学观念系统整理归纳。书中有大量中医时间医学的精辟论述，初步建立了时间生物医学的雏形；它已揭示了健康人在时令更替、日出日落、月郭盈亏等外界自然环境变化的影响下所产生的许多节律性改变的生命活动，如年节律、月节律、阴阳昼夜节律、营卫之气运行昼夜节律、气血流行灌注经脉脏腑昼夜节律、四时五脏发病节律、疾病慧安加甚昼夜节律、脉象变动年节律、色泽变动年节律等，并提出了人体顺从四时变化而呈现阴阳消长及必须遵循"因时制宜，时人相应"的法则。尤其是《素问》七篇大论中的五运六气学说，深入揭示了大自然周而复始的变化规律，深奥而广博，是中国古代气象学、物候学、地理学与医学密切结合的学术结晶，成为博大精深的中医药学中的重要组成部分。

1. 生理与时间

日出日落，潮涨潮跌，四季更迭，人类在具有节律性变化的自然环境中生活和进化，逐步形成与自然界变化相适应的具有节律性的正常生理特性，以保持人体的生命运动与四时变化相适应。《素问·宝命全形论》说："天复地载，万物悉备，莫贵于人，人以天地之气生，四时之法成。"《素问·金匮真言论》云："五脏应四时，各有收受。"人体五脏六腑的各种生命活动和生理机能，诸如睡眠、心率、体温、呼吸等均受到气候和时间的影响，并表现出明显的日节律、月节律和年节律。外界因素能影响人体的生物节律，使内环境的生物节律与自然界的时间节律相应，并保持动态平衡。当这种平衡被打破，人体就会产生疾病。

2. 病理与时间

疾病的发生发展有一定的时间规律，如《素问·咳论》所云："五脏各以其时受病。"《灵枢·四时气》云："四时之气各不同形，百病之起皆有所生。"《素问·金匮真言论》提出不同时令皆有其发病特点："春善病鼽衄，仲夏善病胸胁，长夏善病洞泄寒中，秋善病风疟，冬善病痹厥。"《内经》中对自然界的异常变化与人体发病及病情发展的联系有不少精辟的论述。掌握疾病与时间之间的联系，就能够更好地把握疾病的变化规律，从而实现"未病先防""既病防变"的目的。

3. 诊断与时间

《素问·病能论》说："度者，得其病处，以四时度之也。"指出诊断疾病要考虑四时因素。疾病是一个动态变化的过程，四时气候变化皆能影响机体生命活动状态及其疾病的发生发展，不少症状发生时间在辨证中具有特别的诊断价值，如日晡潮热是阴虚内热的突出症状特点，五更作泻是脾肾阳虚的重要辨证依据。

4. 治疗与时间

顺从四时气候变化及昼夜节律性变化，结合辨证论治，给予适宜的治疗措施，即"因时而治"。《素问·疏五过论》说："圣人之治病，必知天地阴阳，四时经纪。"因时而治的具体应用：一是选方用药时要遵循四时气候特点，如《素问·六元正纪大论》所云"用寒远寒，用凉远凉，用温远温，用热远热"。二是根据自然时令不同进行立法施治，如"春宜吐，夏宜汗，秋宜下，冬闭藏"。三是按照病证昼夜变化规律，确立最佳服药时间，如后世用十枣汤服在平旦、用鸡鸣散服在五更。四是择时针灸，如子午流注针法就是以《内经》中十二经脉气血循环盛衰的时间作为开穴的主要依据，选择最佳针灸时间，从而获得最佳治疗效果。

5. 预后与时间

《素问·玉机真脏论》曰："一日一夜五分之，此所以占死生之早暮也。"这是根据五行配属关系，将昼夜分为各个阶段，进而推测危重患者的病情变化。《素问·生气通天论》云："阳气者，一日而主外，平旦人气生，日中而阳气隆，日西而阳气已虚，气门乃闭。"在人体发生疾病后，也随着阳气盛衰节律性变化而有"慧、安、加、甚"的病情变化。正如《灵枢·顺气一日分为四时》所说："夫百病者，多以旦慧昼安，夕加夜甚。"指出了病情在一天中的变化规律，提示在临床上可根据病情变化的时间节律来进行病情预测。

6. 预防与时间

《素问·六元正纪大论》云："夫百病之生也，皆生于风寒暑湿燥火，以之化之变也。"风寒暑湿燥火六气是正常的自然界气候，六气交替变化是万物生长的条件，也是人体赖以生存的外部环境，正如《素问·宝命全形论》所云"人以天地之气生"。但当气候变化异常，太过或不及，非其时而有其气，以及气候变化过于急骤时，或当人体正气不足，抵抗力下降时，机体不能与之相适应，则可导致疾病的发生。因此，《素问·上古天真论》中强调"虚邪贼风，避之有时"。养生必须顺应四时之气的常与变，才能预防外邪入侵，保持身体健康。

7. 养生与时间

四时的气候变化，对人体的生理功能和病理变化皆有深刻的影响。《素问·四气调神论》云"阴阳四时者，万物之终始也，死生之本也，逆之则灾害生，从之则苛疾不起，是谓得道"，提出了"法于四时""四气调神""春夏养阳，秋冬养阴"等"因时养生"的法则，并详尽叙述了春养生、夏养长、秋养收、冬养藏的具体方法，如"春三月，此谓发陈，天地俱生，万物以荣，夜卧早起，广步于庭，被发缓形，以使志生，生而忽杀，予而勿夺，赏而勿罚，此春气之应，养生之道也"。《内经》中"因时养生"的思想至今对于保持健康、延年益寿仍具有重要的指导意义。

中国历代医家传承《内经》中的时间医学思想，并加以发扬光大。张仲景的《伤寒杂病论》、李东垣的《脾胃论》中，包含了丰富的"因时辨证""因时用药"的思想，旴江医家们也对时间医学做了诸多的发挥与弘扬。经过数千年历代医家的传承与创新，中医时间医学得到不断发展，日臻完善。

（二）四辨一体的诊疗模式

随着时代的发展，单一的辨证论治诊疗模式已不能完全适应中医临床的要求。中医也应与时俱进，主动适应新时代的要求，拓展临床思维，创新诊疗模式，不断提高临床疗效。我在长期的临床实践中，将中医的整体观念、恒动观念、天人相应、神形统一、审证求因、治病求本、辨证论治、三因制宜等中医最基本的诊疗思想结合起来，在实践中不断探索，逐步形成脾胃病"辨病－辨证－辨体－辨时"的四辨一体诊疗模式，经几十年的临床验证，行之有效，成效明显。在"四辨一体"诊疗模式中，辨病是论治的先导，辨证是论治的核心，辨体是论治的基调，辨时是论治的辅佐。"辨时论治"是四辨一体诊疗模式中的重要组成部分，体现了"天人合一""以时调之"等中医临床思维的鲜明特色。

1. 辨病是论治的先导

病，既是西医的概念，也是中医的概念，辨病包括辨中医之病和辨西医之病。中医从《内经》开始就非常重视于病，《内经》中所记载的病名有100余种，相关的脾胃病有口疮、飧泄、霍乱、痢疾、胃脘痛、肠痈、肠瘤、肠覃、脾瘅、痔疮等。病名是对疾病发生发展全过程的特征（病因、病机、主症）与规律（演变趋向、转归、预后）的病理综合概括，是对疾病本质的认识，抓住了"病"，就抓住了疾病自始至终的主导病机，也就抓住了论治的纲领，治疗就能有的放矢。如口疮的主病机是火邪（包括实火、虚火、阳火、阴火）上扰；痢疾的主病机是湿热蕴肠，气滞络瘀；肠痈的主导病机是热毒蕴肠，结聚成痈。但由于历史原因，中医疾病名称不够精准，诊断标准不够严格与规范，病名与症名常常混淆，许多病名是症状，如胃脘痛、鼓胀、吐酸、泄泻、呕吐、黄疸、便秘等，是多种疾病的共有临床表现，并不具有特异性的主病机，对临床论治的指导意义不是很大，所以当代中医之病名概念被淡化了。

辨病是西医临床诊疗的核心，一切治疗方案都以病为中心展开，即辨病定治。四辨一体诊疗模式中的辨病，主要是指西医的病，即疾病的诊断。临床论治疾病，当先确立疾病的诊断，若诊断不明，则治疗难以进展，故说辨病是论治的先导。中医治病，当先确立疾病的中医与西医诊断，从而掌握疾病的病理特点和发展趋向，防止医疗事故的发生，为患者选择最佳的治疗方案，这是时代发展对中医临床医师的基本要求。作为一名新时代的中医师，除有扎实的中医功底外，还需熟悉西医各科常见病、多发病的基本诊疗知识，掌握常见疾病的诊断与鉴别诊断，善于运用现代理化检查为中医诊疗服务。治病先进行西医辨病，不是西化，而是为中医辨证论治服务，是为了更好地提高辨证论治的效果。我认为辨病的意义有以下六个方面：一是明确疾病诊断以防临床误诊，二是确定疾病病因以有的放矢治疗，三是明晰疾病机理以掌控病情，四是明了疾病预后以掌握疾病演变，五是根据疾病特点以选择最佳治法，六是借助现代药理知识辨病用药。

2. 辨证是论治的核心

辨证论治是中医学术特色的集中体现，是中医治疗百病的法宝。辨证是以整体观念为指导，以阴阳、五行、脏腑、经络、精气血津液等理论为依据，对四诊所收集的资料包括症状和体征进行综合、分析、归纳，在辨明疾病发生的原因、病变部位、病理性质及邪正盛衰的基础上确立证候，为论治提供依据。辨证与论治，是诊疗疾病过程中相互联系、不可分割的两个方面，辨证是论治的前提和依据，精准的辨证是正确的立法、选方和用药的保证，所以说辨证是论治的核心。

脾胃病辨证可分为探求病因、确定病位、分辨病性、判断病情、审度病势、阐释病机和确定证名七个步骤。第一步是探求病因，即通过询问病史和分析病情资料来探求发病的原因。第二步是确定病位，即通过对病情资料的判断，以确定病变所在的上下表里、脏腑经络、形体官窍等。第三步是分辨病性，主要是辨别寒热虚实，在分辨病性时，要特别注意寒热真假和虚实真假的辨别。当疾病发展到严重阶段，可能会出现与病证本质完全不同的假象，即真热假寒、真寒假热、真实假虚、真虚假实。这就要求我们仔细地辨别症状和体征的真假，从纷繁芜杂的病情中把握病证的本质。第四步是判断病情，要求在短时间内迅速对患者病情做出总体评估与判断，以免错过抢救和治疗的最佳时机。第五步是审度病势，要求医生能准确把握疾病发生、发展、变化的规律，正确判断病情，抓住主要矛盾，分清病症的主次先后和病情的轻重缓急，从而"急则治其标，缓则治其本""未病先防"和"既病防变"。第六步是阐释病机，通过病因、病位、病性、病势的分析，明了和掌握其病证发生、发展、变化及其转归的机理。第七步是确定证名，就是通过辨析证候的病因、病位、病性、病情、病势、病机之后，进行病因、病位、病机、病势等的总结归纳，做出证名诊断。"法随证立""方从法出""方以药成"，病证确立，就能立法、组方、遣药。

3. 辨体是论治的基调

体质是一个既古老又年轻的医学命题，重视人的体质及其差异性是中医学的一大特点。《灵枢·痛论》曰："筋骨之强弱，肌肉之坚脆，皮肤之厚薄，腠理之疏密各不同。""肠胃之厚薄坚脆亦不等。"脾胃病的发生与体质密切相关，如十二指肠溃疡多发生于气虚质和阳虚质之人，功能性消化不良、肠易激综合征易发生于气郁质之人，胃肠息肉、肿瘤易发生于血瘀质之人。体质又影响着疾病病机的变化，如同为脾胃湿证，阳盛之体易从阳化热成为湿热之证，阴盛之体易从阴化寒成为寒湿之证。体质状态也是预测疾病预后转归和"治未病"的重要参考因素，如血瘀质的慢性萎缩性胃炎患者常伴有中重度胃黏膜肠上皮化生或异型增生，就要高度警惕并预防癌变的发生。体质是疾病发生、发展、变化和转归的重要内在因素，是证候形成的生理病理基础，也是论治时组方遣药的重要根据。

辨体主要包括以下四个方面内容：一是判定体质类型。通过望诊可从患者的胖瘦强弱、面容气色、言行举止中,大致对患者的体质有初步的印象,再经过问诊了解其平时的生活习惯和生病情况,结合舌诊、脉诊等综合分析,就能基本确认患者的体质类型了,所以辨证的过程也是辨体的过程。常见的体质类型有平和质、气虚质、阳虚质、阴虚质、痰湿质、湿热质、血瘀质、气郁质、特禀质九种,但临床上以相兼体质为多见。二是分析体质影响。体质确认后,把体质与诊断的疾病和确定的证候联系起来,探求它们之间是否存在着相关性。三是兼顾体质因素。因为体质是病证的重要生理病理基础,所以体质也成为论治时组方用药的重要根据。如不论何种病证,凡气郁质者应注意疏肝理气,湿热质者兼以清热化湿,气虚质者辅以健脾益气,血瘀质者施以活血化瘀。四是调养体质善后。脾胃病最易复发,预防复发是论治的重要内容。体质是发病的内在基础,也是疾病复发的重要因素。如阳虚质者,十二指肠溃疡易反复发作;湿热质者,慢性肠炎易缠绵反复;血瘀质者,胃肠息肉易反复发生。所以,正确指导患者通过平素饮食调养、运动调养、起居调养、精神调养、药物调养等手段等来改善体质偏颇,对临床巩固治疗效果和预防疾病的复发具有重要的意义。

4. 辨时是论治的辅佐

《素问·疏五过论》云:"圣人之治病,必知天地阴阳,四时经纪。"高明的医生必须掌握一年四季气候的阴阳盛衰变化对人体生命活动的影响,并将其作为辨证和论治的参考和依据。脾升胃降为全身气机升降之枢纽,其生理运动同样要适应一年四季升浮降沉的气候变化,所以脾胃病的发生发展与四时气候变化关系密切。李东垣发挥了《内经》中的时间医学思想,在其《脾胃论》中说"人身亦有四时""天地四时之阴阳,人之十二脏应之",并明确指出:"凡治病服药,必知时禁……冬不用白虎,夏不用麻黄。"他倡导四时用药:"夫诸病四时用药之法,不问所病,或温或凉,或热或寒,如春时有疾于所用药内加清凉风药,夏月有疾加大寒之药,秋月有疾加温里药,冬月有疾加大热药,是不绝生化之源也。"李氏时间医学思想得到后世医家的重视和借鉴。临床治疗脾胃病时,一定要密切关注四时季节的气候变化;在组方用药时,要充分考虑四时气候对脾胃的影响,选用一些时药,以协调人体与外界环境的关系。此外,时间医学还包含周日节律、周月节律,依据生命节律而择时服药、择时针灸,以提高治疗效果。

(三)"辨时论治"的临床应用

我在学习和借鉴前人学术经验的基础上,倡导"辨时论治",认为"辨时论治"是"四辨一体诊疗模式"中的重要组成部分。辨时论治,是指根据不同季节气候特点、不同时间阴阳变化等,分析其在疾病发生发展中的作用,从而辅助疾病诊断、证候辨别，以确立治则治法，指导组方用药。"辨时论治"内容丰富，包括依时辨证、因时立法、应时用药、择时服药和顺时调养等五个方面。

1. 依时辨证

在证的形成过程中，除了内外致病因素外，与社会、环境和气候等因素也关系密切。《灵枢·四时气》说："四时之气各不同形，百病之起皆有气生。"四季温、热、凉、寒的气候变化，尤其是异常剧烈的气候变化，如过寒、过热、多雨湿、多风燥等对证候的形成与转化起着重要的作用。如春季多风证、寒湿证，夏季多暑湿证、暑热证，秋季多温燥证、凉燥证，冬季多阴寒证。所以诊察疾病要知"四时经纪"，充分认识四时气候及反常天气对病证的作用与影响，以辅助病证的诊察与判断。

（1）脾胃病发病与季节的关系

脾胃肝胆疾病与四时季节变化密切相关，如春天主风木旺，阳气升发，肝病易发；肝木旺盛乘脾犯胃，故春季胃脘痛最易复发；炎夏暑热多夹湿，夏末秋初湿气最盛，易患湿热腹泻。幽门螺杆菌为湿热之邪，有研究证明其感染率有明显的季节性倾向性，以7～8月为高峰，正值长夏时节，脾胃与长夏之气相通应，这也可能是长夏为脾胃病好发季节的原因之一。

入秋之后，天气转凉，是胃病高发和复发的季节。秋天气温逐渐降低，昼夜温差较大，人体受到"秋寒"刺激，胃酸分泌增加易损伤胃黏膜。天气转凉后，人的食量增加，若饮食不节，造成了秋季胃肠疾病的高发，如泄泻、痢疾等。冬令阳气收藏，气候寒冷，胃肠疾病属虚寒证者在此时期常病情加重。我在20世纪80年代做过临床观察，对50例十二指肠溃疡患者进行中医辨证分型，其中70%为脾胃虚寒证，大多在秋冬季节复发和病情加重。

非时之气也是诱发脾胃病的重要原因之一，春天应温而反寒，秋天应凉而反热，或气候变化过于急骤，暴冷暴热，机体如不能与之相适应，则可导致疾病的发生。异常气候容易诱发胃肠道疾病的发生或加重病情，如温度骤降时，许多胃病患者的胃痛、胃胀、呕吐、泛酸等症状更加严重，腹泻的发病率也明显提高。

（2）脾胃病发病与节日的关系

我国传统节日活动众多，人们节日时常常欢聚一堂。随着中国经济的发展，人们生活水平不断提高，节日宴席多大鱼大肉、山珍海味、肥甘厚味之品，举杯相庆，饮酒过度。《内经》云"饮食自倍，肠胃乃伤"，故每当节日之后消化系统疾病大幅度增加，如急性胃肠炎、急性胰腺炎、胃出血、胃穿孔等。此外，不同的节日有不同的节日习俗和特定食品，如元宵节的元宵丸、清明节的清明果、端午节的粽子、中秋节的月饼等。此类食物多由糯米、豆类做成，难以消化，味过甜或过咸，许多脾胃病患者贪一时口喜而过量进食，常常导致胃病复发。端午节所食用的粽子、茶蛋、油团都是难以消化的食品，食用过多则易伤脾损胃，故每年端午节后是脾胃病的发病高峰期。

（3）脾胃病发病与昼夜时辰的关系

脾胃病症状的发生与昼夜时辰有明显的关系，如胃痛、烧心、反酸、泄泻等与昼夜时辰相关。人类的进食规律是在后天自然环境和社会环境共同影响下逐步形成的，为了有效地消化食物，人类机体中的有关进食的生理活动也随进食规律形成相适应的活动节律，包括胆囊收缩素、胃肠肽、胃泌素等的分泌，胃酸、胃蛋白酶的分泌，胃酸 pH 的高低，以及迷走神经的兴奋性等，都因进食而发生相应的变化。睡眠节律也是人类在自然和社会环境影响下形成的，夜间胃的活动频率增强，胃内食物减少，胃酸进一步对受损的胃黏膜产生刺激，造成疼痛，所以临床上不少溃疡病、慢性胃炎患者的胃痛症状易在半夜发生。夜间为阳亏阴盛，故半夜脘腹疼痛者多为脾胃虚寒之证。胃食管反流病的泛酸和烧心症状，多发生在夜间，夜间迷走神经张力升高，胃酸分泌增多，贲门括约肌松弛，加上平卧体位，致使胃酸上涌于食道及口腔而造成食管反流及泛酸等症状。

泄泻这一病证中，最具有时间医学意义的即五更泻。五更泻是一种黎明时分（4～5时）出现便意难忍，泻出物溏薄或稀水样。《丹溪心法》对五更泻的描述是："每日五更初洞泄……随节饮食忌口，但得日间上半时无事，近五更其泻复作。"张景岳认为，五更泻形成是肾阳命门火衰之故，故又称之为"肾泻"。该病乃因脾肾阳虚所致，肾阳衰惫，火不暖土，脾阳不足，脾失运化而生泄泻，临床上多用四神丸、真人养脏汤、附子理中汤等方温肾暖脾，固肠止泻。

（4）脾胃病病情预测与季节时辰的关系

疾病发生以后，其病情的发展变化取决于正邪之间的强弱盛衰，正气强盛，邪气败退，则病情好转、向愈；正气衰弱，邪气压正，则病情加重；正邪相持，则病情胶着。《灵枢·顺气一日分为四时》云"夫百病者，多以旦慧昼安，夕加夜甚"，指出病情随着昼夜阳气盛衰节律性变化而有"慧、安、加、甚"之变化。脏气随自然界四时昼夜变化而消长盛衰，病情也随之在一定的周期表现出相应的变化，如《素问·脏气法时论》云："病在肝，愈于夏，夏不愈，甚于秋，秋不死，持于冬，起于春……病在脾，愈在秋，秋不愈，甚于春，春不死，持于夏，起于长夏。"五脏病愈、甚、持、起的时间节律，是以"五脏应四时，各有收受"的脏气消长变化规律为基础，同时也是古代医家运用五行生克关系对临床资料进行总结而得出的认识。后世医家对此多有发挥，如张仲景在《伤寒论》中的"六经病欲解时"、《金匮要略》中的"见肝之病，知肝传脾"等说，均是对这一理论的引申和发挥。掌握这一理论，则可把握病情发展变化趋势，推测疾病预后转归，及时采取措施，防止病情传变恶化。

2. 因时立法

法随证立，即依据证候来确定治则治法。中医强调天人合一，《素问·八正神明论》告诫治病要"法天则地""以时调之"，所以确定治则治法时也要充分考虑四时气候变化因素，因时制宜，因时立法。

（1）四季而异，以时调之

人体五脏六腑中的阴阳精气消长盛衰，皆随四季气候变化而发生相应的变化。脾升胃降为全身气机升降之枢纽，其生理运动同样要适应一年四季升降沉浮的气候变化。《素问·疏五过论》强调治病要"知天地阴阳，四时经纪"，治疗脾胃病一定要重视四时气候变化，在立法组方用药时要充分考虑四时气候对脾胃生理活动和病理变化的影响，选用适合该时令气候的时药，以调谐人体与外界环境的关系。如春夏时令阳气升发向外，有助于郁邪通过发汗经表外出，达到祛邪病愈的目的。秋令气降，借由秋季沉降之气有助于发挥下法祛邪外出。冬季收藏，是进补扶虚的最佳时节，针对不同体质的体弱患者予以不同膏方治疗，有助于扶助患者正气及提高抗病能力。

（2）热无犯热，寒无犯寒

人与天地相应，临床立法用药必须考虑气候因素对人体的影响，"必先岁气，无伐天和"。《素问·六元正纪大论》言："热无犯热，寒无犯寒，从者和，逆者病。"在炎热的夏季应少用或慎用大热大燥之药，在严寒的冬季应少用和慎用大凉大寒之药，以防逆天时，伤其正。李东垣在《脾胃论》中说："凡治病服药，必知时禁……冬不用白虎，夏不用麻黄。"告诫在一般情况下，夏季暑热当令，阳气亢盛，气温炎热，治疗时须慎用热法，不用或少用麻黄汤之类的热药；冬季寒凉当令，阴气渐盛，天寒地冻，治疗时慎用寒法，不用或少用白虎汤之类的寒药。另一方面，根据《内经》中"春夏养阳，秋冬养阴"之理，春夏阳气旺盛之时令，应用寒法治疗阳热证也须谨慎，防止苦寒太过而伤阳；秋冬阴气旺盛之时令，应用热法治疗阴寒证，也须谨防大热伤阴。

（3）顺应阴阳，应时补泻

《素问·四气调神论》曰："夫四时阴阳者，万物之根本也。所以圣人春夏养阳，秋冬养阴，以从其根，故与万物沉浮于生长之门。"自然界在一年四季中有阴阳消长、升降沉浮的变化，人体亦与之相应，治病补泻须顺四时阴阳变化。虚则补之，不外乎阴阳二途。阳虚者，"春夏养阳"，于春夏行阳气旺盛之时令，宜用辛甘温热之剂，当升当浮，以顺春夏之生发；阴虚者，"秋冬养阴"，于秋冬天地之气收降之时令，方可进滋养填补充形之品，当收当藏，以顺秋冬之收藏。攻邪不外乎汗、吐、泻三法。《伤寒论》提出"春夏宜发汗""春宜吐""秋宜下"原则。《脾胃论》说："时禁者，必本于四时升降之理，汗、下、吐、利之宜。大法春宜吐，象万物之发生，耕、耨、科、斫，使阳气之郁者易达也。夏宜汗，象万物之浮而有余也。秋宜下，象万物之收成，推陈致新，而阳气易收也。冬周密，象万物之闭藏，使阳气不动也。"前人的宝贵经验，值得进一步学习与研究。

3. 应时用药

中药具四性五味、升降沉浮之性能，有些中药对人体四季的阴阳消长、气机升降等生理功能具有一定的调节作用，即"时药"。我们可以应用时药来协调人体与自然气候之间关系，以适应自然和气候变化。

（1）因季而变，选用时药

脾胃病发生发展与气候变化关系密切。《脾胃论》指出："夫诸病四时用药之法，不问所病，或温或凉，或热或寒。如春时有疾，于所用药内加清凉风药；夏月有疾，加大寒之药；秋月有疾，加温里药；冬月有疾，加大热药。是不绝生化之源也。"我在临床上效法东垣，重视时药的应用。春天阴雨之季节，选用佩兰、藿香、羌活、苍术、砂仁、蔻仁等芳香、祛风、化湿药以醒脾助运；夏日炎暑之节，选用荷叶、黄连、莲心、竹叶等清热、泻火、祛暑药以清泄胃热；秋天温燥之季节，选用桑叶、杏仁、芦根、天花粉、百合等生津、滋润、养阴药以润中祛燥；冬日寒冷之季，选用桂枝、干姜、生姜、吴茱萸、蜀椒等辛温、祛寒、助阳药以温中散寒。

（2）四性五味，因时制宜

李东垣在《用药法象》中说："天有阴阳，风寒暑湿燥火，三阴三阳上奉之。温凉寒热，四气是也。温热者，天之阳；寒凉者，天之阴。此乃天之阴阳也。""地有阴阳，金水木火土，生长化收藏下应之。辛甘淡酸苦咸，五味是也。辛甘淡者，地之阳也；酸苦咸者，地之阴也。此乃地之阴阳。"天有六气，地有五行，药有五味。《素问·至真要大论》提出"辛甘发散为阳，酸苦涌泄为阴，咸味涌泄为阴，淡味渗泄为阳"。自然界的物质运动和人体脏腑气机都处于不断地升降出入运动中，我们可以充分利用药物对人体作用所具有的升降浮沉趋向，以协调人体的气机失衡。如黄连、莲子心味苦性寒而沉降，可用于夏季清暑泻火；干姜、桂枝味辛性温而升浮，可用于冬季温中散寒。

（3）法于天地，必知时禁

李东垣在《脾胃论·用药宜禁论》中曰："凡治病服药，必知时禁、经禁、病禁、药禁，夫时禁者，必本四时升降之理，汗、吐、下、利之宜。"他告诫："冬不用白虎，夏不用青龙……夏不用麻黄，冬不用石膏。"夏天慎用麻黄，因为夏季腠理开泄，汗出较多，要防麻黄辛散发表致汗出耗阴伤阳；冬季多外感风寒，要防石膏寒凉郁闭肌腠。临床上，在夏月必须用麻黄治疗咳喘时，要注意防范其不良作用，尤其高血压病的患者，可在处方中反佐一些阴敛之药以防发散太过，并叮嘱患者注意服药后反应。如果出现汗出过多、头目眩晕、血压升高等症状时，应及时调整。

（4）用寒远寒，用热远热

《素问·六元纪大论》曰："用寒远寒，用凉远凉，用温远温，用热远热，食宜同法。"春夏时令，气候温暖，机体腠理疏松，即使外感寒邪，也不宜过用辛温解表药，以免开泄太过而耗伤气阴；而秋冬时令，气候寒冷，机体腠理紧密，阳气敛于内，当慎用寒凉药物，以防伤阳。临床上，在炎热夏日一般少用或慎用大温大热药，需用时少佐甘润之品以防温热太过伤阴；寒冷冬日一般少用或慎用大寒大凉药，需用时少佐辛温之品以防苦寒太过而伤阳。"食宜同法"，饮食也要遵循"用寒远寒，用热远热"之法则。如炎热的夏季，少吃温热之狗肉和辛热之姜、桂、椒等；寒冷的冬天，慎进冰冻之饮料、啤酒等。

4. 择时服药

服药时间大有学问，选择正确的服药时间非常重要，尤其是脾胃病的治疗，错误的服法会直接影响治疗效果。我们认为，服药方法是辨证论治过程中的最后一公里，应该给予高度重视。

（1）依病择时服药

清晨空腹服。攻下或逐水药，一般宜清晨空腹服用。因早晨胃腑空乏，服药后药物在胃囊中稍作停留，即能迅速进入肠中，充分发挥药效，故峻下逐水药、攻积导滞药在清晨服用时，药效最佳。

饭前服。饭前胃肠空虚，药物可由胃迅速进入小肠而被人体吸收，故多数补虚药宜饭前服用。治疗胃溃疡、胃糜烂等胃病，饭前半小时到1小时为最佳服药时间，药物可充分与黏膜的溃疡糜烂面接触，起到局部治疗作用。

饭后服。饭后胃中存有食物，此时服药可减少药物对胃的刺激，故对胃肠有刺激的药物宜饭后服，消食健胃药也以饭后服用为宜。

睡前服。有些药睡前服用，药效才能得到充分的发挥，是因为能契合人体昼夜节律。如安神药多用于安眠，失眠症多为阳不入阴，用药目的在于交通阴阳，引阳入阴。下午3～5时为晡时，阳气趋衰，此时服第一次药；睡前1～2小时再服第二次药，以逐渐引阳交阴而安神催眠。涩精止遗药和缓下剂皆宜在临睡前服，前者有利于减少梦中遗精，后者有利于翌日清晨排便。

（2）依证择时服药

同一种疾病，证型的不同，易发时间也不尽相同，服药时间也存在差异，皆受四时昼夜阴阳及气机升降变化的影响。

表虚者，宜饭前服药；表实者，宜饭后服药。里燥实者泻而攻之，宜晨起空腹服药，盖因为热实证，故在初发萌动之时予以泻阳；里虚寒者温而补之，仍以清晨服药，借助阳气升腾之力以提高药效；里阴虚者宜滋而补之，宜下午及入夜后服药，借助夜间阴气加强药力。病势上逆证型，宜午后服药，因病势上逆之证型宜降不宜升。如胃浊上逆的反酸、嗳气、呃逆等症，当用旋覆花、代赭石、龙骨、牡蛎等沉降之品以和胃降逆，故宜午后服药以顺应气机下降之势而增强疗效。病势下陷证型，宜午前服药，因病势下陷之证宜升不宜降，如胃下垂、久泻、脱肛等症，当用升麻、葛根、柴胡、黄芪等升浮之品以益气升阳，故宜午前服药以顺应气机升腾之势而增强药效。

（3）依症择时服药

若患者胃痛胃胀白天严重，则嘱清晨服药；夜晚严重，则嘱傍晚服药。胃脘疼痛、灼热、嘈杂者，多有胃黏膜溃疡、糜烂等，饭前半小时服药，药物可充分与黏膜的溃疡糜烂面接触，起到局部治疗作用，从而增强疗效。早饱、脘腹胀闷、痞满者，多有胃肠动力不足，以饭后半小时服药为佳，利于增强胃肠动力，有助于胃肠的消化。五更泻多因于肾阳虚衰，温补肾阳以清晨或上午服药为佳。当归六黄汤善治阴虚盗汗，以傍晚时服用为宜。

（4）依药择时服药

不同功效的方药，在服药时间的选择上也存在差异。如张仲景《伤寒杂病论》中十枣汤的服用时间为平旦温服。益气升阳药宜午前服，可顺应阳气升发，有助于祛邪外出，如东垣书中补中益气汤、升阳益胃汤、参术调中汤等八首益气升阳方均强调需在午前服用，"使人阳气易达故也"。叶天士在《临证指南医案》中也提出晨宜温肾阳、滋肾阴、补肾气，主张补肾、补阳药于清晨服用。行水利湿药宜清晨服，如龚廷贤用沉香快脾丸通阳行水，提出"消脐以下脚肿，五更初用桑白皮汤送下"，因清晨阳气萌生，有助于脾气脾阳升腾而加强运化水湿的效果。六味地黄丸等养阴之剂，多主张入夜时服用；发汗解表药宜午前服，因午前一天中的阳气最盛，为阳中之阳，此时服用辛温发散的解表药，发汗之力更强。驱虫药及缓下药宜午后或黄昏空腹服，因午后及夜间机体气机下降，此时服药有助于虫体与邪气顺势由肛门排出体外。

5. 顺时养生

养生保健是中医优势之一。《灵枢·本神》云："智者之养生也，必顺四时而适寒暑。"顺应自然，顺应一年四时气候变化是中医养生的重要原则之一。《内经》提出的

"法于阴阳""四气调神""春夏养阳，秋冬养阴"等天人相应的养生思想，至今仍有积极的指导意义。人体的生命活动和保养要遵循自然界的客观规律，故养生也要遵守"因时制宜"原则，采取相应的养生措施，以适应一年四时气候的变化，达到避邪防病、保健延年的目的。脾胃为后天之本、五脏之本，明代江西医家李梴说"保全脾胃可长生"。脾升胃降为全身气机升降之枢纽，其生理活动要与四时气候升降浮沉之外环境变化相调谐，所以保养脾胃更应当"法于四时"，因时制宜，顺时调养。

（1）因时用食，应季食养

《素问·四气调神大论》云："春三月，此谓发陈，天地俱生，万物以荣。"春季属木，其气温，风邪当令，通于肝，主阳气生发，万物萌发生机。人体阳气得以升发，气血趋向于体表，易引动伏邪而发病。根据春温阳气生发、肝阳易亢，以及春季瘟疫易于流行的特点，春季饮食应以清淡、甘甜为主，减少肉类膳食，增加植物性食物，增加水果和蔬菜，少吃温热类食品，以免助热动火，触发肝阳上亢。适宜春季的食物有春笋、芹菜、枸杞、荠菜、菠菜、海带、山药等清补养肝食品，以及海蜇、黄瓜、香蕉、荞麦等通利肠胃食品。

《素问·四气调神大论》云："夏三月，此谓蕃秀，天地气交，万物华实。"夏季属火，其气热，暑邪当令，通于心，主长养。此时天气火热，暑为阳邪，升散开泄，耗气伤津。长夏属土，其气湿，通于脾，湿邪当令。湿为阴邪，重浊黏滞，容易阻遏气机，损伤阳气。夏季人体脾胃功能也趋于减弱，食欲下降。夏季饮食养生宜清热解暑、益气生津，少食热性食物，以免助热生火；不宜辛散开泄太过，以免耗气伤津。长夏宜清暑利湿，不宜过食冰寒饮料，以免损伤脾阳。适宜夏季的食品有绿豆、赤小豆、苦瓜、冬瓜、西瓜、丝瓜、紫菜等清热解暑食物，以及山药、茯苓、番茄、苹果、葡萄、菠萝、鸭肉等益气生津的食物。

《素问·四气调神大论》云："秋三月，此谓容平，天气以急，地气以明。"秋季属金，其气燥，燥邪当令，通于肺，主收。此时秋高气爽，气候干燥，加之夏季余热未清，人体偏于津亏体燥。燥邪当令，最易伤耗肺阴。此季饮食宜清润甘酸为主，不宜过于辛辣香燥，不宜过食炸、熏、烤、煎等食物，以免伤阴生燥。适宜秋季食物有扁豆、莲子、葡萄、樱桃、苹果、梨、菠萝、猪肺、甲鱼、乌龟、乌鱼、蜂蜜、乳品等柔润益津食品，以及核桃、杏仁、花生、红枣、山药、山楂、蘑菇、莲子、百合、银耳等滋补之物。

《素问·四气调神大论》云："冬三月，此谓闭藏，水冰地坼，无扰乎阳。"冬季属水，其气寒，寒邪当令，通于肾，主藏。寒为阴邪，易伤阳气，此时人体阳气偏虚，故冬季饮食养生宜温补助阳、补肾益精。冬季人体阳气收敛潜藏，脾胃运化功能较为强健，容易吸收营养，是一年中最有利于进补和调治虚劳等衰弱性疾病的季节。膳食多用热性食物，有助于护助人体的阳气。适宜冬季的食物有狗肉、牛肉、羊肉、鸡肉、麻雀肉、虾仁、海参、核桃、红糖、大蒜、姜、辣椒、胡椒、板栗等补肾温阳食品。

（2）应时饮茶，药茶护胃

茶文化是中国优秀传统文化的重要组成部分，药茶是中国茶文化中的内容之一。药茶是指以植物的叶、花、实、根等切制清洗后，置于茶器内，以沸水冲泡或加水稍煎后饮用的一种剂型。药茶在我国具有悠久的历史，古代医籍中有大量的记载。脾胃病具有反复发作的特点，我在临床常常指导脾胃病患者在疾病基本治愈后，饮用一段时间的药茶，以巩固疗效，改善患者的偏颇胃质，以预防脾胃病的复发。我们有两大类的药茶经验方：一是调理胃质的药茶方，如润中调胃茶、温中调胃茶、清化调胃茶、活血调胃茶、理气调胃茶等。二是顺应四季气候变化而护胃健胃的药茶方，如春季护胃茶、夏季护胃茶、秋季护胃茶、冬季护胃茶等。

春季护胃茶：枸杞子 5g，白菊花 5g，大枣 3 枚，三七花 3 枚，玫瑰花 3g，开水泡服。功效为养肝益胃，调畅气血。

夏季护胃茶：太子参 5g，蒲公英 10g，荷叶 10g，竹叶 5g，甘草 5g，开水泡服。功效为清热解暑，益气养胃。

秋季护胃茶：石斛 5g，麦冬 5g，桑叶 5g，山楂 5g，蜂蜜 5g，开水泡服。功效为润燥清热，生津养胃。

冬季护胃茶：黄芪 10g，生姜 3g，大枣 5 枚，桂圆肉 3 枚，红糖 5g，开水泡服。功效为补气益胃，温中散寒。

（3）春夏养阳，秋冬养阴

《素问·四气调神大论》云："圣人不治已病治未病，不治已乱治未乱。""治未病"是中医重要的治疗理念之一。《素问·四气调神大论》又云："夫四时阴阳者，万物之根本也。所以圣人春夏养阳，秋冬养阴。"四时阴阳是万物生长化收藏之本，养生必须顺应四时阴阳消长变化规律。"春夏养阳，秋冬养阴"，即春夏时令宜调养阳气，秋冬时令宜调养阴气。据此，我们常指导患者通过饮食调养来改善偏颇体质和胃质，以预防胃病发生和防止胃病复发，即"治未病"。如十二指肠溃疡病患者多为阳虚气虚体质，秋冬寒冷季节最易复发，可在春夏之季通过食养来温补脾胃，即"春夏养阳"，以防旧病复发。又如阴虚型萎缩性胃炎，春夏季节常病情加重，秋冬季节可多进些滋养胃阴之食品，即"秋冬养阴"，防止春夏季节病情加重。

（4）馨饪食邪，避之有时

《内经》云"虚邪贼风，避之有时"，认为"风为百病之长"。随着社会经济的发展，人民生活条件的提升，当代疾病谱发生了明显的变化，传染性疾病已经不再是危害人类健康的第一杀手了，而与饮食所伤关系密切的心脑血管疾病、肿瘤、代谢性疾病等已经成为病死率最高的疾病，还有许多疾病均与饮食不节密切相关，所以我根据疾病谱的变化，提出"伤食为百病之长"新观点。饮食不节，最伤脾胃。"饮食自倍，肠胃乃伤""内伤脾胃，百病由生"，每逢节日，美味佳肴，如元宵节的糯米团子，端午节的粽子、油团、茶蛋，中秋节的月饼，春节的大鸡大肉，都是难以消化，过食必能损伤胃肠，导致伤食。又如喜庆宴席，山珍海味，美酒佳肴，若食无节制，大吃大喝，一定会伤及脾胃，引起胃肠疾病的发生或导致旧病复发。《内经》中提出"生病起于过用"，节日和宴食时节制饮食，对于预防脾胃病是非常重要的。"馨饪食邪""避之有时"的预防思想，至今仍有重要的指导意义。

（四）辨时论治病案举例

1. 小儿暑湿泄泻

万某，男，2个月零25天，江西南昌县人。2011年7月19日初诊。

主诉：大便水样泻20日。

病史：患儿出生时，身体如常。20天前开始大便溏泻，一日数次，经县医院治疗不效，便如水状，而转省儿童医院住院治疗。半个月中经抗炎、补液等多种方法治疗，腹泻不止，一日十余次，进食或进水5分钟后即水样泄泻，花去医药费近万元。因怀疑为胃肠先天畸形，建议转上海治疗，父母在临行前一天下午抱患儿试请中医诊治。

刻诊：患儿精神萎靡，泄泻清稀，小便短黄，低热，口渴欲饮，皮肤枯瘪，哭而无泪，腹胀而软，肠鸣声响，肛门不赤，舌质偏红，苔黄白腻，指纹青紫达命关。辨病为"婴儿腹泻"；辨证为"暑湿腹泻"；辨时为"夏季炎暑"。治拟清暑化湿，和中止泻。新加香薷饮合藿香正气散加减治疗。

处方：银花4g，连翘3g，厚朴花2g，香薷2g，扁豆3g，藿香3g，佩兰3g，黄连1g，荷叶3g，葛根5g，车前子3g。2剂，1日1剂，水煎，频频喂服。

2天后，患儿父亲来电报喜，服药1剂后，大便即成糊状，一日3～5次；服药2剂后，大便已成条状，1日2次，身热见退，饮食正常，病愈出院。

心得体会：7月中旬，南昌正值炎热之时，天暑下逼，地湿上蒸，湿热弥漫。患儿正气未充，脾胃娇嫩，最易感受暑湿病邪，致运化失司，水谷不化，故腹泻不止。西医不论气候变化，千篇一律施治，花费万元而不效。中医治病讲究"天人相应"，辨证为暑湿腹泻，遵《内经》"以时调之"之旨，治拟清暑化湿、和中止泻。一剂知，二剂愈，花费不满十元。中医"天人一体"的整体治疗观，临床应用得当，如此效如桴鼓。

2. 寒湿困脾低热案

丁某，男，45 岁，干部，江西抚州人，2008 年 3 月 26 日初诊。

主诉：低热 8 天。

病史：9 天前因下乡检查工作时突然变天，气温骤降，淋雨受凉，继而发热39℃，住抚州市人民医院干部病房治疗。应用抗生素和退热药后，虽体温下降，但低热不尽，周身酸痛；进行各项检查，无明显异常。又请中医会诊治疗，曾用荆防败毒饮等效果不显，低热已 8 天不退。

刻诊：体温腋表 37.7℃，无汗，肢体困乏，关节酸楚，头重，背脊冷，脘腹胀闷，口淡黏，不思饮食，大便溏薄，黏滞不畅，一日 2～3 次。诊见面色晦黄，舌质淡，苔白厚腻，脉濡稍缓。辨证为寒湿束表，脾胃湿困。治疗当散寒解表，芳香化湿，宣畅气机。以藿朴夏苓汤、三仁汤化裁治疗。

处方：藿香 15g，厚朴 12g，法半夏 10g，茯苓 g，杏仁 10g，白蔻仁 5g，薏苡仁15g，通草 5g，淡豆豉 10g，神曲 12g。3 剂。

复诊：患者服药一剂后，有微微汗出，自觉身体困重减轻，脘腹胀有减。二剂后，体温下降至 37.3℃（腋），纳食增加，精神好转。三剂后，体温 36.7℃。全身困重已除，进食明显增加，出院回家。诊时见面色转佳。舌苔白稍腻，脉细微滑。仍以上方加陈皮 6g，谷麦芽各 12g，以健脾开胃，进 4 剂以巩固疗效。一周后随访，已完全康复。

体会：六气的变化具有一定的规律和限度，当气候变化异常，过于急骤（如暴冷暴热），如人体正气不足，抵抗力下降时，机体不能与之相适应，则可导致疾病的发生。此正值春季，风气当令，春季多风病，此为常；但天气突变，阴雨绵绵，寒盛湿重，此为变。本例患者下乡碰上天气突变，气温骤降，淋雨受凉，正气不足，寒邪湿邪乘虚而入，寒束肌表，湿困脾胃，卫阳不得疏畅，腠理失于宣达，中焦阳气被困，胃纳脾运失司，故发热、背冷、头重、身困、纳呆、口黏、便溏、舌苔白腻、脉濡缓等，皆属寒湿为患。西医治病不讲气候，前医仅限于疏风散寒，故均未取效。在诊疗过程中既要看到了常，即春季主气风；又看到了变，即非时之气的湿与寒。采用藿朴夏苓汤、三仁汤疏风散寒解表，化湿宣气运脾。方药契合病机，故能药到病除。

3. 湿邪困脾腹胀案

芦某，男，55 岁，公司董事长兼总经理。2018 年 3 月 5 日初诊。

主诉：脘腹胀满、腹泻 4 年。

病史：20 世纪 80 年代移民加拿大，从事经贸工作，因工作交往饮酒多，常熬夜，失眠 20 多年，完全依赖安眠药入睡。有糖尿病史 20 余年，常年注射胰岛素，使血糖基本稳定，肝肾功能正常。近 4 年来，脘腹胀满，稍食则胀，尤其是饮水则胀甚。每逢春夏二季，病情加重。因腹胀难忍，曾到美国、加拿大多家医院求治不效，又回国内北京、上海寻找中西医专家治疗，症状不减。因有胆石症，有西医专家认为可能是导致腹胀的原因，2016 年在上海做了胆囊切除术，术后腹胀无改善。多次 CT、磁共振、彩超等检查，均未发现明显异常。

刻诊：体型肥胖，情绪焦虑，腹部胀满膨大，叩之声音如鼓，进食和饮水后腹胀加重，故进食很少，不敢饮水，每餐只饮红葡萄酒和吃些小米粥与蔬菜。大便不调，时腹泻水样，进食和饮酒后则欲泻。嗳气和矢气频繁，口中黏腻。背脊发冷，阴囊潮湿多汗。失眠寐差，长年服用安眠药。舌体胖大，齿痕明显，舌苔白黄腻，脉弦细偏缓。

治疗经过：西医诊断为糖尿病、功能性腹胀、胆囊切除、失眠。中医辨证为肝郁脾虚、气滞湿阻，用逍遥散合枳术丸加减治疗。用药 7 剂后，腹胀略有缓解，但数日又腹胀如故。再改用平胃散、连朴饮、六君子汤、六磨汤等方，时轻时重，治疗无明显进展，又请专家针灸推拿，均无疗效。故进一步追问病史，深入了解患者生活工作情况。患者坚持游泳已 8 年，一年四季不断（冬季温水），长期做红酒外贸生意，每天大量饮用红酒。分析患者病症，有四个显著特点：①腹胀日久，饮水胀甚，不能饮水，背脊发凉。②大便溏泻，阴囊汗多潮湿。③春夏气候潮湿天气病情加重。④舌胖苔腻，脉弦缓。综合病史判断，此病为内外湿邪困脾。脾为湿土，恶湿喜燥。患者长年饮酒，脾胃受损，失于运化水湿；又有八年水中游泳，水湿内犯，湿困于脾。素体湿盛之人，又反复感受湿邪，内湿外湿合邪，互为因果，致脾失运化水湿，饮困中焦，故脘腹胀满、饮水则甚；中阳被湿所困，则背脊作冷；水湿下注，则大便溏泻、阴囊潮湿等。

审明病因后，重新制定治疗方案：一是停止游泳运动，改为早上或晚上快走运动 1 小时。二是节制饮食，少饮酒和少进油腻食品，以防湿浊内生。三是重新确定治疗原则为温中健脾，化饮除湿。用五苓散合五皮饮加减。

处方：茯苓 40g，猪苓 12g，桂枝 8g，白术 30g，泽泻 15g，大腹皮 20g，桑白皮 12g，陈皮 8g，黄芪 20g，当归 12g，苍术 12g，莪术 10g，莱菔子 10g。

患者遵照医嘱，改变锻炼方式，减少饮酒。服药两周，腹胀减轻，进食量增加。以上方加减变化治疗一个半月后，腹胀基本消除，腹部已明显变小（腹围缩小 5cm），叩之鼓音减轻。进食增加，能进米饭，可少量饮水，但阴囊仍较潮湿。睡眠已恢复正常，停用了安眠药。舌质淡红，齿痕已少，苔薄，脉细弦。仍守前法前方，加党参健脾助运，枳椇子行气解酒，巩固疗法。患者已回加拿大，连续随访 5 年，病情稳定。

体会：《素问·疏五过论》说："圣人之治病，必知天地阴阳，四时经纪，五脏六腑，雌雄表里，刺灸砭石，毒药所主，从容人事，以明经道，贵贱贫富，各异品理；问年少长，勇怯之理，审于分部，知病本始。"医者不仅是治人所生的病，更是要治生病的人。所以做一个好医生，必须"上知天文，下知地理，中知人事"。本例患者腹胀之顽疾，中外治疗均无效。因门诊医事繁忙，我初时按常规的辨证论治也未取效。但通过仔细询问病史，深入探究病因后，找到疾病根本原因，"治病必求于本"，采取综合治疗措施，运动、饮食、药物结合，终于取得明显疗效，顽症痼疾得以解除。本案体会有 3 点：一是中医诊病治病要坚持整体观念，以人为本，整体思辨。二是治病必先求因，病因有内因外因，外因包括六淫、气候、环境、社会等多种因素。诊治疑难病症既要深入细致，又要知常达变，通过"审症求因""辨症求因"，进而"审因论治"。三是湿邪致病，除传统认识外，现代社会又有了新特点，长年游泳也是导致感受湿邪的途径。

五、《内经》"从者反治"在脾胃病中的应用

疾病治疗学是《内经》理论体系的重要组成部分，治病求本、审机论治、整体调治、正气为本、不治已病治未病、顺而已、一曰治神、以平为期、三因制宜等治疗思想充满了哲理和智慧，几千年来一直有效地指导着中医临床医疗实践。《素问·至真要大论》云："帝曰：何谓逆从？岐伯曰：逆者正治，从者反治，从少从多，观其事也。帝曰：反治何谓？岐伯曰：热因热用，寒者寒用，塞因塞用，通因通用，必伏其所主，而先其所因，其始则同，其终则异，可使破积，可使溃坚，可使气和，可使必已。"指出了正治法和反治法的运用原则。"逆者正治"，是指逆疾病证候性质而治的治法，称为"正治法"，用于疾病单纯、疾病的征象与本质一致而无假象出现的病证，即所谓"微者逆之"，如"寒者热之""热者寒之""虚则补之""实者泻之"等治法。"从者反治"，是指顺从疾病证候中假象的性质而治的治法，称为"反治法"，用于病情复杂、疾病的部分征象与本质不一致而有假象出现的病证，即所谓"甚者从之"，如"热因为用""寒因寒用""塞因塞用""通因通用"等治法。正治法与反治法均是遵循"治病求本"治疗原则之下的灵活应用，从其实质而言，两者无根本的区别，均是针对疾病的本质施治，正如《内经》所说："必伏其所主，而先其所因，其始则同，其终则异。"

胃肠难治性疾病多迁延日久，缠绵难愈，其病机往往是寒热虚实夹杂，临床表现常常是错综复杂。尤其是在一些特殊的情况下，阴阳失调，气机错乱，从而出现临床表现与疾病本质相反的假象，容易导致辨证失误及治疗错误而贻误病情。明代医学家李中梓曾说"病无常形，医无常方，药无常品""知常达变，能神能明，如是者谓之智圆"。因此，临证时既要知常，抓住疾病本质，又要达变，考虑各种变化因素，分清症状的主与次，辨明证候的真与假，逆者正治，从者反治，灵活权变，方可药到病除。我曾遵行《内经》中"从者反治"理论，运用反治法治愈不少胃肠疑难病证，现录数例与同道们分享。

（一）热因热用

热因热用，即用热性药物治疗假热症状的病证，适用于真寒假热证。临床上常见的真寒假热证有两类：一是肾阳虚极，不能潜藏而反浮越，以致虚阳亢奋，而出现格阳于外的"戴阳证"，多采用四逆汤、参附汤、参附龙牡汤等回阳救逆，引火归原。二是脾胃虚甚，清阳之气下流，占位而迫使相火离位外越，引起虚阳亢奋，而发生脾虚发热的"阴火证"，多用补中益气汤以甘温除热。在难治性脾胃病中，时常可见到阴火证。其假热之象有发热、自觉身热、面部烘热、烦热、四肢发热、胃部灼热、口疮、牙痛、口渴等，但同时又存在一派脾胃虚寒之象，如神疲体弱、面黄肌瘦、四肢无力、纳呆食少、脘腹胀满、喜温喜按、大便溏薄、完谷不化、肛门下坠、舌胖色淡、脉无胃气等。阴火证常常是真寒与假热夹杂，只要四诊合参，仔细辨别就能去伪存真。热因热用，就是用温热之药治疗假热之证候，从表面看是以热治热，但从病因病机来讲，仍属于以热治寒。

1. 温中健脾疗口疮

李某，男，30岁，外科医生，江西抚州市人。1992年9月27日初诊。

主诉：口腔黏膜溃烂1周。

病史及治疗经过：因连日手术过度疲劳，1周前开始整个口腔黏膜溃烂，灼热疼痛，口腔科诊断为"急性口腔炎"，采用多种西医治疗方法未效，又服导赤散之类中药，症状有增无减。诊时上腭剧痛如灼，语言及进食困难，日不能食，夜不能眠，痛苦难忍。望口腔上腭及两颊黏膜糜烂成片，覆盖黄色膜状物。舌质偏红，苔黄根腻，一派热盛之象。但仔细询问观察病况，患者有慢性胃病史，常常胃脘隐痛、喜热饮、大便溏薄（1日2～3次）、怕冷肢凉、面色淡白、脉沉细而缓。四诊合参，细究病机，乃为脾胃虚弱，中阳不足，阴火内生，上炎于口，上热中寒，上热是假，中寒是真。"从者反治"，热因热用，治拟温中健脾，寒热并治，用理中汤加味。

处方：党参12g，干姜6g，白术10g，炙甘草5g，法半夏10g，肉桂3g，黄连

4g，栀子 10g，薏苡仁 20g，藿香 10g。

服药 2 剂后，口腔疼痛大减，黏膜溃烂大部分已愈，可以进食与睡眠，胃脘痛已止，大便亦转实。守方去栀子，加陈皮 6g，再服 2 剂，口疮痊愈，饮食如常。嘱服成药香砂六君子丸善后，以固其本。

体会：急性口腔炎，多为热证，常规为西医抗炎，中医清热，但本案则不能获效。整体观念和辨证论治是中医学的两大特点，综合四诊全面分析，患者上热为假，中寒为真，顺从疾病假象而治，以热治热，温中健脾，引火归原，两剂病解，四剂病愈，可谓药到病除。要想疗效好，辨证论治是法宝，治病求本是本案获取神效的关键。

2. 甘温除热治烧心

许某，男，37 岁，公司职工，江西南昌市人。2010 年 12 月 1 日初诊。

主诉：周身烘热伴烧心、汗出 1 年余。

病史及治疗经过：患者素体虚弱，近十年以来大便多为溏薄，次数较多。1 年来身体更加虚弱，周身烘热时作；发时伴胃部灼热、手足心热及汗出，运动及房事后烘热必发，神疲乏力，纳少，失眠，左耳鸣响。诊见面色苍白，身体消瘦，手心汗出如流，舌质暗淡，苔黄稍腻，脉浮大重按则无力。综合望闻问切，患者表现在上在外的热象为假，而全身的虚寒之象为真。其病理机制是脾胃虚弱，中阳亏衰，虚阳亢越，阴火外扰。治宜热因热用，甘温除热，补中益气汤主之。处方：黄芪 20g，党参 15g，炒白术 15g，当归 10g，柴胡 6g，升麻 5g，茯苓 30g，薏苡仁 30g，葛根 15g，五味子 10g，黄连 2g，蒲公英 15g，芦根 20g。服药 7 剂后，胃部灼热、周身烘热明显减轻，大便转实，精神好转，但手足出汗仍多，耳鸣作响，夜不安眠，舌苔黄腻见退。守方去柴胡，加白芍 12g，山茱萸 10g，酸枣仁 15g，7 剂。三诊时，烘热、灼热、手足心热基本消除，手汗、耳鸣及失眠均有缓解，大便成形，舌苔薄黄，脉缓稍滑。仍以前方加减变化治疗 1 个月，症状基本消失，纳食、大便、睡眠趋于正常，体力增加。

体会：李东垣在《兰室秘藏》中说："气衰则火旺，火旺则乘其脾土，脾主四肢，故……表热自汗，心烦不安。"本患者因于脾胃素虚，中气亏损，元气虚弱，阴火上乘，扰乱卫表，故烘热、烧心、手足心热、烦热、汗出、耳鸣等。《内经》云"阳气者，烦劳则张"，故患者运动及房劳后症状加重。采用反治之法，以甘温除虚热，以苦寒清湿热，以甘平健脾胃，以酸涩固卫表，标本兼治，获得佳效。

（二）寒因寒用

寒因寒用，即用寒性药物治疗假寒症状的病证，适用于真热假寒证。如外感热病，里热极盛，阳气郁闭于内，格阴于外，热深厥深，而出现四肢厥冷的假象，顺从其在外的假象而用寒性药物治疗，常用白虎汤、承气汤等清里泄热，通达阳气。《内经》云"百病生于气"，脾胃病多兼有气机失调，气机不畅可郁而化热生成热郁证，也可导致湿郁、血郁、痰郁、食郁之证，以致阳气运行不利，失于温煦四肢、脘腹、经络，而出现胃脘冷痛、腹部凉冷、四肢不温等假寒之象。治疗以热因热用，理气解郁，宣通阳气，气顺则郁解，阳气通达则假寒之象自除。我常用丹栀逍遥散、泻黄汤、连朴饮等方剂治疗气郁、热郁、湿郁阻遏阳气所致的胃肠假寒证，多获良效。

1. 清热解郁除胃冷

徐某，男，55岁，干部，江西临川人，1994年5月8日初诊。

主诉：胃脘冷痛1年。

病史及治疗经过：患慢性胃炎、神经衰弱十余年。近年来，胃脘冷痛，如置冰块，得热食则缓。屡进温中祛寒之方皆无效，故反复更医。余诊时仔细询问病况，患者因晋升不顺，情志抑郁，时有胸闷，喜叹息，心烦，失眠，口苦，大便干结不畅；舌质偏红，苔薄黄少津，脉弦数。此为郁证，因情志不遂，肝失疏泄，气机郁滞，中焦气机失畅，阳气不得宣达，胃失温煦，故胃部冷痛；气郁化火，火耗阴津，阴虚生内热，故口苦、心烦、失眠、便结。胃冷为假象，内热是真候，气郁是病机。治宜反治，寒因寒用，用丹栀逍遥散疏肝气，解郁热，调气机。

处方：牡丹皮12g，栀子10g，柴胡10g，白芍10g，当归10g，白术10g，茯苓12g，薄荷4g，枳壳12g，山药12g，生姜3g，甘草3g。

服药3剂后，自觉胃部有温热感，胸闷好转，烦热见轻。初见成效，守前方再服7剂，诸恙均缓。仍以上方加减变化，共服药18剂，胃脘冷痛已除，纳增，便调，寐安。

体会：《丹溪心法》云："气血冲和，万病不生；一有怫郁，诸病生焉。"患者因郁致病，气机郁结，阳气郁滞于内不得外达，胃失温煦而致胃脘冷痛。遵《内经》中"木郁达之""火郁发之"之旨，以丹栀逍遥散疏肝气、解郁热，阳气通达，胃得温煦，脘冷自去。

2. 清热化湿治腹冷

王某，男，21岁，山东人，江西师范大学学生。2022年9月19日初诊。

主诉：脘腹冷痛8年。

病史及治疗经过：初中学习紧张而起病，脘腹部怕冷，稍受凉或进凉食则腹痛，得温可缓；两膝冷，用护膝则舒；面部痤疮反复生长，手足心热，手心汗多，心烦易怒；口干口苦，大便时溏时结；阴囊潮湿，尿黄；瘦长身材，容易疲劳，纳食如常，寐安。曾经十几位中西医生治疗，未得改善。舌质偏红，苔黄腻。脉细按之略弦。此青年人脘腹冷痛、膝冷仍为肝郁气滞、湿热蕴中、阳气阻遏不能通达之假象，治当反治。以疏肝解郁，清热化湿，宣通阳气为法。用丹栀逍遥散加减。

处方：丹皮 10g，山栀 10g，柴胡 10g，白芍 12g，当归 12g，白术 15g，茯苓 15g，黄连 4g，吴茱萸 3g，桂枝 6g，薏苡仁 15g，竹叶 15g，太子参 15g，北沙参 15g。7 剂。

二诊：服药一周后，面部痤疮见好转，腹部冷未减，舌尖边红，苔黄腻。守方桂枝改 8g，茯苓改 20g。14 剂。

三诊：腹部冷稍有缓解，手足心热见轻，手心汗多。痤疮时发，膝仍冷，大便黏滞不实、一日 2 次，肠鸣，阴囊潮湿；舌边红，苔黄腻根部厚。肝郁气滞见缓，但舌苔黄腻、痤疮、大便黏滞、阴囊潮湿等湿热之象未解，仍湿热阻遏阳气，改用连朴饮加减以清化湿热，宣通阳气。

处方：黄连 5g，厚朴 12g，山栀 10g，法半夏 10g，芦根 20g，苍术 12g，炒白术 15g，茯苓 20g，生苡仁 15g，绞股蓝 15g，干姜 5g，肉桂 4g，吴茱萸 3g，藿香 15g，神曲 15g。14 剂。

四诊：腹部冷明显好转，已无腹痛，膝冷消失。大便一日 1 次，形状如常，肠鸣少，精神见好，面部痤疮基本消退，手足心热已轻。舌质稍红，黄腻苔明显减少。仍以前方加减治疗 3 周，症状基本消除。

体会：一般认为，年轻人阳气旺盛，气血流畅，但临床上常常见到一些小青年冬天手足冰凉，多数是气阻阳郁，阳气不得温煦四末所致，可用四逆散扩充解郁理气，通达阳气。本例患者脘腹冷痛 8 年，久治不愈，既有脘腹冷凉、遇寒则痛、膝冷等阴寒之象，更有手足心热、手心多汗、尿黄、口干口苦、舌红等郁热内扰之症，以及舌苔黄腻、痤疮、大便黏滞、阴囊潮湿等湿热内蕴之象。综合分析，仍为假寒真热证，因肝郁气滞和湿热内蕴阻遏阳气不能通达脘腹所致。治疗以寒因寒用，先用丹栀逍遥散加减疏肝气、解郁热、通阳气，后用连朴饮清热化湿、通阳宣气，效果明显，8 年痼疾一月化解。

（三）塞因塞用

塞因塞用，指用补益的药物治疗因虚而闭塞不通的真虚假实证。脏腑气血不足，推动无力，胃肠通降失司，可导致腹部胀满、大便秘结等具有闭塞不通现象的病证，治疗当塞因塞用，以补开塞。如脾虚失运导致的脘腹痞满等，应用补脾益气法治疗，使脾气健运，胃肠气行畅通则胀满自除。又如脾气亏虚，肾阳衰弱，肠腑推动无力，腑气失于通降，所致大便艰难，甚则闭塞不通、腹胀腹痛，用黄芪汤、补中益气汤等健脾益气、助运通便。

1. 益气助阳通腑气

陈某，女，71岁，上海南汇人，1976年5月10日初诊。

主诉：大便不解20余日。

病史及治疗经过：患者素体虚弱，近月来不思进食，大便20天未解，身体日益衰弱。其子为医院内科主任，住院先采用西医诸法治疗，大便仍不解，又请中医治疗，采用通里泻下、行气导滞、润肠通便等法也未能见效。余诊时见患者形体消瘦，大肉尽脱，面色萎黄，神疲懒言，声低息微，心悸，咳嗽痰多，头晕目花，自汗，口淡，不思进食，食后脘腹胀满不适，依靠静脉补液维持；小便频数，右下肢浮肿，按之没指；舌质淡，舌体胖有齿印，苔薄白，脉沉细无力。此非腑实之证，故不可下。因年逾古稀，五脏衰竭，肺虚则少气自汗，心虚则心悸脉细，肝虚则头晕目花，脾虚则纳少形衰，肾虚则尿频脚肿。脾为五脏之本，气血生化之源，脾失健运，脏气衰弱，腑气失于推动；肾为元气之本，阴阳之根，肾本亏虚，脏腑失去阳气鼓舞。本证为脾肾虚衰，阳气不足，腑气失运，因虚而致闭。治宜塞因塞用，拟健脾益气、补肾助阳、扶正助运，用黄芪汤加味。

处方：黄芪15g，陈皮6g，白术15g，党参15g，茯苓12g，淫羊藿15g，肉苁蓉12g，当归12g，何首乌15g，瓜蒌皮10g，桔梗6g。

服第一剂药后2小时即有便意，又过20分钟后解出细条状黄色软便，顿觉脘腹及周身舒适，要求进食，即刻进米粥1小碗。服第2剂后，纳食增进，精神见振。服第3剂后，诸恙均缓，大便如常，出院调理。

体会：元气根源于肾，滋养于脾，对五脏六腑功能具有激发和推动作用。《内经》中云"至虚有盛候"，本患者年高体虚，五脏衰弱，脾气虚弱，运行无力；肾阳亏衰，鼓舞无力，故大肠传导失司而导致大便不能排出。前医以承气汤治之，正犯"虚虚"之误，致使病情加重。辨证论治是疗效的保证，采用"塞因塞因"反治之法，益气以助运，温阳以辅动，药中病机，效如桴鼓。

2. 补中益气解肠梗

艾某，男，39岁，工人，江西余江县人。2010年9月11日初诊。

主诉：大便闭结、腹痛腹胀10天。

治疗经过：患者于半年前行胆囊腹腔镜取石术，术后大便失调，时水样腹泻，一日10余次；时大便干结，甚时一周不解。自9月1日起大便未解，腹痛腹胀，进食则吐，在县医院西医治疗不效而转省中医院住院。经X线及B超检查诊断为"不完全性肠梗阻"，曾用承气汤、五磨汤等治疗大便仍不解而来国医堂求治。诊时患者带输液瓶就诊，痛苦面容，面色苍黄，形体消瘦，精神萎靡，懒言乏力，腹痛阵作，脘腹胀满，肠鸣，右下腹触及拳头大小包块，压痛明显。舌胖大色淡，齿痕明显，苔薄黄，脉细弱无力。辨证为"气虚便秘"，因于脾胃气弱，推动无力，肠失传导，腑气滞塞，大便不行；治宜塞因塞用、益气导滞，以黄芪汤扩充治疗。

处方：黄芪40g，火麻仁15g，生白术40g，当归12g，肉苁蓉12g，枳实12g，厚朴10g，桃仁10g，茯苓20g，甘草4g。3剂。

二诊：大便仍未解，但矢气增多，腹痛腹胀减轻，精神好转，腹变软，右下腹包块见小，舌脉如前。守方加大腹皮12g，莱菔子12g，4剂。

三诊：服药后第三天清晨解出大量的软便，右下腹包块随之消失，腹痛腹胀已止，能进食稀饭，精神明显好转，患者要求出院。标病已解，缓则治其本，健脾益气，行气活血，以防复发。

处方：黄芪30g，太子参20g，白术30g，茯苓15g，当归12g，肉苁蓉15g，桃仁10g，丹参15g，刺猬皮10g，莪术10g，厚朴12g，枳实12g，蒲公英20g，莱菔子12g，14剂。

1月后回访，患者已基本康复。

体会：患者术后6个月，因气滞血瘀导致肠道传导不利，大便不通，本当以通腑导滞为法。但整体观察，患者长期大便失调，脾胃运化失健，神疲体衰，面黄肌瘦，舌胖色淡，脉细无力。此为气衰之候，气虚推动无力，大便不得运行。故以大剂量黄芪、白术为君，补益中气，气足则肠运，肠运则便行，此正是"以补治塞"之理。

3. 健脾补中除腹胀

刘某，男，48岁，干部，江西抚州人。2007年4月3日初诊。

主诉：下腹胀满闷痛一年。

治疗经过：一年前患"急性肠炎"，经住院西医药治疗而愈。随后下腹部时常胀满闷痛，且逐渐加重，午后胀甚，夜间常常因胀而醒，按摩腹部稍能缓解。矢气肠鸣少，大便后胀闷不减，工作劳累后下腹胀更加明显；兼见神疲乏力，形寒怕冷，纳食减少，多食脘胀，大便不实，一日2次。曾找多位中西医治疗，服用消化酶、益生菌和理气消胀中药无效。舌质淡胖，苔薄黄，脉细缓弱。西医诊断为肠功能紊乱，中医辨证为脾虚气滞。困于脾失健运，中气虚弱，运行无力，腑气不利。治拟补脾益气、健中升阳，佐以理气除胀，以补中益气汤加减治疗。

处方：黄芪20g，党参15g，当归10g，白术10g，柴胡6g，陈皮6g，茯苓15g，淫羊藿10g，乌药10g，沉香3g，枳壳10g。6剂。

二诊：服药6剂后，下腹胀有所减轻，但夜间胀甚，纳食增加，大便好转，舌脉如前。守方黄芪改30g，党参改20g，沉香改5g。6剂。

三诊：腹胀大减，精神转佳，纳食如常，大便正常，一日1次。出差一周未服药，病情稳定。舌质淡红，苔薄白，脉细略弦。守方加山楂 10g。6 剂。

四诊：腹已不胀不痛，纳佳便调。嘱服补中益气丸 2 周以巩固疗效。

体会：患者患急性肠炎，脾胃受损，中气虚弱，运化无力，故纳少、食后脘胀、大便不实。中气推动不力，则下腹气机不利，故腹胀腹痛。病机为因虚致实，真虚假实，故前医用理气消胀无功。改用补中益气、健脾温中、助运理气方法塞因塞用，一年顽疾半月则除，充分彰显了中医"治病求本""谨守病机"治疗思想之智慧。

（四）通因通用

通因通用，指用具有通利作用的药物治疗具有通泻症状的实证。胃肠的生理特性是"以通为用"，治疗方法多"以通为补"。肠胃病常常因湿热疫毒蕴滞，或食滞不化壅塞，或热结肠腑旁流，导致大便泄泻不止的真实假虚之象，治疗当明辨真假，以通治通。例如食积胃肠之腹泻腹胀，治以消导化滞泻下法；湿热蕴滞之痢疾下利，用清热解毒通利法；热结旁流之腹痛腹泻，用峻下热结之法。

1. 泻下通腑愈暴痢

陈某，女，54 岁，农民，江西东乡人，1979 年 1 月 6 日初诊。

主诉：大便脓血、里急后重 3 天。

治疗经过：3 天前因饮食不节，下痢骤起，大便脓血，量少秽臭，下腹阵痛，里急后重。乡卫生院用土霉素、氯霉素等药治疗不效，又服白头翁、铁苋、马齿苋等草药也未见效果。刻下大便一日达 30 余次，频繁临厕，直至蹲在马桶不起，痛苦难忍；舌质红，苔黄腻，脉滑数，按腹部坚满拒按。此为秽浊湿热之邪，壅滞肠中，气血凝滞，传导失司，腑气不利，热结旁流。治不宜塞，宜通因通用，泻下通腑，荡涤污浊。

处方：生大黄 10g（后下），厚朴 10g，枳实 10g，白头翁 30g，黄柏 10g，木香 6g，黄连须 10g。2 剂。

服药 2 个半小时后，解水样大便 2 次，量多秽臭难闻，泻后腹痛、里急后重顿减，大便次数明显减少。服第 2 剂后，大便已趋正常，纳食增进，诸症皆除。

体会：湿热疫毒壅滞大肠，致气血瘀滞，肉腐血败，故下痢脓血。患者下利频频，里急后重，腹满拒按，属阳明腑实，热结旁流，故以大黄为君，配以清热、行气、凉血之剂，"通因通用"，泻热导滞除积，使积滞除，疫毒去，则下痢脓血止，里急后重除。

2. 行气导滞疗食泻

张某，男，23 岁，大学生，江西金溪人，2005 年 6 月 20 日初诊。

主诉：腹痛腹泻 1 天。

治疗经过：因前天端午节进食粽子、茶蛋、油团等食品过多，又洗澡着凉，夜晚

10 点起，腹痛腹泻始作，脘腹胀满疼痛，频繁临厕。昨夜自服藿香正气水、消食片等无效。今日腹泻仍作，大便不畅，臭如败卵，泻后痛减；伴肠鸣矢气，嗳腐酸臭，不思饮食，口苦口臭；舌苔浊腻色黄，脉滑稍数，触脘腹疼痛拒按。证属宿食内停，阻滞肠胃，浊气不降，气机壅塞。治宜通因通用，以枳实导滞丸因势利导，通降导滞。

处方：大黄 8g（后下），枳实 12g，白术 12g，茯苓 15g，黄连 5g，蒲公英 15g，神曲 12g，谷芽 15g，麦芽 15g，莱菔子 20g。2 剂。

服药后矢气频频，连续 2 次解出大量秽臭之粪，顿感脘腹舒适，嗳气减少，大便次数随之减少。2 剂后诸症消失，饮食如常。

体会：粽子、茶蛋、油团等其性腻滞，多食则停于肠胃不化，滞而成积。宿食上碍于胃，下阻于肠，化热生湿，湿热下迫，故脘腹胀满、嗳腐酸臭、大便泄泻臭如败卵、口苦口臭等。本患者为食积之重症，仅消食轻剂不能效，"六腑以通为用"，非大黄、枳实之属不能去胃肠之滞。方中大黄、枳实攻积导滞，大剂量莱菔子与神曲、谷麦芽消食化积，白术、茯苓健脾助运，黄连、蒲公英清泄肠热。诸药达"通因通用"之效，药到病除。

六、《内经》"正气为本"与胃癌的治疗

疾病的发生是一个复杂的病理过程，但概括起来主要是邪气对机体的损害和正气抗损害两方面的矛盾斗争。正邪相争，《内经》认为正气的强弱是发病的决定性因素。《素问·上古天真论》说："精神内守，病安从来。"《素问·刺法论》说："正气存内，邪不可干。"《素问·金匮真言论》说："夫精者身之本也，故藏于精者春不病温。"反复强调了正气旺盛则抗邪有力，则邪气不能入侵，也就不会发生疾病。反之，正气虚弱抗邪无力，邪气才能乘虚入侵，疾病由之发生，即《素问·评热病论》中所说："邪之所凑，其气必虚。"正气不足是疾病发生的内在根据，肿瘤的发生同样如此，也是在正邪相争中正不胜邪的结果，如《灵枢·百病始生》说："壮人无积，虚则有之。"隋代巢元方在《诸病源候论》中也说："虚劳之人，阴阳伤损，血气凝涩，不能宣通经络，故积聚于内也。"明代李中梓在《医宗必读》中也言："积之成也，正气不足，而后邪气踞之。"正气不足即免疫功能低下，是肿瘤发生的内在根据。

胃癌是最常见的消化系统恶性肿瘤，目前治疗的主要方法有手术治疗、化学治疗、放射治疗、生物治疗和中医药治疗等。早期胃癌手术治疗可能得到根治，但早期胃癌可无明显自觉症状。在我国综合医院门诊检出的胃癌病例中，早期胃癌不足 10%，所以大部分胃癌发现时已是晚期，失去了手术机会。化疗是当前被广泛应用的

治疗方法，化学毒性药物对肿瘤细胞确有一定的抑制和杀灭作用，化疗的"杀杀杀，杀癌务尽"，可能使部分患者肿瘤缩小，病情得到一定的缓解，但敌我不分的沉重伤害，毁灭性地打击人体的免疫功能，化疗的毒副作用使患者难以忍受，相当多患者的病情反而恶化，生存期并不延长，化疗过程中出现的毒性反应仍是一个世界性难题。胃癌对放射治疗不敏感，且同样毒副作用大，临床应用较少。生物治疗技术仍不够成熟，尚未得到广泛应用。中医学积累了中华民族几千年与肿瘤作斗争的丰富经验，形成了独特的防癌治癌的思想与方法。近几十年来，中医中药和中西医结合治疗肿瘤获得许多重大的研究成果，引起了国际社会的高度重视。临床实践和动物实验研究均表明，中医中药具有扶正固本，增强机体免疫功能，抑制肿瘤生长，减少患者痛苦，提高生活质量，延长患者寿命等良好作用。我在40多年临床中曾治疗胃癌几千例，积累了一些治疗经验。我把胃癌大致分为四类：第一类为晚期胃癌和高龄胃癌患者，这类患者已失去了手术治疗机会，又拒绝化疗放疗，完全采用中医药治疗。第二类患者为手术后因身体衰弱，无法耐受化疗的毒性，未接受化疗或未完成化疗，改用中医药治疗。第三类患者是在进行化疗之前、之中和之后，应用中医药辅助治疗，预防或减轻化学药物的毒性，增强机体的抗癌能力。第四类是病情稳定的患者，间断性地服用中药，以改善体质，强壮身体，防止复发。对于不同的患者采取不同的中医药治疗策略，大多数能获得较好的治疗效果，一批患者带瘤生存并快乐地生活着，其中有一些癌症患者得以完全康复。我遵循《内经》中"正气为本"治疗思想，在长期的临床实践中探索出胃癌"三保三抗一弘扬"的治疗经验，颇有效果，现介绍如下。

（一）扶正三保：保胃气，保阴精，保血髓

正气与邪气相争，决定着胃癌的发生、发展、演变和转归。"邪之所凑，其气必虚"，胃癌的发生是正不胜邪，癌毒内积的结果。治疗胃癌务必以"正气为本"，保护和扶助患者的生生之气，正存则邪怯，正胜则邪退。保护正气，具体的措施就是保胃气、保阴精、保血髓，其中以保胃气最为关键。

1. 保胃气

胃气，是胃的受纳、腐熟水谷功能和脾主运化功能的概括。《素问·玉机真脏论》说："五脏者皆禀气于胃，胃者五脏之本也。"《脾胃论》说："人以胃气为本。""脾胃为气血阴阳之根蒂。"卫气滋生于中焦，胃气虚则正气衰，故"百病皆由脾胃虚衰而生"。疾病发生后，得胃气者生，无胃气者死，"胃气一败，百药难施"（《医宗必读》）。所以在治疗一切疾病的过程中，都要树立"胃气为本"的理念，时刻都要重视胃气，勿伤胃气，保护胃气。

国内许多学者对脾虚和脾胃气虚与肿瘤的关系进行了研究，发现肿瘤发生与脾胃

虚弱密切相关。如小肠 D- 木糖吸收试验明显低于正常人，血清胃泌素和胰腺肽等也显著降低。脾胃虚弱，人体气血生化无源，营养物质代谢障碍，以致正气不足，各种邪气（致癌因素）乘虚而入，促发病变细胞发生癌变。王冠庭教授从分子水平研究了脾胃虚弱与胃癌发生的关系，表明脾胃虚证者的细胞免疫功能下降，NK 细胞活性降低，细胞免疫调节因子失衡，以致全身免疫功能下降，机体抗癌能力降低。有研究还发现脾气虚的胃癌患者，在外周血中微量元素锌明显下降。锌是人体 70 多种酶的必需组成成分，缺锌会影响机体多种酶的生理功能，导致一系列代谢紊乱，使人体抗癌能力下降。

脾胃为人体后天之本，脾胃虚弱贯穿于胃癌发生、发展及演变的始终。胃癌多由慢性胃病变化而成，大多数患者素体脾胃虚弱，胃癌发生后，胃气又进一步损伤；若再经手术治疗，导致胃体缺损、气血耗失；再经化疗毒性伤害，脾胃亏上再亏，纳运失权，导致水谷不受不纳，不运不化，而出现不思进食、恶心、呕吐、脘腹胀满、大便溏泻等症。因此，气血津液生化无源，正气衰竭，抗癌无力，病情恶化，胃气更伤，如此形成恶性循环，最终元气耗竭，生命垂危。所以调整脾胃、保护胃气是扶助正气，逆转病势的关键所在。治疗胃癌要以"胃气为本""脾胃为枢"，立法注重扶植胃气，处方注意顾护胃气，用药切忌损害胃气。保胃气的具体方法有健脾开胃以助长胃气，滋脾润胃以保养胃气，益气温中以激发胃气等。

（1）健脾开胃以助长胃气

胃为水谷之海，受纳消磨食物。癌蚀胃腑，毒痰瘀阻，气失和降，纳化无权，故常以厌食、纳呆、脘胀为主诉。如手术治疗，胃体切除而残缺不全，更不能受纳与消磨；化疗放疗首先败坏胃气，致使脾胃一损再损，毫无食欲，食入即吐。《灵枢·五味》说："故谷不入，半日则气衰，一日则气少矣。"《脾胃论》说："脾胃为滋养元气之源。"若食不能进，则人无生机，病无转机，所以健脾开胃以助长胃气是治疗的当务之急。

开胃就是增强食欲，增加进食。辨证论治仍是开胃的金钥匙，在辨证的基础上选用一些开胃药，具体的方法有消导开胃、酸甘开胃、苦寒开胃和芳香开胃等。常用消导开胃药，有谷芽、麦芽、神曲、鸡内金、莱菔子；常用的酸甘开胃药，有山楂、乌梅、五味子、甘草等；常用的苦寒开胃药，有黄连、大黄、龙胆草、蒲公英等，苦寒健胃，但剂量要小，大则反伤胃；常用芳香开胃药，有砂仁、白蔻仁、荷叶、佩兰等。食入则呕者，可加用姜半夏、生姜、竹茹、旋覆花等。胃主受纳，脾主运化，只有纳运相助，食物才能得以消化和吸收，开胃必先健脾，脾运健才能胃纳佳。依据辨证，或益气助运，或行气助运，或祛湿助运，或温肾助运，常用药物有党参、白术、苍术、茯苓、山药、扁豆、陈皮等。

（2）滋脾润胃以保养胃气

胃喜润而恶燥，体阳而用阴，胃的消磨和传导有赖于胃液的滋润，胃阴是化生胃液的源泉。手术耗损阴血，化疗放疗伤损阴津，导致津液亏虚，胃失所养而不得消磨，出现口干咽燥、不思饮食、胃脘灼热、大便干燥等，对此要润胃滋脾，保养胃气，津液生方能消食，胃气复才能受纳。滋养脾胃的方法，有甘寒生津法、甘酸化阴法和甘缓益阴法。常用的甘寒生津药，有生地黄、沙参、麦冬、石斛、玉竹、花粉等；常用的甘酸化阴药，有白芍、乌梅、山楂、木瓜等；常用的甘缓益阴药，有山药、莲肉、苡仁、扁豆、葛根等。诸药应与健脾药配合应用，效果更佳。

（3）益气温中以激发胃气

《医贯》言："饮食入胃，犹水谷在釜中，非火不熟。"胃的腐熟需要脾阳的温煦和鼓舞，脾阳又赖于肾阳的温暖。晚期胃癌，可见阴损及阳，脾肾阳衰，寒瘀毒结。火衰则釜底无薪，胃则不能腐熟水谷，故出现食入不化、纳少、胃脘冷痛、口吐清涎、完谷不化等症状。治疗宜温脾建中和补肾助阳。常用药物有红参、黄芪、制附子、干姜、吴茱萸、淫羊藿、肉苁蓉、补骨脂等，常用方剂有理中汤、吴茱萸汤等。手术后或化疗放疗后的患者，身体多为极度虚弱，胃口极差，食入则吐，而中药气浓味苦，难闻难喝，所以用药初期药量宜轻，药味宜淡，药性宜平，少量多次，逐步推进。通过一段时间治疗，大多数患者食欲会增强，进食会增加，"得胃气者生"，有了胃气，就为下一步治疗打下了良好的基础。

2. 保阴精

阴精是人体血、津、液、精、髓等液态精华物质的总称。中老年人是肿瘤的好发年龄，肾精亏虚是老年体质的基本特点，正如《内经》所说："年四十，阴气自半。"热毒内结是恶性肿瘤的主要致病因素，肿瘤病灶亢盛的代谢亦促使热毒的化生，热毒最易耗伤人体津液，直至阴精耗竭。西医治疗胃癌的主要方法有手术、化疗和放疗，手术大面积创伤，耗损人体阴血；放疗亦似一种热毒，最易伤人阴精，常导致咽喉灼热、干燥疼痛、口干、大便秘结，甚至产生膀胱炎、血尿等。晚期胃癌患者真阴枯竭，常见骨瘦如柴、口干舌燥、舌苔光剥甚至舌面如镜。陈泽霖教授观察了1046例肿瘤患者，花剥舌在中晚期患者中的出现率明显高于正常人。由此可见，阴津亏虚是晚期胃癌的又一重要病理特点。

叶天士治疗温热病时强调："存得一分津液，便有一分生机。"这对胃癌治疗仍有重要的指导意义。"保阴精"是扶助正气的另一重要方法。保阴精的具体措施，有养胃阴、滋脾阴和益肾阴。常用的养胃阴药，有西洋参、太子参、生地黄、麦冬、玉竹、石斛、玄参、沙参、芦根等；常用的滋脾阴药，有山药、茯苓、黄精、扁豆、薏苡仁、芡实、莲肉等；常用的益肾阴药，有枸杞子、女贞子、山茱萸、黄精、麦冬、天冬等。"治病求本"，热毒是导致阴伤的主要因素，所以保阴精必须与清热解毒同时应用。此外，在保阴精药物治疗的同时，还要配合饮食疗法，选服山药、百合、薏苡仁、黑木耳、莲子、葛粉等养胃滋脾食品。

3. 保血髓

化疗是当前治疗胃癌的重要方法之一，临床被广泛应用。绝大多数的化疗药物除对消化系统、心、肾和免疫功能损伤外，对骨髓均有抑制和破坏作用，表现为粒细胞下降、血小板下降甚至全血细胞减少。脾生血，肾生髓，大量的临床实践和动物实验研究表明，健脾益肾方能促进骨髓增殖，提高机体的免疫及调整肾上腺功能，具有防治化疗药物对骨髓的抑制作用；与化疗药物合用，有增效减毒作用。

保血髓的中药大致可以分为四类：一类是益气药，如黄芪、党参、冬虫夏草、五味子、灵芝等；二类是补血药，如当归、枸杞、熟地黄、何首乌、阿胶、鸡血藤等；三类是益肾药，如黄精、女贞子、菟丝子、龟甲胶、紫河车、补骨脂、巴戟天等；四类是清热解毒药，如虎杖、羊蹄根、水牛角、升麻等。实验表明，太子参、红参、黄芪、熟地黄、鹿茸、阿胶、紫河车、枸杞子、鸡血藤、补骨脂、巴戟天等具有提升红细胞及血红蛋白的作用。多种补气养血、滋肾健脾药物有提升白细胞及血小板作用。我有一个经验方，由黄芪30g，鸡血藤30g，虎杖30g组成，具有良好的升白细胞作用。实验研究表明，其对硫唑嘌呤导致的小鼠白细胞减少具有明显的治疗效果。

（二）祛邪三抗：抗热毒、抗血瘀、抗痰浊

肿瘤的发生，是正邪斗争中邪胜正负的结果。胃癌的基本病机是正虚邪实。正虚多为饮食、七情、劳倦损伤脾胃，或先天禀赋异常，正气抗邪无力；邪实多由热结毒聚，壅塞于胃，气滞络阻，血瘀内结，痰浊内聚，以致热毒瘀痰交结，壅积日久而生为癌瘤。对于胃癌治疗，既要重视扶助正气，也要注意祛除邪气。肿瘤的主要致病邪气有热毒、痰浊和血瘀，所以抗热毒、抗血瘀、抗痰浊是治疗胃癌时祛除邪气的重要路径。

1. 抗热毒

热毒是导致胃癌发生的重要因素，并伴随着胃癌发展、扩散和转移的病理变化全过程。"急性胃炎→慢性胃炎→萎缩性胃炎→肠上皮化生→上皮内瘤变→癌变"是胃癌的基本病理演变过程，而幽门螺杆菌（Hp）是导致演变的罪魁祸首，Hp为湿热邪毒，热毒蕴胃，致瘤致癌。癌瘤生成之后，病灶代谢亢盛，又化生热毒，蚀肉败

血。据此，抗热毒要贯穿于胃癌治疗的始终。抗热毒的方法，有清热解毒法和以毒攻毒法。常用抗消化系统肿瘤的清热解毒药，有半枝莲、白花蛇舌草、七叶一枝花、白英、龙葵、铁树叶、蒲公英、土茯苓、菝葜、藤梨根、蛇莓、半边莲、穿心莲、天葵子、野菊花、肿节风、冬凌草、鱼腥草、马鞭草、威灵仙、猪殃殃、平地木、白头翁、苦参、仙鹤草、地榆、败酱草、马齿苋等，其中半枝莲、白花蛇舌草、七叶一枝花、菝葜、天葵子、野菊花、肿节风、蒲公英可用于各种癌症。白英、龙葵、藤梨根、肿节风、铁树叶最适用于消化道肿瘤。不同器官的肿瘤，可选用不同的清热解毒抗癌药。如胃癌，选用半枝莲、白花蛇舌草、蒲公英、七叶一枝花、白英、龙葵、铁树叶、土茯苓、藤梨根等；食管癌，选用冬凌草、威灵仙、肿节风、半枝莲、白花蛇舌草、藤梨根等；结肠癌，选用苦参、仙鹤草、地榆、白头翁、败酱草、马齿苋、地锦草、天葵子、猪殃殃、凤尾草等；肝癌，选用马鞭草、蛇莓、平地木、半边莲、鱼腥草、白花蛇舌草、七叶一枝花、肿节风、猪殃殃等；胰腺癌，选用肿节风、蒲公英、藤梨根、铁树叶、菝葜等。用此类药剂量宜大，一般在 15 ～ 30g。因其性味寒凉，有伤脾碍胃之弊，可适当配伍茯苓、白术、陈皮等药以健脾护胃。以毒攻毒药，有壁虎、全蝎、蜈蚣、蟾蜍、蜂房、蜣螂虫等虫类药，此类药大多有毒，剂量宜小，多研末入药。有人用斑蝥、马钱子等大毒药治疗胃癌，因毒副作用强，易克伐正气，应慎重使用。

2. 抗瘀血

瘀血是肿瘤的病理产物，又是肿瘤的致病因素。热毒蕴胃，阻碍气机，气滞血滞，瘀阻胃络，瘀热痰浊交结，成积成瘤成癌。瘀血内阻，不通则痛，不通则隔，故胃痛如锥、脘胀而吐。恶血内壅，新血不生，故血亏体衰。抗瘀血方法有活血养血法、活血祛瘀法和破血散结法。常用活血养血药，有丹参、当归、赤芍、鸡血藤等。此类药的药性缓和，既可活血，又可生血，具有扶正气和保骨髓之功。常用活血祛瘀药，有三七、延胡索、莪术、石见穿、急性子、五灵脂、九香虫、王不留行等药，其中莪术、石见穿、急性子具有祛瘀和抗癌的双重作用，延胡索、五灵脂、九香虫又具有良好的止痛作用。破血散结药，有穿山甲、水蛭、土鳖虫、红花、桃仁、三棱等。有研究认为，破血药的药性猛烈，有可能会促进肿瘤的转移，故需慎重应用。气为血之帅，所以在祛瘀的同时要佐以理气药，如郁金、枳壳、青皮等。

3. 抗痰浊

肿瘤为秽浊之气，有形之痰。痰浊之性黏滞，常与血瘀交阻，与热毒凝结，聚而生为肿块，占位为患。只有活血化瘀、清热解毒和化痰软坚配合应用，热毒痰瘀方有散解之机。常用的抗痰浊药有海藻、昆布、半夏、南星、黄药子、山慈菇、贝母、瓦楞子、夏枯草、茯苓、僵蚕、地龙、全瓜蒌、橘络、白芥子、莱菔子、礞石等。海藻、昆布、半夏、贝母、瓦楞子等有软坚散结之功，黄药子、山慈菇、南星有解毒抗癌之效，在胃癌治疗中被广泛应用。痰为水湿凝聚而生，肺通调水道，脾运化水湿，肾蒸化水液，所以要注意宣肺、健脾和温肾的综合调治，消除痰浊产生的内在根源。

（三）弘扬正气：精神，药物，饮食，运动

癌症是一种全身性的疾病，肿瘤是其局部的表现。癌症的发生，是人体正气虚弱、抗癌能力下降的结果。癌症的形成、发展过程，就是机体邪正斗争和消长的过程，当正气与邪气的力量对比发生逆变，邪盛正虚时，癌毒才能得以聚结；癌症发生后，癌毒会进一步损伤正气，致使癌变扩散和转移；再加上手术、化疗的克伐，导致人体正气越加亏损。人体正气虚弱是贯穿胃癌发生、发展和预后的最关键因素，所以治疗胃癌不能只将目光盯着癌细胞上面，要更注意癌细胞得以发生和增长的机体，把人与病、全身与局部、治标与治本结合起来，把"弘扬正气"作为治疗胃癌的第一要务，以增强机体抵抗肿瘤能力，达到抑制肿瘤生长，控制肿瘤扩散，防止肿瘤复发的目的。临床上可以通过精神、药物、饮食、运动等方面来调节机体，弘扬正气。

1. 精神弘扬正气

《素问·上古天真论》曰："精神内守，病安从来？"肿瘤发生与精神情志关系密切，七情所伤导致肝气郁结，气血运行不畅，脏腑功能失调是肿瘤发生的重要因素。肿瘤发生后，患者多恐惧、悲观、绝望、精神萎靡不振、食不馨、寐不安，若医生的语言不慎或态度不当，常常会增加患者的心理障碍，致使病情进一步加重。精神弘扬正气，就是通过精神情志疗法，以语言和行为来影响和改变患者对肿瘤的认识，调整心理状态，树立战胜疾病的信心，从而调动机体的抗癌力量。《素问·宝命全形论》说："一曰治神。"治疗胃癌要把"治神"置于药物治疗之先。

临床上可以通过望神和问诊了解和掌握患者的心理状况，并根据患者的不同情况采取不同的精神治疗方法。如患者不知道自己的真实病情，身体情况尚不至于马上出现危候，适时对患者隐瞒病情，告知患者患的是个大溃疡或萎缩性胃炎，虽然病情复杂难治，但是通过医患双方配合仍然有治愈的希望，以树立患者生活和战胜疾病的信心，避免其产生消极绝望心理；同时将病情如实告知其家属，嘱咐家属密切观察患者心理变化，并营造良好的家庭气氛去积极影响患者情绪。如果患者已经知晓病情，便采取适合的心理疗法，帮助患者树立正确的疾病观、生死观，正确看待自己的疾病和死亡，保持积极的心态配合治疗，可以用已治愈或好转的病案作为示例来鼓励患者，有时让疗效突出待诊的老患者现身说法，让其看到希望，增强信心。"语言能致病，语言能治病"，心理疏导和药物治疗相结合，能产生事半功倍的治疗效果。

2. 药物弘扬正气

扶助正气是中医药治疗肿瘤的优势。经研究证实，扶正抗癌中药不仅在体外能对人胃癌细胞株有直接杀伤和抑制作用，而且能明显提高机体细胞免疫功能，调整 T 细胞亚群平衡，增加 NK 细胞活性，并能协调免疫调节因子之间的平衡，从而增强机体免疫和抗癌能力，增强放疗、化疗的效果，具有扶正与抗癌双重功能。扶正中药品种众多，常用益气扶正药，有黄芪、人参、党参、太子参、白术、灵芝、山药、茯苓、扁豆、大枣等；常用补血扶正药，有熟地黄、当归、阿胶、首乌、鸡血藤、枸杞、紫河车、桑椹；常用养阴扶正药，有西洋参、黄精、生地黄、麦冬、石斛、玉竹、沙参、天花粉、女贞子、旱莲草等；常用助阳扶正药，有附子、肉苁蓉、淫羊藿、冬虫夏草、补骨脂、胡桃肉、山茱萸、菟丝子、鹿角胶、益智仁等。因为气血互生、阴阳互根，故要依据证候配伍用药。肾为先天是元气之根，脾为后天是气血之源，故培补脾肾是扶助正气的重点。

3. 饮食弘扬正气

《素问·五常政大论》曰："大毒治病，十去其六；常毒治病，十去其七；小毒治病，十去其八；无毒治病，十去其九。谷肉果菜，食养尽之，无使过之，伤其正也。"此段经文精妙绝伦，对肿瘤的治疗具有十分重要的指导意义。饮食疗法是中医药治疗的重要组成部分，合理的饮食，辨证施食，发挥食物的辅助治疗作用，以健脾胃，促食欲，补气血，益脏腑，扶正气，促进胃癌患者的康复。胃癌饮食原则，是均衡营养、烹调精细、易于消化、少量多餐、倡导药膳。香菇、山药、薏米、莲子、黑木耳、银耳、枸杞子、桂圆、大枣、芋艿、红薯、蜂王浆、水鸭、动物骨髓、甲鱼、乌鱼和乳制品等有益于肿瘤患者的康复，可以搭配食用。忌烟酒，勿过食咸、辣、甜、酸食物。狗肉、公鸡等温热发物能促进肿瘤生长，禁止服用。我在临床上曾遇到多个病情稳定超过 5 年的癌症患者，因食用狗肉后复发，教训深刻。

4. 运动弘扬正气

生命在于运动，适当的运动可以降低癌症的复发率和转移率，提高生存率。癌症患者根据自身病情和体质状况，选择合适的运动项目，坚持适度的身体活动，能提高机体的免疫功能和抗癌力量。散步、太极拳或气功等温和运动适应于大部分癌症患者，运动要量力而行，不能过于激烈，以轻松、不疲劳为度；也可以适度参加一些有益的娱乐活动，愉悦的心境有利于癌症患者的康复。

总之，胃癌病机错综复杂，本虚标实。本虚为正气不足，有气虚、血虚、阴虚、阳虚之别；脏腑损伤，重在脾胃受损，又累及肾、肝、肺、心四脏。标实为邪气聚结，有毒、有热、有痰、有瘀，往往是热毒痰瘀互结。治疗时既要辨证又要辨病，在辨证的基础上针对胃癌的病理特点，全身与局部相结合，宏观与微观相结合，治标与治本相结合，药疗与食疗相结合，治人与治病相结合，综合思辨，整体论治。论治中要处理好正与邪、标与本、急与缓的关系，扶正时兼顾阴阳、气血和五脏的调谐，祛邪时注意清热、解毒、祛痰、理气、化瘀、软坚、散结等方法的配合应用，做到攻补结合，相得益彰。治疗方法，又要根据患者病情轻重、体质强弱、年龄和药物耐受状况而定。早中期且体质较好的患者以攻为主，以补为辅，用药可峻猛些，可选用一些虫类和毒性药。晚期、高龄和体质衰弱的患者以补为主，以攻为辅，用药要和缓些。放化疗期间以扶正固本为主，减少毒副作用；而放化疗的间歇期，则可攻补兼施。病情稳定后，可根据体质状态配制膏方和丸剂，长期服用，以改善和增强体质，防止肿瘤复发。总而言之，《内经》中"正气为本"思想必须贯穿于胃癌治疗的始终。

七、《内经》"百病生于气"与"诸治不离行气"

《素问·六微旨大论》曰："气之升降，天地之更也。""成败倚伏生乎动，动而不已，变化作矣。"由气构成的天地万物是处在不停息的运动变化之中，自然界在不断地运动变化，人体的脏腑、经络、组织也永远处于不断的运动变化之中。人的运动变化的动力依赖于气，气流行于全身，无处不到，无处不有，推动和激发着各种生命活动，正如《灵枢·脉度》所说："气之不得无行也，如水之注，如日月之行不休。"气的升降出入运动是人体生命活动的根本，而气的运动关键在于"行"，行则气血调达，行则经络畅通，行则津液四布，行则脏腑健旺，阴阳平和，百病不生。若气行不利，推动失职，着而为滞，则气血不畅、津液不布、经络不利、脏腑不和。气滞则血瘀，气郁可化热，气阻痰湿内生，气壅脏腑逆乱，诸恙蜂起，如《灵枢·举痛论》所云："百病生于气。"反之，邪热内犯，或阴寒内困，或痰湿内阻，或瘀血内停，或积食内滞，或虫毒内扰，均可影响气机的运动，致气行障碍，升降失调。气不行又促进疾病的发展，形成恶性循环，疾病不断恶化或缠绵不愈。《寿世保元》说："故人之一身，调气为上。"中医有诸多的治法，但所有的治法都离不开行气调气之法。中医本科五版教材《方剂学》中载方422首，其中含行气药物的方剂有221首，占总数的52.3%。常用治法如解表、泻下、和解、清热、祛暑、温里、补益、开窍、理气、理血、治风、祛湿、化痰、消导等的代表方剂，大多都兼以行气法。据此，我于1991年在中国中医研究院（现中国中医科学院）《中医治则治法研究》杂志上提出"诸治不离行气"的学术论点。

（一）诸治兼以行气的意义

1. 行气利祛百病

"百病生于气"，百病兼气滞。行气法能疏畅气机，气机调和，百病易除。如邪客于表，宣通卫气助发汗；邪结于腑，导滞下气助泻下；脏腑失和，调理气机以和解；肝风内动，条达肝气以息风；火伏于内，解郁以散热；寒结于内，温行以散凝；水湿内困，气化则湿化；痰浊内阻，气顺则痰消；瘀血内停，气行则血行；清窍闭阻，气通则窍开；破气化滞利于消食，行气通便助于排虫。

2. 行气以助药力

气具推动之功，药入于内，亦靠气的运行，使其抵达病所而发挥效力。在方子中佐以一些行气之药，既可增加药物吸收，又可助药性，增药力，使药气四达，疗效增进。

3. 行气可除药弊

药可去病，用之不当亦可致病。如清热药苦寒，久用凝滞气血；泻下药力猛，过之损脾伤正；补气药壅滞，可滞留邪气；补阴药滋腻，易生湿碍胃。大部分的行气药具疏畅气机、健脾助运、和胃调中之功效，佐以行气药，可使补中有疏，攻中有守，用寒而不凝，滋润而不腻，施攻而不伤，进补而不滞。处方中佐以一二味行气药，整个方子就能流动起来了，体现出中医学的"恒动观念"。

（二）行气在诸治中的运用

1. 解表法

外邪内侵，客于肌表，致肺气壅塞，卫阳阻遏，经气郁滞，治以辛温或辛凉发散之剂以祛邪解表；如再佐行气之药，则可宣通卫气，舒展肺气，开泄腠理，既能助君臣之药发汗解表散邪，又可顾护脾胃。如香苏散中用香附、紫苏、陈皮，荆防败毒散中用枳壳、柴胡、川芎，旨在行气开郁，理气宽中。银翘散、桑菊饮中虽无行气药，但其中的薄荷能疏泄解郁，桔梗能宣肺利气，仍具"行气"之效。

2. 泻下法

腑以通为用，"通"依赖于气的推动。邪气内结胃肠，可致腑气不利，传导失司。反之，胃肠之气不行，也可致通降失司，糟粕停滞。泻下药与行气药相配伍，能推导陈莝，增强泻下作用。如寒下的大小承气汤中用厚朴、枳实行气导滞以助黄、硝荡涤胃肠积滞；润下剂麻子仁丸中佐以枳实、厚朴行气通便；温下剂济川煎中佐以枳壳下气破结；峻下剂舟车丸、疏凿饮子中分别用青皮、木香、槟榔、大腹皮等破结下气而助逐水。

3. 和解法

肝主疏泄，舒畅气机，喜条达恶抑郁。肝为气机和解之枢，治肝必解郁，解郁必行气。和解少阳之小柴胡汤中以柴胡疏肝解郁；大柴胡汤中以枳实畅利胸膈；蒿芩清胆汤中佐陈皮、枳壳行气宽中。调和肝脾之剂，如四逆散、柴胡疏肝汤、逍遥散、痛泻要方等均是以行气药为主药，疏肝解郁，理气和中。我应用半夏泻心汤调和肠胃，常常添加木香、枳壳、陈皮等行气之药，治疗慢性胃炎、消化性溃疡及慢性结肠炎等胃肠病效果确切。

4. 清热法

邪热内伏或用药过于寒凉，可阻碍气机；气机不利，亦可致气郁化火。《素问·六元正纪大论》曰"火郁发之"，故在清热剂中少佐行气之药，有利于宣通气机，疏散邪热。如泻黄汤中用藿香舒畅气机，清降与升散并用，以治脾胃伏火；普济消毒饮中用陈皮理气疏壅，以散邪热郁结；龙胆泻肝汤中用柴胡，泻青汤中用川芎，当归龙荟丸中用木香，意在疏泄肝胆，解郁清热。

湿热蓄积肠中，致气血瘀滞化为脓血，下痢赤白，里急后重。气血瘀滞是下痢的主要病理变化，治疗既要清利湿热，又要调和气血，如古人所云"行血则便脓自愈，调气则后重自除"。木香、槟榔等被视为治痢要药，如香连丸、芍药汤均配其行气导滞。

5. 温里法

《素问·举痛论》曰："寒气入经而稽迟，泣而不行，客于脉外则血少，客于脉中则气不通，故卒然而痛。"寒主收引，其性凝滞，阻遏气机，不通则痛。故因于寒凝的胸脘腹痛的治疗，须温里与行气并用，方能奏效。如治胸阳痹阻的栝楼薤白白酒汤、枳实薤白桂枝汤，治寒凝胃脘的良附汤、丁桂散，治少腹寒疝的天台乌药散、暖肝煎等均是温里散寒药与行气止痛药相伍，使寒凝得散，气滞得疏，诸痛得解。

6. 祛暑法

暑为夏季主气，夏令炎热，又多雨而潮湿，故暑多夹湿。湿邪最易阻碍气机，导致经气不利，中焦失调。故祛暑务要除湿，除湿莫忘行气。如香薷饮中用厚朴，李氏清暑益气汤中用青、陈皮，旨在行气以化湿，化湿以祛暑。

7. 补益法

补益可扶助正气，用之得当，效果显然。但补气药多壅滞易滞留邪气，补阴药多滋腻易阻碍气机，用之不当，可反致他害。故运用补益法宜补中有疏，佐以理气。一者可使补而不滞，胃和脾健；二者可使药气四达，有助吸收。六君子汤、补中益气汤、七味白术散、归脾汤、人参养荣丸等著名补益古方中皆配合木香、陈皮之辈，正是前人用药的宝贵经验。

8. 开窍法

邪气壅盛，闭阻气机，蒙蔽心窍，以致神识昏糊。治当开闭通窍，苏醒神志。麝香、苏合香、安息香、樟脑、冰片等开窍之药辛香走窜，善流畅气机，通闭而开窍。开窍之诸方，常以芳香开窍为君，以木香、檀香、沉香、乳香、丁香、香附等行气药为臣，理气解郁，行气开窍。

9. 活血法

气为血之帅，气血相依，流而不息，气行则血行，气滞则血滞，如《寿世保元》中所说："气有一息不运，则血有一息不行。"故欲得血行，必先通利其气。清代王清任深明此理，所创血府逐瘀汤、膈下逐瘀汤、少府逐瘀汤、通窍逐瘀汤、身痛逐瘀汤等均是以活血为君，行气为臣，气血同治，故疗效卓著而流传后世。

10. 息风法

风有内外之分，内风发生主要责之于肝的功能失调。肝喜条达，主司疏泄气机。若七情内伤，致肝气郁结，郁而化热，肝阴灼伤，阳无所制，亢而化风，内动为患，引起气血逆乱，头痛眩晕，甚至猝然昏倒。治疗既要平肝息风，又要顺从肝木之性，使其疏而不抑。张锡纯所创镇肝息风汤中，用川楝子、生麦芽条达肝气之郁滞，以助肝风之镇潜，医理精深，独树一帜。

11. 祛湿法

水湿的吸收、输布与排泄，均依赖于气的气化作用。湿为阴邪，重浊黏腻，最易阻碍气机，导致气行障碍。气滞则湿滞，气停则水停，出现胸闷脘痞、纳呆便溏、尿少浮肿等水湿内困的症状。《温病条辨》云"祛湿必当理气""气化则湿亦化"，祛湿有辛温燥湿法、苦寒燥湿法、芳香化湿法、淡渗利湿法等，但诸法均离不开行气法。如平胃散、藿香正气散、三仁汤、连朴饮、藿朴夏苓汤、五皮饮等均佐以厚朴、陈皮、大腹皮等行气之品，目的在于疏畅气机，气行则湿化，气行则水行。

12. 化痰法

痰为湿聚酿生，易于阻滞经脉，阻碍气血运行，致病生害。痰的致病特点是无处不到，变幻百端，其动赖于气动，痰随气升降，气壅则痰聚，气顺则痰消。庞安时曰："善治痰者，不治痰而治气，气顺则一身津液亦随气而顺矣。"此可谓经验之谈。治痰名方二陈汤、温胆汤、导痰汤、涤痰汤等均配伍了陈皮、枳实等理气之药，正是此意。

13. 消积法

食积于内，阻碍气机，致气血运行不畅；气机郁阻，又可致食积不化。消积法，往往是消导化积与行气导滞并用。槟榔、枳实、莱菔子既有消导之功，又有破气之力，被广泛使用。消食之方，如枳实导滞丸、木香槟榔丸、枳实丸、保和丸等均配以大队理气药破气导滞而消食；消瘿、消瘰之方，如海藻玉壶汤、四海舒郁丸、内消瘰疬丸等均配以青皮、陈皮、枳壳、木香等行气消积而散结。治疗癥瘕顽疾，多是活血化瘀、化痰软坚与行气散结并用；治疗胆结石、肾结石，佐以行气药可增强消石排石效果，如焦树德教授在《用药心得十讲》中介绍用槟榔（或沉香）治疗泌尿道结石能增强疗效。

14. 驱虫法

虫扰肠道，阻塞气机，腑气不利，致腹内作痛。驱虫剂如化虫丸、肥儿丸、连梅安蛔丸配以槟榔、木香等，既可理气止痛，又能导滞通便，排虫外出，增加驱虫效果。

综上所述，虽然中医治法众多，但行气法占有十分重要的地位。我的临床经验是"诸法不离行气"，应用诸法时兼以行气，能相得益彰，增加药力，增强疗效。

八、基于《内经》气化理论从脾胃论治气化病

气化，是指气的运动变化，即阴阳之气的变化。《素问·六微旨大论》云："物之生从乎化，物之极由乎变。"《易纬》说："气化流行，生生不息。"《庄子·知北游》说："气变而有形，形变而有生。"大自然由于气的运动变化而产生了天地间的万事万物，人体由于气的运动变化而维持着生命的新陈代谢。

中医气化理论根源于《内经》，其"气化"含义有三个方面：一是指自然界六气的运动变化。如《素问·至真要大论》曰："少阴司天为热化，在泉为苦化，不司气化，居气为灼化。"《素问·气交变大论》曰："帝曰：夫子之言岁候，其太过不及，而上应五星……岐伯曰：承天而行之，故无妄动，无不应也。卒然而动者，气之交变也，其不应焉。故曰应常不应卒。此之谓也。帝曰：其应奈何？岐伯曰：各从其气化也。"这里的"气化"是指自然界六气的运动变化。二是指人体内气的运动变化，即在气的作用下，脏腑的功能活动、精气血津液等不同物质之间的相互化生，以及物质与功能之间的转化，包括了体内物质的新陈代谢、物质转化和能量转化等过程。如《素问·阴阳应象大论》说"人有五脏化五气"，《灵枢·本脏》说"六腑者，所以化水谷而行津液者也"，《素问·灵兰秘典》说"膀胱者，州都之官，津液藏焉，气化则

能出矣"。这里的"化"和"气化"就是指脏腑之气的运动变化,此是本文所研究的范畴。三是指三焦主司气化。《灵枢·营卫生会》曰:"上焦如雾,中焦如沤,下焦如渎。"《难经》曰:"三焦者,水谷之道路,气之所终始也。""三焦者,原气之别使也,主通行三气,经历五脏六腑。"三焦通行元气于全身,是人体之气升降出入的通道,亦是气化的场所,故三焦有主持诸气,总司全身气机和气化的功能。《内经》奠定了中医气化理论的基础,后世在此基础上不断发展和丰富了气化理论。

(一)对气化的认识

气化是生命最基本的特征之一,人体的生、长、壮、老、已的生命过程,无不根于气的升降出入和聚散离合的运动变化。《素问·阴阳应象大论》说:"阳化气,阴成形。""味归形,形归气;气归精,精归化;精食气,形食味;化生精,气生形……精化为气。"《内经》认为,气化的基本形式是形与气之间的相互转化。由于气化的作用而引起人体内物质新陈代谢的各种变化,包括物质转化(物质与物质之间的转化)、能量转化(能量与能量之间的转化)、形能转化(物质与能量之间的转化)。具体地说,如食气化精、饮水化津、精化为气、气化为精、精化为血、精血互化、精气生神、气血互生、气化为津、津化为气、津液化汗、津血互生等,都是气化的表现。生命运动源于气化,气化息则生命止,正如《素问·六微旨大论》所说:"出入废则神机化灭,升降息则气立孤危。"

现代医学认为,新陈代谢是生命现象的基本特征。新陈代谢包括合成代谢和分解代谢两个方面,两者同时进行,相反相成,构成代谢的统一体,并维持着动态平衡。《素问·阴阳应象大论》说:"阴阳者,天地之道也,万物之纲纪,变化之父母,生杀之本始,神明之府也。"阴阳变化同样也是气化的最基本规律,正如《正蒙注》说:"气化者,一阴一阳。"气化即阴阳之气的变化,"阴阳之化"包括"阳化"和"阴化"两种运动形式。阳化即"阳化气",是"由阴化阳"的过程;阴化即"阴成形",是"由阳化阴"的过程。精气学说认为,构成天地万物的气,有无形和有形两种基本状态:一种是以弥散而剧烈运动的状态存在,细微而分散,用肉眼难以看到,故称之为"无形";另一种是以凝聚而稳定的状态存在,由细小分散的气凝集而形成看得见、摸得着的实体,称之为"形质"。习惯上把弥散状态的无形之气称为"气",气属阳;而把有形质的实体称为"形",形属阴。形与气之间处于不断的转化之中,由气转化为形,是"阴化"的过程,如"气生形""气归精""气生血""气生津"等;由形转化为气,是"阳化"的过程,如"形归气""精化气""津化气"等。食物经消化变成为低分子物质,吸收后在体内合成体组织的高分子物质的过程,称为合成代谢或同化作用,系吸能反应,即属于"阴化"的过程;体组织的高分子物质分解为低分子物质的过程，称为分解代谢或异化作用，系放能反应，即属于"阳化"过程。阳化与阴化，是生命气化的全过程，是人体新陈代谢相反相成的两个方面，只有两者之间维持着动态平衡，正常的生命活动才能得以保证。

气化的枢纽在中焦脾胃，气化的启动在少阳肝胆，人体与外界气化门户在肺与玄府，气化的原动力为肾藏元气，气化的场所在三焦。气化过程的有序进行，是五脏六腑生理功能协调互用的结果。如果脏腑功能活动障碍，气化失常，则会发生物质转化、能量转化、形能转化的紊乱，可影响精、气、血、津液的新陈代谢及其相互转化，导致各种精微物质的生成、输布、转化、排泄障碍，从而导致各种"气化病"的发生。

（二）气化病的概述

气化病，是指人体气化稳态失常而导致的疾病。《素问·举痛论》说："百病生于气。"气化病有广义气化病和狭义气化病之别：广义的气化病，包括了气的运动障碍而导致的一切疾病，范围极为广泛。狭义的气化病，是指人体物质与能量代谢中发生的气、血、精、津液等生成、输布、转化、排泄障碍所致的气化异常性疾病。现代医学中的代谢性疾病、营养性疾病和部分内分泌疾病属于狭义气化病的范畴。本节讨论的只局限于狭义的气化病。气化障碍主要包括气化过度和气化不足两个方面。根据阴阳气化理论，把气化病分为阳化太过、阳化不及、阴化太过、阴化不及四大类型。

1. 阳化太过

在形能转化的过程中，由阴化阳太过，即表现为分解代谢偏亢，能量释放过多，机体的机能亢进。此以阴虚内热证最为多见，表现为低热、恶热、烦热、消谷善饥、消瘦、盗汗、口干、心悸、舌红少苔、脉数等。常见的中医病证有瘿气、消渴、痨瘵等。西医学中的甲状腺功能亢进、糖尿病、结核病等消耗性疾病多属于这一类的气化病。

2. 阴化太过

在形能转化的过程中，由阳化阴太过，即合成代谢异常，有形物质化生过多，聚集生成湿浊、痰浊、膏浊、血浊等，并在体内滞留或堆积，导致诸多疾病的发生。常见的中医病证有肥胖、痰饮、胸痹、肝癖、结石、痛风等。西医学中的肥胖症、脂肪肝、高脂血症、动脉粥样硬化、胆结石、尿结石、痛风等代谢障碍性疾病多属于这一类的气化病。

3. 阳化不及

在形能转化的过程中，由阴转阳不及，即表现为分解代谢偏衰，放能反应不足，机体的机能低下，或脏腑阳气不足而气化不利，常出现阳虚内寒或气不化水证，常见的病证有水肿、痰饮、鼓胀、关格、带下等。西医学中的甲状腺机能减退症、肾上腺皮质功能减退症、心功能衰竭水肿、肾功能衰竭水肿、肝功能衰竭腹水等脏器衰弱性疾病多属于这一类气化病。

4. 阴化不及

在形能转化的过程中，由阳转阴不及，即合成代谢减弱，精微物质生化过少，能量储存不足，机体营养状态低下，常见形体消瘦、精血亏虚、津亏液燥等病理现象。西医学中的低血糖症、低蛋白血症、营养不良症、贫血症、干燥综合征等多属于这一类的气化病。

阴阳是对立统一的，气化的阳化与阴化过程，既是相互对立和制约的，又是相互依存和促进的。《素问·阴阳应象大论》说："阴胜则阳病，阳胜则阴病。"阳化太过可以引起阴化不及，阴化不及又可引起阳化太过，故两者往往同时存在；阴化太过可以引起阳化不及，阳化不及又可引起阴化太过，故两者也往往同时存在。阴阳互根，阴损可以及阳，阳损可以及阴，阳化不及与阴化不及也可相互影响。

（三）脾胃与气化病

气化是脏腑生命活动的体现，只有五脏六腑生理功能的协调统一，才能维持人体气化的平衡稳态。气化与五脏六腑的功能息息相关，尤其是与脾胃、肾、肝胆、肺、三焦关系最为密切。

1. 肾为人体气化的原动力

肾为水火之脏，藏精，主水。肾宅命门之火（肾阳）和命门之水（肾阴），命门之火是人体气化的热能，命门之水是人体气化的源泉，肾阴肾阳是人体阳气和阴液之根本，也是生命阴阳气化的原动力和总根源。肾阴肾阳的动态平衡是人体气化稳态的根本保障，所以古人说"命门为气化之源"。

2. 肝胆是人体气化调节器

气化需要阳气蒸腾和升发，肝胆应于春，肝主疏泄，胆气升发，肝胆的条达，能启动和升发脏腑之阳气，调畅脏腑之气机，在人体气化中具有重要的调节作用，正如张锡纯所说："肝主气化。"

3. 肺斡旋统摄三焦气化

肺为气之主、水之上源，具有主持和调节上、中、下三焦各脏腑与经络之气的作用。肺主呼吸，又主皮毛汗孔，是人体与外界气化交流的门户，通过呼吸运动，实现体内气体的吐故纳新，清气（氧气）是生命新陈代谢必需的最基本物质，一旦呼吸停止，生命也随之终结。所以《医学衷中参西录·气病门》认为，肺能"斡旋全身，统摄三焦气化"。

4.三焦是人体气化的场所

三焦是运行元气、水液、水谷的通道，也是生命气化的场所，《灵枢·营卫生会》曰"上焦如雾""中焦如沤""下焦如渎"，通过上中下三焦功能的环环相扣，使水精四布，弥漫周身，全身的精气、血液、津液在三焦的作用下相互渗透与转化，并达到动态平衡。上焦心肺、中焦脾胃、下焦肝肾的功能失调，均可引起气化障碍，导致气化病的发生。

5.脾胃是人体气化的枢纽

脾胃居中焦，李东垣认为脾胃是精气升降的枢纽，他在《脾胃论·阴阳寿夭论》中指出："盖胃为水谷之海，饮食入胃，而精气先输脾归肺，上行春夏之令，以滋养周身，乃清气为天者也；升已而下输膀胱，行秋冬之令，为传化糟粕，转味而出，乃浊阴为地者也。"说明脾胃不仅能将水谷精气灌溉四脏，滋养全身，同时排泄废物，还能推动脏腑精气的上下流行，循环化生，故认为脾胃是人体精气升降之枢纽。张锡纯在《医学衷中参西录》中也说："夫胃居中焦，实为后天气化之中枢，故胃久失其职，则人身之气化必郁。""脾气上行，则肝气自随之上升；胃气下行，则胆火自随之下降。"认为中焦脾胃为气化之枢纽。

脾胃是胰腺、胃、肝、胆、大小肠等消化器官功能的总称，与食物的消化吸收及蛋白质代谢、糖代谢、脂肪代谢、水液代谢关系最为密切，在生命新陈代谢中具有十分重要的作用。脾胃功能失常，可导致消化系统和代谢系统功能障碍，成为气化病发生的重要原因之一，如《脾胃论》所说："内伤脾胃，百病由生。""百病皆由脾胃衰而生也。"饮食失宜是导致脾胃气化失调的主要原因，如饥饱失常、五味偏嗜、过食肥甘、偏嗜烟酒等均可损伤脾胃，脾胃失健则运化水谷和水湿功能失常，以致中焦气化失司，百病丛生。当前气化病（代谢性疾病）发病率不断走高，与现代人的饮食结构和生活习惯的改变密切相关。脾胃功能在人体气化中的重要作用体现在四个方面。

（1）脾主散精

《素问·经脉别论》说："饮入于胃，游溢精气，上输于脾，脾气散精。"《脾胃论》说："饮食入胃，阳气上行，津液与气入于心，贯于肺，充实皮毛，散于百脉。"胃主受纳水谷，饮食物经过脾胃的消化、吸收、转运作用而化生为营卫气血津液，从而灌溉脏腑经络、四肢百骸，以维持人体正常的生理功能。糖、脂肪和蛋白质等供能物质的代谢，属水谷精微物质的转输化生过程，而水谷精微的化生、转输、利用，主要在于脾之运化功能。若脾失健运，则阳气不能布升，气化失司，失于散精，水谷精微（脂肪、糖、蛋白质等）失于输布利用，致浊阴内聚，生浊生湿，成痰成饮，故称

"脾为生痰之源"。痰浊内蕴，或化为膏脂堆积于体内，发为肥胖症；或沉聚于肝脏，发为脂肪肝；或生为血浊蕴阻于血脉，形成高脂血症和动脉粥样硬化症；或尿酸痰浊酿生湿热，留滞筋骨关节，发为痛风；或痰浊蕴积胆腑，湿从热化，湿热蕴蒸日久煎熬成石，发为胆结石。

（2）脾胃为"生化之源"

精、气、血、津液的生化源头均在脾胃，正如《灵枢·决气》说："中焦受气取汁。"《病机沙篆》说："气之源头在乎脾。"《景岳全书》说："血者，水谷之精也，源源而来，生化于脾。"《四圣心源》说："气原于胃，血本于脾。"《血证论》说："脾主消磨水谷，化生津液。"精、气、血、津液的化生均来源于脾所运化的水谷精微，脾胃健运，化源充足，则气血旺盛，津液充足，机体得养。若脾失健运，运化失常，则生化无源，脾营亏虚，可致合成代谢不足，或阴精衰少，或阳气虚衰，或营血亏虚，或津液不足，则脏腑失营，机体失养，由此百病而生。

（3）脾胃是全身气机升降之枢纽

生命活动本源于气机的升降出入运动，故《素问·六微旨大论》云："非出入，则无以生、长、壮、老、已；非升降，则无以生、长、化、收、藏。是以升降出入，无器不有。"升与降，乃是脏腑阴阳气血最基本的运动形式。人体正常的新陈代谢，以脾胃为轴心，清阳自脾而升，浊阴由胃而降，两者一升一降的矛盾运动，成为人体气机升降的枢纽。脾胃属土，土具有冲和之性，通过阳升阴降的枢纽机制，以调衡脏气本身及脏气之间的阴阳之气，以达到"气归于权衡""以平为期"的生理要求，这是维持生命气化相对平衡、防止其太过与不及的重要调节机制。脾胃气机升降正常，出入有序，则表现为《素问·阴阳应象大论》中所说的"清阳出上窍，浊阴出下窍；清阳发腠理，浊阴走五脏；清阳实四肢，浊阴归六腑"的阴阳气化平衡状态。故《四圣心源》说："清浊之间，是谓中气，中气者，阴阳升降之枢轴，所谓土也。"《医门棒喝》说："脾脏独主转运而升清降浊。""升降之机者，在乎脾胃之健运。"若脾胃升降失常，机枢失职，则致使五脏六腑、阴阳气血平衡失调，从而导致各种气化病的发生，正如《四圣心源》中所言"四维之病，悉因于中气"。

（4）脾主运化水湿

《素问·经脉别论》云："饮入于胃，游溢精气，上输于脾，脾气散精，上归于肺，通调水道，下输膀胱，水精四布，五经并行。"脾一方面将津液上输于肺，通过肺的宣发肃降，使津液布散至全身；另一方面也可以将津液直接向四周布散至全身各脏腑，即《素问·玉机真脏论》中所说的"以灌四傍"的生理功能。《景岳全书·肿胀》说："水惟畏土，故其制在脾。"脾为制水之脏，若脾失健运，三焦气化失司，导致水液输布代谢障碍则停聚为病，或聚湿生痰为痰饮，或泛溢肌肤为水肿，或水停于中为鼓胀。

（四）从脾胃论治气化病

气化与五脏六腑的生理功能密切相关，尤其与脾胃、肾、肝、肺、三焦的关系最为密切，所以治疗气化病也要从调衡上述脏腑的阴阳、气血、升降等入手，以平为期。气化理论的核心是自稳平衡思想，脾胃为中土，"中焦如衡"，含中和之气，是人体气化之枢纽，所以在气化病治疗中更具有重要意义，《万病回春》说："调理脾胃者，医中之王道也。"几十年来，我从调衡脾胃入手论治气化病，常常获得明显疗效。现介绍如下：

1. 阳化太过，治宜清中滋脾制阳

阳化太过为分解代谢偏亢，物质消耗增加，能量释放过多，临床以阴虚内热证最为多见。如甲状腺功能亢进症（瘿气）的基础代谢率增高，分解代谢过于旺盛，多数患者呈典型全身性高代谢症状，多以畏热、多汗、多食、消瘦、急躁多怒、瘿肿、突眼、手抖、舌红、脉数等为主要症状。其病理机制大多为肝郁化火，阴虚阳亢。1型糖尿病（消渴）因大量糖从尿中排出，脂肪、蛋白质分解代偿性增加。其基本病机是阴虚为本，燥热为标，燥热甚则阴愈虚，阴愈虚则燥热愈甚，燥热伤胃，胃火炽盛，发为中消，表现为胃脘嘈杂、消谷善饥、口干口渴、大便秘结、消瘦等。肺结核病（肺痨）为消耗性疾病，多表现为分解代谢增加，常出现骨蒸潮热、五心烦热、颧红升火、干咳咯血、咽干口燥、盗汗、消瘦、舌红少苔等阴虚火旺症状。总之，阳化太过之气化病的病机是阴气不足，不能制阳，阳亢生内热。脾胃为阴精阴液生化之源，正如《寿世保元》中所说："脾散于五脏，为涎、为唾、为涕、为泪、为汗，其滋味渗入五脏，乃成五汁，五汁同归于脾。"治疗阳化太过之气化病，宜清中滋脾以制阳，脾胃得滋则阴生，阴生则阳消，阳消则热除。纵观当代名医名方，大凡治疗甲状腺功能亢进、1型糖尿病和肺结核的名验方均是以养阴清热为主线。我在临床多用增液汤、玉女煎、益胃汤、沙参麦冬汤、知柏地黄汤等加减变化，治疗阳化太过之气化病，效果明显。

病例1：黄某，男，23岁，硕士研究生，江西抚州市人。2009年8月6日初诊。

主诉：心悸、手抖、汗多2个月。

病史：患者2个月来身体日益消瘦，心悸不宁，心烦易怒，手抖，多汗，胃脘嘈杂易饥，口干口苦。西医诊断为甲状腺功能亢进症，在省市西医院用他巴唑、心得安、强的松等西药治疗1个月余，症状不减反日益加重。复查 T_3 40.3nmol/L（正常值

12～22nmol/L），T$_4$ 11.99nmol/L（正常值 3.98～6.8nmol/L），TSH 小于 0.005nmol/L。诊时舌质红苔黄，脉细滑数。

西医诊断：甲状腺功能亢进症。

中医诊断：瘿气。辨证为肝郁火旺，阴虚阳亢。

治则：清中养阴，泻肝降火。

主方：增液汤合龙胆泻肝汤加减治疗。

处方：生地黄 15g，麦冬 15g，玄参 15g，龙胆草 5g，黄芩 10g，栀子 10g，柴胡 6g，当归 10g，车前子 12g，泽泻 10g，夏枯草 15g，牡丹皮 10g，赤芍 12g，钩藤 30g（后下），甘草 4g。7 剂。1 日 1 剂，水煎分 2 次服。停西药心得安和强的松。

二诊：服药 7 剂后，诸症见缓，手汗已少，心悸与手抖稍平，舌苔薄黄，脉细数。上方去龙胆草、车前子，加女贞子 15g，旱莲草 15g。14 剂。

三诊：服药 3 周后，症状均明显好转，复查 T$_3$、T$_4$ 有明显下降。在此方基础上合知柏地黄汤加减变化治疗 2 个月后，症状基本消失，体重增加 9kg，复查 T$_3$、T$_4$ 已正常。嘱逐渐减少他巴唑剂量，并服用参苓白术颗粒和知柏地黄丸以巩固疗效。3 年后随访，一切如常。

病例 2：陈某，女，69 岁，抚州市临川区人。2020 年 4 月 7 日初诊。

主诉：唇口干燥、胃脘灼热如焚 3 个月。

病史：3 个月来，体重骤减，胃脘灼痛；继而胸骨后、咽喉、口腔、舌尖、口唇等灼热如焚，口唇开裂，口干欲饮冷水，口含冷水稍能缓解灼痛，故白天及夜间身不离水，频频饮水。因张口作痛，导致说话艰难，吞咽困难，不思饮食，食后胃胀。左胸痛，少咳，痰少色黄而黏。大便干结量少，数日一行，尿少色黄。精神差，消瘦，夜寐不安，时有盗汗。曾在当地中、西医治疗不效，在抚州市第一医院住院检查治疗。检查胸部 CT：①左胸膜广泛不规则增厚并异常强化改变，附近部分肋骨骨质破坏，考虑恶性肿瘤可能性大；②右肺尖异常密度影，考虑继发性肺结核可能；③左侧胸膜少量积液，左下肺部分膨胀不全。支气管镜检查：支气管内膜结核？病理：支气管慢性炎症。住院用西药治疗半月，症状无改善而自动出院。因疫情严重而不能来南昌面诊，通过视频网诊。

舌象：上下唇色红如涂口红，开裂，舌体瘦小绛红，舌尖深红起芒刺，前三分之二舌体布满裂纹，多个绿豆大小溃疡，舌面无苔如镜。

西医诊断：肺结核？肺癌？舌炎，唇炎。

中医诊断：上消，烧心，口糜，唇裂。

中医辨证：肺胃蕴热，阴虚火旺，真阴亏损。

治则：清泄肺胃，健脾益气，养阴清热。

主方：竹叶石膏汤加减变化。

处方：西洋参6g，石膏20g，麦冬12g，竹叶12g，姜半夏6g，生甘草5g，黄芪30g，白术15g，茯苓20g，山药15g，石斛12g，生地黄15g，玉竹12g，女贞子15g，黄精15g，蒲公英15g，乌梅10g，山楂12g。颗粒剂，7剂。

二诊：服药一周，胃部灼热稍减，口干略轻，口舌咽喉烧灼稍有缓解。舌象如前。守方：石膏改15g，玉竹改15g，蒲公英改20g。去半夏。10剂。

三诊：诸症明显缓解。舌、口、咽喉、胸骨、胃脘灼烧均有减轻。口干好转，饮水有减少，夜间睡眠见好转，进食增加。少咳痰黄。舌体干裂稍好转。守方加百合15g，金荞麦15g。10剂。嘱每天吃一小碗百合莲子银耳粥。

四诊：口干缓解，口中有些唾液，口唇干裂好转。胃部已不灼热，咳嗽已少，无痰。纳食仍差，不思食。舌红见淡，有薄苔开始生长。守方去石膏，加五味子10g，蒲公英改15g，金荞麦改20g。14剂。

五诊：症状进一步减轻，精神明显好转，说话语音响亮，纳食增加，口干已轻。舌由绛红转变为偏红，舌苔继续生长。守方去蒲公英，加知母10g。14剂。

六诊：症状明显改善，胃无不适。守方去西洋参，加太子参20g。10剂。

七诊：患者服药66天后，病情大为好转。体重增加4.5kg，胸痛已除，胃无不适。纳食增进，但食后稍胀，易作饱，咳少无痰。稍有唇干燥，口干已轻，口、舌、咽喉无灼热，但吃热食则不适。大便正常，寐安，无盗汗。精神恢复正常，语言洪亮流畅。

处方：太子参20g，石斛12g，生地黄15g，玉竹12g，女贞子15g，黄精15g，山药15g，黄芪30g，白术15g，茯苓20g，蒲公英15g，乌梅10g，山楂12g，竹叶12g，麦芽15g，谷芽15g，莱菔子8g，甘草5g。10剂。

二日一剂，巩固疗效。一年后随访，病情稳定，无明显不适症状。肺部CT复查，病灶稳定，无明显变化。

2. 阴化太过，治宜健中运脾消阴

阴化太过，为分解与合成代谢异常，有形物质化生过多，并在体内滞留或堆积。如脂类代谢障碍，体内脂类堆积过多，可发生肥胖症、脂肪肝、高脂血症、动脉粥样硬化等。嘌呤代谢障碍，尿酸滞留而发生高尿酸血症、痛风等。胆固醇、胆红素代谢障碍，沉积胆囊胆道，日久成石而生成胆石症。上述疾患大多为湿浊、痰浊、膏浊、血浊积聚，血络瘀阻所致，痰、湿、浊、瘀等有形之阴邪是这类气化病的主要病理因素。脾主湿，湿为阴凝之邪，脾为生痰之源，所以此类疾病与脾的关系最为密切。我常采用健中运脾消阴法治疗这类气化病，脾健则湿化，湿化则痰消，痰消则瘀除。常用方剂有平胃散、胃苓汤、苓桂术甘汤、防己黄芪汤、理中汤、二陈汤、温胆汤、三子养亲汤、藿朴夏苓汤等。著名肝病专家王灵台提出："脾虚痰阻是脂肪肝的重要病机，健脾化痰是治疗之大法。"国医大师李振华治疗肥胖症的名方理脾健运汤就是通过温中健脾、祛痰化湿来取效的。胆结石的发生与胆固醇代谢和胆红素代谢障碍有关，多为脾不化湿，湿从热化，湿热壅阻肝胆，煎熬胆汁，日久结成砂石，形成胆石症。治疗胆结石症，除疏肝利胆、清利湿热外，还要重视治痰治脾，关幼波教授提出："血中胆固醇增高，中医则多从化痰论治。"提出"治黄要治痰，痰化黄易散""治痰实为治脾"。痛风是嘌呤代谢紊乱所致的疾病，其临床特点是高尿酸血症及由痛风石而引起的反复发作性痛风性关节炎。痛风的主要病理因素是湿、痰、热、瘀，其标在筋骨关节，其本在脾肾，痰浊阻滞是最为常见的临床证型之一。国医大师朱良春善用土茯苓治痛风病，他指出："此乃嘌呤代谢紊乱所引起，中医认为系湿浊瘀阻，停着经隧而致骨节肿痛、时流脂膏之证，应予搜剔湿热蕴毒，故取土茯苓健胃祛风湿之功，脾胃健则营卫从，风湿去则筋骨利。"

病例 3：赵某，男，35 岁，货车司机，江西临川人。2009 年 8 月 5 日初诊。

主诉：体重剧增、胸闷、嗜睡 1 年余。

病史：患者素体肥胖，1 年来体重增加约 15kg（身高 167cm，体重 84kg，体重指数 30.1），胸闷，腹大胀满，食后脘胀，昏昏嗜睡，睡时鼾声如雷，大便不畅。舌质胖有齿痕，苔白稍腻，脉弦滑缓。因为头晕、瞌睡而无法从事司机工作。血脂检查：胆固醇 8.7mmol/L，甘油三酯 3.86mmol/L。肝脏 B 超检查，提示"重度脂肪肝"。

西医诊断：肥胖症、高脂血症、脂肪肝。

中医辨证：脾失健运，痰浊内蕴。

治则：健中运脾，温化消阴，化痰祛浊。

主方：平胃散、二陈汤、三子养亲汤合方加减。

处方：苍术 12g，厚朴 12g，法半夏 10g，陈皮 8g，茯苓 15g，白芥子 10g，苏子 10g，莱菔子 12g，山楂 15g，鲜荷叶 30g，葛根 15g，郁金 10g，肉桂 5g，石菖蒲 8g。

1 日 1 剂，水煎分 2 次服。同时，嘱患者增加运动和调控饮食。

治疗结果：上方加减服 2 个月后，体重减轻 12.5kg，腰围缩小 5.3cm。复查血胆固醇 7.2mmol/L，甘油三酯 2.3mmol/L。肝脏 B 超检查，提示"轻中度脂肪肝"。患者诉头晕消失，嗜睡明显好转，胸闷和腹胀已轻，大便正常，已能胜任开车工作。

病例4：周某，男，31岁，干部，江西南昌人。2020年7月1日初诊。

主诉：四肢关节疼痛1年余。

病史：患者诉2019年3月出现四肢关节游走性疼痛，到医院检查发现尿酸升高达505μmol/L，予以西医常规治疗，症状反复。近半月关节疼痛又作，查尿酸值500μmol/L，为寻求中医药治疗前来就诊。刻下症：左踝关节疼痛，肿胀不热，夜间痛剧，活动不利，热水泡脚可缓。纳可，口臭，半年来时常腹泻，目前大便一日三行，形状溏薄，夹不消化食物。精神可，体形消瘦，寐差。舌质红，前部无苔；舌体胖大，根部厚腻略黄；脉濡长。

西医诊断：痛风，高尿酸血症。

中医辨证：脾虚湿盛，痰热瘀阻。

治则：健脾止泻，除湿化浊。

主方：经验方运脾化浊汤加减。

处方：炒苍术12g，炒白术15g，党参15g，茯苓30g，生薏苡仁20g，土茯苓30g，芡实15g，陈皮8g，焦山楂15g，神曲15g，藿香12g，羌活10g，车前草15g。14剂。

1日1剂，并嘱咐患者控制饮食，减少高嘌呤食物的摄入，多喝水。

二诊（2020年7月26日）：服药后，关节疼痛明显缓解，大便次数减少，1日2～3次，形溏薄。寐好转。舌红前部少苔，根部黄腻，脉细弦、左脉沉。守前方加葛根20g。10剂。

三诊（2020年8月9日）：服药后，踝关节疼痛消失。大便每日1～2次，形条质软。舌质偏红，舌薄黄，脉弦稍数。守前方加玉米须20g，炒苍术改15g。14剂。

半年后随访：患者大便基本正常，一日1～2次，成形；未发生关节疼痛。血尿酸复查降低至401μmol/L。

3. 阳化不及，治宜温中益脾助阳

阳化不及多为分解代谢偏衰，放能反应不足，脏腑阳气虚衰，阳不化气，则机体机能低下，气化失职，推动、温煦、固摄作用减弱，导致气不化水，气不化汗，气不摄津，而发生水肿、痰饮、鼓胀、多涎、带下等病证。脾为中阳，是气机升降之枢，生命气化有赖于脾阳的鼓动。若脾阳不振则升发无力，或水气湿气不化而为肿、为鼓、为饮、为痰；或阳不化津，气不摄津而为带下清稀、涎唾不止等。阳化不及的气化病，治宜"温药和之"，以温中益脾助阳，使中阳振奋，升降相宜，诸恙自除。常用方剂有实脾饮、理中汤、小建中汤、苓桂术甘汤、五苓散、补中益气汤、升阳除湿汤等。因为肾宅元阳，能温煦脾阳，所以在助脾阳的基础上，也要注意温补肾阳以"益火之源"。

病案 5：艾某，男，61 岁，农民，江西东乡人。1992 年 8 月 23 日初诊。

主诉：周身水肿 1 周。

病史：患者因早期胃癌于 2 个月前做胃全切除术，手术顺利，术后胃纳欠佳，大便时泻，甚时一日 4～6 次。1 周来，下肢及头面浮肿，午后两足肿甚，肢体沉重，步行艰难，胸闷腹胀，不思饮食，小便量少。检查：面色萎黄，颜面浮肿，腹部胀满，两小腿肿如水桶，按之难复；胃 X 光钡餐检查，吻合口无异常，心肺正常；肝功能和尿化验均正常。舌体胖大，齿痕明显，舌色淡白，苔白滑腻，脉沉细弱。

西医诊断：营养不良性水肿，胃癌术后。

中医辨证：脾弱阳虚，阴水内泛。

治则：温中健脾，通阳利水。

主方：理中汤、参苓白术散、五皮饮合方治疗。

处方：红参 6g，干姜 5g，白术 15g，茯苓皮 20g，黄芪 30g，山药 15g，薏苡仁 30g，扁豆 15g，大腹皮 12g，陈皮 6g，猪苓 12g，泽泻 12g，大枣 5 枚。7 剂。

1 日 1 剂，并嘱合理加强营养。

二诊：服药 7 剂后，水肿明显消退，纳食见增，大便转实，一日 2～3 次，腹胀已轻，精神好转。以上方加减，连续服药 1 个月，水肿完全消除，大便如常，面色转红润，饮食基本恢复到病前状况，舌象、脉象明显好转。停止服药，嘱注意饮食与休息。连续随访 12 年，一切正常，并能参加日常田间劳动。

病案 6：熊某，女，71 岁，南昌市人。2017 年 5 月 21 日初诊。

病史：患慢性乙型肝炎 40 余年，三年前诊断为肝硬化，一个月前因腹部膨胀做彩超和 CT 检查，诊断为肝硬化腹水，住南昌市某三甲医院，经中西医结合治疗，病情有些好转，但腹水仍未消退，肝功能血清总胆红素 65mmol/L，谷丙转氨酶 232U/L，谷草转氨酶 124U/L，特来国医堂求治。诊时所见：消瘦，面色萎黄，精神萎靡，白睛轻度黄染。腹部膨大，皮色苍黄，脉络显露，按之坚满，叩之有移动性浊音，转侧时有振水声，腹围 106cm。神疲乏力，纳差，食后脘腹胀甚。腰膝酸软，形寒怕冷，寐差。尿少尿黄，大便量少欠实。舌质暗，胖大有齿痕，苔白根部腻，脉沉细，按之略弦。

西医诊断：慢性乙型肝炎，肝硬化，腹水。

中医诊断：鼓胀，黄疸。

中医辨证：肝瘀脾虚，水湿壅滞。

治则：健脾疏肝，温阳化湿，活血化瘀。

主方：实脾饮合化瘀汤加减。

处方：制附子8g，干姜6g，白术20g，茯苓30g，厚朴12g，大腹皮12g，当归12g，赤芍15g，红花8g，桃仁10g，丹参12g，泽泻15g，党参20g，黄芪30g，垂盆草30g，田基黄30g，鸡内金12g，麦芽15g。颗粒剂，10剂。

二诊：服药10剂后，尿量增加，腹胀减轻，腹围略有减小，纳食增进，精神好转，大便通畅，一日2次，腰痛。舌脉同前。守方加杜仲12g，制附子改10g。14剂。

三诊：精神见好，纳食明显增加，腹胀已轻，腹稍变软，腰痛好转。腹围98cm。复查彩超，腹水已明显减少；肝功能检查：血清总胆红素32mmol/L，谷丙转氨酶68U/L，谷草转氨酶57U/L。舌质淡红稍胖，苔薄白稍腻，脉沉细。守前方，去制附子，加淫羊藿15g。14剂。

以上方加减，患者服药3个月后，病情明显缓解，腹胀明显减轻，腹围缩小至81cm。肝功能除总胆红素偏高外，其他基本正常，能做家务劳动。之后两年坚持隔日或三日服用1剂中药，病情稳定，检查无腹水，肝功能正常。

4. 阴化不及，治宜补中健脾育阴

阴化不及，即合成代谢减弱，精微物质生化过少，能量储存不足，机体营养状态低下。脾胃主受纳运化水谷，为精、血、津液、髓等阴性物质的生化之源。若精、血、津液的生化不足，主要责之于脾胃。脾胃虚弱，运化失司，则生化无源，或致阴精衰少，或致血液虚亏，或致营阴亏损，或致津液不足。低血糖症、低蛋白血症、营养不良症、小儿发育不良、贫血症、干燥综合征等阴化不足之气化病，大多与脾胃功能失调相关。临床上治疗此类疾病，多从脾胃入手，采用补中健脾育阴法，大多能取得较满意的效果，常用方剂有参苓白术散、资生丸、归脾汤、薯蓣丸、益胃汤、健脾益营汤（经验方）等。

病例7：龚某，男，24岁，大学生，江西乐安人。2012年8月13日初诊。

主诉：食少、消瘦、乏力10余年。

病史：患者自幼身体虚弱，食少便溏。目前因学习繁重，症状加重，难以坚持学习。症见骨瘦如柴（身高178cm，体重54kg），精神疲倦，四肢乏力，纳少，食后腹胀，大便稀溏、一日数行，口干，头晕，易出汗，易感冒，白天常自汗，夜间常盗汗，冬天肢冷，夏天怕热，面黄无华，唇红，舌质瘦小、色偏红，苔薄少津，脉大数而无力。实验室检查，除轻度贫血外无异常。

西医诊断：营养不良症，贫血。

中医辨证：脾胃虚弱，营血亏虚。

治则：补中健脾，养血益营。

主方：参苓白术散合健脾益营汤加减。

处方：太子参 30g，党参 15g，炒白术 15g，茯苓 30g，山药 15g，薏苡仁 20g，炒扁豆 15g，炒葛根 15g，莲子肉 15g，百合 15g，五味子 10g，麦冬 12g，焦山楂 12g，乌梅 10g，陈皮 6g。14 剂，1 日 1 剂，水煎分 2 次服。

治疗结果：服药 2 周后，诸症均明显改善，食欲增加，大便见实，次数减少，精神好转。仍以上方加减变化，共服药 3 个月，体重增加 7.3kg，体质明显好转，面色转红润，精神已佳，进食大增，大便成形、1 日 1 ～ 2 次，已能完成各项学习任务，全家欢喜。

病案 8： 童某，女，47 岁，干部，南昌市人。2022 年 5 月 24 日初诊。

病史：因工作压力大，十几年来常常失眠、焦虑。近一年口干、唇干、咽干，两目干燥灼痛。胃脘时有灼热，皮肤干燥瘙痒，外阴干燥。不思饮食，因咽干吞食不畅，喜饮水喝汤。大便时溏时结，尿少色偏黄。时有游走性关节疼痛。心烦焦虑，寐差。体重减轻，月经基本正常。实验室检查：血沉 46mm/h，抗 DNA 抗体阳性。曾到上海、广州多家医院求治，诊断为干燥综合征。服药有所缓解，但时常反复，寻求中医治疗。舌质尖边红，苔少干燥。唇红，咽红。脉细数略弦。

西医诊断：干燥综合征。

中医诊断：内燥症。

中医辨证：脾胃阴亏，虚热内扰。

治则：益胃滋脾，养阴清燥。

主方：益胃汤合参苓白术散加减。

处方：北沙参 15g，麦冬 12g，生地黄 15g，玉竹 12g，太子参 30g，白术 15g，山药 15g，茯苓 20g，生苡仁 15g，莲子肉 15g，黄芪 20g，黄精 15g，女贞子 15g，乌梅 10g，山楂 12g，玫瑰花 8g。14 剂。

二诊：诸干燥症状均有明显改善，进食增加，焦虑、失眠好转，大便正常，舌红见淡。效不更方，守上方再进 14 剂。

三诊：口干、咽干、目干、皮肤干、外阴干均明显好转，烧心已除，饮食已佳，睡眠安定，体重增加 1.5kg。舌质偏红，苔薄黄，脉细数。正值桑椹采摘季节，在上方基础上扩充组方桑椹膏，连续服用一个半月。半年后随访患者，症状基本消除，纳佳，便调，寐安。嘱服成药参苓白术散和六味地黄丸以巩固疗效，防止复发。

九、阴火证临证心得

李东垣为中医脾胃学派的创始人，代表性著作有《脾胃论》《内外伤辨惑论》《兰室秘藏》《医学发明》等，《脾胃论》以《内经》理论为主轴并贯穿始终，全书引用《内经》原文共有 100 多处，开篇《脾胃虚实传变论》就引用了《内经》中经文 24条，奠定了脾胃学说理论基础。他全面传承了《内经》中的脾胃理论，并加以发挥，加以创新，创立了较为系统、完整的脾胃学说，为中医学的发展做出了杰出的贡献。

（一）《内经》是阴火学说的理论源头

李东垣首创"阴火"学说，并确立了"甘温除大热"的治疗法则，1000 多年来为后世所沿用。《内经》是阴火学说的理论源头，他依据《素问·阴阳应象大论》中"壮火之气衰，少火之气壮，壮火食气，气食少火；壮火散气，少火生气"的论述，诠释了"壮火""少火"的概念及气与火的关系，并以此立论，创立了阴火学说。《脾胃论·饮食劳倦所伤始为热中论》说："若饮食失节，寒温不适，则脾胃乃伤；喜怒忧思，损耗元气。既脾胃气衰，元气不足，而心火独盛。心火者，阴火也。其系于心，心不主令，相火代之。相火，下焦包络之火，元气之贼也，元气与火不两立，一胜则一负。脾胃气虚，则下流于肾，阴火得以乘其土位。"李氏在《内经》的气火理论基础上加以发挥和运用，形成了著名的流传后世的阴火学说。

阴火发生的机理，《内经》已经有了初步论述。《素问·刺志论》云："气盛身寒，气虚身热，此谓反也。"《素问·调经论》云："有所劳倦，形气衰少，谷气不盛，上焦不行，下脘不通，胃气热，热气熏胸中，故内热。"指出劳倦损伤脾胃，导致气虚生内热而出现一种假热。李东垣在此基础上，从阴阳升降的角度观察火与元气的对立制约关系，《脾胃论》和《兰室秘藏》云"脾胃气虚，则下流于肾，阴火得以乘土""火与元气不两立，火胜则乘其土位""气衰则火旺，火旺则乘其脾土""壮火食气，故脾胃虚而火旺"。若脾胃损伤，中气虚衰，升降失司，则清阳不升而下流于肾，占位逼迫下焦相火离位外越，生成为病理之阴火。阴火内燎，既助心火亢盛，又损脾胃元气，阴火越升，元气越衰，中气越陷，如此"壮火食气""气衰火旺"，形成恶性循环。所以李东垣认为，这种"食气"的"壮火"是"元气之贼"，从而建立"火与元气不两立"之千古论断。李氏的气火学说富有创造性，是对《内经》阴阳学说的丰富和发展。

李东垣首创的甘温除热法，为"热因热用"的反治之法，适用于阴火证。甘温除热法起源于《内经》，《素问·至真要大论》云"劳则温之""损者温之""热因热用"，已明确提出劳倦所致的脾胃气虚内热用温热之法进行治疗。李东垣传承《内经》和《伤寒杂病论》的学术思想，创立"甘温除大热"理论和方法。他在《脾胃论·饮食劳倦所伤始为热中论》中指出："脾胃气虚，则下流于肾，阴火得以乘其土位，故脾证始得，则气高而喘，身热而烦……惟当以辛甘温之剂，补其中而升其阳，甘寒以泻其火则愈矣。"阐释了阴火发生机理及治疗法则，他创制了一系列甘温除热的代表方，如补中益气汤、补脾胃泻阴火升阳汤、升阳散火汤等，使甘温除热法臻于完备。

（二）阴火的基本定义

火为五行之一，《素问·阴阳应象大论》曰"水火者，阴阳之征兆也"，故火属阳。但根据阴阳无限可分的法则，阴中又可分阴阳，阳中也可分阴阳，所以水可分为阴水、阳水，火可分为阴火、阳火，如临床上水肿有阴水、阳水之分，身热有阴火、阳火之别。所以，《脾胃论》中的"阴火说"是有充分理论依据的。

阴火是一种假热，其性质属寒，现象为热，即"本寒标火""真寒假热"，治法宜温忌清。阴火的发生机理：一是肾阳虚极，不能潜藏而反浮越，以致虚阳亢奋，而发生肾衰格阳之真寒假热之阴火证，病位主要在肾。二是脾气虚甚，清阳之气下流肝肾，占位而迫使相火离位外越，引起虚阳亢奋，发生脾虚发热的阴火证，病位主要在脾。后者就是《脾胃论》所论的阴火。

（三）脾虚阴火证举例

在讨论脾虚阴火证之前，首先介绍我在临床上诊治的 4 个病案。

病例 1：吴某，女，62 岁，农民，江西金溪人。2007 年 12 月 8 日初诊。

主诉：食道癌术后低热半年余。

今年 3 月因吞咽困难被省城一家三甲医院诊断为"食管癌"，并在该院进行了手术治疗。术后经 5 次化疗，身体日益虚弱，进食减少，于 5 月上旬始出现低热，经当地医院和原手术医院的中西医治疗，低热仍持续不退。诊时身有低热（腋表 37.7℃），两颧时时烘热，手心发热，心烦，口干，胸骨后梗塞不利，时泛酸，纳少，消瘦。初看似"阴虚发热"之证，前医曾用滋阴清热之剂无效。再详审病症，虽身热却喜衣被，颧热但面色萎黄，手心热触之却欠温，口干但喜热饮；胃中寒冷喜温喜按；大便溏薄。仔细观舌切脉，舌质胖嫩，舌边齿痕明显，苔薄白；脉浮取弦滑，稍按则无力。四诊合参，确定为"脾气虚衰，虚阳外越"之阴火证。治拟健脾益气，热因热用。以补中益气汤化裁，甘温除热。

处方：黄芪 30g，太子参 15g，白术 15g，当归 10g，柴胡 6g，茯苓 20g，葛根 15g，丹皮 10g，青蒿 12g，石斛 15g，黄精 15g，白花蛇舌草 20g，半枝莲 20g，石见穿 15g。14 剂。

复诊：服药 1 周后，身热渐减；2 周后发热消退，颧热及五心烦热均除，精神好转，纳食增加，反酸已少，患者及家属感激万分。仍守方加减治疗 1 个月后，症状基本消失，身体逐渐康复，体重增加。之后间歇性服用扶正抗癌方药，以防肿瘤复发。

病例 2：翁某，女，33 岁，农民，江西鄱阳县人。2011 年 10 月 12 日初诊。

主诉：自觉身热伴神疲乏力、头晕头痛 2 年余。

患者 10 年前产后大出血，3 年前又因卵巢囊肿破裂大出血，遂行卵巢切除术。因多次出血，身体日益虚损。两年来，多于半夜身热不适，两颧发热，手足心热，胃脘灼热，但测量体温正常。不思饮食，食后脘胀，大便时泻，完谷不化，肛门下坠。头晕头痛，恶寒怕冷，四肢无力，时常昏倒。白带量多色黄，月经紊乱量少。失眠多梦。诊时见面色苍黄，裹头厚衣，俯桌待诊，表情淡漠，懒于对答。舌质暗淡，苔薄黄稍腻，脉沉细弱无力。证属内伤脾胃，气血亏虚，中气下陷，阴火外扰。拟补中益气，甘温除热。补中益气汤治之。

处方：黄芪 30g，党参 12g，炒白术 15g，当归 12g，柴胡 6g，升麻 6g，陈皮 6g，茯苓 30g，苍术 12g，藿香 12g，桂枝 5g，枳壳 12g，黄连 4g，黄柏 10g，谷麦芽各 15g。10 剂。

复诊：服药 10 剂，夜间发热消失，烧心缓解，头痛头晕见轻，大便转实，胃纳有增，腹胀肛坠减轻，精神好转，面有笑容，对答流畅。方药对证，疗效显著，仍以上方加减变化治疗 2 个月，并指导生活起居的调养，体质逐步好转，症状渐渐消除，能做轻微家务劳动。

病例 3：肖某，男，38 岁，干部，江西九江市人。2010 年 11 月 3 日初诊。

主诉：腹泻伴烘热、汗出 1 年。

患者 2005 年因饮酒过度致"胃溃疡出血"，经住院治疗后，病情好转。但 5 年来胃部常常不适，隐隐冷痛，多食则胀。近一年来大便溏薄，甚时如水样，一日 4～6 次，伴间歇性全身烘热，热作时心烦汗出。诊时所见：自觉身热，但测量体温正常，动则头汗出，手心汗出如流，触之汗冷，面色淡白，消瘦，倦怠，肢凉，脘胀，肠鸣，寐差，舌质淡红，苔薄黄，脉沉细。综合病情，审证求因，热为假象。病由脾失健运，中阳虚衰，虚阳亢奋外越，逼津外泄。治拟温中补虚，益气固汗。黄芪建中汤合补脾胃泻阴火升阳汤化裁治之。

处方：黄芪 30g，桂枝 6g，白芍 12g，柴胡 6g，党参 15g，苍术 10g，黄连 4g，黄芩 10g，姜半夏 10g，干姜 4g，茯苓 30g，枳壳 12g，海螵蛸 15g，7 剂。

复诊：服药 1 周，烘热消失，汗出大减，精神振奋，面色转红，胃胀腹痛缓解，大便基本成形，可谓药到病除，患者喜形于色。仍以前方加谷麦芽各 12g，10 剂，以固疗效。

病例 4：夏某，女，68 岁，江西乐安人。2003 年 1 月 23 日初诊。

主诉：口舌生疮半年。

患者素有胃肠之疾，时有脘痛腹泻。半年来口腔溃疡反复发作，久治不瘥，近 1 月，口舌连续发生多个溃疡，灼热疼痛；伴牙龈胀痛，饮食及言语不利，入夜疼痛更甚。诊见唇、舌、腭处多个溃疡，大者达 0.7cm×0.5cm，牙龈稍肿，舌质偏红胖大，齿痕明显，舌苔黄腻。观察全身状况，面黄，形瘦，肢凉，神倦，脉弱。再仔细询问全身情况，口黏口干，含温热水时溃疡疼痛减轻；胃脘隐痛，喜按喜温；大便不实，一日数次；小便清长，夜尿频繁；怕冷嗜睡。从整体分析，口疮仍中焦虚火上炎所致。治温中健脾，引火归原，附子理中汤合左金丸治疗。

处方：制附子 6g，干姜 6g，党参 15g，白术 12g，茯苓 20g，黄连 5g，吴茱萸 4g，莲子心 5g，肉桂 3g，姜半夏 10g，赤芍 12g，银花 15g，生甘草 6g，10 剂。

复诊：因交通不便，患者之子来电告之：药后口疮痊愈，胃痛已止，诸症均缓。嘱按前方再进 10 剂，以巩固效果。1 年后随访，病无复发。

（四）阴火的临床表现

李东垣在《脾胃论》《内外伤辨惑论》《兰室秘藏》等著作中记述了阴火证的临床表现，如："脾胃气虚，则下流于肾，阴火得以乘土。故脾证始得，则气高而喘，身热而烦，其脉洪大而头痛，或渴不止，其皮肤不任风寒，而生寒热。""盖阴火上冲，则气高而喘，身烦热，为头痛，为渴，而脉洪大。""气衰则火旺，火旺则乘其脾土，脾主四肢，故困热无气以动，懒于语言，动作喘乏，表热自汗，心烦不安。""夫饮食不节则胃病，胃病则气短，精神少而生大热，有时而显火上行，独燎其面。""心火亢甚，乘其脾土曰热中，脉洪大而烦闷。""饮食劳役所伤，自汗小便数，阴火乘土位，清气不生，阳道不行，乃阴血伏火。""四肢者，脾胃也；火乘之，故四肢发热也。""脾胃既为阴火所乘，谷气闭塞而下流，即清气不升，九窍为之不利。"

综合李氏描述的阴火证，将其临床症状分为阴火旺（假热）和脾阳虚（真寒）两大类。阴火旺的症状有大热、表热、面热、烦热、烦闷、四肢发热、口渴、汗出、九窍不利、气高、头痛、脉洪等，这些症状是假象，是由于虚阳上浮与外越，扰乱卫表、头面、心神、官窍所致。脾阳虚的症状有不任风寒、精神少、动作喘气、懒于语言、自汗、小便数等，这些症状是真象，是由于脾胃虚弱，气血亏虚，推动无力，固摄无权所致。

归纳前面记载的4个临床病例所见，阴火的假热之象有发热、自觉身热、面部烘热、烦热、四肢发热、胃部灼热、大汗出、口疮、牙痛、头痛、口渴、脉浮大等。脾胃虚寒之象有神疲体弱、面黄肌瘦、四肢无力、纳呆食少、脘腹胀满、喜温喜按、大便溏薄、完谷不化、肛门下坠、舌胖色淡、脉无胃气等。根据我的临床观察，阴火证的临床表现有以下四个特点：①多见于慢性脾胃疾病日久不愈，如胃癌、胃肠手术后、胃下垂、慢性萎缩性胃炎、顽固性胃十二指肠溃疡、慢性肠炎等。②患者整体观察为虚寒之体，如面黄无华、精神萎靡、疲惫乏力、懒言少语、恶寒肢冷等。③虽有热象，但与阳热之象有别。如身热而体温不高，或自觉有热而体温正常，恶寒恶风不怕热；四肢热而触之不温；烘热烦热，时有时无；汗出恶风，动则更甚；口渴不思饮，或喜热饮；口疮、牙痛含热水反舒等。④舌象、脉象具有重要诊断意义。阴火证舌苔可有厚薄黄白，但舌体多胖而色淡。脉可有大有小，但均无胃气。浮大之脉，浮而无根，重按则无；大而乏力，缓散软弱。沉细之脉，急促模糊，来去无力。据此，只要抓住阴火证的临床特点，全面仔细地分析患者的症状和体征，阴火证的诊断就不困难了。

（五）阴火的发生机理

《素问·阴阳应象大论》说："壮火之气衰，少火之气壮，壮火食气，气食少火；壮火散气，少火生气。"李东垣以此立论，创立了阴火学说，《脾胃论·饮食劳倦所伤始为热中论》说："若饮食失节，寒温不适，则脾胃乃伤；喜怒忧思，损耗元气。既脾胃气衰，元气不足，而心火独盛。心火者，阴火也，其系于心，心不主令，相火代之；相火，下焦包络之火，元气之贼也，元气与火不两立，一胜则一负。脾胃气虚，则下流于肾，阴火得以乘其土位。"

1."阴火"病机再探讨

自李东垣提出"阴火"学说之后，历代医家对阴火产生的机理做出不同的探索，归纳起来有以下几种认识：①脾胃气虚，中气下陷占位，相火离位外越，虚阳亢奋而生阴火。②脾胃气虚，无力推运，升降痞塞，气机郁滞而化为阴火。③脾气虚甚，无以生血，使气失所附，导致虚阳浮越而生阴火。④脾胃虚衰，卫阳不固，不任风寒，感邪而发热。⑤脾虚生湿，蕴热化火上冲，发为阴火。⑥脾胃虚弱，气血亏虚，心营不足，心阳偏亢而生阴火。⑦脾胃气虚，化源匮乏，致阴血亏虚而化热生火。⑧情志所伤，心君不宁，五志化火，心火独亢等。笔者认为，第一种观点比较符合《脾胃论》中的原意。

以《脾胃论》阴火理论为主要依据，可以把阴火的病理性质归纳为以下三点：①为离位之火，即因脾胃虚衰、中气下溜而逼迫下焦相火离位上乘。②为邪火，即由下焦生理之少火（相火）转化为致病的病理之火。③为假火，其表象为"火"，本质为"阴"，即"真寒假热"。

表象为火：为虚火假热，如身热、表热、面部烘热，烦热、四肢发热、烧心、口舌灼热等。其热象特点，一是部位在上在表，如体表、头面、口舌、四肢等；二是热势不甚，多为低热、微热或自觉发热。

本质属阴：病因、病位、病性均属于阴。病因为阴，病多因于饮食劳倦、喜怒忧思，内伤脾胃。病位为阴，病在于脾，脾为至阴；火自内生，内为阴；火生下焦，下为阴。病性为阴，形衰气少，虚为阴；假热真寒，寒为阴。

阴火证为脾气虚甚，"至虚有盛候"，是真虚假实之证；阴火证又为脾阳衰弱，寒从内生，逼迫虚阳浮越于外，是真寒假热之证。其主要的病理机制是内伤脾胃，中气虚衰，清气不升反下流于肾，占位迫使相火离位外越，虚阳亢奋，致阴火内燎，而出现体表、头面、口舌、四肢假热之象。

2. "心火者，阴火也"释疑

李东垣说："既脾胃气衰，元气不足，而心火独盛。心火者，阴火也。起于下焦，其系于心，心不主令，相火代之；相火，下焦胞络之火，元气之贼也。""心火亢甚，乘其脾土曰热中。"心为火脏，且为阳中之阳，是"君火"。但李氏何以称之为"阴火"呢？此阴火又如何起于下焦呢？既然是"心火乘脾土"，又何谓"相火代之"呢？让人费解！

"阴阳可分"是阴阳学说的重要观点之一。心虽为阳脏，但亦有心阴、心阳之别；心虽为火脏，也有阴火、阳火之分。阳火（即君火）藏于胸中，故古人称胸为"纯阳之地"。肾藏元阴元阳，为五脏阴阳之本。命门之火，又名"命火""相火"，为"少火"，宅于肾中，为心火之根蒂。一方面，心火赖肾水上奉之养而下行，肾水赖下行心火之温而上行，即"心肾相交，水火既济"；另一方面，心火也必须有赖于肾中元阳之激发和温煦，即心火根于肾中之元阳。根据事物阴阳属性相对性的基本原理进行推理，藏于上焦胸中之火（君火）为阳火，根于下焦肾中之火（相火）为阴火，即李氏所言："心火者，阴火也。起于下焦，其系于心。"肾主闭藏，潜藏肾中的阴火（相火）为生理之火，外越上乘的阴火则为病理之火。脾胃为中焦，主阴阳气机之升降，为心肾阴阳、水火、上下交通之机枢。若脾胃虚甚，清阳不升，中气下陷，则清阳之气下流于肾，占位而迫使下焦相火（即阴火）离位外越，引起虚阳亢奋，而发生脾虚发热的阴火证。正如李氏所言："脾胃气虚，则下流于肾，阴火得以乘土。""脾胃虚则火邪乘之。""阳道不行，阴火上行。"上述四例病案，均是由于脾气损伤日久，水谷运化失司，升降机枢失职，致虚阳亢奋，阴火外越，从而出现各种虚火假热之象。

3. "火与元气不两立"释疑

《脾胃论》中有"火与元气不两立，一胜则一负"之论。火属阳，气亦属阳，气为火之用，火为气之变，因气与火同属，所以朱丹溪说"气有余便是火"。从阴阳消长的观点来观察，难以看到气与火对立制约的一面。张介宾在《景岳全书》中对"火与元气不两立"提出异议，认为阴与阳相互对立，寒与热相互对立，元气属阳，所以应是"寒与元气不两立"。因此，只局限于阴阳对立理论是难以理解"火与元气不两立"的论点。

《素问·阴阳应象大论》说："壮火之气衰，少火之气壮；壮火食气，气食少火；壮火散气，少火生气。"精辟地论述了气与火的关系。壮火，亢阳也；少火，微阳也。壮火（亢阳）会促使元气衰弱，而少火（微阳）却能促使元气旺盛。壮火侵蚀元气，元气赖于少火的温养；壮火耗散元气，少火却使元气增强。

少火，发源于命门，又名"肾阳"或"元阳"。元气，又名真气，根源于肾，滋生于脾胃，如《脾胃论》中所说"非胃气不能滋""元气之充足，皆由脾胃之气无所伤，而后能滋养元气"。肾为先天，脾为后天，先天促后天，后天滋先天，脾胃纳运必须依赖于肾中少火之温煦与鼓舞，肾藏元气必须依靠脾胃生化的水谷精微滋养，所以在生理状态下，少火与元气是相互资生的，即"少火生气"。

壮火，为亢阳，是病理之火。朱丹溪所论的"气有余便是火"之火是"阳火"，其性质为阳；李东垣所论的"上行之火"之火是"阴火"，其性质为阴，但两者都是邪火，是病理之火，是能"食气"的壮火，壮火是与气相对立的。

离位的"阴火"，即由"生气"的"少火"变为"食（蚀）气"的"壮火"。李东垣从阴阳升降的角度观察火与元气的对立制约关系，《脾胃论》和《兰室秘藏》中云"脾胃气虚，则下流于肾，阴火得以乘土""火与元气不两立，火胜则乘其土位""气衰则火旺，火旺则乘其脾土""壮火食气，故脾胃虚而火旺"。若脾胃损伤，中气虚衰，升降失司，则清阳不升而下流于肾，占位逼迫下焦相火离位外越，生为病理之阴火。阴火内燎，既助心火亢乘，又损脾胃元气，阴火越升，元气越衰，中气越陷，如此"壮火食气""气衰火旺"，形成恶性循环。所以李东垣认为这种"食气"的"壮火"是"元气之贼",从而创立"火与元气不两立"之千古论断。李氏的气火学说富有创造性,是对阴阳学说的丰富和发展。

(六)阴火的治疗心得

对阴火的治疗,《脾胃论》说:"劳者温之,损者温之。盖温能除大热,大忌苦寒之药,损其脾胃。""唯当以辛甘温之剂,补其中而升其阳,甘寒以泻火则愈。"李东垣一反"寒者热之,热者寒之"的常规,运用以反求平的施治原则,以顺应机体升降运动的自然趋势,调复阴阳升降运动。

我遵循李氏"甘温除热"法,常用补中益气汤、补脾胃泻阴火升阳汤、附子理中汤、黄芪建中汤等治疗阴火证。若辨证准确,用药精到,多出奇制胜,疗效显著。我认为以甘温为主治疗阴火证,要注意以下几点:①本证主要病机是脾气虚衰,运化失司,所以治疗关键在于振奋脾胃,健脾益气药剂量宜大,药力宜足。②阴火的发生因于气机升降失调,中气下陷,清阳不升,而致阴火上乘,故必须协调气机之升降,柴胡、升麻、葛根主升,枳实、枳壳、厚朴主降,宜升降配合应用。③脾胃虚弱,必致中焦失衡,阴阳气血紊乱,所以在健脾益气的同时,仍应调理阴阳气血,平衡中焦。④虽阴火性为阴,但亦属于火,所以《脾胃论》中升阳益胃汤、黄芪人参汤、补脾胃泻阴火升阳汤均在温补之中佐以少量黄连、黄芩、黄柏、石膏等泻火之药,以反求平,达健脾胃、升阳气、泻阴火之效。

李氏创立补中益气汤以甘温除热,是治疗阴火证屡治屡验的千古名方。该方用黄芪、人参、白术、炙甘草扶脾之气,用柴胡、升麻升脾之阳,以复枢机升降之职,使元气内充,清阳得升,阴火自息。阴火证的主要病机是脾气虚衰,但气虚无以生血必兼血虚,气虚无以推动必伴气郁,脾虚不能运湿必兼湿滞,火郁日久损津耗液必伴阴伤,所以在益气升阳的基础上,仍要佐以补血、行气、运湿、养阴,补血用当归、大枣,行气用枳壳、陈皮,运湿用苍术、茯苓,养阴用葛根、沙参。方中黄芪、白术、枳壳、葛根剂量要大些。我常常少佐莱菔子,使升中有降,补而不滞。

十、《内经》"脾主唇"理论的临床应用

唇,又名口唇、飞门,位于口之前端。《灵枢·五阅五使》说:"口唇者,脾之官也。"《素问·五脏生成论》说:"脾之合肉也,其荣唇也。"《素问·六节藏象论》说:"脾胃……其华在唇四白。"唇是消化道的门户,为脾之外候。临床实践证明,《内经》中的"脾主唇"理论,在脾胃病临床辨证论治中具有重要的意义。

（一）脾主唇的生理与病理

口唇与诸多脏腑经络有着密切联系，如足阳明胃经循行至上齿，环绕口唇；足厥阴肝经络舌本、循唇内、环口唇。冲脉、任脉环绕口唇，督脉系于上唇。但唇与脾的关系最为密切，故《内经》中称口唇为"脾之官"。脾与唇的生理病理联系体现在以下四个方面。

1. 脾生气血以荣唇

正常人口唇丰润红活，需要气血的濡养。《灵枢·营卫生会》曰："中焦亦并胃中，出上焦之后，此所受气者，泌糟粕，蒸津液，化其精微，上注于肺脉，乃化而为血，以奉生身。"肝为血库，肝脉环绕于唇；冲为血海，亦绕口唇，肝脉和冲脉之血均源于脾胃之水谷。人身之气血皆生于中焦脾胃，口唇依靠于脾运化的水谷精微所化生的气血来濡养。脾气健运，运化有权，则气血生化有源，口唇得养则见红润光泽；若脾虚失运，气血无源，唇失所养，则见淡白萎黄无华。

2. 脾主散精以滋唇

唇为口腔之外门，风吹日晒，最需要津液的润养，而津液的生成、输布全在于脾胃。《素问·经脉别论》曰："饮入于胃，游溢精气，上输于脾，脾气散精。"《素问·厥论》亦曰："脾主为胃行其津液者也。"脾具升清作用，将胃肠吸收的津液上输于心肺，而后输布至全身，也输送到唇起着滋养润泽作用。脾气健运则津液四布，口唇得养则滋润光华；反之，脾不运化，津液失布，则唇无津养，出现干燥、生屑、开裂、出血等。

3. 脾主肌肉以充唇

《灵枢·经脉》说："唇舌者，肌肉之本也。"肌肉是口唇最主要的组成部分，若脾胃健运，肌肉则健壮，口唇则轮廓分明，运动自如。反之，若脾胃失于健运，气血生化不足，则肌肉失养，唇肌也欠充实，而出现肌萎唇缩，或虚肿外翻，如《灵枢·经脉》中所说："脉不荣则肌肉软，肌肉软则舌萎，人中满，则唇反。"唇失所养，也可导致虚风内动，唇肉颤动。

4. 脾气通口以应唇

《灵枢·脉度》曰："脾气通于口，脾和则口能知五味矣。"脾为消化之器，主持口、食管、胃、小肠、大肠等整个人体消化运动。脾开窍于口，唇为口腔之门扇，故唇为脾之外应，唇的色泽荣枯变化能反映脾的精气盈亏和功能盛衰，胃肠病变或失调也往往会从唇色唇态中反映出来。如脾胃火炽，上炎于唇，则口唇红肿、灼热、生疮等；脾蕴湿热，上渍于唇，则口唇糜烂、痒痛、渗液等；脾阴亏虚，上不养唇，则口唇干燥、生屑、皲裂等；脾虚生风，上扰于唇，则口唇眴动。

（二）察唇辅助脾胃病辨证

《素问·本脏》曰：“视其外应，以知其内脏，则知所病。”唇为脾之外候，所以通过观察口唇的变化，可以帮助我们了解脾的生理和病理状态，如《灵枢·师传》中所说：“脾者主为卫，使之迎粮，视唇舌好恶，以知吉凶。”《内经》中有许多关于观察口唇来推测脾病的论述，如《灵枢·五阅五使》说：“脾病者，唇黄。”《灵枢·本脏》说：“揭唇者脾高，唇下纵者脾下。唇坚者脾坚，唇大而不坚者脾脆。唇上下好者脾端正，唇偏举者脾偏倾也。”这些经验为我们开展唇诊的研究提供了思路，已有学者运用现代计算机图像处理技术开展唇诊的研究。如刘氏等报道，在功能性消化不良的脾气虚证患者中，约50%为口周萎黄，给予健脾益胃方后，口唇色泽均较治疗前有明显改善。陈氏等报道，脾虚组与正常组之间在唇侧亮度值、唇颊亮度值比值和下唇颊亮度值比值中均有显著性差异。我在临床上也十分重视口唇的诊察，把唇象作为推测脾胃及诸脏腑功能盛衰、病情浅深、寒热虚实变化的重要依据之一。

我把察唇的内容归纳为观色、观泽、观形、观态四个方面，其中色分为黄、赤、青、白、黑；泽分为润、燥、荣、枯；形分为厚、薄、肿、萎；态分为动、静、正、歪等。

1. 观察唇色

正常人口唇颜色红润，红而不艳，润而光滑，为脾气健运、胃气充足、气血调和、阴阳匀平的表现。若脾胃失健，唇色可发生黄、赤、青、白、黑五种色泽变化。

（1）唇黄

《灵枢·五阅五使》说：“脾病者，唇黄。”唇色发黄，为脾虚湿困之象；淡而萎黄，为脾胃虚弱或气血亏虚；唇黄流津，为脾阳极虚，阴寒内盛。

（2）唇赤

色红为热。口唇红绛，多见心脾积热；红而干燥，为脾阴不足；深红干裂，是热盛伤津；唇色暗红，为血瘀热蕴；小儿唇鲜红如胭脂色，多为虫症积热。

（3）唇青

《灵枢·经脉》说：“唇青，舌卷，卵缩，则筋先死。”唇色青紫，属气滞血瘀重证，常见于各种原因所致的心脉瘀阻证或肺气郁滞证；唇青紫又主胃寒，因寒凝血脉收引所致；唇色青而深者，主痛极血络郁闭；有些食物中毒或药物中毒，也可出现口唇发绀青紫。

（4）唇白

唇淡白，为血亏、失血或脾虚之征。唇色白而食少咳喘者，为脾肺气虚；唇内有细白点者，为虫积的特征。

（5）唇黑

口唇俱黑者，为冷极血滞；病重者口唇黑，为脾肾衰绝，预后极差。

2.观察唇泽

常人口唇明润而有光泽，不枯不燥，唇内光滑湿润。若脏腑失调，脾失运化，气血亏虚，津液不布，则可致出现口唇干燥焦枯等。口唇失润，常出现干燥、枯涩、脱屑、皲裂，多由于脾经积热伤阴，或外感燥热，或热病津伤。古人将口唇干瘪枯槁称作"唇槁"，多为脾胃气阴枯竭之象，提示病重，预后差。口唇焦黑干枯名"唇焦"，可由瘀血、热病伤津所致。《医学入门·伤寒杂症》说："夫寒热而唇焦者，多因瘀血。"《温热经纬·卷四》说："唇焦大渴，津液耗伤。"口唇焦黑燥裂，烦渴饮水，主热毒盛极。

3.观察唇形

正常人口唇方正端平，轮廓分明，厚薄适中，上下协调。若脾胃及脏腑失调，口唇形态也会出现异常。

（1）唇萎

唇萎指口唇萎黄卷缩，多见于脾气衰竭，《医寄伏阴论》说："唇痿不收，脾气绝也。"唇萎也见于瘀血内停，如《金匮要略》说："病人胸满，唇萎、舌青、口燥，但欲漱水不欲咽……为有瘀血。"

（2）唇肿

唇肿指口唇肿大粗厚。红赤而肿者，多为实为热；淡白而肿者，多为虚为寒。唇红肿灼痛多见脾胃积热，溃烂流水多为脾胃湿热。唇肿齿焦黑者，为脾肾绝。

（3）唇反

唇反是指上唇向上向外翻起。《灵枢·经脉》说："唇反者，肉先死。"唇反为脾败之象，为脾气将绝、脉不养唇所致，如《望诊遵经》中所说："唇反者，太阴之终。"

（4）唇糜

唇糜古亦名"唇疡"，为口唇糜烂，最易发生于口角及内唇处，常兼见舌、颊、腭、咽喉等部位溃烂，伴灼热疼痛，多由胃火与湿热上攻，侵蚀于唇而成；也有津亏虚热，脾虚血瘀之虚证。

（5）唇疮

唇疮，指口唇生疮，痛、痒、流黄水。唇疮多见于脾胃积热，脾胃二经火毒上攻所致。

4.观察唇态

正常人口唇形态方正，活动自如，动作协调。口唇掣动、颤动、蠕动、内缩等唇态异常，多为内风，脾主唇，肝主风，故多是脾、肝病变所致。

（1）唇瞤

唇瞤又叫"唇颤动"，指口唇颤动而不能自制，多为风气内动。小儿口角掣动不止，伴厌食便溏，属脾虚生风。口唇红赤干燥伴颤动不能自禁，常因阴虚风燥引起，如《外科证治全书》说："唇风又名唇瞤……此脾经血燥也。"唇瞤伴头痛目赤，多为肝阳化风。高热伴唇颤、抽搐，多为热极生风。

（2）唇缩

唇缩是指口唇内缩，多见于脾经寒盛或脾虚生风所致。《证治汇补·口唇》说："唇属于脾，经合于胃，脾胃受邪则唇为之病，风胜由动，寒胜则缩。"唇口窄小，不能开合，不能饮食，名"紧唇"，多由风痰入络所致。小儿唇口收缩，不能吃乳，名为"摄口"，为"脐风"的严重症状。

（三）从中焦脾胃论治唇病

唇为脾之官，唇的病证是脾胃等脏腑病变的外在表现，因此口唇有病，需外病内治，尤其是从脾胃入手论治最为关键。我常从中焦脾胃论治唇病，取得较好的治疗效果。归纳起来主要有以下五个方面。

1. 健脾益营以荣唇色

唇为脾之华，口唇的色泽可以反映全身的气血盛衰，更能反映脾的精气盈亏。脾失运化，气血化源匮乏，唇失所荣，则口唇淡白少华。脾阴亏虚，虚火上干，则口唇色红干燥。脾胃湿热，上熏于唇，则口唇晦黄不泽。脾瘀热蕴，唇络阻滞，则口唇暗紫。临床上，时有患者以唇色异常为主诉来就诊，我常从脾着手辨证论治，或健脾益气，或益脾生血，或滋脾育阴，或泻脾清火，或运脾祛湿，或助脾祛瘀，通过调理中焦促进脾胃健运，气血和调，时常能取得唇色转荣的良好效果。

2. 泻脾清火以除唇热

《诸病源候论》说："脾胃有热气发于唇，则唇生疮。"脾胃积热上炎于唇，可出现口唇红赤肿胀、灼热痒痛、糜烂破溃，甚者生疮、疔、疽等，常伴口干、口苦、口臭、喜冷饮、大便干燥、舌质红、苔黄、脉数。治宜泻脾清胃，败火解毒。脾胃实火者，宜泻火清毒，用黄连解毒汤加减；脾经伏火者，宜清脾散热，用泻黄散加减；阴虚火炎者，宜滋阴清火，以清胃散合增液汤加减。

3. 滋脾育阴以润唇燥

脾胃积热，或脾经伏火，可致脾阴亏损，或热病伤津耗液，均可致唇失所润，而出现口唇干燥、脱屑、粗糙、皱褶，甚则开裂、渗血。《温疫论·数下亡阴》说："津不到咽，唇口燥烈，缘其人阳脏多火而阴亏。今重亡津液，宜清燥养营汤。"燥者润之，治宜滋养脾阴、益胃生津、清热润燥，多用增液汤合沙参麦冬汤治疗。因热病伤津者，可用五汁饮，或用冬瓜汤代茶饮，以养阴生津润唇。

4. 清脾化湿以疗唇糜

唇糜，即嘴唇糜烂，多见于急、慢性唇炎，是一种较常见的唇病，临床辨证以湿热蕴脾证多见。表现为唇部糜烂，肿胀色红，灼热瘙痒，有小水疱及渗液，甚则渗血，环唇皮肤潮红；常伴咽干、口苦而不欲饮，纳差，小便短赤，心烦，舌质红，苔黄腻，脉滑数。我们认为，本证多由脾胃湿热循经上行，环口熏蒸所致。治疗宜清利湿热，清脾健中，常选用连朴饮、茵陈五苓散、甘露消毒丹等方剂加减治疗。

5. 补脾益气以安唇瞤

唇瞤，又名"唇颤动"，《外科证治全书》中又将其称为"唇风"，常表现为口唇颤动、或蠕动、或掣动。唇瞤，多见于脾虚久病老年患者和小儿慢脾风；多由于脾胃虚弱，生化无源，气血不足，津液亏虚，筋失其养，唇乏其荣，虚风内生，而口唇瞤动；治疗应予健脾补中以息风。《证治准绳·幼科》认为，唇为脾之华，脾虚则唇口蠕动，治宜补脾健胃，用七味白术散。《杂病源流犀烛》指出："有唇瞤动，或生核者，宜苡仁汤。"当代名医秦伯未认为虚弱证中出现唇颤动症状，多为脾虚不能收摄，应予补中为主。我曾用补气健脾益胃佐以祛风止痉，治愈一例八旬老翁口唇颤动。

附：唇病验案二则

病案1：陈某，男，9岁，学生，江西南昌人。2016年3月30日初诊。

主诉：口唇红肿溃烂（唇糜）及口腔溃疡反复发作8年余。

现病史：患儿自从1岁始，口唇溃烂及口腔溃疡反复发作，迁延不愈，长期求治多个城市十几家医院均未治愈。刻下症：口唇红肿外翻，伴疱疹、渗液、干燥、时裂开渗血。口舌多个溃疡，灼热疼痛，咽喉肿痛。口干，喜冷饮。夜间盗汗，头背部汗多。大便形干，每日一行。小便略黄。平时每月均有感冒高热1～2次。舌尖边红，苔黄根部厚，脉细数。

治疗经过：证属脾胃热炽，治拟泻脾清胃，方用泻黄散合增液汤加减。

处方：生石膏15g，生山栀10g，防风10g，藿香10g，生甘草3g，生地黄10g，玄参10g，丹参10g，黄连3g，黄芪10g，白术10g，绞股蓝6g，升麻6g。14剂，每日1剂。

二诊：口唇红肿稍退，未见干裂。口舌溃疡已愈，无新发口疮，纳增，盗汗已止；大便成形，每日1次；小便不黄，口不干；舌质尖稍红，苔薄黄，脉细稍数。守方加山药10g。

三诊：服药1个半月，口唇红肿已完全消除，口腔溃疡基本痊愈，进热性食品则偶有小溃疡发生。大便正常，不盗汗，纳佳，未发生感冒发热。舌质边略红，苔薄黄，脉细。8年痼疾痊愈，家长感激万分。仍守前方去石膏、防风、藿香，黄芪改15g；加知母10g，麦冬10g。再服2周，巩固疗效，以防复发。连续随访4年，除偶有口舌溃疡外，唇无异常，偶有感冒。

病案2：周某，男，23岁，大学生，江西崇仁人。2012年10月3日初诊。

主诉：下唇干燥开裂7年，加重20天。

病史：自幼身体虚弱，纳少，便溏，消瘦。上中学后，学习负担加重，进食更少，食后腹胀，大便时干时溏；继而口唇干燥，起皱脱屑，时常开裂灼痛。3周前因进烧烤食品，嘴唇干裂渗血，烧灼疼痛剧烈；伴口干咽燥，烦热不安，手心多汗，神疲乏力，多梦盗汗。舌瘦尖红，苔黄花剥，脉细数。

治疗经过：证为中气虚弱，脾阴亏虚，津不上承，唇失所养。治拟健脾益气，滋阴润唇，以参苓白术散扩充。

处方：太子参30g，白术15g、茯苓30g，山药15g，莲肉15g，扁豆12g，薏苡仁30g，五味子10g，百合15g，山楂12g，甘草6g，14剂，1日1剂。

服药2周后，口唇干燥明显好转，脱屑减少，开裂已愈，纳食增进，盗汗见止，花剥舌苔好转。初见成效，仍以前方加减治疗1个半月，口唇完全正常，食欲旺盛，体重增加，精力充沛，数年病痛得愈。随访6年，身体健康。

十一、《内经》食养理论与脾胃调养

中医养生学有着深厚的理论和丰富的实践，《内经》奠定了中医养生学的坚实基础。《素问·上古天真论》高度概括了中医养生保健的基本原则："法于阴阳，和于术数，饮食有节，起居有常，不妄作劳，故能形与神俱，而尽终其天年，度百岁乃去。""志闲而少欲，心安而不惧，形劳而不倦，气从以顺，各从其欲，皆得所愿。故美其食，任其服，乐其俗，高下不相慕。"其指出的"顺应自然""形神共养""动静结合""饮食有节""起居有常""惜精护肾"等仍是当今人们养生保健的重要指导思想。《素问·平人气象论》说"人以水谷为本""以胃气为本"，脾胃为人体后天之本，脾胃强则五脏强，脾胃健则身体健，所以调养脾胃是养生保健、延年益寿最重要的途径。正如孙思邈在《千金要方》中所言"安身之本，必资于食""不知食宜者，不足以生存"，李东垣在《脾胃论》中所言"养生当实元气""欲实元气，当调脾胃"。此文就学习《内经》中食养理论谈谈脾胃调养的一些体会。

（一）《内经》的食养理论

饮食养生，又称"食养"，就是合理地摄取饮食物中的营养，以增进健康，强壮身体，预防疾病，达到延年益寿的目的，即用食物"保养身体"。"食养"一词首见于《素问·五常政大论》，其云："大毒治病，十去其六；常毒治病，十去其七；小毒治病，十去其八；无毒治病，十去其九。谷肉果菜，食养尽之，无使过之，伤其正也。"食，泛指谷、肉、果、菜等食品，在此有饮食之意。养，保养、调养之义。"食养"，即通过饮食调养的方法扶持机体正气，食物是气血化生的主要来源，是脏腑生理功能的物质基础，是生命活动的基本保证。食养也是实现"中病即止"治疗原则的重要途径，是愈后康复的重要方法。《内经》非常重视饮食养生，《素问·脏气法时论》为人们设计了一张合理的养生食谱："五谷为养，五果为助，五畜为益，五菜为充，气味合而服之，以补精益气。"这张食谱既有主食，又有副食，各种食品齐全，营养搭配全面合理，与当代盛行的"食物金字塔"高度契合。

1.《内经》饮食养生的基本思想

（1）脾胃为本

《内经》特别重视脾胃在生命中的作用，《素问·太阴阳明论》说："脾者土也，治中央。"《素问·玉机真脏论》说："脾为孤脏，中央土以灌四傍。"《内经》认为脾胃是脏腑的根本，是人体健康的基础，"人以水谷为本"，食养当以调养脾胃为核心。脾胃作为气血生化的源头，以及人体气机升降的枢纽，具有重要的生理作用，饮食物的受纳消化，水谷精微的化生，物质代谢和能量代谢的维系，均离不开脾胃。《素问·玉机真脏论》曰："脾脉者土也，孤脏以灌四傍者也。"人体内五脏各有其位，脾居中央，五行属土，杨上善在《太素》中解释为："孤，尊独也。五行之中，土独为尊，以旺四季。"即指脾生四脏，四脏皆有脾胃，五脏之中皆有脾胃之气，胃气充则四脏得养，胃气虚则四脏失养。正如《灵枢·五味》中所言："五脏六腑皆禀气于胃。"

脾胃为人体一切精微物质的生化之源，人体所需的精、气、血、津液无不来源于脾胃化生的水谷精微，故脾胃对维持机体的生命活动至关重要。《素问·玉版论要》曰："谷之所注者，胃也；胃者，水谷之海也。"《灵枢·本神》曰："脾藏营。"《素问·痹论》曰："荣者，水谷之精气也，和调于五脏，洒陈于六腑。"只有胃纳脾化功能健旺，水谷之精气才能生生不息，食养之道才有源头活水，人体才会气血充盈、脏腑强壮、健康长寿。《内经》中脾胃为本的食养之道为后世养生家重视脾胃奠定了思想基础。

（2）饮食有节

《素问·六节藏象论》曰："天食人以五气，地食人以五味。"饮食是人体生命活动的物质基础，合理的饮食为人体提供营养物质；反之，饮食失常可损伤机体，引发疾病。《灵枢·口问》指出："夫百病之始生者，皆生于风雨寒暑，阴阳喜怒，饮食居处。"《灵枢·小针解》曰："饮食不节，而病生于肠胃。"强调饮食是导致疾病发生的重要因素之一。《素问·上古天真论》中首次指出了"饮食有节"的养生原则。广义的"饮食有节"，是指饮食有节制、有规律、应四时、谨五味、慎寒热、重禁忌；狭义的"饮食有节"，即合理控制饮食的总量，既不宜过饥，如《素问·评热病论》中所言："不能食者，精无俾也。"饮食亦不能过饱，如《素问·痹论》所言："饮食自倍，肠胃乃伤。"《内经》中还发出了许多因饮食不节引发疾病的警示，如"高粱之变，足生大丁""肥者令人内热，甘者令人中满"。《内经》中节制饮食的思想成为后世医家养生的重要原则之一。

2.《内经》饮食养生的主要原则

（1）谨和五味

《素问·生气通天论》言："阴之所生，本在五味……是故谨和五味，骨正筋柔，气血以流，腠理以密，如是则骨气以精，谨道如法，长有天命。"五味对五脏具有全面的滋养作用，是维持人体生命最重要的物质基础。《内经》中不仅强调饮食五味的重要性，而且还明确了饮食养生中"谨和五味"的基本原则，如《素问·至真要大论》云："夫五味入胃，各归所喜，故酸先入肝，苦先入心，甘先入脾，辛先入肺，咸先入肾。"五味与五脏之间有着密切联系，五味有助于五脏的生理功能，若平衡搭配，可以促进气血运行、强健筋骨、延年益寿。

饮食五味对人体具有"养"和"损"的双重作用。"阴之所生，本在五味；阴之五宫，伤在五味。"《素问·生气通天论》说："味过于酸，肝气以津，脾气乃绝；味过于咸，大骨气劳，短肌，心气抑；味过于甘，心气喘满，色黑，肾气不衡；味过于苦，脾气不濡，胃气乃厚；味过于辛，筋脉沮弛，精神乃央。"指出饮食上长期偏好某种气味的食物，就会损伤脏腑，破坏脏腑平衡，有损寿命。五味的偏食太过，不但对脏腑功能产生不良影响，而且也会伤及血脉、皮肤、筋骨、肌肉、毛发等器官，如

《素问·五脏生成》中所言:"是故多食咸,则脉凝泣而变色;多食苦,则皮槁而毛拔;多食辛,则筋急而爪枯;多食酸,则肉胝而唇揭;多食甘,则骨痛而发落。此五味之所伤也。"

（2）顺应四时

《灵枢·岁露论》曰:"人与天地相参也,与日月相应也。"人与自然息息相关,即是中医"天人一体"的整体观。在一年四季之中,有春温、夏热、秋凉、冬寒的气候变化,自然界的生物就会发生春生、夏长、秋收、冬藏等相应的适应性变化,而人体也随季节气候的规律性变化而出现相应的适应性调节。《素问·四气调神大论》说:"夫四时阴阳者,万物之根本也。所以圣人春夏养阳,秋冬养阴。"根据《内经》中"春夏养阳,秋冬养阴"的基本原则,四季的饮食养生也应遵循这一思想。春夏秋冬四季气候的变化,对人体的生理机能、病理变化产生一定的影响,所以饮食养生要与外界的气候变化相适应,以维护人体脏腑、气血、经络的阴阳平衡。

如春季三月,宿根发芽,万物复苏,也正是人体阳气生发之时。饮食养生当以顺应肝气、调畅气机为主。《素问·脏气法时论》云:"肝色青,宜食甘,粳米牛肉枣葵皆甘。"甘味能滋补脾气,同时饮食须避免酸涩凝滞之物,有碍肝气疏泄。夏季三月,是一年中最炎热之时,也是万物生长发育最茂盛的季节,对于人来说,此时是新陈代谢的旺盛时期。《素问·脏气法时论》说:"心主夏……心苦缓,急食酸以收之。……心欲软,急食咸以软之,用咸补之,甘泻之。"夏季食欲下降,容易出汗,汗出则容易耗气伤阴,而酸味食物增加食欲,能收能涩,所以适当食酸能促进消化,收敛汗液。秋天,自然界阳气渐收,阴气渐长,人体的生理活动要适应自然界的变化,故体内的阴阳双方也随之由"长"到"收"逐渐改变。《内经》认为秋季养生应注意保养内守之阴气,凡饮食起居等都离不开"养收"这一原则。《素问·脏气法时论》说:"肺主秋……肺欲收,急食酸以收之,用酸补之,辛泻之。"秋季三月,在五行中属金,六气中相应为燥,五脏相应为肺,所以秋季燥邪为患,与肺相应。五味中,酸味收敛补肺,辛味发散泻肺,秋天宜收不宜散。冬季三月,草木凋零,冰冻虫伏,是自然界万物闭藏的季节,人体阳气也要潜藏于内。冬季饮食养生要"秋冬养阴""无扰乎阳",人体的阴精秘藏,阳气不致妄泄,脾胃的机能每多健旺,是营养物质易于蓄积的最佳时机。《素问·脏气法时论》说:"肾主冬……肾欲坚,急食苦以坚之,用苦补之,咸泻之。"冬季是肾主令的季节,肾主咸味,心主苦味,咸能胜苦,所以饮食之味宜减咸增苦以养心气,使肾气坚固。同时,冬季阳气衰微,腠理闭塞,出汗比较少,应减少食盐的摄取量,以减轻肾脏的负担。

（3）寒热适宜

在日常饮食中需注意入口之物的冷热温度，过冷或过热对人体健康均无益。《灵枢·师传》云："食饮者，热无灼灼，寒无沧沧。"孙思邈在《千金翼方·养性禁忌》中有"热食伤骨，冷食伤肺，热无灼唇，冷无冰齿"，都是指饮食要注意食物的寒热温度。寒冷饮食容易损伤胃的阳气，使胃阳不足；而过热饮食易损伤胃的阴气，使胃阴虚耗。入口食物冷热不当，除损伤胃之阴阳外，也会伤及口腔及食管。饮食不可过寒，大量食用生冷食物，容易损伤脾胃，特别指出鱼、肉等蛋白、脂肪含量高的食物，切忌冷食，既不利于消化，也容易引发胃肠道的疾病。《灵枢·邪气脏腑病形》又说"形寒，寒饮则伤肺"，所以肺部疾病的患者，如咳嗽、哮喘，切忌生冷。饮食不可过热，《济生方·咽喉门》记载："多食炙煿、过饮热酒致胸壅滞，热毒之气不得宣泄，咽喉为之病焉。"《医碥·反胃噎膈》记载："酒客多噎膈，饮热酒者尤多，以热伤津液，咽管干涩，食不得入也。"说明常吃过热食物，常喝热酒，一方面能产生热毒，另一方面又能耗伤津液，从而导致咽喉和食管疾病。

（4）食不过量

《内经》中反复强调饮食过量会损伤肠胃，导致疾病。如《素问·痹论》说："饮食自倍，肠胃乃伤。"《灵枢·百病始生》说："卒然多食饮则肠满。"《素问·生气通天论》说："因而饱食，筋脉横解，肠澼为痔。"此"食不过量"的食养原则在当今有着重要的现实意义，当前人们生活水平得到普遍提高，社会进入"饱食时代"，日益增多的代谢性疾病和消化系统疾病均与过量饮食密切相关，如糖尿病（消瘅、消渴）、肥胖症、高血压病、心脏病、高脂血症、胰腺炎、胆囊炎和各种胃肠疾病等。脂肪类的食物能够使人产生内热，甘甜的食物能够使人胸中胀满。长期过食脂肪类和甘甜类等富有营养和高热量的食物，能够导致人体营养过剩，造成身体肥胖，从而成为各种代谢性疾病发生的温床。

（5）节制饮酒

《灵枢·论勇》曰："酒者，水谷之精，熟谷之液也。"适当少量饮酒，可宣通血脉，舒筋活络，避风寒，益气力，助消化，有益于健康。《素问·经脉别论》指出"生病起于过用"，《内经》认为"酒气盛而慓悍"，过量饮酒会导致耗伤肾精、湿热内生和气机逆乱，如《素问·上古天真论》所言："以酒为浆，以妄为常，醉以入房，以欲竭其精，以耗散其真……故半百而衰也。"《素问·生气通天论》说："因而大饮，则气逆。"《素问·厥论》说："此人必数醉若饱以入房，气聚于脾中不得散，酒气与谷气相薄，热盛于中，故热遍于身，内热而溺赤也。"饮酒过量，可导致诸多疾病，其后患无穷，如龚廷贤在《寿世保元》中列举的病证："其始也病浅，或呕吐，或自汗，或疥疮，或鼻皶，或泄利，或心脾痛，尚可散而出也。其久也病深，或为消渴，为内疽，为肺痿，为痔漏，为鼓胀，为黄疸，为失明，为哮喘，为劳嗽，为血衄，为癫痫，为难状之病。"所以中医养生认为，过度饮酒有损健康，主张饮酒应节制有度。

（6）食无犯禁

《内经》中重视食物所禁，主张饮食不要违背禁忌。《灵枢·五味》中还特别论述了五脏病变在饮食五味方面的所宜和禁忌，提出"五禁"，即"肝病禁辛，心病禁咸，脾病禁酸，肾病禁甘，肺病禁苦"。《灵枢·九针》中提出"五裁"，即"病在筋，无食酸；病在气，无食辛；病在骨，无食咸；病在血，无食苦；病在肉，无食甘。口嗜而欲食之，不可多也，必自裁也，命曰五裁。"《内经》中提出的饮食禁忌，对于某些疾病的饮食护理及饮食保养仍有一定的指导意义。

（二）盱江医家发挥《内经》食养理论

发源于江西抚河流域的盱江医学，历史悠久，名医辈出。其中不乏擅长养生的中医名家，如龚廷贤、龚居中、朱权、万全、张三锡、徐莟山等。他们的养生学专著有《寿世保元》《养生四要》《福寿丹书》《寿世传真》等，共同的养生理念就是重视脾胃的调养。

1. 养生保健，当调脾胃

李梴在《医学入门》中说："保全脾胃可长生。"养生保健，当以调理脾胃为先。元气是人体脏腑活动的原动力，本源于先天生殖之精，又依赖后天水谷精微的滋养。脾胃为水谷生化之源，为人体后天之本，后天滋先天，故养生保健调养脾胃是根本。龚廷贤在《万病回春》中说："节戒饮食者，却病之良方也。调理脾胃者，医中之王道。"龚廷贤是养生大家，他指出："东垣先生著《脾胃》《内外伤》等论，谆谆然皆以固脾胃为本，所制补中益气汤又冠诸方之首，观其立方本旨可知矣，故曰补肾不若补脾。"他在《寿世保元》中效法东垣，提出老年养生秘诀："凡年老之人当以养元气，健脾胃为主。"指出衰老与脾肾两脏关系密切，而脾为后天之本，气血生化之源，脾胃强健则生化有源，所以将养护脾胃和饮食调养作为预防衰老的重要措施。龚氏还总结出一套调理脾胃及饮食调养的方法，创制了多种健脾益胃、益寿延年的保健处方，如太和丸、参术调元膏、阳春白雪糕、八仙长寿丸、神仙粥等药食两用的配方。龚氏由于保养有方，享年九十七岁，他重视脾胃养生之法值得借鉴。南昌籍医家万全所著《养生四要》，强调保养脾胃在养生中的重要作用："人以谷气为主者，脾胃是也。脾胃强则谷气全，脾胃弱则谷气绝。"他在养生保健和妇科、儿科治疗中都高度重视脾胃的调养。

2. 保全脾胃，节其饮食

《素问·平人气象论》说："人以水谷为本。"食物是人类生存不可缺少的物质基础，是机体化生气、血、精、津的源泉，是维持生命活动的最基本条件。如水可载舟也可覆舟一样，食可养人也可害人。旴江医家在他们的著作中反复强调节制饮食在养生中的重要性，龚信在《古今医鉴》中说："节戒饮食，乃却病之良方。"这是对饮食养生最为精辟的概括。万全在《养生四要》中说："养脾胃之法，节其饮食而已。"他反对饮食无节制，"食过常分则饱，饱则肠满""五味食多则伤脏"。南城籍医家张三锡著《医学六要》，强调饮食对健康的作用："人之所赖以生者，曰饮，曰食。惟用必以充虚接气，适可而止，过则为害，而况炙煿、油腻、五味过偏，鲜由不至于病者。"倡导"饮食以适中而无过伤"。龚居中在《福寿丹书》中说："太饿伤脾，太饱伤气。"他们都告诫饮食应不饥不饱，寒热适宜，烹饪有度。

3. 调理脾胃，中和之道

龚信、龚廷贤父子均指出："调理脾胃者，乃医中之王道。"王道者，即崇尚中庸，执中致和。脾胃为中土，土具冲和之德，故不论是治疗脾胃疾病，还是保养脾胃，均宜推行中和之道，平衡阴阳、气血、升降、润燥，以平调中焦。万全在《幼科发挥》中批评庸医："今之调脾胃者，不知中和之道，偏之为害，喜补而恶攻。害于攻者大，害于补者岂小小哉。"他主张："脾喜温而恶寒，胃喜清而恶热，故用药者，偏寒则伤脾，偏热则伤胃也。制方之法，宜五味相济，四气具备可也。""当攻补兼用，不可偏补偏攻。"万氏的论述正是其丰富临床经验的精辟总结。黄宫绣对脾胃用药也主张平调平治，在《本草求真》中说："补脾之理，无不克寓，要使土气安和，不寒不热，不燥不湿，不升不降，不厚不薄，则于脏气适均。"喻嘉言在《医门法律》中根据脾胃阴阳互用的生理特性，提出脾胃中和为治之道，"脾之土，体阴而用则阳；胃之土，体阳而用则阴。两者和同，则不柔不刚，胃纳谷食，脾行谷气，通调水道，灌注百脉，相得益彰。"依此，调理脾胃时："脾偏于阴，则和以甘热；胃偏于阳，则和以甘寒。"龚廷贤反对滥用香燥之药以伤中气，"人多执于旧方香燥耗气之药，致误多矣"，而喜用家传三因和中健脾丸以调和中焦。

（三）调养脾胃应因人而异

《灵枢·论痛》曰："筋骨之强弱，肌肉之坚脆，皮肤之厚薄，腠理之疏密，各不相同……肠胃之厚薄坚脆亦不等。"《内经》指出人体的脏腑组织存在着结构和功能的差异。我从事脾胃病专科工作近50年，深刻认识到正常人群的胃腑也存在着结构和功能的差异性。我把胃的形态和功能相对稳定的特质称之为"胃质"，常见的胃质类型有胃正常质、胃气虚质、胃阳虚质、胃阴虚质、胃气郁质、胃蕴热质、胃湿热质、胃血瘀质等。胃质是制约和影响胃病发生、发展、转归的生理病理基础。《素问·四气调神论》云："圣人不治已病治未病，不治已乱治未乱。"在胃病发生前通过饮食调节法、运动调节法、药物调节法和心理调节法等可以纠正偏颇的胃质，从而预防胃病的发生和防止胃病的复发。"人以胃气为本"，养生先养胃，如何养胃？千篇一律的方法与中医学养生思想是背道而驰的。养胃也要因人而异，辨胃施养，对不同的体质、不同的胃质要采取不同的养胃方法。饮食调养是养胃的主要手段，不同胃质之人，食养方法也是有区别的，即"因胃食养"。

胃正常质的食养：要继续保持良好的生活习惯，做到饮食有节，饥饱有度，寒热适中，营养全面，清洁卫生。

胃气虚质的食养：胃气虚质者多兼有脾气虚弱，故饮食不宜过于滋腻，应选择营养丰富而且易于消化的食品。饮食调养可选用具有补脾健胃益气作用的食物，如山药、扁豆、粳米、小米、薏苡仁、香菇、胡萝卜、红薯、土豆、牛肉、兔肉、猪肚、鸡蛋、鸡肉、比目鱼、黄鱼等。

胃阳虚质的食养：少吃生冷黏腻之品，即使在盛夏也不要过食寒凉之物。宜适量多食一些具有温中补阳的食物，如羊肉、猪肚、鸡肉、虾、黄鳝、刀豆、韭菜、茴香、核桃等。

胃阴虚质的食养：少吃辛辣及性热之品（如狗肉、羊肉等），不宜多食烤炙食物。应选择食用一些清补胃阴之物，如芝麻、糯米、绿豆、乌贼、龟、鳖、海参、海蜇、鸭肉、猪皮、银耳、豆腐、梨、甘蔗等。

胃气郁质的食养：可选用一些理气解郁、调理脾胃功能的食物，如大麦、荞麦、刀豆、蘑菇、豆豉、萝卜、洋葱、苦瓜、丝瓜、柑橘等。

胃湿热质的食养：宜食清利化湿的食品，如薏苡仁、小米、莲子、赤小豆、绿豆、鸭肉、鲫鱼、冬瓜、丝瓜、葫芦、苦瓜、西瓜、黄瓜、芹菜等。少食辛辣燥烈、大热大补之品，如辣椒、姜、狗肉、羊肉等，不宜吸烟和饮酒。

胃蕴热质的食养：饮食宜清淡，多吃寒性食物，如豆腐、青菜、莴笋、芹菜、银耳、苦瓜、丝瓜、冬瓜、绿豆、赤小豆、西瓜、鸭肉、鸭蛋等。少吃辣椒、花椒、胡椒、大蒜、姜等辛辣之品，忌食狗肉、羊肉、鹿肉等热性食物。禁喝白酒。

胃血瘀质的食养：胃血瘀质为胃络血行不畅或血瘀内阻，应选择食用具有活血化瘀功效的食物，如黑豆、黄豆、山楂、香菇、茄子、油菜、木瓜、红糖等，可少量饮用一些黄酒、葡萄酒或白酒。

《内经》奠定了中医养生学的坚实基础，提出了饮食有节、谨和五味、寒热适宜、食无犯禁等食养原则，对今日的调养脾胃、养生保健仍有重要的指导意义。我们要继续学习、挖掘、传承《内经》的食养理论，并加以发展与弘扬。

主要参考文献

1. 王冰 . 黄帝内经素问 . 北京：人民卫生出版社，1963.

2. 杨上善 . 黄帝内经太素 . 北京：科学技术文献出版社，2000.

3. 张介宾 . 类经 . 北京：人民卫生出版社，1982.

4. 马莳 . 黄帝内经灵枢注证发微 . 北京：科学技术文献出版社，1998.

5. 张机 . 伤寒论 . 北京：人民卫生出版社，1978.

6. 李东垣 . 东垣医集 . 北京：人民卫生出版社，2014.

7. 叶天士 . 临证指南医案 . 上海：上海人民出版社，1976.

8. 喻嘉言 . 喻嘉言医学三书 . 南昌：江西人民出版社，1984.

9. 任应秋，刘长林 . 《内经》研究论丛 . 武汉：湖北人民出版社，1982.

10. 王洪图 . 黄帝内经研究大成 . 北京：人民卫生出版社，2000.

11. 王洪图 . 内经学 . 北京：中国中医药出版社，2004.

12. 王洪图 . 中医药学高级丛书·内经 . 北京：人民卫生出版社，2000.

13. 熊曼琪 . 中医药学高级丛书·伤寒论 . 北京：人民卫生出版社，2000.

14. 陈纪藩 . 中医药学高级丛书·金匮要略 . 北京：人民卫生出版社，2000.

15. 王新华 . 中医药学高级丛书·中医基础理论 . 北京：人民卫生出版社，2000.

16. 郭霭春 . 黄帝内经素问校注语译 . 天津：天津科学技术出版社，1980.

17. 中国中医研究院研究生班 . 黄帝内经注评（上册·素问部分）. 北京：中国中医药出版社，1980.

18. 中国中医研究院研究生班 . 黄帝内经注评（下册·灵枢部分）. 北京：中国中医药出版社，1980.

19. 方药中，邓铁涛，陈可冀，等 . 实用中医内科学 . 上海：上海科学技术出版社，1984.

20. 王永炎，严世芸 . 实用中医内科学（第 2 版）. 上海：上海科学技术出版社，2009.

21. 张声生，沈洪，王垂杰 . 中华脾胃病学 . 北京：人民卫生出版社，2016.

22. 王琦 . 王琦医书十八种 . 北京：中国中医药出版社，2012.

23. 王琦 . 中医藏象说 . 北京：人民卫生出版社，1997.

24. 王琦 . 中医体质学说 . 北京：人民卫生出版社，2009.

25. 李乾构，周学文，单兆伟 . 实用中医消化病学 . 北京：人民卫生出版社，2001.

26. 危北海，张万岱，陈治水．中西医结合消化病学．北京：人民卫生出版社，2003.

27. 何晓晖，葛来安．何晓晖论治脾胃病．北京：中国中医药出版社，2018.

28. 何晓晖．脾胃病新探新识新方．北京：人民卫生出版社，2012.

29. 何晓晖，陈建章．中医150证候辨证论治辑要．北京：学苑出版社，2004.

30. 何晓晖．中医基础理论．北京：人民卫生出版社，2010.

31. 何晓晖，陈明人，简晖．旴江医学研究．北京：中国中医药出版社，2018.

32. 何晓晖，陈建章，徐宜兵．辨证论治概要．北京：人民卫生出版社，2005.

33. 徐春娟，葛来安．何晓晖脾胃病学术思想传承．北京：中国中医药出版社，2023.

34. 莫剑忠，江石湖，萧树东．江绍基胃肠病学．上海：上海科学技术出版社，2014.

35. 陈灏珠．实用内科学（第12版）．北京：人民卫生出版社，2005.

36. 李飞．中医药学高级丛书·方剂学．北京：人民卫生出版社，2002.

37. 王培林，杨康鹃．医学细胞生物学（第2版）．北京：人民卫生出版社，2010.

38. 查锡良．生物化学（第7版）．北京：人民卫生出版社，2010.

39. 陈诗书，汤雪明．医学细胞与分子生物学（第7版）．北京：科学出版社，2004.

40. 朱世增．董建华论脾胃病．上海：上海中医药大学出版社，2009.

41. 方药中．辨证论治研究七讲．北京：人民卫生出版社，2007.

42. 张小萍，张经生．中国现代百名中医临床家丛书——张海峰．北京：中国中医药出版社，2008.

43. 危北海，刘薇．中国现代百名中医临床家丛书——危北海．北京：中国中医药出版社，2008.

44. 李乾构．中国现代百名中医临床家丛书——李乾构．北京：中国中医药出版社，2008.

45. 徐景藩．徐景藩脾胃病治验辑要．南京：江苏科学技术出版社，1997.

46. 仝小林．脾瘅新论．北京：中国中医药出版社．2018.

47. 颜德馨．中华名中医颜德馨治病囊秘．上海：文汇出版社，1999.

48. 隋殿军，王迪．国家级名医秘验方．长春：吉林科学技术出版社，2008.

49. 朱步先，何绍奇．朱良春用药经验集．长沙：湖南科学技术出版社，2000.

50. 张镜人．张镜人谈胃肠病．上海：上海科学技术出版社，2005.

51. 王灵台．王灵台肝病论治经验集．上海：上海科学技术出版社，2009.

52. 单书健．古今名医临证金鉴·肿瘤专辑．北京：中国中医药出版社，1999.

53. 厉有名．食管病学．北京：人民卫生出版社，2010.

54. 张海峰，徐复霖．脾胃学说临证心得．南昌：江西科学技术出版社，1997.

55. 邓伟民，刘友章．中医脾本质的现代研究．北京：人民军医出版社，2010.

56. 李军祥．李军祥教授治疗溃疡性结肠炎．北京：中国医药科技出版社，2022.

57. 纪立金．中医脾脏论．北京：中医古籍出版社，2001.

58. 史宇广，单书健.当代名医临证精华·胃脘痛专辑.北京：中国古籍出版社，1988.

59. 陆拯.脾胃明理论.北京：中国古籍出版社，1991.

60. 朱世增.王文东论脾胃病.上海：上海中医药大学出版社，2009.

61. 祝谌予，王道瑞.中国百年中医临床家丛书——祝谌予.北京：中国中医药出版社，2006.

62. 张镜人.中国百年中医临床家丛书——张镜人.北京：中国中医药出版社，2001.

63. 邓铁涛.邓铁涛医集.北京：人民卫生出版社，2000.

64. 黄煌.中医十大类方.南京：江苏科学技术出版社，2001.